はじめに

国家試験受験対策としての学習は、「理解・整理・記憶」が基本となります。つまり、その内容・仕組みを理解し、次に整理してまとめる。そして、それを何度も復習して記憶していくということです。

一般に、受験生は教科書をベースに学習しますが、いざ学習を始めようとすると、どこからどう手を付けたらよいのかわからないというのが現状です。特に看護師国家試験は出題範囲が広いため、効率的な学習方法はないかと思案する受験生も多いことでしょう。

そこで必要となるのが、「正答率の高い問題を確実に解けるようにする」ということです。国家試験において、正答率の高い問題は基本的な問題であり、「頻出問題」でもあります。この高正答率問題に的を絞って学習することが、最も効率的な学習方法といえるでしょう。

本書は、直近5年分の本試験問題（第109～113回）を取り上げ、さらに高正答率問題（東京アカデミーにて集計した正答率70%以上）に着目して編集しました。

本書を最大限に活用していただくことで、受験生の皆さまが看護師国家試験合格を手にされますことを、心よりお祈り申し上げます。

2024年5月吉日
東京アカデミー編者一同

テキストに関する正誤情報等は、右の二次元コード、または下記のURLからご確認いただけます。なお、正誤情報等は随時更新いたします。
https://www.tanetwork.info/ta/seigo/kok2024.html

看護師国家試験の概要

1 受験資格

主な受験資格は下記の通りです。詳細は厚生労働省HPをご覧ください。

(1) 文部科学省令・厚生労働省令で定める基準に適合するものとして、文部科学大臣の指定した学校教育法（昭和22年法律第26号）に基づく大学（短期大学を除く。以下「指定大学」という。）において看護師になるのに必要な学科を修めて卒業した者（見込みの者を含む。）

(2) 文部科学省令・厚生労働省令で定める基準に適合するものとして、文部科学大臣の指定した学校（以下「指定学校」という。）において3年以上看護師になるのに必要な学科を修めた者（見込みの者を含む。）

(3) 文部科学省令・厚生労働省令で定める基準に適合するものとして、都道府県知事の指定した看護師養成所（以下「指定養成所」という。）を卒業した者（見込みの者を含む。）

(4) 免許を得た後3年以上業務に従事している准看護師又は学校教育法に基づく高等学校若しくは中等教育学校を卒業している准看護師で、指定大学、指定学校又は指定養成所において2年以上修業したもの（見込みの者を含む。）

2 試験スケジュール

●試 験 日：例年2月第2日曜日

●合格発表：例年3月下旬（第113回は3月22日に発表）

3 出題形式および時間割（第112回試験の場合）

	午 前			午 後		
形 式	客観式 必修問題 （四肢択一） （五肢択一）	客観式 一般問題 （四肢択一） （五肢択一） （五肢択二）	客観式 状況設定問題 （四肢択一） （五肢択一） （五肢択二） （非選択式計算）	客観式 必修問題 （四肢択一） （五肢択一）	客観式 一般問題 （四肢択一） （五肢択一） （五肢択二） （非選択式計算）	客観式 状況設定問題 （四肢択一） （五肢択一）
出題数	25問	65問	10事例 （30問）	25問	65問	10事例 （30問）
	計120問			計120問		
解答時間	2時間40分			2時間40分		

4 科目別出題数一覧

（　）…状況設定問題

科　目		年度別出題数		
		2022年　第111回	2023年　第112回	2024年　第113回
必　修　問　題		50	50	50
専門基礎分野	人体の構造と機能	15	11	12
	疾病の成り立ちと回復の促進	11	13	12
	健康支援と社会保障制度	9	9	10
専門分野Ⅰ・Ⅱ	基礎看護学	19	22	21
	成人看護学	21（12）	18（12）	18（12）
	老年看護学	12（9）	12（9）	12（9）
	小児看護学	9（9）	9（9）	9（9）
	母性看護学	8（9）	9（9）	9（9）
	精神看護学	9（9）	9（9）	9（9）
統合分野	地域・在宅看護論	8（9）	9（6）	9（6）
	看護の統合と実践	9（6）	9（6）	9（6）

5 合格基準（第113回試験の場合）

必修および一般問題を1問1点、状況設定問題を1問2点とし、次の①～②のすべてを満たす者を合格とする。

①　必修問題　40点以上／49点

但し、必修問題の一部を採点対象から除外された受験者にあっては、必修問題の得点について、39点以上／48点、38点以上／47点、37点以上／46点、36点以上／45点又は44点とする。

②　一般問題および状況設定問題　158点以上／250点（63.2％）

※午後問題21は、設問が不十分で正解が得られないため採点除外。

6 合格状況

	受験者数	合格者数	合格率
第111回	65,025人（EPA：370人）	59,344人（EPA：44人）	91.3％（EPA：11.9％）
第112回	64,051人（EPA：335人）	58,152人（EPA：75人）	90.8％（EPA：22.4％）
第113回	63,301人（EPA：294人）	55,557人（EPA：17人）	87.8％（EPA：5.8％）

※EPA＝経済連携協定（EPA）に基づく外国人看護師候補者

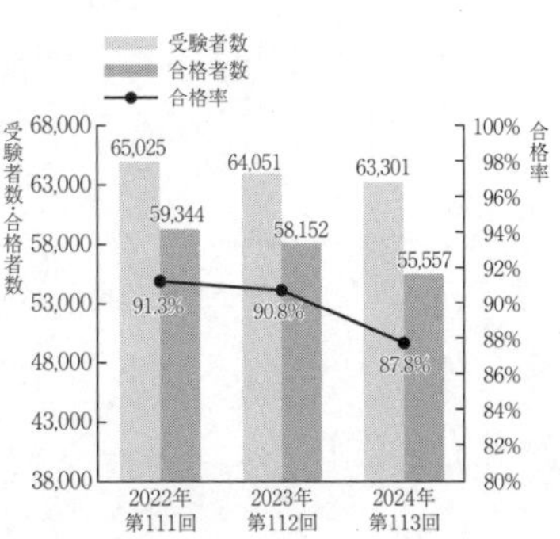

本書の特徴

①高正答率（70％以上）の過去問題を掲載

正答率の高い問題をしっかり解けるようになることが、国試合格のための学習の基本となります。不合格になってしまった人は、この正答率の高い問題をたくさん落としてしまっているのです。決して難しい問題が解けなくて不合格になっているわけではありません。

正答率70％のラインとは、非常に簡単な問題から、少し勉強をしたら分かる程度の問題です。予想問題や正答率が低い過去問題ではないので、少し頑張れば解けるところから始められます。

本書では第109回～113回の全1,200問のうち831問を掲載しております。難しすぎない問題が831問なので、繰り返し取り組むことのできる分量となっております。

②科目を超えて類似、関連問題別に編集

例えば循環器の問題は、人体や疾病、成人、老年、小児といった多くの科目から出題されます。それを科目別ではなく、分野別にまとめたことで理解しやすくなり、効率的に学習を進めることができます。

③解答解説編の切り離しが可能

解答解説編は切り離すことができます。さらにそこにも問題を掲載することで、解答解説編をノート代わりに活用できます。すき間時間を使った学習にもおすすめです。

④オープンセサミの関連ページを記載

東京アカデミー編集の参考書「オープンセサミシリーズ（全5冊）」の関連ページを掲載しております。学習する際、併せて使用していただくとより理解が進みます。

※上記のオープンセサミシリーズは一般書店では販売しておりません。最寄りの東京アカデミーにてお買い求めいただけます。

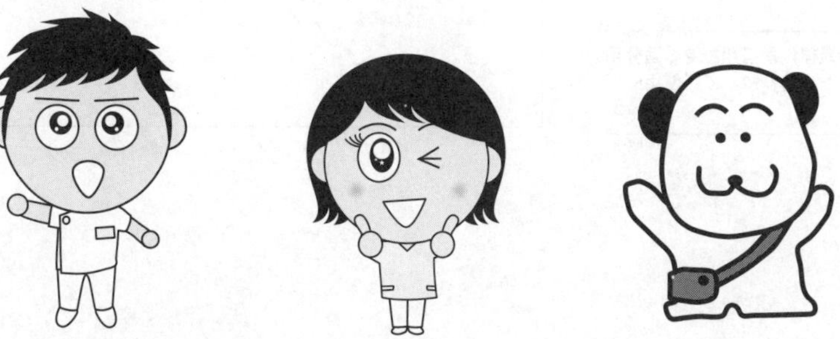

本書の構成

【問題編：必修・一般問題】

問題の右上には本試験の問題番号、正答率、チェック欄（使用法は次頁参照）を掲載しております。チェック欄を使用して、苦手な分野や問題を把握することができます。

【見方】

111回PM12	：	99.2％	□□□	→	□□□
第111回 午後問題No.12		正答率 99.2％	演習時の チェック欄 （3回分）		採点後の チェック欄 （3回分）

内分泌

111回PM12：99.2％ □□□→□□□

28 内分泌器官はどれか。

1．乳腺
2．涙腺
3．甲状腺
4．唾液腺

【問題編：状況設定問題】

113回PM94、96

67：94.3％ □□□→□□□　68：93.4％ □□□→□□□

次の文を読み67、68の問いに答えよ。

Aさん（43歳、男性、会社員）は、1か月前に右頸部の腫瘤を自覚した。大学病院で非Hodgkin《non-Hodgkin lymphoma》〈ホジキン〉リンパ腫と診断され化学療法導入目的で入院した。

バイタルサイン：体温37.1℃、呼吸数16/分、脈拍84/分、整。

身体所見：顔面に浮腫を認める。

検査所見：Hb12.8g/dL、白血球6,400/μL、総蛋白7.6g/dL、アルブミン4.1g/dL。

胸部造影CT：縦隔リンパ節腫大による上大静脈の圧迫を認める。

67 Aさんの顔面の浮腫の原因で考えられるのはどれか。

1．発熱
2．貧血
3．低蛋白血症《hypoproteinemia》
4．上大静脈の圧迫

状況設定問題の中には、【※……】と記載されている部分があります。これは、小問3問の中で正答率が70％に満たなかったために本書には掲載していない問題の設問文ですが、問題を解くのに必要な情報として掲載しております。

【※AさんはR－CHOP療法（リツキシマブ、シクロホスファミド、ドキソルビシン、ビンクリスチン、プレドニゾロン）を受けた。】

68 AさんはR－CHOP療法終了後も嘔気・嘔吐が続き、制吐薬の追加投与を受けた。治療後3日、「やっと楽になって食事が摂れるようになったけど、やっぱりつらかった。思い出すだけでも気持ち悪くなります」と話している。

Aさんの次回のR－CHOP療法において、嘔気・嘔吐への対応で適切なのはどれか。

1．1日1,000mLの水分摂取
2．治療前日の夕食の中止
3．治療前の制吐薬の投与
4．抗癌薬の減量

問題編の最後に解答用紙を3回分用意しました。切り離してご使用ください。

【解答解説編】

消化・栄養・代謝

113回PM12：86.8％ □□□→□□□

40　膵管と合流して大十二指腸乳頭(Vater〈ファーター〉乳頭)に開口するのはどれか。
1．肝管
2．総肝管
3．総胆管
4．胆嚢管

解 説　オープンセサミ①133～134, ②156

1．×　胆汁は肝臓で生成され、左右の肝管から排出される。
2．×　左右の肝管は肝門で合流し、総肝管となる。
3．○　総胆管が膵管と合流し、大十二指腸乳頭(Vater〈ファーター〉乳頭)に
4．×　総肝管は胆嚢から出る胆嚢管と合流して総胆管となる。

胆汁と膵液の通路と十二指腸

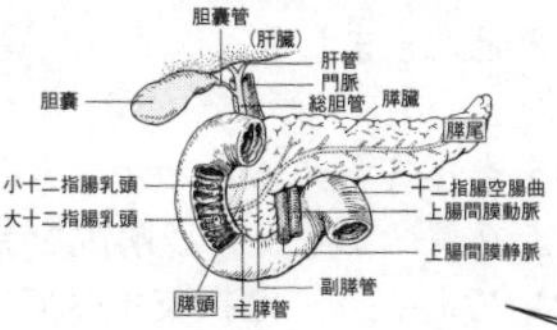

正答　3

解答解説編にも問題を掲載しております。
問題と解説を往復するわずらわしさがなく、効率的に学習を進めることができます。

東京アカデミー編集の参考書「オープンセサミシリーズ(全5冊)」の関連ページを掲載しております。学習する際、併せて使えばより理解が進みます。

文字情報だけでなく、より理解しやすいように、図表やグラフ、イラストを用いて解説しています。ビジュアル的にイメージをつかむことで、円滑な知識の定着を図ることができます。
また、統計に関しては、最新の数値も記載しております。

本書を活用した学習方法

①項目（タイトル）毎に必修問題の演習をする

必修問題は一般問題や状況設定問題の基礎となる部分が多数を占めていますので、必ず先にやりましょう。1問ずつすぐに答えや解説を見るのではなく、「血液・生体防御」「循環」「神経系」といった項目（タイトル）毎にまとめて演習した方が効率的で効果的な学習となります。実際に問題を解くときは、直接書き込まずに問題編の後ろに掲載されている解答用紙に答えを書き、問題右上の矢印左側の□にマークをつけましょう。例えば、根拠や自信をもって答えたものは「✓」、知識があやふやで、迷う状態で答えたものは「？」などと記入し、常に問題の理解度を把握しながら解いていきましょう。

②自己採点をする

演習をした後、解答と解説を見ながら解答用紙に書いた答えを確認し、問題右上の矢印右側の□に正解なら「○」、不正解なら「×」を記入しましょう。

③解答が納得できるまで調べる

正答率70％以上の問題は、必ず自信や根拠をもって答えることができるようになるべき問題のため、自分なりに納得のいくところまで調べましょう。解説を見ただけで納得できる場合、1回目はそれ以上調べる必要はないでしょう。選択肢すべてを理解することではなく、正解の選択肢を選ぶために必要な知識を確認するということが重要です。正解選択肢が難しくて分からない場合も、不正解選択肢が分かれば解けることもあります。消去法も解答方法のひとつです。2回目以降、分からなかった選択肢でもよく出題されるものや、他の問題と関連があるものは、その都度調べていきましょう。

また、解説にアンダーラインを引く、参考にした教科書などのページを記入する、自分で新しく調べたことなどを追加記入する、オープンセサミに問題の番号やページを記入するなど、2回目以降の演習時に使いやすいように工夫しましょう。

④再度、不正解だった問題を解いてみましょう

少し時間を空けてから、不正解だった問題は1回目と同様にマークをつけながら新たな気持ちで解きましょう。すべての問題に自信をもって正解できるようになるまで、これを繰り返しましょう。

⑤必修問題がすべて正解になったら、次は状況設定問題に取り組みましょう

状況設定問題（事例問題）は2点／問となっており、配点は一般問題の倍です。そのため、一般問題よりも優先的に取り組みましょう。好きな項目（タイトル）やその時の実習に合わせて取り組むのも良いでしょう。取り組み方は必修問題と同じです。必修問題で出題されていたものと同様の内容が問われている場合もあるため、それを思い出しながら取り組みましょう。

⑥最後は一般問題に取り組みましょう

一般問題では、必修問題や状況設定問題と同様の内容が出題されている場合があります。それを思い出しながら、取り組んでいきましょう。

⑦ケアレスミスをチェックしましょう

解答用紙への記入間違いや、問題文の読み間違いなどがないかをチェックしましょう。今のうちに自分のケアレスミスの傾向を把握し、直していきましょう。

⑧1冊すべてが12月末までに正解になることを目指しましょう

年内に本書をすべて正解できるようにしておくと、その後の国家試験対策はとてもスムーズに進みます。すべて正解できた場合は、本試験直前に最後の復習をしましょう。

⑨実習に合わせて使いましょう

実習で忙しくて問題に取り組むことができない時は、その実習分野に関連するところを読むだけでも、効率的な学習になります。何が国試で出題されているのか(看護技術、疾患、くすり、処置など)を理解しているだけでも、実習が国試学習と連動していきます。また、実際に必修問題だけでも先に自信をもって解答できるようにしておくと、実習で学べることが多くなります。

⑩模擬試験成績別の使い方

・当社模擬試験で好成績(偏差値55以上)であった人、自分なりの勉強方法が確立している人は、①〜⑨の勉強方法にとらわれず、本書の特徴を理解して自分なりに活用してください。すべての問題に自信をもって正解できるように勉強することと、本試験直前に復習することを忘れないでください。

・成績が普通(偏差値50前後)、成績が低い(偏差値おおよそ45以下)で、学習方法が分からない、自分の勉強方法に自信がない人は、先に書いた勉強方法を実践してみてください。

・偏差値が35以下の人は、本書の正答率90％以上の問題から優先的に解いていく方法が良いでしょう。これらの問題が正解できるようになってから、80％台、70％台の問題へと進んでいきましょう。

＊人によって、学習方法は違って当たり前です。自分にとって良い方法をきちんと考えながら、国家試験対策をしていきましょう。

目次（問題冊子）

必修問題

一般問題

状況設定問題

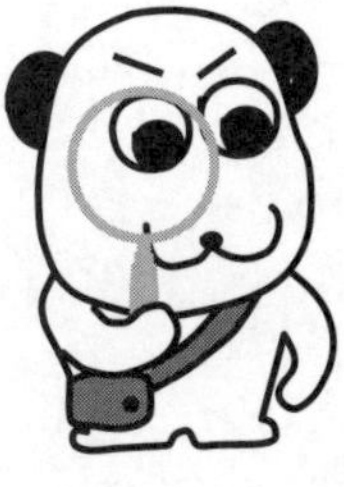

必修問題

必修問題

血液・生体防御

112回PM13：96.1％ □□□→□□□

1　成人の正常な赤血球の説明で正しいのはどれか。

1．球状の細胞である。
2．腎臓で破壊される。
3．寿命は約60日である。
4．酸素の輸送を担っている。

111回AM15：89.8％ □□□→□□□

2　成人女性の赤血球数の基準値はどれか。

1．150～250万/μL
2．350～450万/μL
3．550～650万/μL
4．750～850万/μL

111回PM16：98.3％ □□□→□□□

3　貧血の定義で正しいのはどれか。

1．血圧が低下すること
2．脈拍が速くなること
3．立ち上がると失神を起こすこと
4．ヘモグロビン濃度が減少していること

109回AM13：98.7％ □□□→□□□

4　貧血《anemia》を診断する際の指標となる血液検査項目はどれか。

1．アルブミン〈Alb〉
2．ヘモグロビン〈Hb〉
3．フィブリノゲン
4．プロトロンビン時間〈PT〉

110回PM25：95.3％ □□□→□□□

5　巨赤芽球性貧血《megaloblastic anemia》の原因はどれか。

1．ビタミンA欠乏
2．ビタミンB_{12}欠乏
3．ビタミンC欠乏
4．ビタミンE欠乏
5．ビタミンK欠乏

112回PM14：98.4％ □□□→□□□

6　チアノーゼとは（　　　）の絶対量が増加して5g/dL以上になり、皮膚や粘膜が紫から青紫色を示す状態のことをいう。

（　　　）に入るのはどれか。

1．ビリルビン
2．ヘモグロビン
3．ヘモグロビンA1c〈HbA1c〉
4．脱酸素化ヘモグロビン〈還元ヘモグロビン〉

113回AM13：99.1％ □□□→□□□

7　免疫機能に関与する細胞はどれか。

1．血小板
2．白血球
3．網赤血球
4．成熟赤血球

112回AM11：90.5％ □□□→□□□

8　健康な成人の白血球の中に占める割合が高いのはどれか。

1．単球
2．好酸球
3．好中球
4．リンパ球

109回AM24：79.2％ □□□→□□□

9　細菌感染による急性炎症で最初に反応する白血球はどれか。

1．単球
2．好酸球
3．好中球
4．好塩基球
5．リンパ球

循環

112回PM12：97.6％ □□□→□□□

10　心臓の刺激伝導系で最初の興奮部位はどれか。

1．洞房結節
2．房室結節
3．His〈ヒス〉束
4．Purkinje〈プルキンエ〉線維

111回AM8 : 95.4% □□□→□□□

11 学童期の脈拍数の基準値はどれか。

1. 50〜70/分
2. 80〜100/分
3. 110〜130/分
4. 140〜160/分

111回PM11 : 98.3% □□□→□□□

12 左心室から全身に血液を送り出す血管はどれか。

1. 大静脈
2. 大動脈
3. 肺静脈
4. 肺動脈

110回PM11 : 95.0% □□□→□□□

13 健常な成人で心臓壁が最も厚いのはどれか。

1. 右心室
2. 右心房
3. 左心室
4. 左心房

111回AM7 : 80.7% □□□→□□□

14 胎児循環で胎児から胎盤に血液を送るのはどれか。

1. 総頸動脈
2. 肺動脈
3. 臍動脈
4. 臍静脈

111回PM18 : 94.2% □□□→□□□

15 左心不全《left heart failure》でみられる症状はどれか。

1. 肝腫大
2. 下腿浮腫
3. 起坐呼吸
4. 頸静脈怒張

111回PM14：94.0％ □□□→□□□

16　細菌感染で起こるショックはどれか。

1．心原性ショック

2．敗血症性ショック

3．アナフィラキシーショック

4．循環血液量減少性ショック

109回AM12：88.6％ □□□→□□□

17　脳塞栓症《cerebral embolism》を生じやすい不整脈《arrhythmia》はどれか。

1．心室頻拍《ventricular tachycardia》

2．心房細動《atrial fibrillation》

3．心房性期外収縮《atrial premature contraction》

4．完全房室ブロック《complete atrioventricular block》

神経系

113回AM12：97.8％ □□□→□□□

18　脳幹に含まれる部位はどれか。

1．延髄

2．小脳

3．下垂体

4．松果体

111回PM13：87.2％ □□□→□□□

19　呼吸中枢があるのはどれか。

1．間脳

2．小脳

3．大脳

4．脳幹

112回AM12：98.5％ □□□→□□□

20　体温変化をとらえ、体温調節の指令を出すのはどれか。

1．橋

2．小脳

3．視床下部

4．大脳皮質

110回AM11：87.3％ □□□→□□□

21 後頭葉にあるのはどれか。
1．嗅覚野
2．視覚野
3．聴覚野
4．体性感覚野

109回PM12：87.2％ □□□→□□□

22 三叉神経の機能はどれか。
1．視覚
2．眼球の運動
3．顔面の知覚
4．表情筋の運動

112回PM11：94.7％ □□□→□□□

23 副交感神経の作用で正しいのはどれか。
1．瞳孔散大
2．気管支拡張
3．心拍数の増加
4．消化液分泌の促進

109回PM16：99.2％ □□□→□□□

24 意識レベルを評価するスケールはどれか。
1．Borg〈ボルグ〉スケール
2．フェイススケール
3．ブリストルスケール
4．グラスゴー・コーマ・スケール〈GCS〉

109回AM9：98.9％ □□□→□□□

25 死の三徴候に含まれるのはどれか。
1．筋の弛緩
2．角膜の混濁
3．呼吸の停止
4．呼名反応の消失

113回AM14：83.1％ □□□→□□□

26 脳死の状態はどれか。

1．縮瞳がある。
2．脳波で徐波がみられる。
3．自発呼吸は停止している。
4．痛み刺激で逃避反応がある。

110回PM14：98.7％ □□□→□□□

27 四肢のうち麻痺している部位を斜線で図に示す。
片麻痺はどれか。

1．
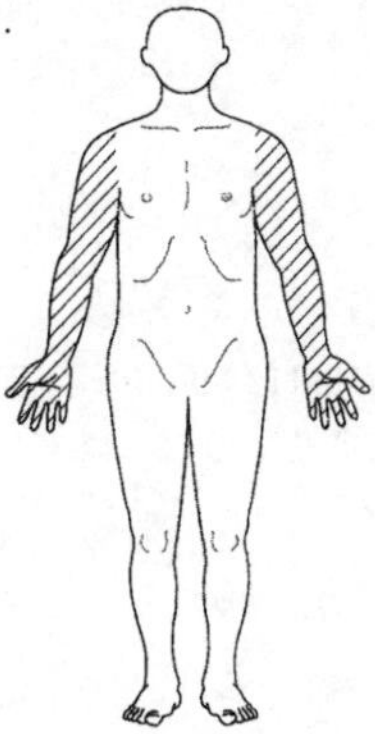

2．
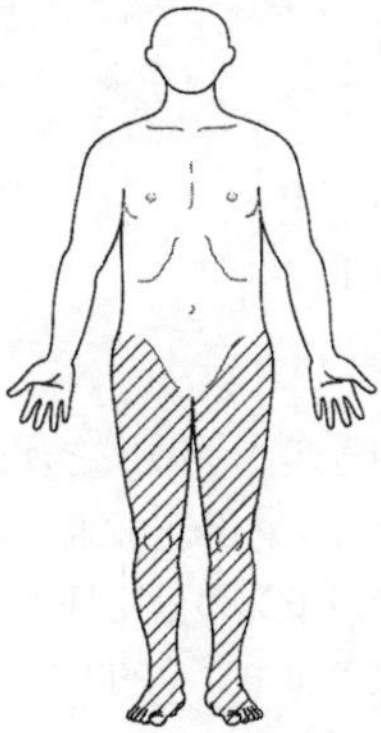

3．
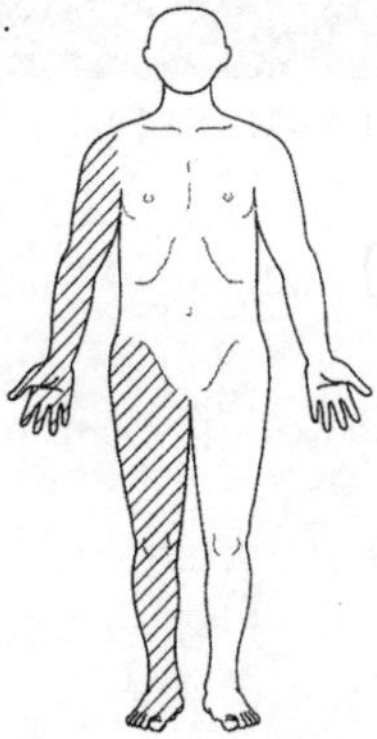

4．
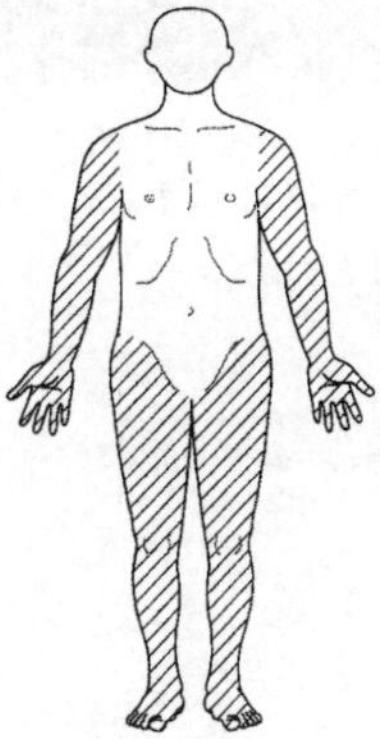

内分泌

111回PM12：99.2％ □□□→□□□

28　内分泌器官はどれか。

1．乳腺
2．涙腺
3．甲状腺
4．唾液腺

110回AM12：92.4％ □□□→□□□

29　胃から分泌される消化管ホルモンはどれか。

1．ガストリン
2．セクレチン
3．胃抑制ペプチド
4．コレシストキニン

110回PM13：90.0％ □□□→□□□

30　体温低下を引き起こすのはどれか。

1．カテコラミンの分泌亢進
2．甲状腺ホルモンの分泌低下
3．副甲状腺ホルモン〈PTH〉の分泌低下
4．副腎皮質刺激ホルモン〈ACTH〉の分泌亢進

運動

111回AM11：83.1％ □□□→□□□

31　右大腿骨前面を図に示す。
大腿骨頸部はどれか。

1．①
2．②
3．③
4．④

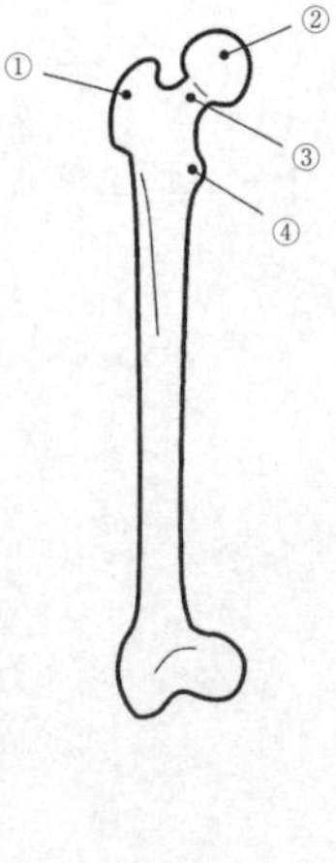

109回 AM2：97.5％ □□□→□□□

32　運動習慣が身体機能にもたらす効果はどれか。

1．肺活量の減少
2．耐糖能の低下
3．免疫力の向上
4．中性脂肪の増加

109回 AM10：95.1％ □□□→□□□

33　球関節はどれか。

1．肩関節
2．膝関節
3．下橈尺関節
4．手根中手関節

呼吸

111回 AM18：94.9％ □□□→□□□

34　呼吸パターンを図に示す。

①
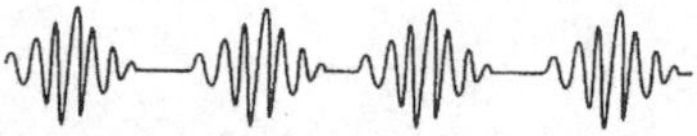

②
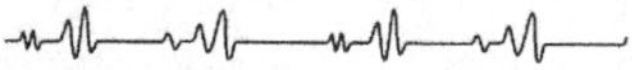

③
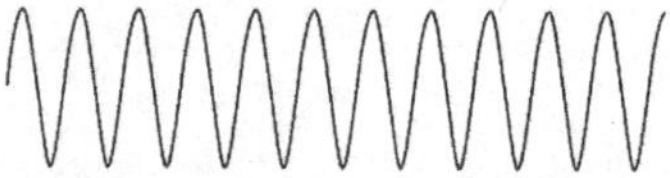

④
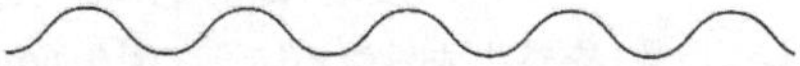

Cheyne-Stokes〈チェーン－ストークス〉呼吸はどれか。

1．①
2．②
3．③
4．④

113回AM18：90.7％ □□□→□□□

35　異常な呼吸音のうち低調性連続性副雑音はどれか。

1．笛のような音〈笛音〉
2．いびきのような音〈類鼾音〉
3．耳元で髪をねじるような音〈捻髪音〉
4．ストローで水中に空気を吹き込むような音〈水泡音〉

112回AM23：82.5％ □□□→□□□

36　室内空気下での呼吸で、成人の一般的な酸素療法の適応の基準はどれか。

1．動脈血酸素分圧〈PaO_2〉　60 Torr以上
2．動脈血酸素分圧〈PaO_2〉　60 Torr未満
3．動脈血二酸化炭素分圧〈$PaCO_2$〉　60 Torr以上
4．動脈血二酸化炭素分圧〈$PaCO_2$〉　60 Torr未満

112回AM24：89.8％ □□□→□□□

37　CO_2ナルコーシスの症状で正しいのはどれか。

1．咳嗽
2．徐脈
3．浮腫
4．意識障害

110回AM15：85.2％ □□□→□□□

38　喀血の特徴はどれか。

1．酸性である。
2．泡沫状である。
3．食物残渣を含む。
4．コーヒー残渣様である。

112回AM3：98.4％ □□□→□□□

39　喫煙指数（Brinkman〈ブリンクマン〉指数）を算出するために、喫煙年数のほかに必要なのはどれか。

1．喫煙開始年齢
2．受動喫煙年数
3．家庭内の喫煙者数
4．1日の平均喫煙本数

消化・栄養・代謝

113回PM12：86.8％ □□□→□□□

40 膵管と合流して大十二指腸乳頭(Vater〈ファーター〉乳頭)に開口するのはどれか。

1．肝管

2．総肝管

3．総胆管

4．胆嚢管

109回PM11：88.3％ □□□→□□□

41 大腸で吸収されるのはどれか。

1．脂質

2．水分

3．糖質

4．蛋白質

109回PM13：97.3％ □□□→□□□

42 脂肪分解酵素はどれか。

1．ペプシン

2．リパーゼ

3．マルターゼ

4．ラクターゼ

111回AM12：97.7％ □□□→□□□

43 有害物質を無毒化し排泄する臓器はどれか。

1．胃

2．肝臓

3．膵臓

4．大腸

111回AM13：95.2％ □□□→□□□

44 黄疸のある成人患者にみられる随伴症状はどれか。

1．動悸

2．難聴

3．関節痛

4．掻痒感

111回PM19：85.0％ □□□→□□□

45　大腸の狭窄による便秘はどれか。

1．器質性便秘

2．痙攣型便秘

3．弛緩型便秘

4．直腸性便秘

110回AM14：87.7％ □□□→□□□

46　肝性脳症《hepatic encephalopathy》の直接的原因はどれか。

1．尿酸

2．アンモニア

3．グルコース

4．ビリルビン

112回AM13：98.9％ □□□→□□□

47　下血がみられる疾患はどれか。

1．肝囊胞《liver cyst》

2．大腸癌《colon cancer》

3．子宮体癌《uterine corpus cancer》

4．腎細胞癌《renal cell carcinoma》

109回AM21：89.6％ □□□→□□□

48　胃がんのVirchow〈ウィルヒョウ〉転移が生じる部位はどれか。

1．腋窩

2．鼠径部

3．右季肋部

4．左鎖骨上窩

112回PM25：93.7％ □□□→□□□

49　腹部前面を図に示す。

McBurney〈マックバーニー〉圧痛点はどれか。

1．①

2．②

3．③

4．④

5．⑤

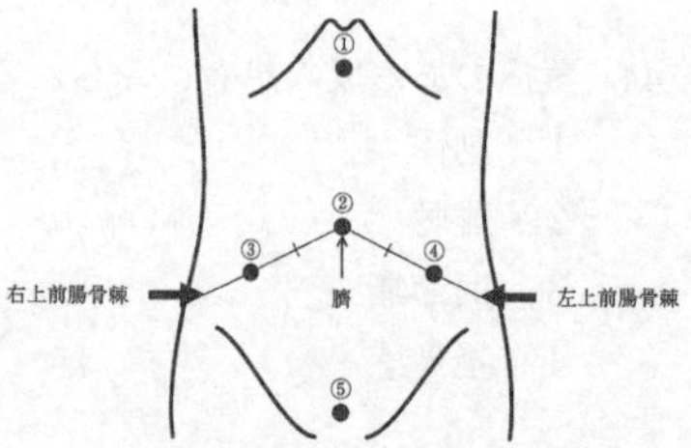

113回AM19：87.2％ □□□→□□□

50　膝蓋腱反射の低下で疑われる病態はどれか。

1．脚気《beriberi》
2．壊血病《scurvy》
3．くる病《rickets》
4．夜盲症《night blindness》

111回PM8：99.4％ □□□→□□□

51　次の時期のうち基礎代謝量が最も多いのはどれか。

1．青年期
2．壮年期
3．向老期
4．老年期

109回PM15：78.7％ □□□→□□□

52　下痢によって生じやすい電解質異常はどれか。

1．低カリウム血症
2．高カルシウム血症
3．高ナトリウム血症
4．低マグネシウム血症

112回AM15：74.2％ □□□→□□□

53　メタボリックシンドローム《metabolic syndrome》の診断基準において男性の腹囲〈ウエスト周囲径〉で正しいのはどれか。

1．80cm以上
2．85cm以上
3．90cm以上
4．95cm以上

109回PM14：77.7％ □□□→□□□

54　尿ケトン体が陽性になる疾患はどれか。

1．肝硬変《cirrhosis》
2．糖尿病《diabetes mellitus》
3．尿路感染症《urinary tract infection》
4．ネフローゼ症候群《nephrotic syndrome》

110回PM15：97.5％ □□□→□□□

55　痛風《gout》の患者の血液検査データで高値を示すのはどれか。

1．尿酸

2．尿素窒素

3．アルブミン

4．トリグリセリド

腎・泌尿器・体液

110回AM19：98.3％ □□□→□□□

56　健康な成人における1日の平均尿量はどれか。

1．100mL

2．500mL

3．1,500mL

4．2,500mL

109回PM23：97.7％ □□□→□□□

57　成人で1日の尿量が100mL以下の状態を示すのはどれか。

1．希尿

2．頻尿

3．乏尿

4．無尿

その他

112回AM8：98.2％ □□□→□□□

58　ハヴィガースト,R.J.《Havighurst,R.J.》が提唱する成人期の発達課題はどれか。

1．経済的に自立する。

2．身体的衰退を自覚する。

3．正、不正の区別がつく。

4．読み、書き、計算ができる。

113回AM8：87.5％ □□□→□□□

59　壮年期の男性で減少するのはどれか。

1．エストロゲン

2．プロラクチン

3．アルドステロン

4．テストステロン

110回PM12：94.8％ □□□→□□□

60 後腹膜器官はどれか。

1．胃

2．肝臓

3．空腸

4．腎臓

111回AM14：94.3％ □□□→□□□

61 左前胸部から頸部や左上肢への放散痛が生じる疾患はどれか。

1．胃潰瘍《gastric ulcer》

2．狭心症《angina pectoris》

3．胆石症《cholelithiasis》

4．尿管結石症《ureterolithiasis》

113回PM14：70.2％ □□□→□□□

62 器質的変化で嚥下障害が出現する疾患はどれか。

1．食道癌《esophageal cancer》

2．脳血管疾患《cerebrovascular disease》

3．筋強直性ジストロフィー《myotonic dystrophy》

4．Guillain-Barré〈ギラン・バレー〉症候群《Guillain-Barré syndrome》

111回PM15：95.0％ □□□→□□□

63 低体温から回復するための生体の反応はどれか。

1．発汗

2．ふるえ

3．乳酸の蓄積

4．体表面への血流増加

111回PM2：99.1％ □□□→□□□

64 生活習慣病の三次予防はどれか。

1．健康診断

2．早期治療

3．体力づくり

4．社会復帰のためのリハビリテーション

112回PM2：93.1％ □□□→□□□

65　健康日本21（第二次）における1日の塩分摂取量の目標値で正しいのはどれか。

1．6.0g

2．8.0g

3．10.0g

4．12.0g

111回AM3：98.7％ □□□→□□□

66　シックハウス症候群《sick house syndrome》に関係する物質はどれか。

1．アスベスト

2．ダイオキシン類

3．放射性セシウム

4．ホルムアルデヒド

109回PM3：89.4％ □□□→□□□

67　じん肺《pneumoconiosis》に関係する物質はどれか。

1．フロン

2．アスベスト

3．ダイオキシン類

4．ホルムアルデヒド

110回AM3：88.6％ □□□→□□□

68　大気汚染物質はどれか。

1．フロン

2．カドミウム

3．メチル水銀

4．微小粒子状物質（PM2.5）

111回PM3：98.7％ □□□→□□□

69　職業性疾病のうち情報機器〈VDT〉作業による健康障害はどれか。

1．じん肺

2．視力障害

3．振動障害

4．皮膚障害

112回AM16：96.8％ □□□→□□□

70 炎症マーカーはどれか。

1．CA19－9
2．抗核抗体
3．C反応性蛋白質〈CRP〉
4．リウマトイド因子〈RF〉

112回PM9：70.2％ □□□→□□□

71 家族成員の最少人数はどれか。

1．4人
2．3人
3．2人
4．1人

112回PM19：99.3％ □□□→□□□

72 不活動状態が持続することで生じるのはどれか。

1．廃用症候群《disuse syndrome》
2．緊張病症候群《catatonia syndrome》
3．慢性疲労症候群《chronic fatigue syndrome》
4．シックハウス症候群《sick house syndrome》

くすり

110回PM17：96.6％ □□□→□□□

73 経口投与後の薬物が初回通過効果を受ける場所はどれか。

1．胃
2．肝臓
3．小腸
4．腎臓

112回AM17：86.7％ □□□→□□□

74 薬物動態で肝臓が関与するのはどれか。

1．吸収
2．分布
3．代謝
4．蓄積

112回AM22：98.1％ □□□→□□□

75　薬物の吸収速度が最も速いのはどれか。

1．経口投与
2．筋肉内注射
3．静脈内注射
4．直腸内投与

110回PM22：99.0％ □□□→□□□

76　薬物の有害な作用を予測するために収集する情報はどれか。

1．居住地
2．家族構成
3．運動障害の有無
4．アレルギーの既往

109回AM14：95.4％ □□□→□□□

77　医薬品、医療機器等の品質、有効性及び安全性の確保等に関する法律〈医薬品医療機器等法〉による毒薬の表示を下に示す。

正しいのはどれか。

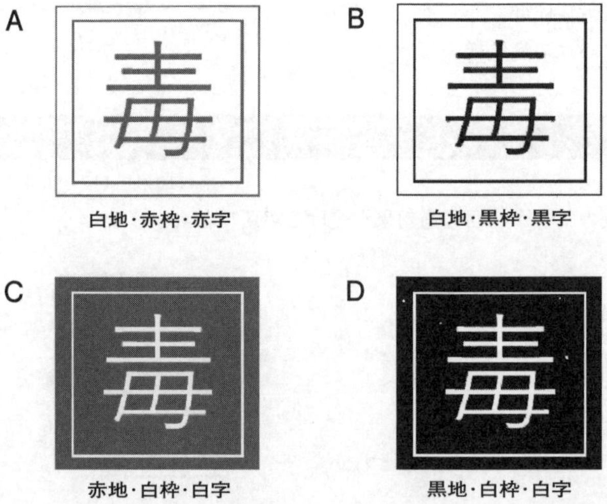

1．A
2．B
3．C
4．D

113回PM25：93.5％ □□□→□□□

78　緑内障患者への投与が禁忌なのはどれか。

1．コデイン
2．アスピリン
3．アトロピン
4．ジゴキシン
5．フェニトイン

113回AM17：96.3％ □□□→□□□

79　インドメタシン内服薬の禁忌はどれか。

1．痛風《gout》
2．咽頭炎《pharyngitis》
3．消化性潰瘍《peptic ulcer》
4．関節リウマチ《rheumatoid arthritis》

110回AM17：97.0％ □□□→□□□

80　カルシウム拮抗薬の血中濃度を上げる食品はどれか。

1．牛乳
2．納豆
3．ブロッコリー
4．グレープフルーツ

113回PM16：94.8％ □□□→□□□

81　手術予定の患者が服用している場合、安全のために術前の休薬を検討するのはどれか。

1．鉄剤
2．抗血小板薬
3．冠血管拡張薬
4．プロトンポンプ阻害薬

112回PM16：97.1％ □□□→□□□

82　モルヒネの副作用（有害事象）はどれか。

1．出血
2．難聴
3．便秘
4．骨髄抑制

111回PM21：99.2％ □□□→□□□

83　転倒・転落を起こすリスクを高める薬はどれか。

1．降圧薬
2．抗凝固薬
3．気管支拡張薬
4．副腎皮質ステロイド薬

113回AM16：88.8％ □□□→□□□

84　抗菌薬について正しいのはどれか。

1．ウイルスに有効である。
2．経口投与では効果がない。
3．耐性菌の出現が問題である。
4．正常の細菌叢には影響を与えない。

基礎看護（理論・看護過程）・カタカナキーワード

111回PM9：97.2％ □□□→□□□

85　世界保健機関〈WHO〉が平成12年（2000年）に提唱した「健康上の問題で日常生活が制限されることなく生活できる期間」はどれか。

1．健康寿命
2．健康余命
3．平均寿命
4．平均余命

110回PM4：99.4％ □□□→□□□

86　患者の権利について適切なのはどれか。

1．患者は入院中に無断で外泊できる。
2．患者は治療後に治療費の金額を決定できる。
3．患者はセカンドオピニオンを受けることができる。
4．患者は自分と同じ疾患の患者の連絡先を入手できる。

112回AM6：97.1％ □□□→□□□

87　緩和ケアの目標で正しいのはどれか。

1．疾病の治癒
2．余命の延長
3．QOLの向上
4．在院日数の短縮

110回AM16：99.3％ □□□→□□□

88 緩和ケアの説明で適切なのはどれか。

1．入院が原則である。

2．家族もケアの対象である。

3．創の治癒を目的としている。

4．患者の意識が混濁した時点から開始する。

109回PM17：90.6％ □□□→□□□

89 マズロー, A. H.《Maslow,A.H.》の基本的欲求の階層構造で承認の欲求はどれか。

1．尊重されたい。

2．休息をとりたい。

3．他人と関わりたい。

4．自分の能力を発揮したい。

111回PM6：98.7％ □□□→□□□

90 フィンク, S. L.《Fink, S. L.》の危機モデルで第2段階はどれか。

1．衝撃

2．承認

3．適応

4．防御的退行

110回AM13：98.7％ □□□→□□□

91 キューブラー・ロス, E.《Kübler-Ross,E.》による死にゆく人の心理過程で第5段階はどれか。

1．怒り

2．否認

3．死の受容

4．取り引き

111回AM5：96.6％ □□□→□□□

92 患者の選択権の行使を最も促進するのはどれか。

1．父権主義

2．医師の裁量権

3．コンプライアンス

4．インフォームド・コンセント

109回AM8：98.7％ □□□→□□□

93 レスパイトケアの目的はどれか。

1．介護者の休息

2．介護者同士の交流

3．介護者への療養指導

4．療養者の自己決定支援

110回PM10：99.4％ □□□→□□□

94 チーム医療で適切なのはどれか。

1．他施設との間で行うことはできない。

2．チームメンバー間で目標を共有する。

3．チームリーダーは看護師に固定する。

4．経験年数が同等の者でチームを構成する。

看護技術

111回PM25：99.2％ □□□→□□□

95 最も高い照度を必要とするのはどれか。

1．病室

2．手術野

3．トイレ

4．病棟の廊下

110回AM18：99.2％ □□□→□□□

96 患者の主観的情報はどれか。

1．苦悶様の顔貌

2．息苦しさの訴え

3．飲水量

4．脈拍数

113回PM17：92.7％ □□□→□□□

97 看護過程における客観的情報はどれか。

1．家族の意見

2．患者の表情

3．患者の痛みの訴え

4．患者の病気に対する思い

109回PM19：99.1％ □□□→□□□

98 患者とのコミュニケーションで適切なのはどれか。

1．否定的感情の表出を受けとめる。
2．沈黙が生じた直後に会話を終える。
3．看護師が伝えたいことに重点をおく。
4．患者の表情よりも言語による表現を重視する。

111回AM16：99.6％ □□□→□□□

99 Open-ended question〈開かれた質問〉はどれか。

1．「頭は痛みませんか」
2．「昨夜は眠れましたか」
3．「気分は悪くありませんか」
4．「自宅ではどのように過ごしていましたか」

113回PM18：97.0％ □□□→□□□

100 フィジカルアセスメントで問診の次に行うのはどれか。

1．視診
2．触診
3．打診
4．聴診

110回PM19：98.0％ □□□→□□□

101 フィジカルアセスメントにおいて触診で有無を判断するのはどれか。

1．腱反射
2．瞳孔反射
3．腸蠕動運動
4．リンパ節の腫脹

109回AM15：95.0％ □□□→□□□

102 成人の橈骨動脈における脈拍の測定方法で正しいのはどれか。

1．

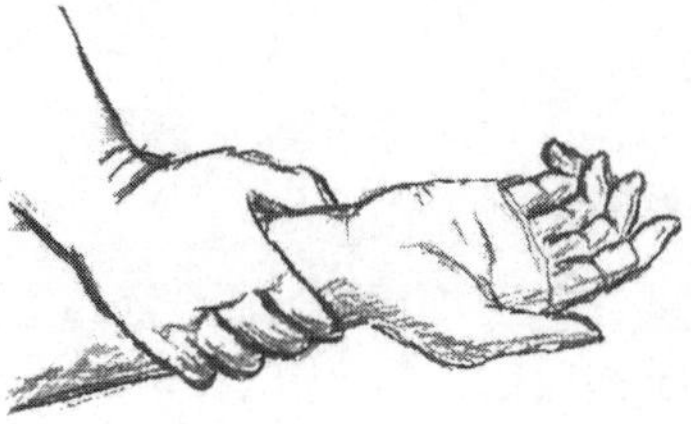

2．

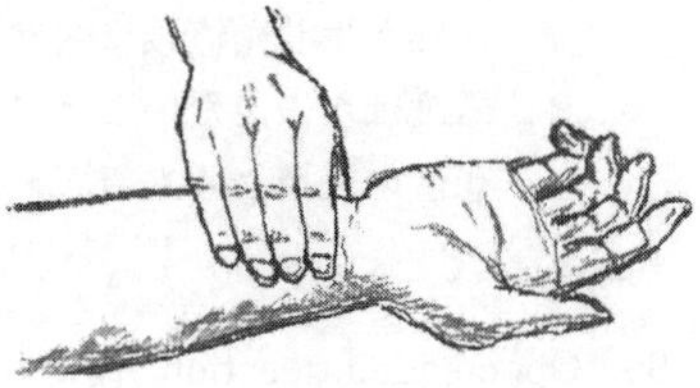

3．

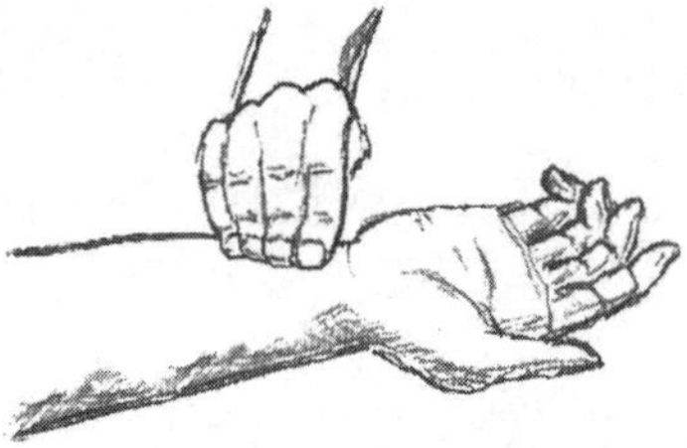

4．

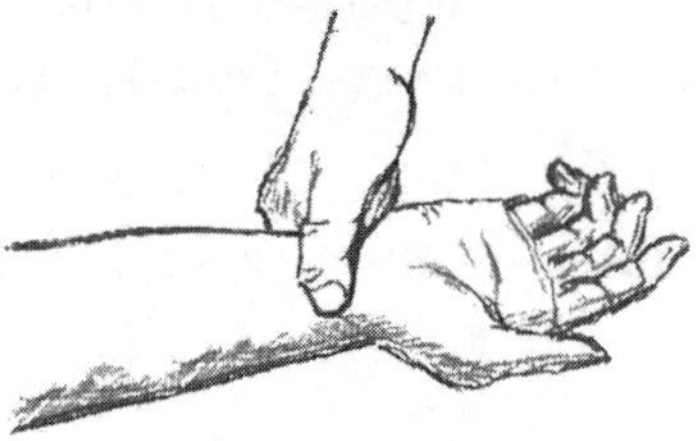

111回AM17：97.0％ □□□→□□□

103 深部体温に最も近いのはどれか。

1．腋窩温
2．口腔温
3．鼓膜温
4．直腸温

112回PM17：96.4％ □□□→□□□

104 上腕動脈で行う聴診法による血圧測定で適切なのはどれか。

1．成人では9～10cm幅のマンシェットを用いる。
2．マンシェットの下端と肘窩が重なるように巻く。
3．マンシェットの装着部位と心臓が同じ高さになるようにする。
4．マンシェットと腕の間に指が3、4本入る程度の強さで巻く。

110回PM20：99.3％ □□□→□□□

105 患者の洗髪の介助方法で適切なのはどれか。

1．30℃の湯をかける。

2．脱脂綿で耳栓をする。

3．指の腹を使って洗う。

4．強い振動を加えて洗う。

109回AM17：93.9％ □□□→□□□

106 陰部洗浄に使用する湯の温度で最も適切なのはどれか。

1．30～31℃

2．34～35℃

3．38～39℃

4．42～43℃

110回AM20：96.9％ □□□→□□□

107 足浴に使用する湯の温度で最も適切なのはどれか。

1．26～28℃

2．32～34℃

3．38～40℃

4．44～46℃

112回AM19：91.9％ □□□→□□□

108 全身清拭時に皮膚に触れるタオルの温度で適切なのはどれか。

1．20～22℃

2．30～32℃

3．40～42℃

4．50～52℃

112回PM20：98.9％ □□□→□□□

109 入浴の援助で正しいのはどれか。

1．入浴前後は水分制限をする。

2．入浴時の湯温は45℃とする。

3．脱衣室と浴室の温度差を小さくする。

4．浴室に入り、始めに浴槽に浸かるように促す。

109回PM20：98.0％ □□□→□□□

110 入浴の温熱作用はどれか。

1．筋緊張が増す。

2．末梢血管が拡張する。

3．慢性疼痛が増強する。

4．循環血液量が減少する。

112回AM18：98.9％ □□□→□□□

111 胃から食道への逆流を防ぐために、成人が食後30分から1時間程度とるとよい体位はどれか。

1．座位

2．仰臥位

3．右側臥位

4．半側臥位

110回AM22：99.1％ □□□→□□□

112 経鼻胃管の先端が胃内に留置されていることを確認する方法で正しいのはどれか。

1．腹部を打診する。

2．肺音の聴取を行う。

3．胃管に水を注入する。

4．胃管からの吸引物が胃内容物であることを確認する。

109回AM20：98.7％ □□□→□□□

113 経鼻経管栄養法を受ける成人患者の体位で適切なのはどれか。

1．砕石位

2．半坐位

3．腹臥位

4．Sims〈シムス〉位

109回AM16：94.4％ □□□→□□□

114 誤嚥しやすい患者の食事の援助で適切なのはどれか。

1．食材は細かく刻む。

2．水分の摂取を促す。

3．粘りの強い食品を選ぶ。

4．頸部を前屈した体位をとる。

110回PM18：99.4％ □□□→□□□

115 自力での摂取が困難な成人患者の食事介助で適切なのはどれか。

1．水分の少ない食べ物を準備する。

2．時間をかけずに次々と食物を口に入れる。

3．患者に食事内容が見える位置に食器を配置する。

4．患者の下顎が上がるよう高い位置からスプーンを操作する。

111回PM22：99.3％ □□□→□□□

116 注射針の刺入角度が45～90度の注射法はどれか。

1．皮下注射

2．皮内注射

3．筋肉内注射

4．静脈内注射

109回PM25：92.0％ □□□→□□□

117 成人の静脈血採血で通常用いられる注射針の太さはどれか。

1．14G

2．18G

3．22G

4．26G

113回PM22：98.5％ □□□→□□□

118 成人の静脈血採血の穿刺部位で適切なのはどれか。

1．腋窩静脈

2．上腕静脈

3．腕頭静脈

4．肘正中皮静脈

112回PM23：96.5％ □□□→□□□

119 静脈血採血の穿刺時の皮膚に対する針の適切な刺入角度はどれか。

1．15～20度

2．35～40度

3．55～60度

4．75～80度

111回AM21：73.6％ □□□→□□□

120 成人の静脈血採血で適切なのはどれか。

1．採血部位から2、3cm中枢側に駆血帯を巻く。
2．血管の走行に合わせ60度の角度で刺入する。
3．採血後は刺入部位を圧迫しながら抜針する。
4．刺入部位は5分以上圧迫し、止血する。

110回PM23：81.8％ □□□→□□□

121 成人の持続点滴静脈内注射のために選択される部位で最も適切なのはどれか。

1．足背
2．鼠径
3．前腕内側
4．肘関節付近

109回AM23：73.3％ □□□→□□□

122 皮下注射で適切なのはどれか。

1．注射部位を伸展する。
2．注射針は18～20Gを使用する。
3．針の刺入角度は45～90度にする。
4．皮下脂肪が5mm以上の部位を選択する。

110回AM23：99.4％ □□□→□□□

123 輸液ポンプを使用する目的はどれか。

1．感染の防止
2．薬液の温度管理
3．薬物の効果判定
4．薬液の注入速度の調整

111回PM23：96.8％ □□□→□□□

124 点滴静脈内注射で輸液ポンプを使用する際に設定する項目はどれか。

1．薬剤名
2．終了時間
3．投与月日
4．1時間あたりの流量

109回PM22：88.8％ □□□→□□□

125 赤血球製剤の保存温度で適切なのはどれか。

1．－6～－2℃

2．2～6℃

3．12～16℃

4．22～26℃

110回AM24：98.9％ □□□→□□□

126 1回の鼻腔内吸引時間の目安で適切なのはどれか。

1．10～15秒

2．20～25秒

3．30～35秒

4．40～45秒

111回AM22：98.0％ □□□→□□□

127 1回の気管内吸引を30秒以上実施した場合に生じるのはどれか。

1．嘔吐

2．感染

3．低酸素血症

4．気道粘膜の損傷

113回PM19：97.5％ □□□→□□□

128 男性の導尿でカテーテルを挿入するとき、体幹に対する頭部側からの挿入角度はどれか。

1．0～10度

2．40～50度

3．80～90度

4．120～130度

113回PM20：95.5％ □□□→□□□

129 床上で排便しやすい体位はどれか。

1．仰臥位

2．側臥位

3．Sims〈シムス〉位

4．Fowler〈ファウラー〉位

112回PM18：94.6％ □□□→□□□

130 グリセリン浣腸を準備する際の浣腸液の温度で適切なのはどれか。

1．20℃

2．30℃

3．40℃

4．50℃

113回AM22：78.7％ □□□→□□□

131 成人への坐薬の挿入方法で正しいのはどれか。

1．息を止めるよう説明する。

2．右側臥位になるよう説明する。

3．挿入後1、2分肛門を押さえる。

4．肛門から2cmの位置に挿入する。

113回PM24：86.5％ □□□→□□□

132 側臥位における褥瘡の好発部位はどれか。

1．後頭部

2．耳介部

3．仙骨部

4．肩甲骨部

109回PM24：96.1％ □□□→□□□

133 仰臥位における褥瘡の好発部位はどれか。

1．踵骨部

2．内顆部

3．膝関節部

4．大転子部

111回PM24：90.7％ □□□→□□□

134 褥瘡の深達度分類で水疱形成のステージはどれか。

1．Ⅰ

2．Ⅱ

3．Ⅲ

4．Ⅳ

111回PM20：99.0％ □□□→□□□

135 左片麻痺患者の上衣の交換で適切なのはどれか。

1．左腕から脱がせ、左腕から着せる。

2．左腕から脱がせ、右腕から着せる。

3．右腕から脱がせ、左腕から着せる。

4．右腕から脱がせ、右腕から着せる。

111回AM23：94.3％ □□□→□□□

136 上腕出血時の間接圧迫止血の部位はどれか。

1．腋窩動脈

2．尺骨動脈

3．大腿動脈

4．橈骨動脈

110回AM25：98.3％ □□□→□□□

137 成人の心肺蘇生時の胸骨圧迫の深さの目安はどれか。

1．2cm

2．5cm

3．8cm

4．11cm

111回AM24：97.9％ □□□→□□□

138 成人に対する一次救命処置〈BLS〉において、胸骨圧迫と人工呼吸の回数比は（　）：2である。

（　）に入るのはどれか。

1．5

2．10

3．30

4．50

112回PM24：95.7％ □□□→□□□

139 成人の一次救命処置〈BLS〉における胸骨圧迫の速さ（回数）で正しいのはどれか。

1．40～60回/分

2．70～90回/分

3．100～120回/分

4．130～150回/分

113回AM24：99.5％ □□□→□□□

140 直流除細動器の使用目的はどれか。

1．血圧の上昇
2．呼吸の促進
3．体温の上昇
4．洞調律の回復

109回AM19：94.3％ □□□→□□□

141 直流除細動器の使用目的はどれか。

1．血圧の上昇
2．呼吸の促進
3．洞調律の回復
4．意識レベルの回復

110回PM24：74.3％ □□□→□□□

142 自動体外式除細動器〈AED〉の電極パッドの貼付位置を図に示す。
適切なのはどれか。

1．
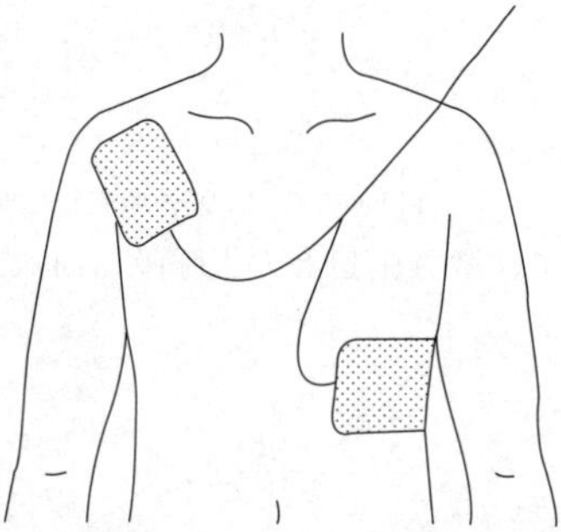

2．
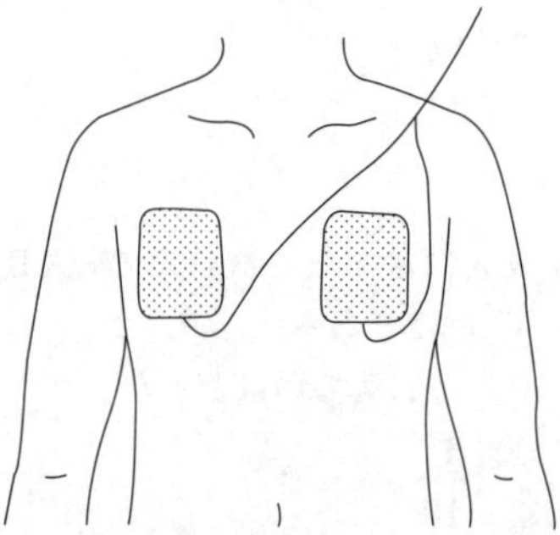

3．
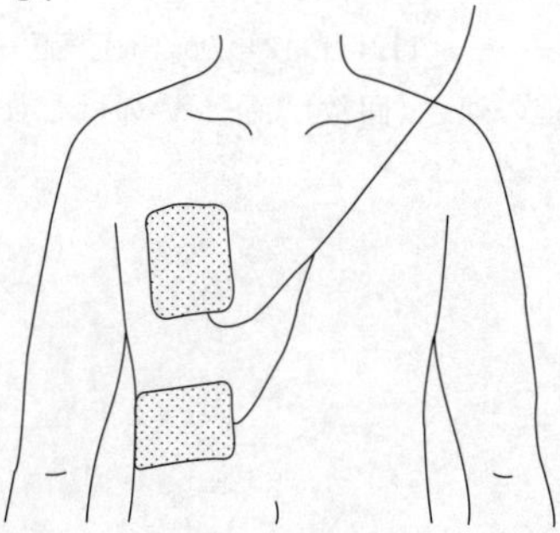

4．
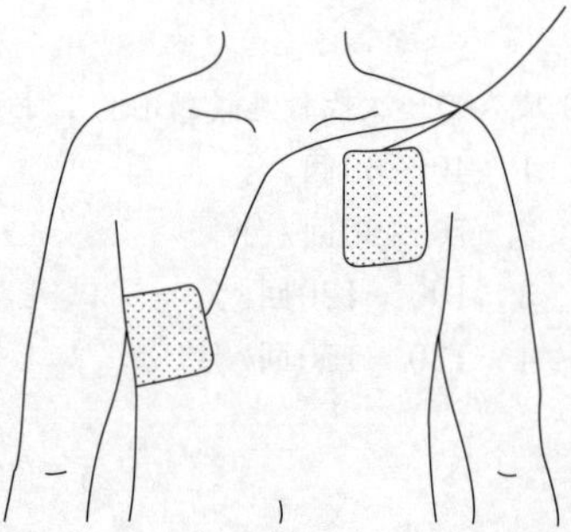

113回PM23：90.9％ □□□→□□□

143 自動体外式除細動器〈AED〉を使用するときに、胸骨圧迫を中断するのはどれか。

1．電源を入れるとき
2．電極パッドを貼るとき
3．心電図の解析中
4．電気ショックの直後

111回PM17：85.2％ □□□→□□□

144 全身性けいれん発作を起こしている患者に最も優先して行うのはどれか。

1．気道確保
2．周囲の環境整備
3．末梢静脈路の確保
4．心電図モニターの装着

112回PM21：91.8％ □□□→□□□

145 成人の気道の異物除去を目的とするのはどれか。

1．胸骨圧迫
2．人工呼吸
3．頭部後屈顎先挙上法
4．腹部圧迫法〈Heimlich〈ハイムリック〉法〉

感染・感染予防

112回PM15：99.1％ □□□→□□□

146 飛沫感染するのはどれか。

1．疥癬《scabies》
2．破傷風《tetanus》
3．デング熱《dengue fever》
4．インフルエンザ《influenza》

113回AM15：97.8％ □□□→□□□

147 経口感染するウイルス性肝炎《viral hepatitis》はどれか。

1．A型肝炎《hepatitis A》
2．B型肝炎《hepatitis B》
3．C型肝炎《hepatitis C》
4．D型肝炎《hepatitis D》

112回PM3：97.0％ □□□→□□□

148 循環式浴槽の水質汚染で発症するのはどれか。

1．コレラ《cholera》
2．A型肝炎《hepatitis A》
3．レジオネラ肺炎《legionella pneumonia》
4．後天性免疫不全症候群〈AIDS〉《acquired immunodeficiency syndrome》

113回AM3：71.2％ □□□→□□□

149 食品を扱う人の化膿した創が汚染源となる食中毒《food poisoning》の原因菌はどれか。

1．腸炎ビブリオ
2．ボツリヌス菌
3．黄色ブドウ球菌
4．サルモネラ属菌

109回PM21：98.9％ □□□→□□□

150 標準予防策〈スタンダードプリコーション〉で感染源として取り扱うのはどれか。

1．汗
2．爪
3．唾液
4．頭髪

110回PM21：99.1％ □□□→□□□

151 空気感染を予防するための医療者の個人防護具で適切なのはどれか。

1．手袋
2．N95マスク
3．シューズカバー
4．フェイスシールド

112回AM20：70.4％ □□□→□□□

152 個人防護具の脱衣手順で最初に外すのはどれか。

1．手袋
2．ガウン
3．サージカルマスク
4．フェイスシールド

110回AM21：99.1％ □□□→□□□

153 感染予防のための手指衛生で正しいのはどれか。

1．石けんは十分に泡立てる。
2．洗面器に溜めた水で洗う。
3．水分を拭きとるタオルを共用にする。
4．塗布したアルコール消毒液は紙で拭き取る。

112回PM22：97.8％ □□□→□□□

154 看護師が行う処置で滅菌手袋を使用すべきなのはどれか。

1．筋肉内注射
2．口腔内吸引
3．ストーマパウチの交換
4．尿道カテーテルの挿入

113回AM21：96.0％ □□□→□□□

155 無菌操作が必要なのはどれか。

1．浣腸
2．気管内吸引
3．口腔内吸引
4．経鼻胃管挿入

111回AM20：98.7％ □□□→□□□

156 使用後の注射針を廃棄する容器のバイオハザードマークの色はどれか。

1．赤
2．黄
3．黒
4．橙

109回AM18：90.6％ □□□→□□□

157 滅菌物の取り扱いで正しいのはどれか。

1．鉗子の先端は水平より高く保つ。
2．鑷子の先端を閉じた状態で取り出す。
3．滅菌パックはハサミを用いて開封する。
4．滅菌包みは布の内側の端を手でつまんで開く。

112回 AM21：97.7％ □□□→□□□

158 オートクレーブによる滅菌法はどれか。

1．酸化エチレンガス滅菌

2．高圧蒸気滅菌

3．放射線滅菌

4．乾熱滅菌

110回 AM8：89.0％ □□□→□□□

159 ハヴィガースト, R. J.《Havighurst, R. J》が提唱する老年期の発達課題はどれか。

1．子どもを育てる。

2．退職と収入の減少に適応する。

3．社会的責任をともなう行動を望んでなしとげる。

4．男性あるいは女性としての社会的役割を獲得する。

老年

113回 PM8：97.4％ □□□→□□□

160 老化に伴う視覚の変化で正しいのはどれか。

1．視野が狭くなる。

2．近くが見やすくなる。

3．色の識別がしやすくなる。

4．明暗順応の時間が短縮する。

109回 PM8：92.7％ □□□→□□□

161 老年期にみられる身体的な変化はどれか。

1．血管抵抗の増大

2．消化管の運動の亢進

3．水晶体の弾性の増大

4．メラトニン分泌量の増加

111回 AM19：79.2％ □□□→□□□

162 高齢者の義歯の取り扱い方法で正しいのはどれか。

1．就寝時に外す。

2．熱湯で洗浄する。

3．保管時は乾燥させる。

4．総義歯は奥歯を起点に外す。

小児

113回PM6：97.3％ □□□→□□□

163 成長・発達における順序性で正しいのはどれか。

1．頭部から脚部へ
2．微細から粗大へ
3．複雑から単純へ
4．末梢から中心へ

110回AM6：85.5％ □□□→□□□

164 出生時からみられ、生後4か月ころに消失する反射はどれか。

1．手掌把握反射
2．足底把握反射
3．パラシュート反射
4．Babinski〈バビンスキー〉反射

110回PM7：86.4％ □□□→□□□

165 乳歯がすべて生えそろう年齢はどれか。

1．0～1歳
2．2～3歳
3．4～5歳
4．6～7歳

112回PM6：96.9％ □□□→□□□

166 大泉門が閉鎖する時期に最も近いのはどれか。

1．6か月
2．1歳6か月
3．2歳6か月
4．3歳6か月

112回PM7：93.0％ □□□→□□□

167 正期産の新生児が生理的体重減少によって最低体重になるのはどれか。

1．生後3～5日
2．生後8～10日
3．生後13～15日
4．生後18～20日

112回AM25：99.1％ □□□→□□□

168 母乳栄養の児に不足しやすいのはどれか。

1．ビタミンA
2．ビタミンB
3．ビタミンC
4．ビタミンE
5．ビタミンK

109回PM7：72.0％ □□□→□□□

169 乳児期における呼吸の型はどれか。

1．肩呼吸
2．胸式呼吸
3．腹式呼吸
4．胸腹式呼吸

113回AM7：74.9％ □□□→□□□

170 学童期中学年から高学年にみられる、親から離れて仲の良い仲間同士で集団行動をとる特徴はどれか。

1．心理的離乳
2．自我の芽生え
3．ギャングエイジ
4．自我同一性〈アイデンティティ〉の確立

112回PM8：97.0％ □□□→□□□

171 エリクソン《Erikson,E.H.》が提唱する発達理論において、学童期に達成すべき心理社会的課題はどれか。

1．親密　対　孤立
2．自律性　対　恥・疑惑
3．勤勉性　対　劣等感
4．自我同一性〈アイデンティティ〉の確立　対　自我同一性〈アイデンティティ〉の拡散

109回PM6：82.7％ □□□→□□□

172 エリクソン《Erikson,E.H.》, E. H.の発達理論で青年期に生じる葛藤はどれか。

1．生殖性　対　停滞
2．勤勉性　対　劣等感
3．自主性　対　罪悪感
4．同一性　対　同一性混乱

母性

109回AM5：94.7％ □□□→□□□

173 第二次性徴の発現に関与するホルモンはどれか。

1．抗利尿ホルモン〈ADH〉
2．黄体形成ホルモン〈LH〉
3．副甲状腺ホルモン〈PTH〉
4．甲状腺刺激ホルモン〈TSH〉

110回PM8：99.5％ □□□→□□□

174 男子の第二次性徴による変化はどれか。

1．精通
2．骨盤の拡大
3．皮下脂肪の増加
4．第1大臼歯の萌出

113回PM7：99.3％ □□□→□□□

175 第二次性徴が発現し始めた思春期に関心が向くのはどれか。

1．善悪の区別
2．仕事と家庭の両立
3．自己の身体の変化
4．経済力の確保と維持

110回PM6：89.3％ □□□→□□□

176 妊娠初期の感染で児に難聴が生じる可能性が高いのはどれか。

1．水痘《varicella》
2．風疹《rubella》
3．麻疹《measles》
4．流行性耳下腺炎《mumps》

113回PM13：98.2％ □□□→□□□

177 正期産となる出産時期はどれか。

1．妊娠35週0日から39週6日
2．妊娠36週0日から40週6日
3．妊娠37週0日から41週6日
4．妊娠38週0日から42週6日

109回AM6：91.6％ □□□→□□□

178 児の吸啜刺激によって分泌が亢進し、分娩後の母体の子宮筋の収縮を促すのはどれか。

1．オキシトシン
2．プロラクチン
3．テストステロン
4．プロゲステロン

111回AM9：99.3％ □□□→□□□

179 日本の女性における平均閉経年齢に最も近いのはどれか。

1．30歳
2．40歳
3．50歳
4．60歳

統計

110回AM1：98.8％ □□□→□□□

180 平成30年（2018年）の日本の総人口に最も近いのはどれか。

1．1億人
2．1億600万人
3．1億2,600万人
4．1億4,600万人

109回PM9：98.9％ □□□→□□□

181 平成29年（2017年）の日本の人口推計で10年前より増加しているのはどれか。

1．総人口
2．年少人口
3．老年人口
4．生産年齢人口

111回PM1：82.2％ □□□→□□□

182 平成29年（2017年）推計による日本の将来推計人口で令和47年（2065年）の将来推計人口に最も近いのはどれか。

1．6,800万人
2．8,800万人
3．1億800万人
4．1億2,800万人

113回AM1：97.9％ □□□→□□□

183 令和元年（2019年）の国民生活基礎調査における平均世帯人数はどれか。

1．1.39人

2．2.39人

3．3.39人

4．4.39人

109回AM7：93.5％ □□□→□□□

184 平成29年（2017年）の国民生活基礎調査における平均世帯人数はどれか。

1．1.47

2．2.47

3．3.47

4．4.47

111回AM10：99.0％ □□□→□□□

185 令和元年（2019年）の国民生活基礎調査で次の世帯構造のうち最も少ないのはどれか。

1．単独世帯

2．三世代世帯

3．夫婦のみの世帯

4．夫婦と未婚の子のみの世帯

113回AM9：94.9％ □□□→□□□

186 核家族はどれか。

1．兄弟姉妹のみ

2．夫婦と子ども夫婦

3．夫婦と未婚の子ども

4．夫婦とその親と夫婦の子ども

110回AM9：90.1％ □□□→□□□

187 平成30年（2018年）の国民生活基礎調査で65歳以上の者のいる世帯の割合に最も近いのはどれか。

1．10％

2．30％

3．50％

4．70％

109回AM25：99.1％ □□□→□□□

188 平成28年（2016年）の国民生活基礎調査で、男性の有訴者の症状が最も多いのはどれか。

1．腰痛
2．もの忘れ
3．体がだるい
4．目のかすみ
5．手足の関節が痛む

112回AM2：98.5％ □□□→□□□

189 令和元年（2019年）の国民生活基礎調査における女性の有訴者の自覚症状で最も多いのはどれか。

1．頭痛
2．肩こり
3．体がだるい
4．目のかすみ

110回PM1：97.4％ □□□→□□□

190 平成30年（2018年）の日本の出生数に最も近いのはどれか。

1．60万人
2．90万人
3．120万人
4．150万人

113回PM10：98.3％ □□□→□□□

191 令和2年（2020年）の人口動態統計における合計特殊出生率に最も近いのはどれか。

1．0.8
2．1.3
3．1.8
4．2.3

111回AM2：94.1％ □□□→□□□

192 日本の令和元年（2019年）の死亡数に近いのはどれか。

1．98万人
2．118万人
3．138万人
4．158万人

109回AM1：93.8％ □□□→□□□

193 平成29年（2017年）の人口動態統計における主要死因別の死亡率で心疾患《heart disease》の順位はどれか。

1．1位
2．2位
3．3位
4．4位

113回AM2：84.2％ □□□→□□□

194 令和3年（2021年）の人口動態統計における死亡場所で最も多いのはどれか。

1．自宅
2．病院
3．老人ホーム
4．介護医療院・介護老人保健施設

113回PM1：99.1％ □□□→□□□

195 令和3年（2021年）の日本における簡易生命表で女性の平均寿命に最も近いのはどれか。

1．77年
2．82年
3．87年
4．92年

109回PM1：98.8％ □□□→□□□

196 平成29年（2017年）の日本における簡易生命表で女性の平均寿命に最も近いのはどれか。

1．77年
2．82年
3．87年
4．92年

112回PM1：94.9％ □□□→□□□

197 令和元年（2019年）の0歳男児の平均余命はどれか。

1．78.4年
2．81.4年
3．84.4年
4．87.4年

112回AM1：97.2％ □□□→□□□

198 令和2年（2020年）の人口動態統計における妻の平均初婚年齢はどれか。

1．19.4歳
2．24.4歳
3．29.4歳
4．34.4歳

113回PM9：87.5％ □□□→□□□

199 人口統計資料集2020年版における生涯未婚率（50歳時の未婚割合）で、平成22年（2010年）から令和2年（2020年）の推移で適切なのはどれか。

1．変化はない。
2．下降し続けている。
3．上昇し続けている。
4．上昇と下降を繰り返している。

110回PM3：93.8％ □□□→□□□

200 平成28年（2016年）の人口1人当たりの国民医療費で最も近いのはどれか。

1．13万円
2．23万円
3．33万円
4．43万円

110回PM2：96.8％ □□□→□□□

201 平成29年（2017年）の国民健康・栄養調査において、男性で運動習慣のある割合が最も多いのはどれか。

1．20～29歳
2．40～49歳
3．60～69歳
4．70歳以上

113回AM6：95.7％ □□□→□□□

202 令和元年（2019年）の国民健康・栄養調査で20歳以上の男性における喫煙習慣者の割合に最も近いのはどれか。

1．7％
2．17％
3．27％
4．37％

109回PM2：94.6％ □□□→□□□

203 平成29年（2017年）の国民健康・栄養調査で20歳以上の男性における喫煙習慣者の割合に最も近いのはどれか。

1．10％

2．20％

3．30％

4．40％

110回AM2：96.4％ □□□→□□□

204 平成29年（2017年）の患者調査における外来受療率（人口10万対）で最も多い傷病はどれか。

1．新生物〈腫瘍〉

2．呼吸器系の疾患

3．消化器系の疾患

4．内分泌、栄養及び代謝疾患

110回AM7：98.7％ □□□→□□□

205 平成30年（2018年）の学校保健統計調査における学童期の異常被患率で最も高いのはどれか。

1．高血圧

2．摂食障害

3．心電図異常

4．むし歯（う歯）

112回AM9：73.5％ □□□→□□□

206 令和2年（2020年）の衛生行政報告例における看護師の就業場所で、医療機関（病院、診療所）の次に多いのはどれか。

1．事業所

2．市町村

3．保健所

4．訪問看護ステーション

109回PM5：98.7％ □□□→□□□

207 保健師助産師看護師法で規定されている看護師の義務はどれか。

1．研究をする。

2．看護記録を保存する。

3．看護師自身の健康の保持増進を図る。

4．業務上知り得た人の秘密を漏らさない。

112回PM5：98.4％ □□□→□□□

208 看護師は正当な理由がなく、その業務上知り得た人の秘密を漏らしてはならないと規定している法律はどれか。

1．刑法

2．医療法

3．保健師助産師看護師法

4．看護師等の人材確保の促進に関する法律

111回PM5：97.6％ □□□→□□□

209 看護師免許を付与するのはどれか。

1．保健所長

2．厚生労働大臣

3．都道府県知事

4．文部科学大臣

110回AM5：94.7％ □□□→□□□

210 看護師免許の付与における欠格事由として保健師助産師看護師法に規定されているのはどれか。

1．20歳未満の者

2．海外に居住している者

3．罰金以上の刑に処せられた者

4．伝染性の疾病にかかっている者

113回AM10：99.2％ □□□→□□□

211 医療法に規定されている診療所とは、患者を入院させるための施設を有しないもの又は（　）人以下の患者を入院させるための施設を有するものをいう。

（　）に入る数字はどれか。

1．17

2．18

3．19

4．20

109回PM10：98.5％ □□□→□□□

212 医療法に規定されている診療所とは、患者を入院させるための施設を有しないもの又は（　）人以下の患者を入院させるための施設を有するものをいう。

（　）に入る数字はどれか。

1．9

2．19

3．29

4．39

113回AM20：94.4％ □□□→□□□

213 医療法施行規則に定められている病院の一般病床における患者1人に必要な病室床面積はどれか。

1．3.4m^2以上

2．4.4m^2以上

3．5.4m^2以上

4．6.4m^2以上

110回PM9：92.9％ □□□→□□□

214 医療法に基づき高度医療の提供とそれに関する研修を実施する医療施設はどれか。

1．診療所

2．特定機能病院

3．地域医療支援病院

4．臨床研究中核病院

110回PM5：98.5％ □□□→□□□

215 看護師等の人材確保の促進に関する法律に規定されている都道府県ナースセンターの業務はどれか。

1．訪問看護業務
2．看護師免許証の交付
3．訪問入浴サービスの提供
4．看護師等への無料の職業紹介

110回AM10：75.7％ □□□→□□□

216 地域保健法に基づき設置されているのはどれか。

1．診療所
2．保健所
3．地域包括支援センター
4．訪問看護ステーション

112回PM10：79.1％ □□□→□□□

217 地域保健法に規定されている市町村保健センターの業務はどれか。

1．病気の治療
2．住民の健康診査
3．看護師免許申請の受理
4．専門的で広域的な健康課題への対応

109回PM4：98.4％ □□□→□□□

218 日本において国民皆保険制度となっているのはどれか。

1．医療保険
2．介護保険
3．雇用保険
4．労災保険

112回PM4：98.5％ □□□→□□□

219 国民健康保険に加入している自営業者（40歳）の医療費の一部負担金の割合はどれか。

1．1割
2．2割
3．3割
4．4割

109回AM4：92.7％ □□□→□□□

220 健康保険法による療養の給付の対象はどれか。

1．手術

2．健康診査

3．予防接種

4．人間ドック

111回AM4：95.9％ □□□→□□□

221 後期高齢者医療制度の被保険者は、区域内に住居を有する（　　）歳以上の者、および65歳以上（　　）歳未満であって、政令で定める程度の障害の状態にあるとして後期高齢者医療広域連合の認定を受けた者である。

（　　）に入るのはどれか。

1．70

2．75

3．80

4．85

111回PM10：98.5％ □□□→□□□

222 指定訪問看護ステーションには常勤換算で（　　）人以上の看護職員を配置することが定められている。

（　　）に入るのはどれか。

1．1.0

2．1.5

3．2.0

4．2.5

111回AM25：88.6％ □□□→□□□

223 感染症の予防及び感染症の患者に対する医療に関する法律〈感染症法〉において、結核が分類されるのはどれか。

1．一類

2．二類

3．三類

4．四類

5．五類

112回AM4：97.6％ □□□→□□□

224 休憩時間を除いた1週間の労働時間で、超えてはならないと労働基準法で定められているのはどれか。

1．30時間
2．35時間
3．40時間
4．45時間

113回PM3：98.5％ □□□→□□□

225 労働安全衛生法に規定されているのはどれか。

1．失業手当の給付
2．年少者の労働条件
3．過労死に関する調査研究
4．労働者に対する健康診断

109回AM3：98.8％ □□□→□□□

226 介護保険の第2号被保険者は、（　）歳以上65歳未満の医療保険加入者である。（　）に入る数字はどれか。

1．30
2．40
3．50
4．60

112回AM5：91.8％ □□□→□□□

227 介護保険法における要支援および要介護認定の状態区分の数はどれか。

1．4
2．5
3．6
4．7

110回AM4：98.1％ □□□→□□□

228 要介護認定の申請先はどれか。

1．市町村
2．診療所
3．都道府県
4．介護保険審査会

111回PM4：96.7％ □□□→□□□

229 介護保険における被保険者の要支援状態に関する保険給付はどれか。

1．医療給付

2．介護給付

3．年金給付

4．予防給付

113回AM4：76.4％ □□□→□□□

230 介護保険法の地域支援事業で正しいのはどれか。

1．保険給付である。

2．都道府県の事業である。

3．介護保険施設で実施される。

4．配食サービスは生活支援サービスの1つである。

113回PM4：92.7％ □□□→□□□

231 平成13年（2001年）の「身体拘束ゼロの手引き」において身体拘束の禁止対象となる行為はどれか。

1．L字バーを設置する。

2．離床センサーを設置する。

3．点滴ルートを服の下に通して視野に入らないようにする。

4．ベッドを柵（サイドレール）で囲んで降りられないようにする。

一般問題

一般問題

血液・生体防御

110回PM73：86.8％ □□□→□□□

1　血漿蛋白質の大部分を合成しているのはどれか。

1．肺
2．肝臓
3．腎臓
4．膵臓
5．脾臓

111回AM28：90.8％ □□□→□□□

2　B細胞が抗原認識によって分化した抗体産生細胞はどれか。

1．マクロファージ
2．形質細胞
3．肥満細胞
4．T細胞

111回PM57：93.2％ □□□→□□□

3　新生児や乳児が胎児期に母体から受け取った抗体は次のどれか。

1．IgA
2．IgD
3．IgG
4．IgM

113回PM38：77.0％ □□□→□□□

4　健康な成人の皮膚で正しいのはどれか。

1．垢として剥がれ落ちるのは基底層である。
2．外陰部にはアポクリン汗腺が存在する。
3．皮膚表面は弱アルカリ性である。
4．ケラチンは紫外線を吸収する。

109回AM47：90.4％ □□□→□□□

5　貧血を伴う患者の爪の写真を下に示す。
欠乏している栄養素はどれか。

1．ビタミンB_{12}

2．ビタミンC

3．葉酸

4．鉄

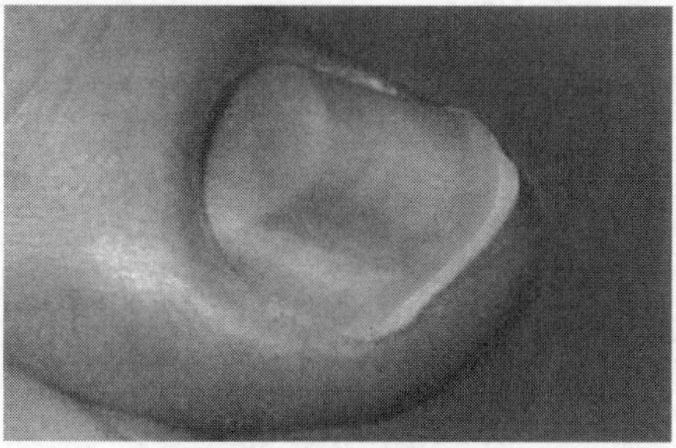

113回PM78：93.6％ □□□→□□□

6　胃癌《gastric cancer》の胃切除術後5年ほどで欠乏し貧血を起こさせるのはどれか。

1．ビタミンA

2．ビタミンB_1

3．ビタミンB_{12}

4．ビタミンC

5．ビタミンK

109回PM31：81.8％ □□□→□□□

7　急性骨髄性白血病《acute myelogeneous leukemia》の検査所見で正しいのはどれか。

1．赤血球数が増加する。

2．血小板数が増加する。

3．白血球分画に白血病裂孔を認める。

4．ミエロペルオキシダーゼ反応陽性が3％未満である。

111回PM46：96.9％ □□□→□□□

8　ヒト免疫不全ウイルス〈HIV〉感染症《human immunodeficiency virus infection》で正しいのはどれか。

1．空気感染する。

2．無症候期がある。

3．DNAウイルスによる。

4．血液中のBリンパ球に感染する。

109回AM45：94.6％ □□□→□□□

9 ヒト免疫不全ウイルス〈HIV〉に感染している患者で、後天性免疫不全症候群《acquired immunodeficiency syndorome》〈AIDS〉の状態にあると判断できる疾患はどれか。

1．季節性インフルエンザ《seasonal influenza》
2．ニューモシスチス肺炎《Pneumocystis pneumonia》
3．ノロウイルス性腸炎《norovirus enteriris》
4．単純性膀胱炎《uncomplicated cystitis》

109回PM50：83.4％ □□□→□□□

10 ラテックス製手袋を着用した直後に口唇・手足のしびれと喉頭の違和感を自覚した。

原因となる病態はどれか。

1．Ⅰ型アレルギー
2．Ⅱ型アレルギー
3．Ⅲ型アレルギー
4．Ⅳ型アレルギー

110回AM75：71.0％ □□□→□□□

11 抗原によって感作されたTリンパ球による細胞性免疫が主体となるのはどれか。

1．花粉症《pollinosis》
2．蕁麻疹
3．ツベルクリン反応
4．アナフィラキシーショック《anaphylactic shock》
5．インフルエンザ《influenza》の予防接種

113回AM43：73.3％ □□□→□□□

12 減感作療法を受ける患者への説明で適切なのはどれか。

1．「治療期間は1か月です」
2．「静脈内注射でアレルゲンを投与します」
3．「治療後はアレルゲンを気にせず生活できます」
4．「投与後30分はアナフィラキシー症状を観察します」

110回PM77：88.2％ □□□→□□□

13 関節リウマチ《rheumatoid arthritis》で起こる主な炎症はどれか。

1．滑膜炎
2．血管炎
3．骨髄炎
4．骨軟骨炎
5．関節周囲炎

113回AM46：91.5％ □□□→□□□

14　自助具を図に示す。

関節リウマチ《rheumatoid arthritis》によって肩関節に痛みがある患者の関節への負担を軽減する自助具で適切なのはどれか。

1. 万能カフ

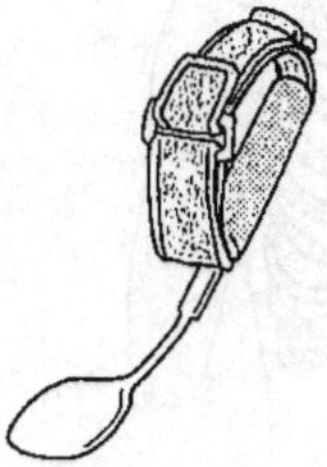

2. 長柄ブラシ

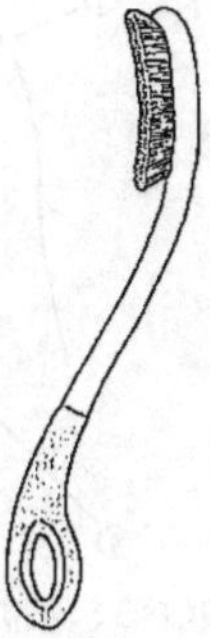

3. コップホルダー

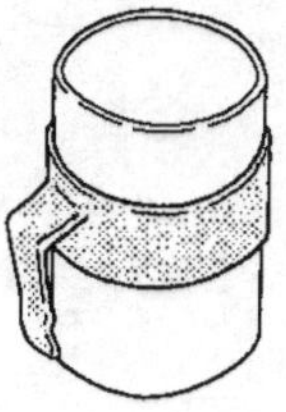

4. ボタンエイド

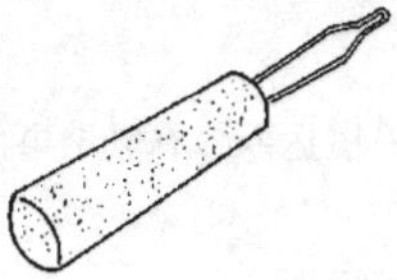

113回PM84：74.2％ □□□→□□□

15　Sjögren《Sjögren syndrome》〈シェーグレン〉症候群でリンパ球が浸潤して障害が起こるのはどれか。2つ選べ。

1．胸腺
2．涙腺
3．甲状腺
4．唾液腺
5．副甲状腺

循環

113回AM34：87.1％ □□□→□□□

16　成人の心音の聴取部位を図に示す。

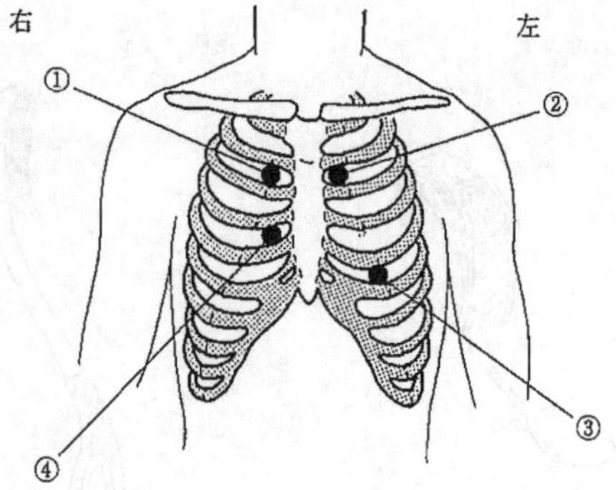

心音の聴診における、僧帽弁領域はどれか。

ただし、聴取部位は●で示す。

1．①

2．②

3．③

4．④

109回AM43：90.2％ □□□→□□□

17　ペースメーカー植込みの有無を事前に確認すべき検査はどれか。

1．超音波検査

2．エックス線撮影

3．骨シンチグラフィ

4．磁気共鳴画像〈MRI〉

112回AM80：86.0％ □□□→□□□

18　検査の画像を下に示す。

狭心症《angina pectoris》の手術に最も重要な検査はどれか。

A.

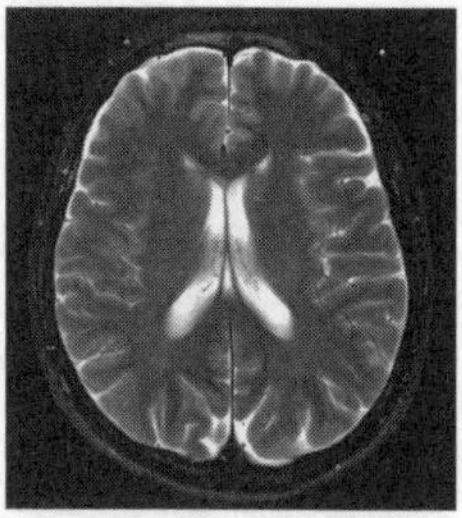

B.

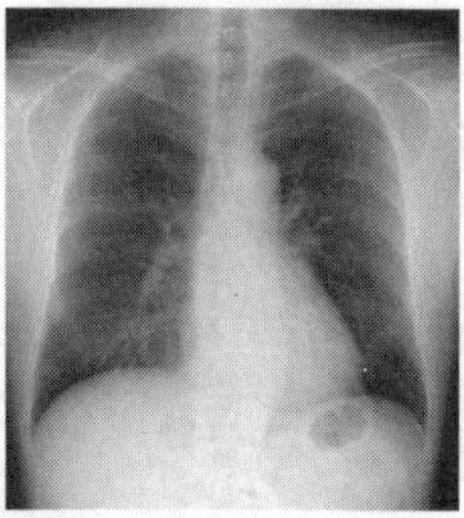

C.

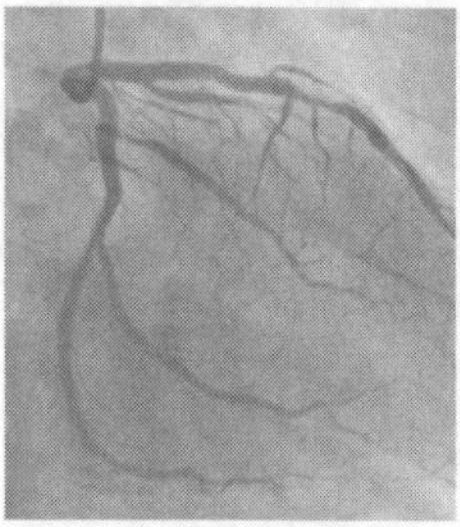

D.

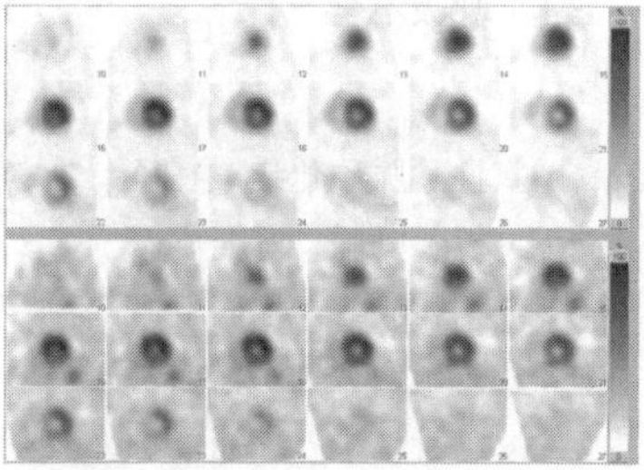

E.

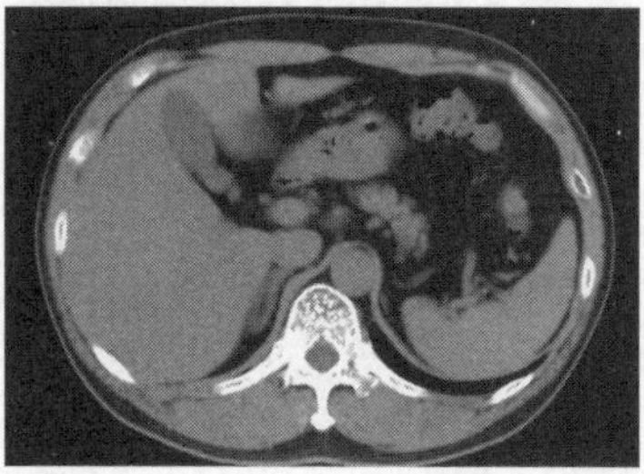

1．A
2．B
3．C
4．D
5．E

110回PM41：75.2％ □□□→□□□

19　心原性ショックで現れる症状・徴候はどれか。

1．顔面の紅潮

2．胸部不快感

3．血圧の上昇

4．尿量の増加

111回AM43：86.4％ □□□→□□□

20　解離性大動脈瘤《dissecting aortic aneurysm》の破裂直後に出血性ショック《hemorrhagic shock》となった患者の症状として正しいのはどれか。

1．黄疸

2．浮腫

3．顔面紅潮

4．呼吸不全

110回PM76：83.1％ □□□→□□□

21　閉塞性動脈硬化症《arteriosclerosis obliterans》〈ASO〉について正しいのはどれか。

1．橈骨動脈に好発する。

2．粥状硬化が原因である。

3．末梢血流量が増加する。

4．歩行によって痛みが改善する。

5．中小動脈の非化膿性炎症で生じる。

112回AM79：72.1％ □□□→□□□

22　僧帽弁狭窄症《mitral stenosis》について正しいのはどれか。

1．弁口面積が拡大する。

2．左心房内圧が上昇する。

3．狭心痛を合併することが多い。

4．弁尖の先天的な3尖化が原因となる。

5．胸骨右縁第2肋間で心雑音を聴取する。

111回AM82：85.8％ □□□→□□□

23　急性大動脈解離《acute aortic dissection》において緊急手術を行うかどうかの観点で用いる分類はどれか。

1．NYHA分類

2．スタンフォード分類

3．Killip〈キリップ〉分類

4．DeBakey〈ドベーキー〉分類

5．Forrester〈フォレスター〉分類

113回PM81：94.9％ □□□→□□□

24　短期記憶と関係が深いのはどれか。

1．橋

2．海馬

3．脊髄

4．松果体

5．視床下部

111回AM79：85.4％ □□□→□□□

25　咀嚼運動にかかわる脳神経はどれか。

1．嗅神経

2．滑車神経

3．三叉神経

4．動眼神経

5．内耳神経

113回PM26：93.0％ □□□→□□□

26　交感神経の興奮によって起こる眼の反応はどれか。

1．散瞳

2．流涙

3．明順応

4．対光反射

110回PM82：70.6％ □□□→□□□

27　副交感神経を含む脳神経はどれか。2つ選べ。

1．動眼神経

2．三叉神経

3．内耳神経

4．迷走神経

5．舌下神経

113回PM34：95.5％ □□□→□□□

28　指鼻試験で評価するのはどれか。

1．視野

2．小脳機能

3．表在反射

4．複合知覚

113回PM33：79.9％ □□□→□□□

29　Broca〈ブローカ〉失語のある患者とのコミュニケーションで適切なのはどれか。
　1．閉じた質問〈closed question〉を活用する。
　2．大きな声で質問する。
　3．単語で話しかける。
　4．文字盤を用いる。

111回AM47：92.8％ □□□→□□□

30　脳血管造影を行う患者の看護について適切なのはどれか。
　1．前日に頭部の剃毛を行う。
　2．検査中は患者に話しかけない。
　3．穿刺部末梢側の動脈の拍動を確認する。
　4．検査30分前まで食事摂取が可能である。

内分泌

110回AM35：87.4％ □□□→□□□

31　成人の睡眠中に分泌が増加するホルモンはどれか。
　1．アドレナリン
　2．オキシトシン
　3．成長ホルモン
　4．甲状腺ホルモン

113回PM73：97.7％ □□□→□□□

32　尿量の調節に深く関わるホルモンはどれか。
　1．ガストリン
　2．カルシトニン
　3．グルカゴン
　4．ソマトスタチン
　5．バソプレシン

111回AM46：83.1％ □□□→□□□

33　血中濃度の測定にあたり食事の影響を考慮すべきホルモンはどれか。
　1．グルカゴン
　2．メラトニン
　3．コルチゾール
　4．バソプレシン

109回PM29：88.5％ □□□→□□□

34　二次性高血圧症《secondary hypertension》の原因となるホルモンはどれか。

1．アルドステロン

2．ソマトスタチン

3．グルカゴン

4．メラトニン

110回AM43：74.9％ □□□→□□□

35　Cushing〈クッシング〉症候群《cushing syndrome》の成人女性患者にみられるのはどれか。

1．貧血

2．月経異常

3．体重減少

4．肝機能低下

111回AM51：82.6％ □□□→□□□

36　Aさん（54歳、女性）は甲状腺機能亢進症《hyperthyroidism》と診断され、放射性ヨウ素内用療法を受けることとなった。

看護師の説明で正しいのはどれか。

1．「治療前1週間は海藻類を摂取しないでください」

2．「治療中は体を固定します」

3．「治療後の副作用に脱毛があります」

4．「治療後1週間は生野菜を摂取しないでください」

110回PM46：90.2％ □□□→□□□

37　成人患者の甲状腺全摘出術後における合併症とその症状との組合せで正しいのはどれか。

1．乳び漏 ——————— 嘔気

2．術後出血 ——————— ドレーン排液の白濁

3．反回神経麻痺 ——————— 口唇のしびれ

4．低カルシウム血症《hypocalcemia》 ——————— テタニー

109回AM48：77.5％ □□□→□□□

38　手術後に無排卵になるのはどれか。

1．脳下垂体全摘出術

2．単純子宮摘出術

3．低位前方切除術

4．片側卵巣切除術

109回PM27：71.4％ □□□→□□□

39 咀嚼筋はどれか。

1．頰筋
2．咬筋
3．口輪筋
4．胸鎖乳突筋

112回AM26：87.2％ □□□→□□□

40 骨格筋の細胞膜には（　　　）に対する受容体がある。自己抗体がこの受容体の働きを阻害すると骨格筋は収縮できなくなる。

（　　　）に入る神経伝達物質として正しいのはどれか。

1．アセチルコリン
2．アドレナリン
3．ドパミン
4．ノルアドレナリン

113回AM36：81.9％ □□□→□□□

41 仰臥位の患者の良肢位で正しいのはどれか。

1．肩関節外転90度
2．肘関節屈曲90度
3．膝関節屈曲90度
4．足関節底屈90度

112回PM73：76.5％ □□□→□□□

42　上肢の運動を図に示す。

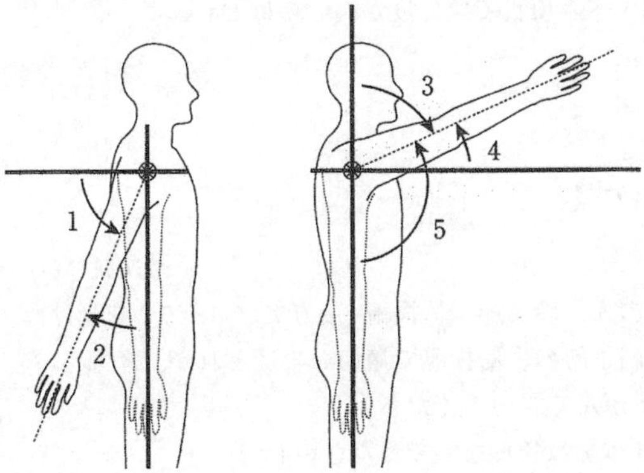

肩関節の屈曲の可動域測定で正しいのはどれか。

1．1

2．2

3．3

4．4

5．5

112回AM45：92.0％ □□□→□□□

43　関節拘縮の予防を目的とした関節可動域〈ROM〉訓練で正しいのはどれか。

1．関節を速く動かす。

2．運動麻痺がある場合は患側から行う。

3．他動運動は痛みが生じないように行う。

4．徒手筋力テストの結果が1以下の場合は自動運動を促す。

111回AM49：98.5％ □□□→□□□

44　幻肢痛について正しいのはどれか。

1．術前から発症する。

2．抗うつ薬は禁忌である。

3．細菌感染が原因である。

4．切断し喪失した部位に生じる。

111回PM48：76.0％ □□□→□□□

45 下腿の介達牽引を受けている患者が足背のしびれを訴えている。
看護師が確認すべき項目で優先度が高いのはどれか。

1．下肢の肢位
2．牽引の方向
3．重錘の重さ
4．弾性包帯のずれ

110回PM47：89.0％ □□□→□□□

46 Aさんは右側の人工股関節全置換術（後方アプローチ）を受けた。
Aさんへの脱臼予防の生活指導で適切なのはどれか。

1．「靴はしゃがんで履いてください」
2．「右側に身体をねじらないでください」
3．「椅子に座るときは足を組んでください」
4．「浴室の椅子は膝の高さより低いものを使ってください」

呼吸

109回PM80：81.0％ □□□→□□□

47 「安静時呼吸」、「深呼吸」、「徐々に深くなっていく呼吸」に伴う肺容量の変化を図に示す。

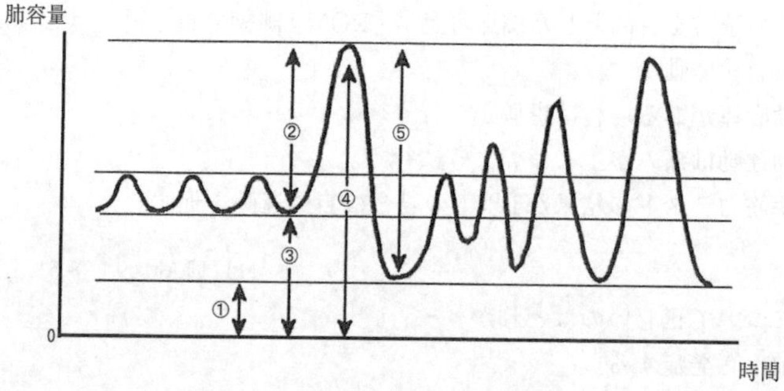

肺活量を示すのはどれか。

1．①
2．②
3．③
4．④
5．⑤

112回PM47：93.8％ □□□→□□□

48　成人の気管支喘息《bronchial asthma》に対する副腎皮質ステロイド薬の吸入で正しいのはどれか。

1．糖尿病《diabetes mellitus》の患者への投与は禁忌である。

2．副作用（有害事象）に不整脈がある。

3．重積発作の際に使用する。

4．吸入後は含嗽を促す。

110回PM44：89.7％ □□□→□□□

49　Aさん（34歳、女性）は、気管支喘息《bronchial asthma》で定期的に通院をしている。朝から喘息発作があり呼吸困難が生じたため、救急外来を受診した。

経皮的動脈血酸素飽和度〈SpO_2〉95％、動脈血液ガス分析（room air）で動脈血酸素分圧〈PaO_2〉90 Torr、動脈血二酸化炭素分圧〈$PaCO_2$〉55 Torr、pH7.30、HCO_3^- 25 mEq/Lであった。

Aさんの状態で考えられるのはどれか。

1．呼吸性アシドーシス

2．呼吸性アルカローシス

3．代謝性アシドーシス

4．代謝性アルカローシス

111回PM43：84.7％ □□□→□□□

50　Aさん（63歳、男性）は3年前から肺気腫《pulmonary emphysema》で定期受診を続けていた。最近、歩行時の息切れが強くなってきたことを自覚し、心配になったため受診した。受診時、呼吸数は34/分で、口唇のチアノーゼがみられた。

Aさんについて正しいのはどれか。

1．1回換気量が増加している。

2．呼気よりも吸気を促すと効果的である。

3．経皮的動脈血酸素飽和度〈SpO_2〉は上昇している。

4．病状が進行すると動脈血二酸化炭素分圧〈$PaCO_2$〉が上昇する。

112回 AM47：87.6％ □□□→□□□

51　Aさん（62歳、男性）は呼吸困難と咳嗽が増強したため外来を受診した。胸部エックス線写真と胸部CTによって特発性肺線維症《idiopathic pulmonary fibrosis》による間質性肺炎《interstitial pneumonia》と診断され、呼吸機能検査を受けた。

換気障害の分類を図に示す。

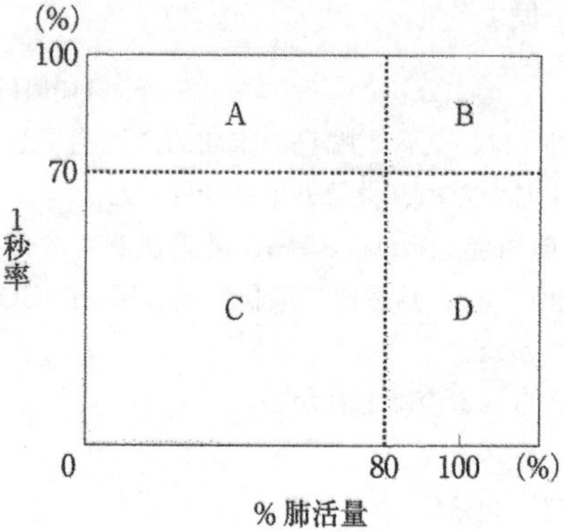

Aさんの換気障害の分類で当てはまるのはどれか。

1．A
2．B
3．C
4．D

112回 AM48：93.7％ □□□→□□□

52　右肺尖部の肺癌《lung cancer》の胸壁への浸潤による症状はどれか。

1．散瞳
2．構音障害
3．閉眼困難
4．上肢の疼痛

消化・栄養・代謝

111回 PM84：77.1％ □□□→□□□

53　食物の嚥下において喉頭蓋が喉頭口を閉鎖する時期はどれか。

1．先行期
2．準備期
3．口腔期
4．咽頭期
5．食道期

111回PM26：77.1％ □□□→□□□

54 生体内でタンパク質が分解され、アミノ酸の代謝が進んで生じたアンモニアは肝臓で（　　）に変換される。

（　　）に入るのはどれか。

1．尿酸

2．尿素

3．亜硝酸

4．一酸化窒素

112回PM38：89.9％ □□□→□□□

55 便の性状と原因の組合せで正しいのはどれか。

1．灰白色便 ――――― Crohn〈クローン〉病《Crohn disease》

2．鮮紅色便 ――――― 鉄剤の内服

3．タール便 ――――― 上部消化管出血

4．米のとぎ汁様便 ―― 急性膵炎《acute pancreatitis》

112回AM49：98.4％ □□□→□□□

56 胃切除術後のダンピング症候群《dumping syndrome》を予防するための食事指導で適切なのはどれか。

1．15分以内に食べる。

2．糖質の多い食事を摂る。

3．1回の摂取量を少なくする。

4．1日の食事回数を少なくする。

112回AM50：89.6％ □□□→□□□

57 重度の肝硬変《cirrhosis》で基準値よりも低い値を示す血液検査項目はどれか。

1．血清アルブミン〈Alb〉

2．血清ビリルビン〈Bil〉

3．血中アンモニア〈NH_3〉

4．プロトロンビン時間〈PT〉

110回AM42：88.1％ □□□→□□□

58 Aさん（50歳、男性）は肝硬変《cirrhosis》と診断され、腹水貯留と黄疸がみられる。

Aさんに指導する食事内容で適切なのはどれか。

1．塩分の少ない食事

2．脂肪分の多い食事

3．蛋白質の多い食事

4．食物繊維の少ない食事

112回PM48：79.0％ □□□→□□□

59　Aさん（43歳、男性）は胆道狭窄のため内視鏡的逆行性胆管膵管造影〈ERCP〉検査を受けた。検査後に心窩部痛が出現したため血液検査を行い、禁食、抗菌薬および蛋白分解酵素阻害薬による治療を行うことになった。

血液検査の項目でAさんに生じた合併症を判断できるのはどれか。

1．アミラーゼ〈AMY〉
2．アルブミン〈Alb〉
3．カリウム〈K〉
4．クレアチンキナーゼ〈CK〉

110回PM80：92.8％ □□□→□□□

60　Aさん（48歳、男性、会社員）は、大量の飲酒の後、急激な上腹部痛と背部痛を訴え、救急外来を受診し、急性膵炎《acute pancreatitis》と診断された。

Aさんの救急外来受診時の血液検査結果で予測されるのはどれか。

1．血小板数の増加
2．血清LDH値の低下
3．血清γ－GTP値の低下
4．血清アミラーゼ値の上昇
5．血清カルシウム値の上昇

111回AM45：75.7％ □□□→□□□

61　慢性膵炎《chronic pancreatitis》患者の食事療法で制限が必要なのはどれか。

1．蛋白質
2．カリウム
3．食物繊維
4．アルコール

109回PM88：76.6％ □□□→□□□

62　胃食道逆流症《gastroesophageal reflux esophagitis》で正しいのはどれか。**2つ選べ。**

1．青年期に多い。
2．高脂肪食の摂取を勧める。
3．食後は左側臥位で休息する。
4．下部食道括約筋の弛緩が関与する。
5．H_2受容体拮抗薬によって自覚症状が緩和する。

109回AM83：75.5％ □□□→□□□

63 食道癌《esophageal carcinoma》で正しいのはどれか。**2つ選べ。**

1．女性に多い。

2．日本では腺癌が多い。

3．放射線感受性は低い。

4．飲酒は危険因子である。

5．胸部中部食道に好発する。

腎・泌尿器・体液

111回PM80：83.3％ □□□→□□□

64 糸球体濾過量の推定に用いられる生体内物質はどれか。

1．尿素

2．イヌリン

3．ビリルビン

4．クレアチニン

5．パラアミノ馬尿酸

109回AM78：85.1％ □□□→□□□

65 排尿時に収縮するのはどれか。

1．尿管

2．尿道

3．膀胱平滑筋

4．内尿道括約筋

5．外尿道括約筋

112回PM75：80.5％ □□□→□□□

66 膀胱の蓄尿と排尿反射で正しいのはどれか。

1．排尿中枢はホルモンによって制御される。

2．排尿反射は交感神経を介して起こる。

3．蓄尿時に内尿道括約筋は収縮する。

4．排尿時に外尿道括約筋は収縮する。

5．蓄尿時に排尿筋は収縮する。

113回PM47：80.7％ □□□→□□□

67 膀胱鏡による組織検査を受ける成人男性への説明で正しいのはどれか。

1．「検査前は膀胱に尿をためてください」

2．「尿道から内視鏡を挿入します」

3．「膀胱に二酸化炭素を注入します」

4．「検査後24時間はベッドで安静にします」

113回AM47：94.6％ □□□→□□□

68 Aさん（47歳、男性、会社員）は、尿管結石《ureterolithiasis》による疝痛発作で入院した。入院翌日、自然に排石され、疼痛は消失したものの、結石が残存している。入院前は、ほぼ毎日、飲酒を伴う外食をしていた。

Aさんへの退院指導で適切なのはどれか。

1．「シュウ酸を多く含む食品を摂取しましょう」

2．「1日2L程度の水分を摂取しましょう」

3．「排石までは安静にしましょう」

4．「飲酒量に制限はありません」

112回PM79：87.0％ □□□→□□□

69 血液透析について正しいのはどれか。

1．合併症は腹膜炎《peritonitis》が多い。

2．食事はカルシウムを制限する。

3．導入初期には不均衡症候群《disequilibrium syndrome》が起こる。

4．導入の原因疾患はIgA腎症《IgA nephropathy》が最も多い。

5．透析に用いる半透膜はタンパク質が通過する。

110回AM54：90.9％ □□□→□□□

70 Aちゃん（11歳、女児）は、5日前から両側の眼瞼浮腫と急な体重増加があり、尿量が少ないため来院した。高度の蛋白尿もみられたため入院し、ネフローゼ症候群《nephrotic syndrome》と診断されステロイド治療の方針となった。

現時点でのAちゃんへの看護で適切なのはどれか。

1．水分摂取を促す。

2．病院内を散歩して良いと伝える。

3．糖分の摂取制限があることを伝える。

4．一時的に満月様顔貌になることを説明する。

111回PM49：97.0％ □□□→□□□

71　前立腺癌《prostate cancer》について正しいのはどれか。

1．肺転移の頻度は低い。

2．血清PSA値が高値となる。

3．患者の多くは60歳未満である。

4．テストステロン補充療法が行われる。

111回PM71：87.7％ □□□→□□□

72　Aさん（68歳、男性）は妻（68歳）と2人暮らし。膀胱癌《bladder cancer》で尿路ストーマを造設している。Aさんはストーマ装具の交換に慣れてきたため、妻と日帰りで近くの温泉地を旅行する計画を立てており、外来看護師に助言を求めた。

外来看護師がAさんに助言する内容で適切なのはどれか。

1．装具の交換に必要な物品一式を2回分持参する。

2．旅行中の水分摂取は1日1,000mL以内に控える。

3．他の入浴客がいなければ装具を外して入浴できる。

4．オストメイト対応のトイレがなければ旅行先を変更する。

感覚

109回PM32：86.9％ □□□→□□□

73　Ménière《Ménière disease》〈メニエール〉病で正しいのはどれか。

1．伝音性難聴を伴う。

2．めまいは回転性である。

3．発作期に外科治療を行う。

4．蝸牛の機能は保たれている。

110回PM88：89.6％ □□□→□□□

74　Aさん（53歳、男性、会社員）は、数日前から耳鳴、めまい、耳閉感が出現し、突発性難聴《sudden deafness》と診断され入院となった。副腎皮質ステロイド薬の投与で症状が改善したため退院することになった。入院前の生活習慣は、外食2回/週、飲酒（ビール700mL）/日、睡眠6時間/日、入浴1回/日、喫煙20本/日、散歩2回/週。

退院後の生活で、Aさんが控えるべき事項はどれか。**2つ選べ**。

1．飲酒

2．外食

3．喫煙

4．散歩

5．入浴

111回PM47：91.9％ □□□→□□□

75　鼓室形成術を受けた患者の退院指導の内容で正しいのはどれか。

1．水泳は可能である。
2．耳垢はこまめに除去する。
3．鼻を強くかむことを禁じる。
4．エレベーターの使用を勧める。

111回AM48：97.0％ □□□→□□□

76　Aさん（32歳、男性）は慢性副鼻腔炎と診断され経過観察をしていたが、症状が改善せず手術を受けることになった。

Aさんへの術後の生活についての説明で適切なのはどれか。

1．咽頭にたまった分泌物は飲み込んでも良い。
2．物が二重に見えるときは看護師に伝える。
3．手術当日から入浴が可能である。
4．臥床時は頭部を低く保つ。

111回AM78：88.3％ □□□→□□□

77　眼の遠近調節を行う筋はどれか。

1．下斜筋
2．下直筋
3．毛様体筋
4．上眼瞼挙筋
5．瞳孔括約筋

109回PM51：74.4％ □□□→□□□

78　Aさん（59歳、女性）は裂孔原性網膜剥離《rhegmatogenous retinal detachment》と診断され、硝子体手術の際に硝子体腔中にガス注入を受けた。

手術直後、病室での体位で適切なのはどれか。

1．坐位
2．腹臥位
3．仰臥位
4．側臥位

その他

109回AM40：74.3％ □□□→□□□

79 壮年期の身体的特徴で正しいのはどれか。

1．運動耐久力の向上

2．明暗順応の低下

3．持久力の向上

4．臓器の萎縮

113回PM32：92.8％ □□□→□□□

80 国際生活機能分類〈ICF〉で「生活機能」の構成要素に含まれるのはどれか。

1．活動

2．疾病

3．能力障害

4．社会的不利

111回PM81：90.6％ □□□→□□□

81 疾病の内因となるのはどれか。

1．免疫複合体

2．栄養素

3．温度

4．細菌

5．薬物

110回PM85：97.6％ □□□→□□□

82 炎症の4徴候に含まれるのはどれか。**2つ選べ。**

1．壊疽

2．腫脹

3．膿瘍

4．発赤

5．浮腫

113回PM77：80.1％ □□□→□□□

83　外傷や風邪で発熱し、解熱するまでの体温のセットポイントと実際の体温（核心温度）の変化の例を図に示す。

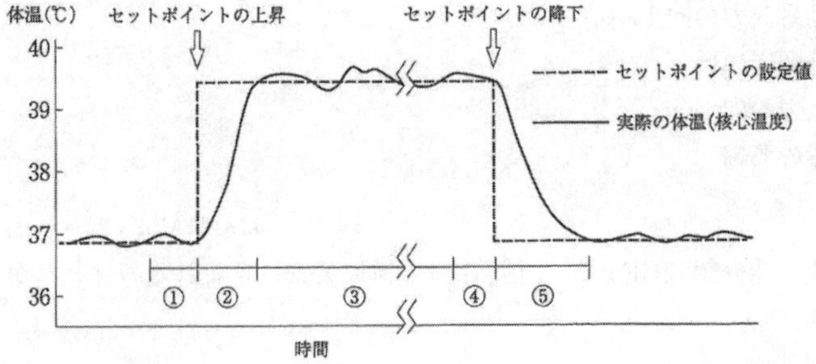

全身のふるえが起こるのはどれか。

1．①
2．②
3．③
4．④
5．⑤

110回AM82：87.0％ □□□→□□□

84　感染徴候のない創部の治癒を促進する要因はどれか。

1．圧迫
2．痂皮
3．湿潤
4．消毒
5．浮腫

113回PM42：97.0％ □□□→□□□

85　術後の創傷治癒が遅延する因子となる検査値はどれか。

1．アルブミン2.2g/dL
2．推算糸球体濾過量〈eGFR〉62mL/分/1.73m^2
3．動脈血酸素分圧〈PaO_2〉88Torr（room air）
4．ヘモグロビンA1c〈HbA1c〉5.5％

109回AM41：89.2％ □□□→□□□

86　急性期患者の生体反応で正しいのはどれか。

1．異化が亢進する。

2．症状の変化は緩やかである。

3．サイトカイン分泌が低下する。

4．副腎皮質ホルモンの分泌が低下する。

111回AM84：89.1％ □□□→□□□

87　安静臥床による廃用症候群《disuse syndrome》で生じるのはどれか。

1．1回換気量の増加

2．循環血液量の増加

3．基礎代謝の上昇

4．骨吸収の亢進

5．食欲の増進

110回PM42：82.3％ □□□→□□□

88　脳梗塞《cerebral infarction》による右片麻痺がある成人患者に用いる日常生活動作〈ADL〉の評価として適切なのはどれか。

1．NYHA分類

2．Borg〈ボルグ〉スケール

3．Barthel〈バーセル〉インデックス

4．主観的包括的アセスメント〈subjective global assessment〉

111回AM83：75.5％ □□□→□□□

89　タイムアウトによって予防できるのはどれか。

1．患者の誤認

2．抗癌薬の曝露

3．個人情報の漏洩

4．ベッドからの転落

5．血液を媒介とする感染

110回AM38：90.2％ □□□→□□□

90　生体検査はどれか。

1．喀痰検査

2．脳波検査

3．便潜血検査

4．血液培養検査

112回AM46：91.3％ □□□→□□□

91　放射線治療で人体の吸収線量を表す単位はどれか。

1．Bq

2．eV

3．Gy

4．Sv

110回AM51：96.1％ □□□→□□□

92　高齢者がMRI検査を受ける前に、看護師が確認する内容で適切なのはどれか。

1．「夜はよく眠れますか」

2．「義歯を装着していますか」

3．「呼吸が苦しいことはありますか」

4．「水を飲むときにむせることはありますか」

112回AM43：97.5％ □□□→□□□

93　MRI検査室に持ち込んでよいのはどれか。

1．耳栓

2．携帯電話

3．使い捨てカイロ

4．キャッシュカード

113回AM48：85.1％ □□□→□□□

94　マンモグラフィを受ける成人女性への説明で適切なのはどれか。

1．「仰臥位で行います」

2．「検査前は絶食です」

3．「造影剤を使います」

4．「二方向から撮影します」

112回PM29：76.6％ □□□→□□□

95　歯周病《periodontal disease》について正しいのはどれか。

1．原因はウイルス感染が多い。

2．発症の直接因子として飲酒がある。

3．真性ポケットが形成される歯周炎《periodontitis》を含む。

4．破壊が歯槽骨まで及んでいるのは歯肉炎《gingivitis》である。

113回AM81：74.0％ □□□→□□□

96　転移性脳腫瘍《metastatic brain tumor》の原発巣で最も多いのはどれか。

1．胃癌《gastric cancer》
2．乳癌《breast cancer》
3．肺癌《lung cancer》
4．大腸癌《colon cancer》
5．子宮頸癌《cancer of the uterine cervix》

112回AM52：79.1％ □□□→□□□

97　広汎子宮全摘出術を受けた患者への退院後の生活に関する説明で正しいのはどれか。

1．「術後2週から性交は可能です」
2．「定期的に排尿を試みてください」
3．「調理のときは手袋をしてください」
4．「退院当日から浴槽の湯に浸かることができます」

112回PM45：97.0％ □□□→□□□

98　Aさん（58歳）は筋萎縮性側索硬化症《amyotrophic lateral sclerosis》〈ALS〉で在宅療養をしている。嚥下機能の低下が進行したため入院し、胃瘻の造設が検討されているが、経口摂取の継続を希望している。

看護師が連携する職種で優先度が高いのはどれか。

1．言語聴覚士
2．作業療法士
3．理学療法士
4．介護支援専門員

110回PM43：70.9％ □□□→□□□

99　現在の日本の終末期医療において、患者の将来の自己決定能力の低下に備えて、患者・家族と医療者が今後の治療・療養についての気がかりや価値観を定期的に話し合って共有し、患者の意向に沿った医療を提供することが望ましいとされている。

この内容を示すのはどれか。

1．グリーフケア
2．代理意思決定の支援
3．アドバンス・ケア・プランニング
4．アドバンスディレクティブ〈事前指示〉の支援

111回AM73：98.4％ □□□→□□□

100 多発性骨転移がある終末期の大腸癌《colon cancer》患者（53歳、女性）が、外科病棟から緩和ケア病棟に夫に付き添われ転棟してきた。

転棟時の申し送りについて、緩和ケア病棟の看護師が外科病棟の看護師から収集する情報で最も優先すべきなのはどれか。

1．疼痛コントロールの状況

2．自宅の居住環境

3．大腸癌《colon cancer》の術式

4．夫の面会頻度

112回PM68：98.3％ □□□→□□□

101 Aさん（63歳、男性）は妻と2人暮らしで、肺癌《lung cancer》の終末期で在宅医療を受けて医療用麻薬を使用中である。看護師が訪問したとき、Aさんは椅子に座って咳をしながら苦痛に耐えている様子であった。妻は「レスキュー薬が効くまでは苦しそうなので、何か私にできることはありますか」と訪問看護師に尋ねた。

このときの訪問看護師の妻への対応で適切なのはどれか。

1．救急車を要請するよう提案する。

2．Aさんを仰臥位にする介助方法を指導する。

3．Aさんの背中をさすりながら傍にいるよう勧める。

4．一度に2倍量のレスキュー薬の服用を試すよう説明する。

111回PM42：98.6％ □□□→□□□

102 Aさん（55歳、男性、会社員）は胃癌《gastric cancer》の終末期である。

Aさんの訴えのうちスピリチュアルペインの表出はどれか。

1．「腹痛がずっと続いています」

2．「吐き気が続くと思うと不安です」

3．「今後の生活にかかるお金が心配です」

4．「これまでの自分の人生が意味のないものに思えます」

112回AM36：88.6％ □□□→□□□

103 臨死期の身体的変化はどれか。

1．尿量が増加する。

2．全身の筋肉が硬直する。

3．不規則な呼吸が出現する。

4．頸動脈が触れなくなった後、橈骨動脈が触れなくなる。

くすり

109回AM39：88.1％ □□□→□□□

104 薬の内服方法における頓用で正しいのはどれか。

1．週に1回服用する。
2．食事の前に服用する。
3．指定された時間に服用する。
4．症状が現れたときに服用する。

112回AM78：91.6％ □□□→□□□

105 インスリンを過剰に投与したときに現れる症候で正しいのはどれか。

1．発熱
2．浮腫
3．口渇感
4．顔面紅潮
5．手足のふるえ

113回PM87：83.1％ □□□→□□□

106 成人の糖尿病《diabetes mellitus》患者に対するペン型インスリン自己注射の指導で正しいのはどれか。**2つ選べ。**

1．「ブドウ糖を携帯してください」
2．「注射部位は毎回変えてください」
3．「注射をした後は注射部位をよくもんでください」
4．「針は皮膚に対して30度の角度で刺してください」
5．「未使用のインスリンは冷凍庫で保管してください」

111回AM44：96.5％ □□□→□□□

107 Aさん（60歳、男性）は大動脈弁置換術を受け、ワルファリンの内服を開始することになった。

Aさんが摂取を避けるべき食品はどれか。

1．海藻
2．牛乳
3．納豆
4．グレープフルーツ

109回PM52：95.1％ □□□→□□□

108 散瞳薬を用いて眼底検査を受ける成人患者への対応で適切なのはどれか。

1．検査中は室内を明るくする。

2．散瞳薬の点眼は検査直前に行う。

3．検査前に緑内障《glaucoma》の有無を確認する。

4．検査後1時間で自動車の運転が可能になると説明する。

111回PM50：90.2％ □□□→□□□

109 乳癌《breast cancer》の患者に対する抗エストロゲン薬の副作用はどれか。

1．低血糖

2．ほてり

3．肺線維症《pulmonary fibrosis》

4．末梢神経障害

112回PM85：81.1％ □□□→□□□

110 薬物血中濃度モニタリング〈TDM〉の実施が必要な薬物はどれか。**2つ選べ。**

1．ヘパリン

2．インスリン

3．ジギタリス

4．炭酸リチウム

5．ニトログリセリン

基礎看護（理論・看護過程）・カタカナキーワード

111回PM34：95.9％ □□□→□□□

111 クリティカル・シンキングで適切なのはどれか。

1．物事を否定的にみる。

2．根拠に基づいて考える。

3．主観的な情報を重視する。

4．直感的に状況を判断する。

109回AM31：94.8％ □□□→□□□

112 患者と看護師の間の専門的な援助関係で適切なのはどれか。

1．自然発生的に成立する。

2．援助方法は看護師に一任される。

3．患者のニーズに焦点がおかれる。

4．日常的な会話を中心に展開する。

110回AM32：99.2％ □□□→□□□

113 看護過程における情報収集で適切なのはどれか。

1．既往歴は情報に含めない。

2．看護計画立案後も情報収集を継続する。

3．看護問題を特定してから情報収集を開始する。

4．不安の内容はclosed question〈閉じた質問〉で情報収集する。

109回PM39：86.4％ □□□→□□□

114 看護過程における情報の分析はどれか。

1．脱水状態である。

2．尿比重は1.030である。

3．痛みは1～10の尺度で8である。

4．左腓骨骨折によるシーネ固定をしている。

111回PM36：99.0％ □□□→□□□

115 看護過程において評価する項目はどれか。

1．看護技術の習得度

2．看護教育の活用度

3．看護記録の完成度

4．看護目標の達成度

109回PM46：91.8％ □□□→□□□

116 医療施設において、患者の入院から退院までの看護を1人の看護師が継続して責任をもつことを重視した看護体制はどれか。

1．機能別看護方式

2．患者受け持ち方式

3．チームナーシングシステム

4．プライマリナーシングシステム

111回PM73：97.8％ □□□→□□□

117 機能別看護方式の説明で正しいのはどれか。

1．勤務帯ごとに各看護師が担当する患者を決めて受け持つ。

2．内容別に分類した看護業務を複数の看護師が分担して実施する。

3．1人の看護師が1人の患者を入院から退院まで継続して受け持つ。

4．患者を複数のグループに分け、各グループを専属の看護師チームが受け持つ。

110回AM70：93.8％ □□□→□□□

118 プリセプターシップの説明で正しいのはどれか。

1．仕事と生活の調和を図ること

2．主体的に自らのキャリアを計画し組み立てること

3．チームリーダーのもとに看護ケアを提供すること

4．経験のある看護師が新人看護師を1対1で指導・助言すること

109回PM38：98.7％ □□□→□□□

119 判断能力のある成人患者へのインフォームド・コンセントにおける看護師の対応で適切なのはどれか。

1．患者の疑問には専門用語を用いて回答する。

2．今後の治療に関しては医療者に任せるように話す。

3．治療方針への同意は撤回できないことを説明する。

4．納得ができるまで医師からの説明が受けられることを伝える。

110回AM31：96.5％ □□□→□□□

120 ソーシャルサポートのうち、情緒的サポートはどれか。

1．傾聴する。

2．情報提供する。

3．外出に付き添う。

4．経済的支援をする。

109回PM48：96.0％ □□□→□□□

121 慢性疾患をもつ成人の自己管理を促進する援助はどれか。

1．行動の習慣化を促す。

2．医療者が患者の目標を設定する。

3．結果を優先して評価することを促す。

4．うまくいかない行動に目を向けるよう促す。

109回PM41：93.7％ □□□→□□□

122 成人のセルフケア行動に関する学習を促進するのはどれか。

1．自己効力感

2．パターナリズム

3．プレパレーション

4．ノンコンプライアンス

113回PM86：96.6％ □□□→□□□

123 Aさん（55歳、男性、会社員）は30年の喫煙歴がある。会社の健康診断で高血圧を指摘されて生活習慣の改善を勧められたが「週末にスポーツジムで運動するようになったけれど、仕事が忙しくてこれ以上生活を変える自信はありません」と述べた。

Aさんの自己効力感を高める支援はどれか。**2つ選べ**。

1．Aさんの運動への取り組みを評価する。
2．Aさんの職場の上司に配置転換を依頼する。
3．Aさんが取り組めそうな目標を一緒に設定する。
4．Aさんが生活習慣を改善する気持ちになるまで待つ。
5．Aさんが脳血管疾患《cerebrovascular disease》になる危険性が高いことを説明する。

109回PM70：94.6％ □□□→□□□

124 Aさん（55歳、男性）は、妻と2人暮らし。建築士として主にデスクワークの仕事を行っていた。脊髄損傷《spinal cord injury》のため下半身の不完全麻痺となり、リハビリテーション専門の病院へ転院した。電動車椅子を用いて室内の動作は自立できるようになった。退院調整部門の看護師との面接でAさんから「元の職場に戻りたい」と話があった。

Aさんの自己決定を支援する看護師の助言で適切なのはどれか。

1．「元の職場の仕事を在宅勤務に変更しましょう」
2．「デスクワークなので職場復帰は可能と思います」
3．「職場復帰にあたりAさんが課題と思うことを整理しましょう」
4．「元の職場にこだわらずAさんの障害にあった職場を探しましょう」

110回AM73：98.4％ □□□→□□□

125 Aさん（52歳、男性）は、49歳から高血圧症《hypertension》で内服治療と食事や運動に関する生活指導を受けている。2か月間の予定で開発途上国に出張することになり、予防接種を受ける目的で渡航外来を受診した。Aさんから「渡航にあたって何か注意することはありますか」と質問があった。

Aさんへの看護師の説明で適切なのはどれか。

1．「出張中は、減塩の必要はありません」
2．「出張先では有酸素運動は控えましょう」
3．「現地に到着してから健康診断を受診しましょう」
4．「持参する高血圧症《hypertension》の薬について、かかりつけ医に相談しましょう」

111回AM36：80.7％ □□□→□□□

126 集団指導が望ましいのはどれか。

1．胃全摘出術後の患者への退院指導

2．1型糖尿病《type1 diabetes mellitus》の学童を対象とした療養指導

3．子宮頸癌《cancer of the uterine cervix》の術後の神経因性膀胱の患者への間欠的自己導尿の指導

4．ヒト免疫不全ウイルス〈HIV〉感染者《human immunodeficiency virus infection》への生活指導

看護技術

112回PM90：78.5％ □□□→□□□

127 500Lの酸素ボンベ（14.7MPa充塡）の内圧が10MPaを示している。この酸素ボンベを用いて3L/分で酸素吸入を行う。

使用可能な時間は何分か。

ただし、小数点以下の数値が得られた場合は、小数点以下第1位を四捨五入すること。

解答：①②③ 分

①	②	③
0	0	0
1	1	1
2	2	2
3	3	3
4	4	4
5	5	5
6	6	6
7	7	7
8	8	8
9	9	9

111回AM90：90.5％ □□□→□□□

128 100mg/5mLと表記された注射薬を75mg与薬するのに必要な薬液量を求めよ。
ただし、小数点以下第2位を四捨五入すること。

解答：①.② mL

①	②
0	0
1	1
2	2
3	3
4	4
5	5
6	6
7	7
8	8
9	9

110回PM90：83.3％ □□□→□□□

129 6％の次亜塩素酸ナトリウム液を用いて0.1％次亜塩素酸ナトリウム液を1,000mL作るために必要な6％次亜塩素酸ナトリウム液の量を求めよ。
ただし、小数点以下の数値が得られた場合には、小数点以下第1位を四捨五入すること。

解答：①② mL

①	②
0	0
1	1
2	2
3	3
4	4
5	5
6	6
7	7
8	8
9	9

109回PM90：83.4％ □□□→□□□

130 1,500mLの輸液を朝9時からその日の17時にかけて点滴静脈内注射で実施する。

20滴で1mLの輸液セットを用いた場合の1分間の滴下数を求めよ。

ただし、小数点以下の数値が得られた場合には、小数点以下第1位を四捨五入すること。

解答：①②滴/分

①	②
0	0
1	1
2	2
3	3
4	4
5	5
6	6
7	7
8	8
9	9

113回PM90：84.2％ □□□→□□□

131 20滴で1mLの輸液セットを用いて500mLの輸液を3時間30分かけて実施する場合の1分間の滴下数を求めよ。

ただし、小数点以下の数値が得られた場合には、小数点以下第1位を四捨五入すること。

解答：①②滴

①	②
0	0
1	1
2	2
3	3
4	4
5	5
6	6
7	7
8	8
9	9

111回PM90：75.6％ □□□→□□□

132 出生体重3,100gの新生児。日齢3の体重は3,000gである。

このときの体重減少率を求めよ。

ただし、小数点以下第2位を四捨五入すること。

解答：①.② ％

①	②
0	0
1	1
2	2
3	3
4	4
5	5
6	6
7	7
8	8
9	9

110回AM80：97.0％ □□□→□□□

133 カウンセリングの基本的態度で適切なのはどれか。

1．査定
2．指示
3．受容
4．同化
5．評価

113回AM33：92.4％ □□□→□□□

134 入院中のAさんの親族と名乗る者から「急用があるためAさんと話をさせてほしい」と病棟に電話があった。

看護師の対応で正しいのはどれか。

1．「用件を教えてください」
2．「このままおつなぎします」
3．「Aさんにかけ直してもらいます」
4．「Aさんという方が入院中かどうかはお答えできません」

110回PM31：84.5％ □□□→□□□

135 診療記録で正しいのはどれか。

1．看護記録が含まれる。

2．開示は保健所長が行う。

3．1年間の保存義務がある。

4．閲覧は患者本人に限られる。

113回PM71：91.3％ □□□→□□□

136 診療情報について適切なのはどれか。

1．診療情報の開示請求は患者本人に限られる。

2．2類感染症の罹患情報は市区町村長に届け出る。

3．医療者は患者が「知りたくない」と拒否した場合でも病状を説明する。

4．他院へのセカンドオピニオンを希望する患者に診療情報提供書を作成する。

109回AM38：76.9％ □□□→□□□

137 熱型を図に示す。

A

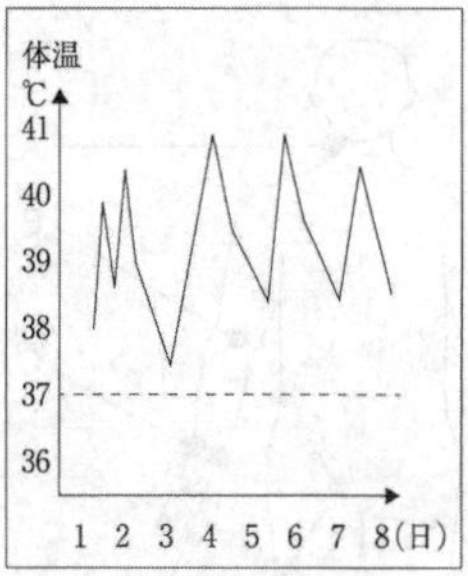

B

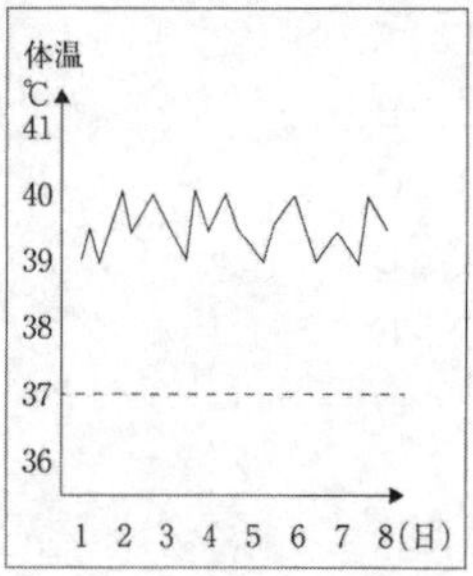

C

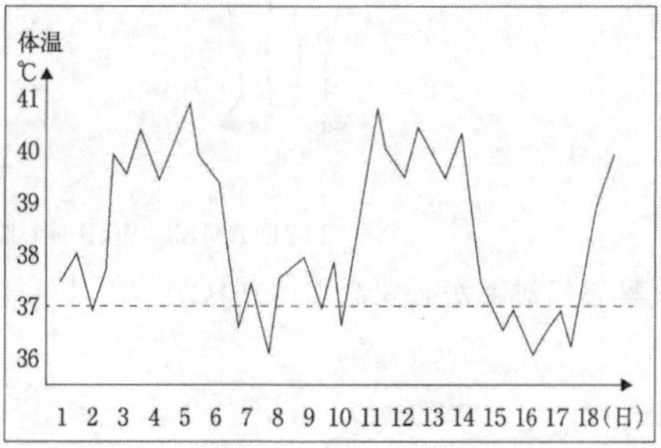

D

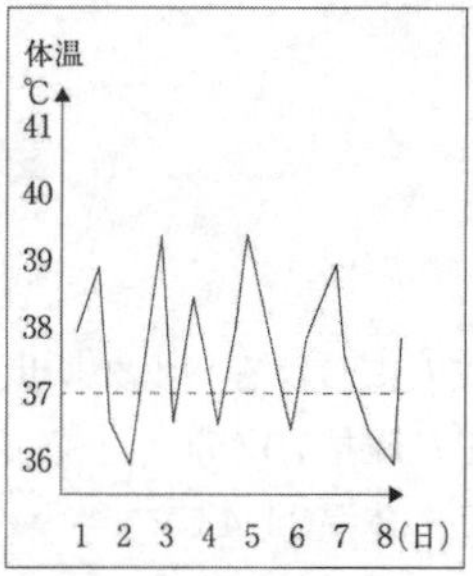

熱型の種類と図の組合せで正しいのはどれか。

1．間欠熱 ——— A

2．稽留熱 ——— B

3．弛張熱 ——— C

4．波状熱 ——— D

110回AM81：93.0％ □□□→□□□

138 成人の人体図を下に示す。

意識清明で不整脈《arrhythmia》のある成人の脈拍測定時に一般的に使われる部位はどれか。

1．A

2．B

3．C

4．D

5．E

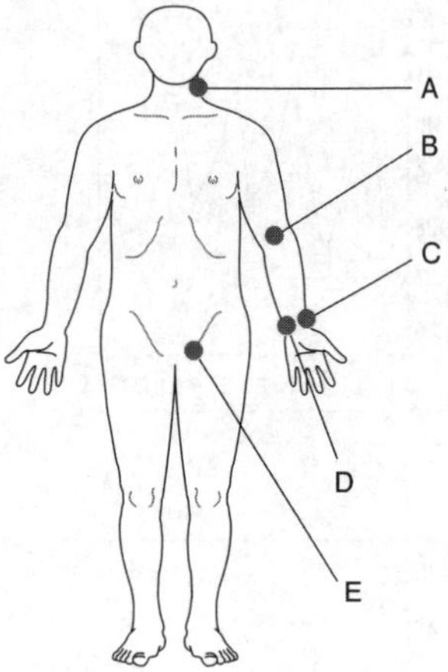

112回AM83：96.9％ □□□→□□□

139 成人におけるバイタルサインで緊急に対応が必要なのはどれか。

1．脈拍70/分

2．体温34.4℃

3．呼吸数14/分

4．血圧130/80mmHg

5．グラスゴー・コーマ・スケール〈GCS〉15点

109回AM35：81.1％ □□□→□□□

140 成人の睡眠で正しいのはどれか。

1．レム睡眠中は骨格筋が弛緩する。

2．入眠前の喫煙は睡眠導入時間を短くする。

3．ノンレム睡眠中はエネルギー代謝が亢進する。

4．睡眠周期は90分のレム睡眠と数分のノンレム睡眠を繰り返す。

111回AM40：97.3％ □□□→□□□

141 全介助が必要な臥床患者の口腔ケアで適切なのはどれか。

1．スポンジブラシは水を含ませた後、絞って使用する。

2．頸部を後屈した体位で実施する。

3．終了後は口腔内を乾燥させる。

4．舌苔は強くこすって除去する。

111回PM38：96.6％ □□□→□□□

142 点眼薬の投与について正しいのはどれか。

1．点眼時は上眼瞼を上げる。

2．点眼容器の先端は眼瞼結膜に当てる。

3．点眼後は眼球を圧迫する。

4．眼から溢れた薬液は拭き取る。

112回PM41：89.9％ □□□→□□□

143 成人への与薬方法で正しいのはどれか。

1．筋肉内注射は大殿筋に行う。

2．坐薬は肛門から1cm挿入する。

3．バッカル錠は、かんでから飲み込む。

4．点眼薬は下眼瞼結膜の中央に滴下する。

110回AM36：88.2％ □□□→□□□

144 患者の状態と寝衣の特徴との組合せで適切なのはどれか。

1．発熱がある患者 ―――― 防水性のもの

2．開腹術直後の患者 ――― 上着とズボンに分かれたもの

3．意識障害のある患者 ―― 前開きのもの

4．下肢に浮腫のある患者 ― 足首にゴムが入っているもの

111回PM35：94.3％ □□□→□□□

145 構音障害がある成人患者への対応で適切なのはどれか。

1．手話で説明する。

2．筆談を提案する。

3．耳元で話しかける。

4．不明瞭な言語は繰り返し聞き直す。

111回AM71：90.6％ □□□→□□□

146 チューブ型の胃瘻の管理について、介護する家族に看護師が指導する内容で正しいのはどれか。

1．「栄養剤の注入後に白湯を注入してください」

2．「胃瘻のチューブはご家族で交換してください」

3．「胃瘻のチューブは同じ位置に固定してください」

4．「下痢のときは栄養剤の注入速度を速めてください」

110回PM36：99.2％ □□□→□□□

147 エアマットレスの使用目的で適切なのはどれか。

1．体圧分散

2．体温管理

3．関節拘縮の予防

4．末梢循環の促進

109回PM45：94.2％ □□□→□□□

148 Braden〈ブレーデン〉スケールの評価項目で正しいのはどれか。

1．湿潤

2．循環

3．体圧

4．年齢

110回PM70：98.0％ □□□→□□□

149 仙骨部に皮下組織に達する褥瘡がある患者が入院となった。患者は車椅子の利用を主治医に許可されている。

この患者に対する多職種で行う褥瘡ケアにおいて、受け持ち看護師が担う役割で適切なのはどれか。

1．薬剤師に外用薬の処方を依頼する。

2．事務職員に汚染ガーゼの廃棄を依頼する。

3．介護職員にドレッシング材の選択を依頼する。

4．理学療法士と車椅子乗車時の除圧方法を検討する。

113回PM39：71.2％ □□□→□□□

150 創傷処置について適切なのはどれか。

1．ドレッシング材は創部の辺縁に合わせて貼付する。

2．肉芽形成の時期は強い水圧をかけて洗浄する。

3．感染徴候のない創傷の消毒は不要である。

4．テープは皮膚から垂直方向に剝がす。

110回PM37：89.5％ □□□→□□□

151 車椅子による移送で正しいのはどれか。

1．坂を上るときは、背もたれ側から進む。

2．段差を上るときは、小車輪を浮かせる。

3．方向転換をするときは、小車輪を支点にする。

4．乗り降りをするときは、フットレストを下げる。

111回AM39：97.4％ □□□→□□□

152 Aさん（24歳、男性）は急性虫垂炎《acute appendicitis》の術後1日で、ベッド上で仰臥位になり右前腕から点滴静脈内注射が行われている。Aさんは左利きである。

病室外のトイレまでAさんが移動するための適切な療養環境はどれか。

1．履物はAさんの左手側に置く。

2．ベッド柵はAさんの右手側に設置する。

3．輸液スタンドはAさんの左手側に置く。

4．ベッドは端座位時にAさんの足底が床につく高さにする。

110回AM37：88.2％ □□□→□□□

153 成人の前腕に静脈留置針を穿刺するときの刺入角度で適切なのはどれか。

1．10～20度

2．30～40度

3．50～60度

4．70～80度

109回PM43：86.3％ □□□→□□□

154 中心静脈栄養法〈TPN〉で高カロリー輸液を用いる際に、起こりやすい合併症はどれか。

1．高血圧

2．高血糖

3．末梢静脈炎

4．正中神経麻痺

111回PM44：81.0％ □□□→□□□

155 中心静脈栄養法を受けている患者の看護について適切なのはどれか。

1．カテーテルの刺入部は見えないように覆う。

2．カテーテル刺入部を定期的に消毒する。

3．カテーテルの固定位置を毎日確認する。

4．予防的に抗菌薬の投与を行う。

112回AM41：96.2％ □□□→□□□

156 輸血用血液製剤と保存温度の組合せで正しいのはどれか。

1．血小板成分製剤 — 2～6℃

2．赤血球成分製剤 — 2～6℃

3．血漿成分製剤 —— 20～24℃

4．全血製剤 ——— 20～24℃

112回PM43：98.5％ □□□→□□□

157 経皮的動脈血酸素飽和度〈SpO_2〉の測定値に影響を及ぼすのはどれか。

1．頻脈
2．高血圧
3．高体温
4．末梢循環不全

109回AM37：86.9％ □□□→□□□

158 クリップ式のプローブを用いて手指で経皮的動脈血酸素飽和度〈SpO_2〉を測定する方法で適切なのはどれか。

1．同じ指で24時間連続で測定する。
2．マニキュアをしたままで測定する。
3．装着部位に冷感がある場合は温める。
4．指を挟んだプローブはテープで固定する。

111回AM69：98.2％ □□□→□□□

159 Aさん（73歳、男性）は慢性閉塞性肺疾患《chronic obstructive pulmonary disease》で在宅酸素療法〈HOT〉を受けている。受診時にAさんが「1人でお風呂に入っているが、息切れが強い」と訴えたため、外来看護師は入浴時の具体的な状況を確認した。

外来看護師がAさんに確認した内容で、息切れの原因と考えられるのはどれか。

1．入浴はシャワー浴にしている。
2．椅子に座って更衣を行っている。
3．洗髪時に鼻カニューレを外している。
4．浴室の扉を開けたまま入浴している。

113回PM85：95.3％ □□□→□□□

160 成人の気管内吸引の方法で適切なのはどれか。**2つ選べ**。

1．実施前に咽頭部の分泌物を吸引する。
2．吸引圧は－40kPa（300mmHg）に調整する。
3．気管チューブと同じ内径のカテーテルを用いる。
4．カテーテルは気管分岐部にあたらないように挿入する。
5．カテーテルの挿入開始から終了まで30秒で行う。

109回AM80：89.2％ □□□→□□□

161 成人の気管内吸引の方法で適切なのはどれか。

1．実施前に咽頭部の分泌物を吸引する。

2．吸引圧は－40kPa（－300mmHg）に調整する。

3．気管チューブと同じ内径のカテーテルを用いる。

4．カテーテルの挿入開始から終了まで30秒で行う。

5．カテーテルは気管分岐部より深い位置まで挿入する。

109回PM42：85.5％ □□□→□□□

162 成人女性に膀胱留置カテーテルを挿入する方法で適切なのはどれか。

1．水溶性の滅菌潤滑剤を用いる。

2．カテーテルは外尿道口から15cm挿入する。

3．固定用バルーンを膨らませた後、尿の流出を確認する。

4．固定用バルーンにはクロルヘキシジングルコン酸塩液を注入する。

113回AM38：90.4％ □□□→□□□

163 成人男性への膀胱留置カテーテルの挿入で適切なのはどれか。

1．挿入時は腹圧をかけるように促す。

2．カテーテルを挿入する長さの目安は12～14cmである。

3．尿の流出の開始と同時に固定用バルーンを膨らませる。

4．陰茎を頭側に向け、カテーテルを下腹部に固定する。

112回AM37：94.5％ □□□→□□□

164 成人女性に対するベッド上での排泄援助とその目的の組合せで適切なのはどれか。

1．窓を開ける。 ―――― 寒冷刺激による排尿促進

2．上半身を挙上する。 ―――― 腹圧のかけやすさによる排泄促進

3．外陰部にトイレットペーパーを当てる。 ―― 尿臭の防止

4．便器の底にトイレットペーパーを敷く。 ―― 寝具の汚染防止

113回AM39：94.2％ □□□→□□□

165 排痰を促す目的で行うのはどれか。

1．タッチング

2．スクイージング

3．漸進的筋弛緩法

4．持続的気道陽圧〈CPAP〉療法

113回AM40：80.3％ □□□→□□□

166 鼻中隔前方からの出血への対応で正しいのはどれか。

1．仰臥位にする。
2．Bellocq〈ベロック〉タンポンを挿入する。
3．Kiesselbach〈キーゼルバッハ〉部位を圧迫する。
4．咽頭に流れてきた血液は飲み込むよう説明する。

111回PM40：98.3％ □□□→□□□

167 四肢の動脈性外出血に対する止血法で適切なのはどれか。

1．出血部位を心臓より高く保つ。
2．止血帯は幅1cm未満を用いる。
3．止血帯は連続して4時間使用する。
4．出血部位を動脈圧より低い圧で圧迫する。

112回PM42：99.1％ □□□→□□□

168 成人に対する自動体外式除細動器〈AED〉の使用で正しいのはどれか。

1．胸部が濡れている場合は電極パッドを貼る前に拭き取る。
2．電極パッドは左前胸部に並べて貼る。
3．心電図の解析中にも胸骨圧迫を継続する。
4．心拍が再開されたら電極パッドを直ちにはがす。

109回PM44：98.5％ □□□→□□□

169 成人に自動体外式除細動器〈AED〉を使用する際の電極パッドの貼付で正しいのはどれか。

1．小児用電極パッドが代用できる。
2．右前胸部に縦に並べて貼付する。
3．貼付部の発汗は貼付前に拭き取る。
4．経皮吸収型テープ剤の上に貼付する。

感染・感染予防

110回PM30：96.0％ □□□→□□□

170 感染症と感染経路の組合せで正しいのはどれか。

1．結核《tuberculosis》 ―――― 接触感染
2．麻疹《measles》 ―――― 空気感染
3．マラリア《malaria》 ―――― 飛沫感染
4．インフルエンザ《influenza》 ―― 経口感染

113回PM35：73.7％ □□□→□□□

171 マイコプラズマ肺炎《mycoplasma pneumonia》の感染経路はどれか。

1．空気感染

2．血液感染

3．飛沫感染

4．媒介物感染

109回PM77：91.7％ □□□→□□□

172 Aさん（28歳、男性）。海外出張で訪れたアフリカ地域から帰国後1週に39℃の発熱と解熱を繰り返すため外来を受診した。腹部症状は特にない。

予測される感染症はどれか。

1．マラリア《malaria》

2．コレラ《cholera》

3．赤痢《amebiasis》

4．破傷風《tetanus》

113回AM83：73.1％ □□□→□□□

173 肺結核《pulmonary tuberculosis》について正しいのはどれか。**2つ選べ。**

1．結核《tuberculosis》の10％程度である。

2．感染経路は接触感染である。

3．肺アスペルギルス症《pulmonary aspergillosis》と同じ原因菌である。

4．二次性の発症は過去の感染の再活性化による。

5．DOTS〈Directly Observed Treatment, Short-course〉が推奨される。

110回AM28：77.3％ □□□→□□□

174 成人の敗血症《sepsis》について正しいのはどれか。

1．徐脈となる。

2．高血圧となる。

3．血管透過性が低下する。

4．全身炎症性反応を認める。

110回AM30：79.8％ □□□→□□□

175 食中毒予防の原則である「中心温度75℃以上1分以上の加熱」が有効なのはどれか。

1．フグ毒

2．毒キノコ

3．黄色ブドウ球菌

4．サルモネラ属菌

110回PM33：94.7％ □□□→□□□

176 小学校の児童が石けんと流水を用いた手指衛生の手技を習得するために最も適切な学習方法はどれか。

1．動画を視聴する。

2．友人と話し合う。

3．手洗い場で体験する。

4．養護教諭の話を聞く。

113回AM35：96.7％ □□□→□□□

177 滅菌手袋を図に示す。

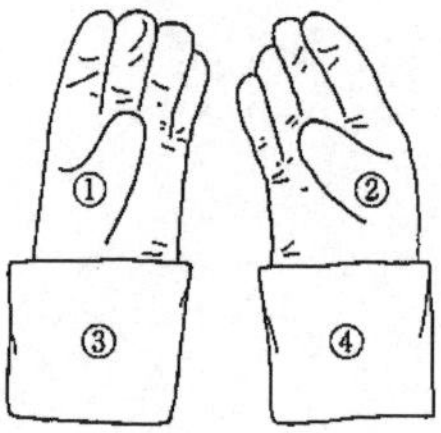

右手から装着する場合に、左手の母指と示指でつかんで持ち上げる位置で適切なのはどれか。

1．①

2．②

3．③

4．④

111回PM69：91.6％ □□□→□□□

178 感染徴候のない在宅療養者に対する床上での排便の援助において、訪問看護師が行う感染対策で適切なのはどれか。

1．援助時には使い捨てのエプロンを着用する。

2．使用済みのオムツは感染性廃棄物として処分する。

3．使用済みの寝衣は次亜塩素酸ナトリウム液に浸す。

4．陰部洗浄で使用したボトルの洗浄に中性洗剤は用いない。

112回AM35：93.1％ □□□→□□□

179 ノロウイルス感染症に罹患した患者の嘔吐物が床に飛び散っている。
この処理に使用する消毒薬で適切なのはどれか。

1．70％エタノール
2．ポビドンヨード
3．塩化ベンザルコニウム
4．次亜塩素酸ナトリウム

109回AM30：89.5％ □□□→□□□

180 廃棄する物とその区分との組合せで正しいのはどれか。

1．滅菌パックの袋 ―――― 産業廃棄物
2．エックス線フィルム ―――― 一般廃棄物
3．血液の付着したメスの刃 ―――― 感染性産業廃棄物
4．pH12.5以上のアルカリ性の廃液 ―――― 感染性一般廃棄物

113回PM30：97.2％ □□□→□□□

181 医療機関の廃棄物とバイオハザードマークの色の組合せで正しいのはどれか。

1．固体状の放射性廃棄物 ―――― 黒色
2．注射針などの鋭利な廃棄物 ―――― 赤色
3．血液などの液状、泥状の廃棄物 ―――― 黄色
4．血液の付着したガーゼの廃棄物 ―――― 橙色

看護の統合と実践

111回PM74：94.1％ □□□→□□□

182 看護におけるクリニカルラダーについて正しいのはどれか。

1．病院に導入が義務付けられている。
2．ワーク・ライフ・バランスを目指すものである。
3．臨床実践に必要な能力が段階的に表現されている。
4．全国の病院で共通のクリニカルラダーが使用されている。

109回PM78：90.2％ □□□→□□□

183 看護師の特定行為で正しいのはどれか。

1．診療の補助である。
2．医師法に基づいている。
3．手順書は看護師が作成する。
4．特定行為を指示する者に歯科医師は含まれない。

112回PM69：96.3％ □□□→□□□

184 A病院の組織図を示す。

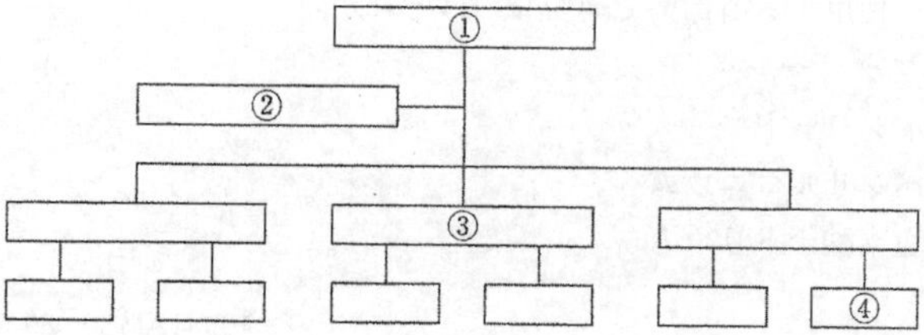

医療安全管理を担う部門が横断的に活動する位置はどれか。

1．①
2．②
3．③
4．④

111回AM72：86.6％ □□□→□□□

185 病棟で患者の口腔ケア改善に取り組むために担当チームを作った。
これは看護管理のプロセスのどれか。

1．計画
2．指揮
3．統制
4．組織化

109回AM34：78.1％ □□□→□□□

186 インシデントレポートで適切なのはどれか。

1．責任追及のためには使用されない。
2．インシデントの発生から1か月後に提出する。
3．主な記述内容はインシデントの再発防止策である。
4．実施前に発見されたインシデントの報告は不要である。

113回PM89：96.3％ □□□→□□□

187 インシデントレポートについて適切なのはどれか。**2つ選べ。**

1．法令で書式が統一されている。
2．責任追及のためには使用されない。
3．インシデントの発生から1か月後に提出する。
4．分析結果は他職種を含めて組織全体で共有する。
5．医療に誤りがあったが、患者に実施される前に発見された事例の報告は不要である。

110回PM35：84.0％ □□□→□□□

188 ヒューマンエラーを起こす人間の特性で認知的特性はどれか。

1．同僚への依存

2．睡眠不足による疲労

3．同じ作業の連続による注意力低下

4．パワーハラスメントによる心理的圧迫

110回AM69：99.2％ □□□→□□□

189 病院における医療安全文化の醸成につながる行動はどれか。

1．食事介助は30分以内で行うルールを決める。

2．他の病棟で起こったインシデントについて学ぶ。

3．薬剤を間違えても影響がない場合は患者に説明しない。

4．水薬の内服時にこぼれた量が少ない場合はそのままとする。

112回AM89：96.7％ □□□→□□□

190 クリニカルパスについて正しいのはどれか。**2つ選べ。**

1．在宅療養には適用できない。

2．医療者と患者が治療計画を共有できる。

3．バリアンス発生の判断は退院日に行う。

4．多職種間のコミュニケーションが不要になる。

5．一定の質を保った治療と看護ケアの提供につながる。

110回AM68：95.0％ □□□→□□□

191 夜勤帯に、A看護師がスタッフステーションで抗菌薬の点滴静脈内注射を準備しているときに、発汗した患者から寝衣交換の依頼があり、別の患者から口渇で飲水したいという希望があった。直後に患者に装着されている人工呼吸器のアラームが鳴った。他の看護師は別の病室で重症者のケアをしている。

A看護師が最も優先すべきなのはどれか。

1．点滴静脈内注射の準備

2．発汗した患者の寝衣交換

3．飲水を希望する患者への対応

4．人工呼吸器を装着している患者の観察

109回PM74：90.4％ □□□→□□□

192 与薬の事故防止に取り組んでいる病院の医療安全管理者が行う対策で適切なのはどれか。

1．与薬の業務プロセスを見直す。
2．医師に口頭での与薬指示を依頼する。
3．病棟ごとに与薬マニュアルを作成する。
4．インシデントを起こした職員の研修会を企画する。

113回PM70：97.4％ □□□→□□□

193 Aさん（55歳、虚血性心疾患《ischemic heart disease》）は4人部屋に入院している。Aさんは緊急で心臓カテーテル検査を行うことになった。日勤の担当看護師がAさんの検査のために訪室すると、同室の右片麻痺のあるBさん（60歳、脳出血《cerebral hemorrhage》）からトイレに行きたいと声をかけられた。

このときの看護師の行動で適切なのはどれか。

1．ナースステーションに戻り、リーダーに相談する。
2．Aさんに待つよう説明し、Bさんのトイレ介助を行う。
3．Bさんに待つよう説明し、Aさんを検査室に移送する。
4．その場から離れずに別の看護師を呼び、Bさんのトイレ介助を依頼する。

113回AM90：87.0％ □□□→□□□

194 薬剤投与に関する重大な医療事故が発生した。

このときの看護師の対応で適切なのはどれか。**2つ選べ。**

1．患者の状況を確認して安全を確保する。
2．事故発生状況の詳細を看護記録に残す。
3．薬剤投与に使用した物品は直ちに処分する。
4．患者の容態が落ち着いてから上司に報告する。
5．患者および家族に事故状況を説明するのは、原因が判明した後にする。

111回PM75：89.4％ □□□→□□□

195 災害拠点病院の説明で正しいのはどれか。

1．国が指定する。
2．災害発生時に指定される。
3．広域搬送の体制を備えている。
4．地域災害拠点病院は各都道府県に1か所設置される。

109回AM64：89.9％ □□□→□□□

196 災害派遣精神医療チーム〈DPAT〉で正しいのはどれか。

1．厚生労働省が組織する。
2．被災地域の精神科医療機関と連携する。
3．発災1か月後に最初のチームを派遣する。
4．派遣チームの食事は被災自治体が用意する。

112回PM71：85.4％ □□□→□□□

197 災害時の医療を支える体制で正しいのはどれか。

1．地域災害拠点病院は市町村が指定する。
2．災害対策基本法に防災計画の作成が規定されている。
3．トリアージは救命困難な患者の治療を優先するために行う。
4．災害派遣医療チーム〈DMAT〉は被災地域の精神科医療および精神保健活動を専門的に行う。

113回PM72：70.7％ □□□→□□□

198 サイコロジカルファーストエイド〈Psychological First Aid：PFA〉について正しいのはどれか。

1．活動の原則は、見る、聞く、つなぐである。
2．災害発生から1週間経過してから活動する。
3．被災都道府県からの派遣要請に基づき活動する。
4．苦痛の原因となった出来事を詳細に話すことを促す。

109回PM76：88.0％ □□□→□□□

199 朝9時に大規模地震が発生した。病棟の患者と職員の安全は確認できた。病棟内の壁や天井に破損はなかったが、病院は、停電によって自家発電装置が作動した。

病棟の看護師長が行う対応で適切なのはどれか。

1．災害対策本部を設置する。
2．災害時マニュアルを整備する。
3．隣接する病棟に支援を要請する。
4．スタッフに避難経路の安全確認を指示する。

109回PM75：70.1％ □□□→□□□

200 Aさん（55歳、女性）は、1人暮らし。Aさんには視覚障害があり、光と輪郭がぼんやりわかる程度である。食事の準備や室内の移動は自立している。震度6の地震が発生した。Aさんは、避難所に指定されたバリアフリーの公民館に近所のBさんと避難した。公民館には複数の部屋がある。避難所の開設初日に医療救護班として看護師が派遣された。

避難所生活を開始するAさんへの看護師の対応で適切なのはどれか。

1．BさんをAさんの介助者とする。

2．Aさんの肩に触れてから声をかける。

3．Aさんにはトイレに近い部屋を割りあてる。

4．移動するときはAさんの手を引っ張って誘導する。

112回PM62：98.4％ □□□→□□□

201 大規模災害が発生し、被災した住民は自治体が設置した避難所に集まり避難生活を始めた。発災3日、自治体から派遣された看護師は避難所の片隅で涙ぐんでいるAさんへの関わりを始めた。Aさんは「悲しい気持ちが止まりません」と話している。

このときのAさんへの看護師の発言で適切なのはどれか。

1．「災害以外のことを何か考えましょう」

2．「あなたの悲しい気持ちは乗り越えられるものですよ」

3．「悲しい気持ちが止まらないのは異常なことではないですよ」

4．「みんなが大変なのですからAさんも元気を出してください」

113回AM73：92.4％ □□□→□□□

202 発災直後、自家用車に泊まり生活を始めた避難者に発生しやすいのはどれか。

1．生活不活発病《disuse syndrome》

2．静脈血栓塞栓症《venous thromboembolism》

3．圧挫症候群〈クラッシュ症候群〉《crush syndrome》

4．心的外傷後ストレス障害〈PTSD〉《posttraumatic stress disorder》

110回PM72：96.2％ □□□→□□□

203 国際機関と事業内容の組合せで正しいのはどれか。

1．国際労働機関〈ILO〉———— 難民の帰還支援

2．世界保健機関〈WHO〉———— 保健分野における研究の促進

3．国連人口基金〈UNFPA〉——— 平和維持活動

4．国連世界食糧計画〈WFP〉—— 二国間の国際保健医療協力

109回AM90：76.4％ □□□→□□□

204 世界保健機関〈WHO〉の主要な活動はどれか。**2つ選べ。**

1．児童労働の撲滅
2．保健事業の技術的協力
3．人類の飢餓からの解放
4．感染症の撲滅事業の促進
5．労働者の労働条件の改善

111回AM76：89.7％ □□□→□□□

205 日本の政府開発援助〈ODA〉の実施機関はどれか。

1．世界保健機関〈WHO〉
2．国際協力機構〈JICA〉
3．国連開発計画〈UNDP〉
4．赤十字国際委員会〈ICRC〉

110回AM72：88.3％ □□□→□□□

206 国際連合〈UN〉で採択された2016年から2030年までの開発に関する世界的な取り組みはどれか。

1．持続可能な開発目標〈Sustainable Development Goals：SDGs〉
2．ミレニアム開発目標〈Millennium Development Goals：MDGs〉
3．プライマリヘルスケア
4．政府開発援助〈ODA〉

112回AM74：84.1％ □□□→□□□

207 国際協力として5歳未満児死亡率の高い地域に1年間派遣されることになった看護師が、派遣される地域の住民に対して行う活動でプライマリヘルスケアの原則に基づいた活動はどれか。

1．高度な治療を目的とした活動
2．医学的研究の遂行を優先した活動
3．派遣先で入手できる資源を利用した活動
4．派遣される専門家チームを中心とする活動

112回PM72：98.0％ □□□→□□□

208 Aさん（58歳、男性）は外国籍の妻（40歳）と10年前に結婚し、2人で暮らしている。虚血性心疾患《ischemic heart disease》と診断され、外来看護師による生活指導を妻と一緒に受けることになった。初回の面談で、Aさんは「10年間で体重が10kg増えました。妻の母国の習慣で味が濃いおかずや揚げ物とご飯を1日に何度も食べています。最近、2人とも運動をしなくなりました」と話した。

このときの外来看護師のAさんと妻への最初の対応で適切なのはどれか。

1．生活習慣の改善についてAさんと妻に考えを聞く。
2．食事は1日3回までにするよう指導する。
3．毎日1時間のウォーキングを提案する。
4．料理教室に通うことを勧める。

113回AM74：90.7％ □□□→□□□

209 Aちゃん（3歳）は、両親（外国籍）と3人で暮らしている。来日して1か月が経った。2日前に急性胃腸炎《acute gastroenteritis》で個室に入院した。症状が改善し、経口での食事を再開することになった。看護師が訪室すると、香辛料の香りが部屋に充満しており、唐辛子の入った肉などのたくさんの料理が並べられていた。母親は看護師に気付くと「Aは日本食には慣れておらず、食べられないので家で作ってきました」と話した。

このときの母親への看護師の対応で適切なのはどれか。

1．普段のAちゃんの食事の内容を尋ねる。
2．栄養指導を受けるまで食事の持ち込みはできないと説明する。
3．たくさん食べさせてAちゃんの体力を回復させるよう伝える。
4．病院食を完食するまで、持ち込み食は食べさせないよう伝える。

老年

113回PM50：93.8％ □□□→□□□

210 高齢という理由で高齢者を画一的に捉え、差別することを意味するのはどれか。

1．エイジズム
2．アディクション
3．パターナリズム
4．アンチエイジング

109回PM56：95.6％ □□□→□□□

211 高齢者に対するエイジズムの説明で適切なのはどれか。

1．年齢にとらわれないこと

2．加齢に伴う心身機能の変化

3．高齢という理由で不当な扱いをすること

4．老化に関連した遺伝子によって引き起こされる現象

113回AM49：94.3％ □□□→□□□

212 Aさん（86歳、女性）は、生まれ育った地域で、近所に住む友人と交流しながら1人で暮らしていた。買い物へ行く途中に転倒し、腰椎圧迫骨折《lumbar compression fracture》で入院治療を受けた。退院後は他県に住む長女夫婦と同居している。暮らし始めて間もなく、Aさんは「私はここで暮らして、新しい友人ができるかしら」と長女に訴えるようになり、徐々に口数が少なくなった。

このときのAさんの状況はどれか。

1．閉じこもり

2．廃用症候群《disuse syndrome》

3．セルフ・ネグレクト

4．リロケーションダメージ

111回AM55：98.2％ □□□→□□□

213 高齢者の健康障害の特徴で正しいのはどれか。

1．症状の出現は定型である。

2．治療の効果が現れやすい。

3．疾患の発生に心理的要因の影響は少ない。

4．薬物の副作用〈有害事象〉が発生しやすい。

113回AM89：97.1％ □□□→□□□

214 高齢者の健康障害の特徴はどれか。**2つ選べ**。

1．原因を特定しやすい。

2．症候が定型的である。

3．若年者と比較して個人差は少ない。

4．薬物による有害事象が出現しやすい。

5．原疾患とは関連のない老年症候群が発生しやすい。

110回AM47：97.1％ □□□→□□□

215 加齢の影響を受けにくく、高齢になっても維持されやすい認知機能はどれか。

1．感覚記憶
2．短期記憶
3．結晶性知能
4．流動性知能

111回PM53：82.9％ □□□→□□□

216 結晶性知能はどれか。

1．よく利用するスーパーマーケットから自宅までの近道を考える。
2．パソコン教室で操作方法を覚える。
3．携帯電話に電話番号を登録する。
4．外国語の単語を暗記する。

113回AM52：73.3％ □□□→□□□

217 高齢者のコミュニケーション障害の要因と状態の組合せで正しいのはどれか。

1．歯牙の欠損 ―――― 言葉が出てこない。
2．耳垢の蓄積 ―――― 音が小さく聞こえる。
3．想起能力の低下 ―― 相手の表情が読み取れない。
4．語音弁別能の低下 ― はっきり発音できない。

109回AM51：95.6％ □□□→□□□

218 高齢者の性について正しいのはどれか。

1．女性の性交痛は起こりにくくなる。
2．男性は性ホルモンの分泌量が保たれる。
3．高齢になると異性に対する羞恥心は減退する。
4．セクシュアリティの尊重はQOLの維持に影響する。

112回AM56：98.6％ □□□→□□□

219 入院中の高齢者への看護師の対応で適切なのはどれか。

1．入院当日から複数の看護師が関わる。
2．1回の訪室で多くの情報を聴取する。
3．1日のスケジュールは口頭で説明する。
4．退院後の生活を予測して情報収集する。

112回AM54：96.5％ □□□→□□□

220 高齢者の身体拘束に関する説明で適切なのはどれか。

1．身体拘束の実施は担当看護師が決定する。
2．ミトン型の手袋の使用は身体拘束ではない。
3．本人が身体拘束に同意していれば家族への説明は不要である。
4．切迫性、非代替性および一時性の全てを満たしている場合に検討される。

110回AM90：79.3％ □□□→□□□

221 身体的フレイルの評価基準はどれか。2つ選べ。

1．視力低下
2．体重減少
3．聴力低下
4．歩行速度の低下
5．腸蠕動運動の低下

113回PM52：80.4％ □□□→□□□

222 高齢者のサルコペニアの予防に関する指導内容で適切なのはどれか。

1．読書をする。
2．飲酒をやめる。
3．塩分を制限する。
4．筋肉に負荷をかける運動をする。

109回PM55：78.6％ □□□→□□□

223 老化によって減少または低下するのはどれか。

1．重心の動揺
2．糸球体の数
3．嗅覚の閾値
4．前立腺の重量

112回AM53：79.9％ □□□→□□□

224 老化に伴う血液・造血器系の変化で適切なのはどれか。

1．エリスロポエチンが増加する。
2．黄色骨髄が減少する。
3．顆粒球数が増加する。
4．赤血球数が減少する。

111回PM52：74.7％ □□□→□□□

225 加齢に伴う高齢者の循環器系の変化で正しいのはどれか。

1．運動時の心拍出量が増大する。

2．拡張期血圧が上昇する。

3．心室壁が厚くなる。

4．脈圧が狭小化する。

111回PM51：95.0％ □□□→□□□

226 高齢者が術後に呼吸器合併症を発症しやすい理由はどれか。

1．1秒率の減少

2．残気量の減少

3．嚥下反射の亢進

4．気道の線毛運動の亢進

112回AM84：91.2％ □□□→□□□

227 老化による尿の生成と排尿機能の変化はどれか。

1．排尿回数の減少

2．膀胱容量の増加

3．夜間尿量の減少

4．残尿量の増加

5．尿比重の上昇

112回PM86：90.1％ □□□→□□□

228 高齢者の睡眠で正しいのはどれか。**2つ選べ。**

1．単相性の睡眠になる。

2．浅い眠りが少なくなる。

3．総睡眠時間が延長する。

4．中途覚醒の回数が増加する。

5．入眠するまでに時間がかかる。

113回PM51：92.3％ □□□→□□□

229 高齢者の不眠の要因はどれか。

1．午前中に日光浴をする。

2．昼食後に30分程度の午睡をする。

3．就寝直前に42℃以上の風呂に入る。

4．就寝前に100mL程度のホットミルクを飲む。

111回PM27：93.0％ □□□→□□□

230 若年者よりも高齢者が熱中症を起こしやすい理由はどれか。

1．熱産生量の増加
2．熱放散量の増加
3．自律性体温調節反応の低下
4．視床下部の体温調節中枢のセットポイントの低下

112回AM87：76.7％ □□□→□□□

231 高齢者に脱水が起こりやすくなる要因はどれか。**2つ選べ。**

1．骨量の減少
2．筋肉量の減少
3．細胞内液量の減少
4．渇中枢の感受性の亢進
5．抗利尿ホルモンの反応性の亢進

109回AM70：70.9％ □□□→□□□

232 Aさん（85歳、女性）は、要支援1で介護予防通所リハビリテーションを月2回利用している。Aさんから「最近排便が3～4日に1回しかなくて、お腹が張って困っている」と通所施設の看護師に相談があった。

看護師が行うAさんへの便秘に対する助言で適切なのはどれか。

1．毎日、朝食後に便座に座る。
2．就寝前に水を500mL飲む。
3．1日1万歩を目標に歩く。
4．蛋白質を多めに摂る。

110回AM48：70.8％ □□□→□□□

233 Aさん（80歳、男性）は、1人暮らし。高血圧症《hypertension》で内服治療をしているが健康状態や認知機能に問題はなく、日常生活動作〈ADL〉は自立している。毎朝30分の散歩と買い物を日課とし、週1回は老人クラブでゲートボールをしている。Aさんは受診の際に看護師に「最近、昼食後に居眠りをしてしまう。今は大丈夫だが、このままだと夜眠れなくなるのではないか」と話した。

Aさんへの対応で最も適切なのはどれか。

1．昼食後にも散歩を促す。
2．主治医に相談するよう勧める。
3．老人クラブの参加回数を増やすよう勧める。
4．30分程度の昼寝は夜の睡眠に影響はないと伝える。

110回PM49：98.8％ □□□→□□□

234 認知症高齢者とのコミュニケーションで適切なのはどれか。

1．説得するように話す。

2．作話があっても話を聞く。

3．一度に多くの情報を伝える。

4．同じ内容を繰り返している場合は会話を終了する。

110回AM65：98.7％ □□□→□□□

235 Aさん（75歳、男性）は妻（66歳）と2人暮らし。3か月前に認知症《dementia》の診断を受けた。妻から訪問看護師に「夫は通所介護のときは穏やかに過ごしていると聞いているが、家では興奮することが多く、どう対応すればよいかわからない」と相談があった。

このときの妻に対する訪問看護師の最初の対応で適切なのはどれか。

1．主治医に相談するよう勧める。

2．Aさんと散歩に出かけることを勧める。

3．通所介護の頻度を増やすことを提案する。

4．Aさんが興奮する状況を妻と一緒に振り返る。

111回PM83：88.2％ □□□→□□□

236 Alzheimer〈アルツハイマー〉病で正しいのはどれか。

1．基礎疾患として高血圧症《hypertension》が多い。

2．アミロイドβタンパクが蓄積する。

3．初期には記銘力障害はみられない。

4．MRI所見では前頭葉の萎縮が特徴的である。

5．脳血流シンチグラフィ所見では頭頂葉の血流増加がある。

110回PM52：88.7％ □□□→□□□

237 高齢者のうつ病《depression》の症状はどれか。

1．意識障害

2．知能低下

3．歩行障害

4．強い不安感

113回AM53：97.1％ □□□→□□□

238 Aさん（92歳、女性）は重度の障害のため体を動かすことができないが、表情などで意思表示はできる。Aさんは食べることが好きで「最期まで口から食べたい」と言っていた。最近は誤嚥性肺炎《aspiration pneumonia》で入退院を繰り返しており、現在は入院中で終末期である。同居している家族は積極的な治療をしないことを希望し、自宅でAさんを看取ることを決めた。

家族への退院時の指導で適切なのはどれか。

1．「24時間付き添ってあげましょう」

2．「オムツの重さで尿量を測定しましょう」

3．「Aさんの息が苦しそうになったら救急車を呼びましょう」

4．「Aさんが食べたいと望めば、口から食べさせてあげましょう」

地域・在宅

111回AM35：94.3％ □□□→□□□

239 地域連携クリニカルパスの目的はどれか。

1．医療機関から在宅までの医療の継続的な提供

2．地域包括支援センターと地域住民との連携

3．地域医療を担う医療専門職の資質向上

4．患者が活用できる社会資源の紹介

113回AM69：86.2％ □□□→□□□

240 Aさん（82歳、女性、要介護1）は1人で暮らしている。認知症《dementia》と診断され、週1回の訪問看護を利用することになった。訪問看護師は、Aさんが調理できなくなったので、配食サービスを導入したと介護支援専門員から情報を得た。初回訪問時に、Aさんは季節外れの服を着ており、今日の日付を答えられなかった。トイレで排泄できている。

訪問看護師が収集した情報のうち、手段的日常生活動作〈IADL〉はどれか。

1．調理ができない。

2．季節外れの服を着ている。

3．トイレで排泄できている。

4．今日の日付を答えられない。

112回PM89：94.0％ □□□→□□□

241 Aちゃん(小学4年生、女児)は父親(40歳、会社員)、母親(40歳、会社員)、弟(小学2年生)と4人で暮らしている。交通事故で頸髄損傷となり、訪問看護を利用して在宅療養を開始した。Aちゃんはこれまで通っていた小学校に継続して通学することを希望している。

Aちゃんの家族への看護師の対応で適切なのはどれか。**2つ選べ。**

1．特別支援学校に転校するよう勧める。
2．弟の退行現象に注意するよう説明する。
3．Aちゃんが利用できる社会資源を紹介する。
4．Aちゃんのケアは主に母親が行うよう助言する。
5．事故については家族の間で話題にしないよう指導する。

113回AM67：96.2％ □□□→□□□

242 Aさん(55歳、男性)は筋萎縮性側索硬化症《amyotrophic lateral sclerosis》〈ALS〉で、経口摂取と胃瘻による経管栄養を併用し、在宅療養することになった。

Aさんと家族介護者への指導内容で適切なのはどれか。

1．水分は経口による摂取とする。
2．経口摂取中は頸部前屈位とする。
3．経管栄養剤以外の注入を禁止する。
4．注入時間に合わせて生活パターンを変更する。

110回AM66：76.0％ □□□→□□□

243 Aさん(83歳、女性)は1人暮らし。誤嚥性肺炎《aspiration pneumonia》で入退院を繰り返していた。今回の退院後に、訪問看護が導入されることになり、退院前カンファレンスが行われた。

誤嚥性肺炎《aspiration pneumonia》の再発を予防するために病棟看護師が訪問看護師に情報提供する内容で優先されるのはどれか。

1．嚥下機能検査の判定結果
2．栄養状態を示す検査データ
3．入院中の日常生活動作〈ADL〉
4．誤嚥性肺炎《aspiration pneumonia》の治療に用いられた薬剤

111回AM68：97.3％ □□□→□□□

244 Aさん（80歳、女性）は1人暮らし。要介護2の認定を受け、長男（50歳、会社員）、長男の妻（45歳、会社員）、孫（大学生、男性）と同居することになった。長男の家の間取りは、洋室5部屋、リビング、台所である。Aさんは同居後に訪問看護を利用する予定である。訪問看護を利用するにあたりAさんの家族から「在宅介護は初めての経験なのでどうすればよいですか」と訪問看護師に相談があった。

訪問看護師の説明で最も適切なのはどれか。

1.「Aさんの介護用ベッドはリビングに置きましょう」
2.「Aさんの介護に家族の生活リズムを合わせましょう」
3.「活用できる在宅サービスをできる限り多く利用しましょう」
4.「特定の同居家族に介護負担が集中しないように家族で話し合いましょう」

110回AM64：99.2％ □□□→□□□

245 筋力低下のある在宅療養者の家屋環境において転倒するリスクが最も高いのはどれか。

1. 深い浴槽
2. 段差がない床
3. 整理整頓された部屋
4. 足元灯を設置した廊下

112回AM71：92.7％ □□□→□□□

246 Aさん（70歳、男性、要介護1）は脳梗塞《cerebral infarction》の後遺症で左不全麻痺がある。家屋内は杖を使用して移動が可能である。Aさんから「入浴が不安なので安全な方法を教えてほしい」と訪問看護師に相談があった。

Aさんへの助言で適切なのはどれか。

1. 手すりは左手で持つ。
2. 左足から浴槽に入る。
3. 浴室内を杖で移動する。
4. 浴槽から出るときは入浴台〈バスボード〉を使う。

110回PM67：97.2％ □□□→□□□

247 Aさん（82歳、女性）は、脳梗塞《cerebral infarction》の既往があり、要介護2で、夫（85歳）と2人暮らし。訪問看護師の訪問時、Aさんは体温37.0℃、脈拍62/分、血圧100/50mmHg、少し汗をかいており、唇の乾燥がみられた。訪問看護師は、翌日予定されている訪問介護の担当者とAさんの援助の方向性について共有することにした。

共有する内容で適切なのはどれか。

1．ポータブルトイレでの排泄に変更する。
2．水分を多めに摂取するよう促す。
3．頻繁に寝衣を交換する。
4．入浴介助を中止する。

110回PM65：97.3％ □□□→□□□

248 Aさん（79歳、男性）は、1人暮らし。要介護2の認定を受け、訪問看護を利用することになった。初回の訪問時、Aさんは敷いたままの布団の上に座っており「便利だから生活に必要なものを手の届くところに置いているんだよ」と話した。

Aさんの生活様式を尊重した訪問看護師のこのときの声かけで適切なのはどれか。

1．「外に出て気分転換しませんか」
2．「昼間は布団をたたみましょう」
3．「介護保険でベッドの貸与を受けましょう」
4．「必要なものを身近に置いているのですね」

112回PM54：99.3％ □□□→□□□

249 Aさん（80歳、女性）は脳梗塞《cerebral infarction》の後遺症のため要介護5と認定され、治療を終えて退院することになった。Aさんの息子の妻が「義母が退院したら同居して、私が初めて介護することになります」と不安そうに看護師に話しかけてきた。

このときの看護師の対応で適切なのはどれか。

1．「介護は楽しいですよ」
2．「介護にはすぐに慣れますよ」
3．「家族で介護できるよう頑張りましょう」
4．「介護についてどのような思いがありますか」

113回AM70：77.9％ □□□→□□□

250 Aさん（90歳、男性）は要介護3となり、長男（60歳）と同居することになった。長男は「親を介護することがこんなに大変だとは思わなかった。親が衰えてつらいと感じるのは自分だけだろうか」と訪問看護師に話した。

訪問看護師の対応で最も適切なのはどれか。

1．高齢者の介護方法について説明する。
2．訪問看護の時間中に長男に外出を促す。
3．Aさんの短期入所サービスの利用を勧める。
4．親の介護をしている介護者の了解を得て長男に紹介する。

109回AM68：95.6％ □□□→□□□

251 Aさん（82歳、女性）は、要支援2である。

Aさんの屋内での転倒予防と自立の促進のため、自宅で介護する家族への指導で適切なのはどれか。

1．車椅子での移動とする。
2．移動時にスリッパを使用する。
3．手すりがない場所での歩行を避ける。
4．移動の前に立ちくらみの有無を確認する。

252 Aさん（73歳、女性、要介護1）は1人で暮らしている。室内の家具や手すりなどの、左右にあるものにうまくつかまりながら、バランスをとって移動している。Aさんは「腕の力も足の力も落ちてきた。両手を使って体を支えるものがないと屋外の移動は不安だが、足の筋力が落ちないように近所の散歩を始めたい」と訪問看護師に相談があった。Aさんの住居の廊下や玄関に段差はなく、住居周辺には坂や段差のない舗装された歩道がある。

福祉用具を図に示す。

訪問看護師がAさんに勧める福祉用具で適切なのはどれか。

1. 三点杖

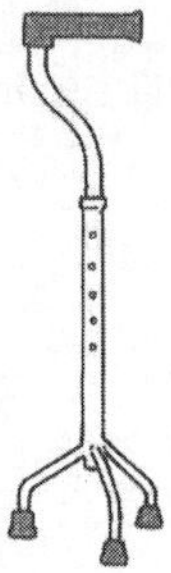

2. 松葉杖

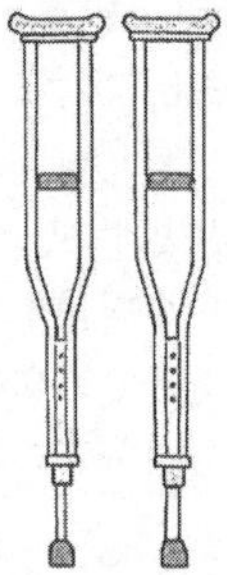

3. 自走用標準型車椅子

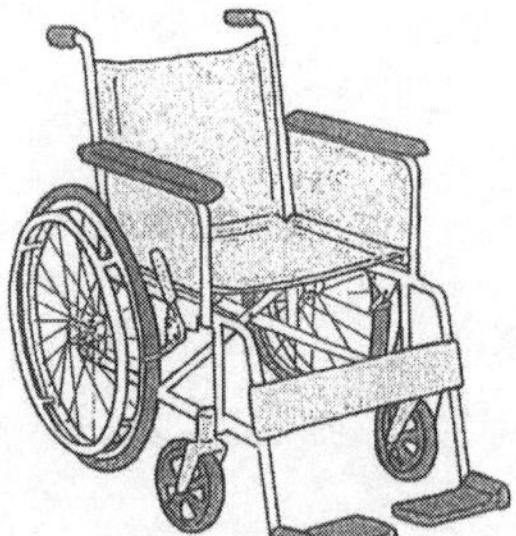

4. 車輪付きの歩行器＜歩行車＞

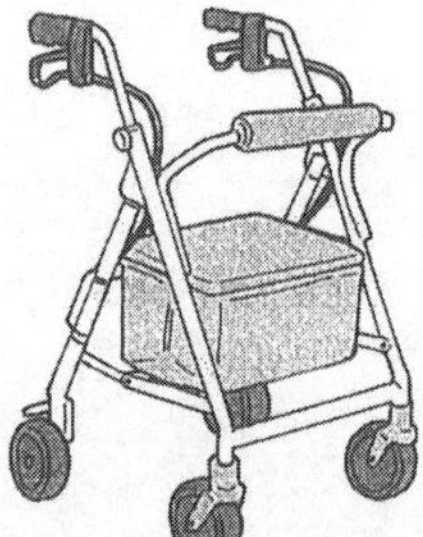

112回PM65：82.1％ □□□→□□□

253 Aさん（70歳、男性）は神経因性膀胱《neurogenic bladder》のため、膀胱留置カテーテルを挿入し在宅療養を開始することになった。

Aさんが行う膀胱留置カテーテルの管理で適切なのはどれか。

1．外出前に蓄尿バッグの尿を廃棄する。

2．カテーテルは大腿の内側に固定する。

3．蓄尿バッグに遮光カバーをかぶせる。

4．カテーテルと蓄尿バッグの接続は外さない。

109回AM71：91.8％ □□□→□□□

254 Aさん（88歳、男性）は、長女（60歳、無職）と2人暮らし。障害高齢者の日常生活自立度判定基準ランクC2。仙骨部の褥瘡の治療のため、膀胱留置カテーテルを挿入することになった。

膀胱留置カテーテルを挿入中のAさんを介護する長女に対して、訪問看護師が指導する内容で適切なのはどれか。

1．「褥瘡が治癒するまでおしりは洗浄しないでください」

2．「体位変換ごとに蓄尿バッグを空にしてください」

3．「カテーテルは太ももに固定してください」

4．「尿に浮遊物がないか確認してください」

113回PM67：86.9％ □□□→□□□

255 Aさん（78歳、女性、要支援1）は1人で暮らしており、認知機能や嚥下機能の低下はない。訪問看護師は、内科と整形外科から朝2種類、夕3種類の合計5種類の内服薬が処方されていることを確認し、夕方に飲む薬だけが減っていることに気付いた。

訪問看護師のAさんへの対応で最も適切なのはどれか。

1．どの薬を何時に内服しているのかを聞く。

2．服薬用のゼリーを用いて内服することを勧める。

3．1日に5種類の薬を内服する必要があることを説明する。

4．介護予防訪問介護を利用して服薬の介助を依頼することを勧める。

113回PM69：99.4％ □□□→□□□

256 Aさん（65歳、男性）はうっ血性心不全《congestive heart failure》の急性増悪で入院し、治療を受けて自宅に退院した。退院後は月1回の外来通院、週1回の訪問看護で生活指導を受け、血圧、体重、労作時の自覚症状について日誌に記録することになった。初回訪問時、Aさんは訪問看護師に「庭で野菜を作るのが趣味です。野菜作りの作業をしていると夢中になって時間を忘れてしまいます」と話した。

訪問看護師のAさんへの助言で適切なのはどれか。

1．「室内で安静に過ごしましょう」
2．「野菜を作るのはやめて他の趣味を見つけましょう」
3．「作業の後は30分以内に2L以上の水分を補給しましょう」
4．「日誌の記録をもとに自分で作業量を調整できるようにしましょう」

112回AM69：89.9％ □□□→□□□

257 Aさん（80歳、女性）は1人暮らしで、在宅酸素療法〈HOT〉を受けている。訪問看護師はAさんに停電時を想定した避難行動の指導を行うことにした。

Aさんの停電時の避難行動で優先度が高いのはどれか。

1．電気のブレーカーを落とす。
2．玄関の扉を開けて出口を確保する。
3．訪問看護ステーションに連絡をする。
4．酸素濃縮器から酸素ボンベに切り替える。

111回AM70：75.2％ □□□→□□□

258 気管切開下で人工呼吸器を装着している利用者に対して、訪問看護事業所が災害に備えて行うことで適切なのはどれか。

1．人工呼吸器の予備の回路を預かる。
2．災害時の個別支援マニュアルを作成する。
3．医療機関から非常用の人工呼吸器を借りる。
4．事業所内に利用者が避難できる場所を確保する。

112回AM68：79.2％ □□□→□□□

259 Aさん（85歳、男性）は1人暮らしで判断能力が不十分である。4親等以内の親族はいない。

訪問看護事業所におけるAさんの情報管理で適切なのはどれか。

1．成年後見人にAさんの訪問看護計画を説明する。
2．地域の民生委員にAさんの経済状況を知らせる。
3．Aさんの訪問記録を電子メールに添付して援助者間で共有する。
4．新たなサービスの利用を検討する他の利用者にAさんのケアプランを見せる。

110回PM66：98.7％ □□□→□□□

260 Aさん（69歳、女性）は、主治医、訪問看護師とともに、母（91歳）を自宅で看取った。死亡確認の直後、Aさんは涙ぐみながら「母のためにもっとできることがあったのではないかと申し訳なく思います」と話した。

このときに訪問看護師が行うAさんへの対応で最も適切なのはどれか。

1．遺族の会を紹介する。
2．母への思いを傾聴する。
3．遺品を整理することを勧める。
4．新たなことに取りかかるよう促す。

精神

113回AM64：77.0％ □□□→□□□

261 患者とその家族や医療者が患者にとって望ましい治療を探り、お互いが納得する治療を選択できるようにしていくのはどれか。

1．心理教育
2．共同意思決定
3．ストレングス
4．アドヒアランス

113回PM61：96.1％ □□□→□□□

262 看護師のメンタルヘルスに関する対応で一次予防はどれか。

1．入職時のストレスマネジメントに関する研修
2．精神的不調が生じた看護師への公認心理師による相談
3．精神的不調で休職している看護師への復職支援プランの作成
4．精神的負荷がかかっている可能性のある看護師への産業保健師による面談

111回AM65：97.3％ □□□→□□□

263 精神保健における一次予防はどれか。

1．職場でうつ病《depression》患者を早期発見する。
2．自殺企図者に精神科医療機関への受療を促す。
3．統合失調症《schizophrenia》患者の社会参加のための支援を行う。
4．ストレスとその対処法に関する知識の啓発活動を行う。

109回AM87：83.6％ □□□→□□□

264 アルコール依存症《alcohol dependence syndrome》の一次予防はどれか。**2つ選べ。**

1．年齢確認による入手経路の制限

2．スクリーニングテストの実施

3．精神科デイケアへの参加

4．小学生への健康教育

5．患者会への参加

109回PM67：97.3％ □□□→□□□

265 精神障害の三次予防の内容で適切なのはどれか。

1．うつ病《depression》患者の復職支援

2．住民同士のつながりの強化

3．精神保健に関する問題の早期発見

4．ストレス関連障害の発症予防に関する知識の提供

113回PM62：84.3％ □□□→□□□

266 人を援助する過程で自分の職務に対して継続して努力したが、満足感や達成感が得られず、うつ症状や社会機能の低下を生じるのはどれか。

1．悪性症候群《malignant syndrome》

2．空の巣症候群

3．緊張病症候群《catatonia syndrome》

4．燃え尽き症候群

109回AM66：87.8％ □□□→□□□

267 Aさん（25歳、男性）は、統合失調症《schizophrenia》と診断された。抗精神病薬の内服を開始した2日後、Aさんはそわそわして落ち着かず「足がムズムズする」と歩き回るようになった。

Aさんにみられている状態はどれか。

1．アカシジア

2．ジストニア

3．ジスキネジア

4．ミオクローヌス

111回AM85：82.9％ □□□→□□□

268 Aさんは職場の上司に不満をぶつけたいと考えているが、それができないので、不満をぶつけやすい対象である後輩を叱責している。

Aさんの防衛機制で正しいのはどれか。

1．解離

2．昇華

3．合理化

4．置き換え

5．反動形成

111回PM67：80.2％ □□□→□□□

269 母親がAさん（27歳、統合失調症《schizophrenia》）に対して「親に甘えてはいけない」と言いながら、過度にAさんの世話をすることで、Aさんが混乱していた。

この親子関係を示すのはどれか。

1．共依存

2．同一視

3．ネグレクト

4．二重拘束〈ダブルバインド〉

112回PM84：71.0％ □□□→□□□

270 Aさん（25歳、女性）は統合失調症《schizophrenia》と診断され、入院2か月が経過した。食事や水分の摂取、トイレ歩行は1人でできる。歯磨き、入浴への関心はあまりない。幻聴が聞こえると突然走り出し、壁に頭をぶつけている。日中はホールで過ごし、自分から他の患者と交流はしない。

Aさんのセルフケアのアセスメントで優先度が高いのはどれか。

1．排泄

2．個人衛生

3．安全を保つ能力

4．活動と休息のバランス

5．孤独と付き合いのバランス

112回AM65：72.8％ □□□→□□□

271 小児期から青年期に発症し、運動性チック、音声チック及び汚言の乱用を伴うのはどれか。

1．Down〈ダウン〉症候群《Down's syndrome》

2．Tourette〈トゥレット〉障害《Tourette's disorder》

3．注意欠如・多動性障害〈ADHD〉《attention-deficit/hyperactivity disorder》

4．Lennox-Gastaut〈レノックス・ガストー〉症候群《Lennox-Gastaut syndrome》

111回PM66：91.1％ □□□→□□□

272 長期に大量飲酒をした後で、急に断酒した際にみられるのはどれか。

1．病的酩酊
pathological intoxication
2．振戦せん妄
delirium tremens
3．アルコール性認知症
alcohol-related dementia
4．Korsakoff〈コルサコフ〉症候群
Korsakoff syndrome

113回AM65：93.0％ □□□→□□□

273 Aさん（30歳、男性）は、昼間の過剰な眠気を主訴に来院した。会社の会議ではいつも寝てしまい、居眠り運転で交通事故を起こしたこともある。笑ったときに脱力してしまうことや、入眠時に誰もいないのに人影が見えたり、睡眠と覚醒の移行期に体を動かせなくなることがある。

最も考えられる疾患はどれか。

1．ナルコレプシー
narcolepsy
2．レム睡眠行動障害
REM sleep behavior disorder
3．睡眠時無呼吸症候群
sleep apnea syndrome
4．レストレスレッグス症候群〈むずむず脚症候群〉
restless legs syndrome

110回AM60：96.3％ □□□→□□□

274 都道府県知事の任命を受けて、精神保健福祉センターで精神障害者や家族の相談を行うのはどれか。

1．ゲートキーパー
2．ピアサポーター
3．精神保健福祉相談員
4．退院後生活環境相談員

110回AM63：84.3％ □□□→□□□

275 精神保健指定医について正しいのはどれか。

1．医療法で規定されている。
2．都道府県知事が指定する。
3．障害年金の支給判定を行う。
4．精神科病院入院患者の行動制限にかかわる医学的判定を行う。

111回AM66：95.2％ □□□→□□□

276 認知行動療法で患者に期待できる効果はどれか。

1．物事の捉え方のゆがみが修正される。
2．自ら催眠状態に導くことができるようになる。
3．過去の自分の態度についての自己洞察が深まる。
4．自分の状態をあるがままに受け入れることができるようになる。

109回AM67：95.5％ □□□→□□□

277 精神保健及び精神障害者福祉に関する法律〈精神保健福祉法〉に定められている隔離について正しいのはどれか。

1．隔離の理由は解除する時に患者に説明する。
2．開始した日時とその理由を診療録に記載する。
3．隔離室には同時に2人の患者まで入室可能である。
4．行動制限最小化委員会で開始の必要性を判断する。

113回AM66：92.4％ □□□→□□□

278 Aさん（43歳、男性）は統合失調症《schizophrenia》で通院していたが、服薬中断によって幻覚妄想状態が続いていた。ある日、Aさんの父親に対する被害妄想が強くなり、父親へ殴りかかろうとしたところを母親に制止された。その後、Aさんは母親に促されて精神科病院を受診し「薬は飲みたくないけど、父親が嫌がらせをするので、すぐに入院して家から離れたい」と訴えた。母親も入院治療を強く希望している。

Aさんの入院形態はどれか。

1．応急入院
2．措置入院
3．任意入院
4．医療保護入院

110回PM81：85.3％ □□□→□□□

279 精神保健及び精神障害者福祉に関する法律〈精神保健福祉法〉に規定された入院形態で、精神保健指定医2名以上により、精神障害者であり、かつ、医療及び保護のために入院させなければその精神障害のために自身を傷つけ又は他人に害を及ぼすおそれがあると診察の結果が一致した場合に適用されるのはどれか。

1．応急入院
2．措置入院
3．任意入院
4．医療保護入院
5．緊急措置入院

109回PM69：90.4％ □□□→□□□

280 医療保護入院で正しいのはどれか。

1．入院の期間は72時間に限られる。
2．患者の家族等の同意で入院させることができる。
3．2人以上の精神保健指定医による診察の結果で入院となる。
4．精神障害のために他人に害を及ぼすおそれが明らかな者が対象である。

113回PM64：79.5％ □□□→□□□

281 都道府県知事に対し、精神科病院に医療保護入院となっている患者の退院請求をすることができるのはどれか。

1．警察官
2．検察官
3．患者本人
4．精神保健福祉士

109回AM65：73.7％ □□□→□□□

282 平成16年（2004年）に示された精神保健医療福祉の改革ビジョンの内容で正しいのはどれか。

1．地域生活支援の強化
2．任意入院制度の新設
3．医療保護入院の明確化
4．精神障害者の定義の見直し

110回AM61：83.5％ □□□→□□□

283 Aさん（57歳、女性）は1人暮らし。統合失調症《schizophrenia》で精神科病院への入退院を繰り返しており、今回は入院してから1年が経過している。日常生活動作〈ADL〉はほぼ自立し、服薬の自己管理ができるようになってきた。

Aさんが退院に向けて利用するサービスとして適切なのはどれか。

1．療養介護
2．施設入所支援
3．地域移行支援
4．自立訓練としての機能訓練

111回AM67：96.4％ □□□→□□□

284 Aさん（22歳、統合失調症《schizophrenia》）は父親、母親、妹との4人暮らし。高校卒業後、アルバイトをしていたが、症状の悪化によって初めて精神科病院に入院した。退院後に一般企業で働きたいと希望している。

看護師がAさんに提案するサービスで適切なのはどれか。

1．行動援護
2．就労移行支援
3．自立生活援助
4．地域定着支援

112回PM64：86.6％ □□□→□□□

285 一般の事業所や企業に就労を希望する精神障害者に対して行う支援で、24か月間を原則として就職に必要な訓練や求職活動を行うのはどれか。

1．就労移行支援
2．自立生活援助
3．ピアサポート
4．就労継続支援Ａ型

小児

113回AM54：75.2％ □□□→□□□

286 Bowlby〈ボウルビィ〉が提唱したアタッチメントの記述で正しいのはどれか。

1．人見知りは6、7か月の乳児に出現する。
2．安全基地は家の中での子どもの居場所のことである。
3．子どもと不特定の他者との間に築かれる情緒的な結びつきである。
4．愛着対象との分離で生じる子どもの行動の第一段階は「絶望の段階」である。

110回PM54：87.7％ □□□→□□□

287 健康な小児の成長・発達で正しいのはどれか。

1．情緒は快から不快が分化する。
2．発達とともにレム睡眠の割合は増える。
3．体重は出生後1年で出生時の約4倍になる。
4．身長は出生後1年で出生時の約1.5倍になる。

112回PM55：88.4％ □□□→□□□

288 子どもの発達で正しいのはどれか。

1．発達は急速な時期と緩慢な時期がある。
2．原始反射は生後6～12か月にみられる。
3．基本的な運動発達は脚部から上方へ向かう。
4．新生児期は遺伝よりも環境因子の影響が大きい。

113回PM53：89.2％ □□□→□□□

289 新生児マススクリーニング検査（先天性代謝異常等検査）で正しいのはどれか。

1．対象疾患数は5である。
2．唾液を用いた検査である。
3．早期新生児期に実施される。
4．治療法が確立していない疾患を対象とする。

110回AM59：79.2％ □□□→□□□

290 早期新生児の生理的黄疸で正しいのはどれか。

1．生後24時間以内に出現し始める。

2．皮膚の黄染は、腹部から始まる。

3．生後4、5日でピークとなる。

4．便が灰白色になる。

111回AM58：76.7％ □□□→□□□

291 新生児の出血性疾患で正しいのはどれか。

1．生後48時間以内には発症しない。

2．母乳栄養児は発症のリスクが高い。

3．予防としてカルシウムを内服する。

4．早期に現われる所見に蕁麻疹《urticaria》がある。

112回AM64：84.4％ □□□→□□□

292 新生児の呼吸窮迫症候群《respiratory distress syndrome》〈RDS〉で正しいのはどれか。

1．呼吸数が減少する。

2．過期産児に発症しやすい。

3．生後24時間ころから発症する。

4．肺サーファクタントの欠乏が原因で生じる。

109回PM64：90.4％ □□□→□□□

293 新生児の反応の図を示す。

Moro〈モロー〉反射はどれか。

1．

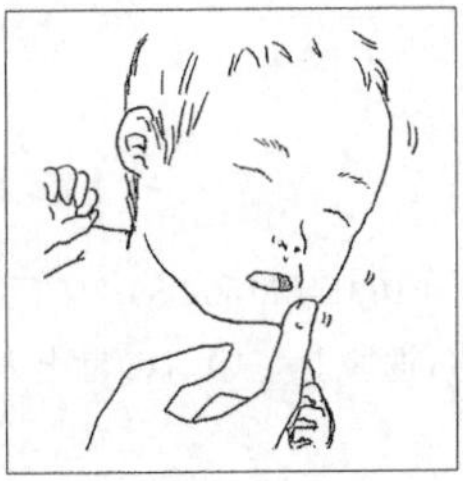

2．

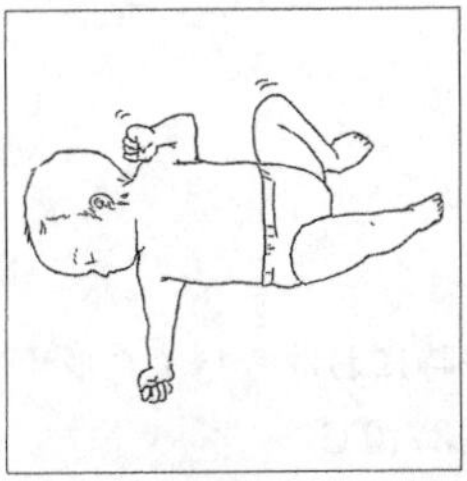

3．

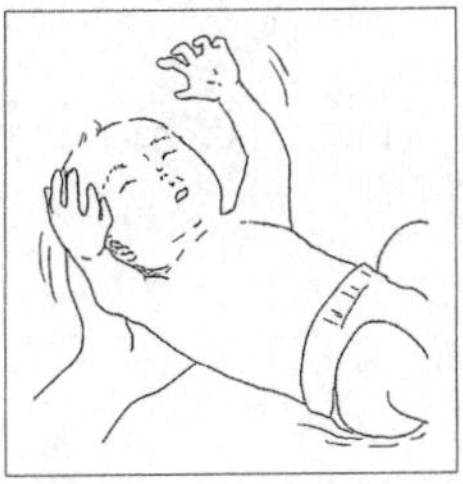

4．

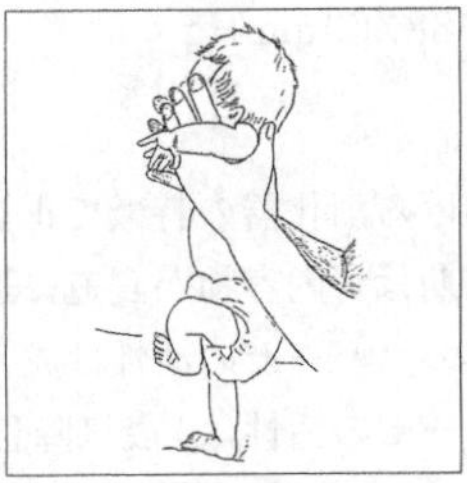

110回PM55：83.9％ □□□→□□□

294 生後10か月の健康な乳児にみられる神経反射はどれか。

1．吸啜反射
2．Moro〈モロー〉反射
3．Landau〈ランドー〉反射
4．探索〈ルーティング〉反射

112回PM82：75.9％ □□□→□□□

295 標準的な成長をしている正期産児の身長が出生時の約2倍になるのはどれか。

1．生後6か月
2．生後12か月
3．2歳
4．4歳
5．6歳

113回AM78：82.1％ □□□→□□□

296 出生後の成長で、最も早く成人の大きさに達するのはどれか。

1．脳

2．肺

3．肝臓

4．心臓

5．脊柱

109回PM58：84.2％ □□□→□□□

297 乳児の安静時におけるバイタルサインで基準値から逸脱しているのはどれか。

1．体温　37.0℃

2．呼吸数　35/分

3．心拍数　60/分

4．血圧　88/60mmHg

110回AM83：94.1％ □□□→□□□

298 小児期における消化器の特徴で正しいのはどれか。

1．新生児期は胃内容物が食道に逆流しやすい。

2．乳児期のリパーゼの活性は成人と同程度である。

3．ラクターゼの活性は1歳以降急速に高まる。

4．アミラーゼの活性は12～13歳で成人と同程度になる。

5．出生直後の腸内細菌叢は母親の腸内細菌叢の構成と同一である。

112回AM58：90.1％ □□□→□□□

299 幼児期の心理社会的特徴はどれか。

1．自己中心性

2．心理的離乳

3．ギャングエイジ

4．ボディイメージの変容

109回AM55：80.3％ □□□→□□□

300 日本で用いているDENVER Ⅱ（デンバー発達判定法）で6か月児の90％ができるのはどれか。

1．寝返りをする。

2．積み木をもちかえる。

3．喃語様のおしゃべりをする。

4．自分で食べ物を口へもっていく。

112回AM59：94.8％ □□□→□□□

301 正常な幼児期の基本的生活習慣で、2歳0か月ころまでに習得するのはどれか。

1．鼻をかむ。

2．スプーンを使う。

3．夜間のおむつがとれる。

4．洋服のボタンをとめる。

111回PM59：95.3％ □□□→□□□

302 学童期の肥満で正しいのはどれか。

1．Kaup〈カウプ〉指数で評価する。

2．症候性の肥満がほとんどを占める。

3．食事では蛋白質の摂取制限を行う。

4．成人期の生活習慣病のリスク因子である。

112回AM57：70.9％ □□□→□□□

303 1歳6か月の身体発育曲線（体重）を示す。
異常が疑われるのはどれか。

1．

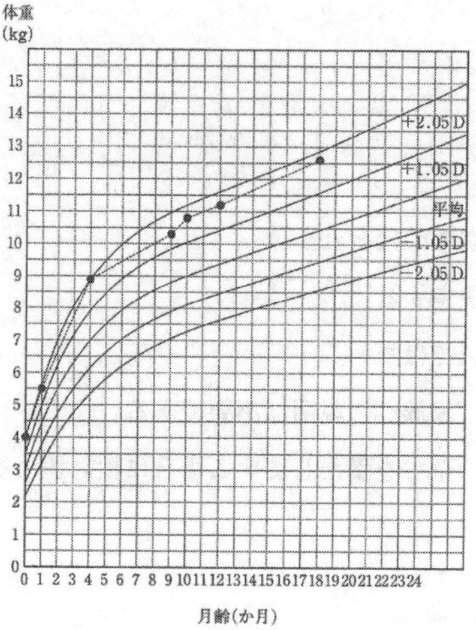

2．

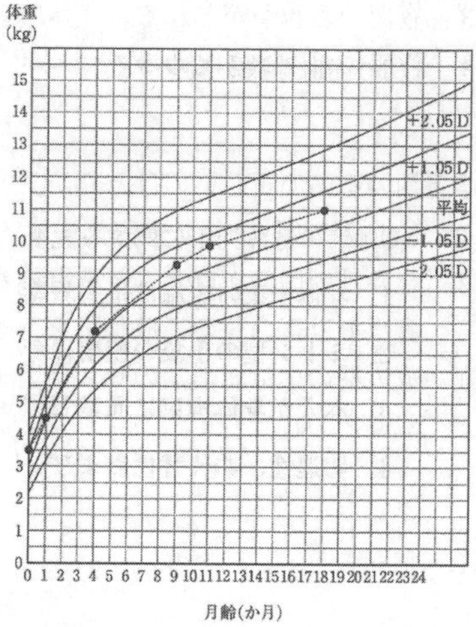

3．

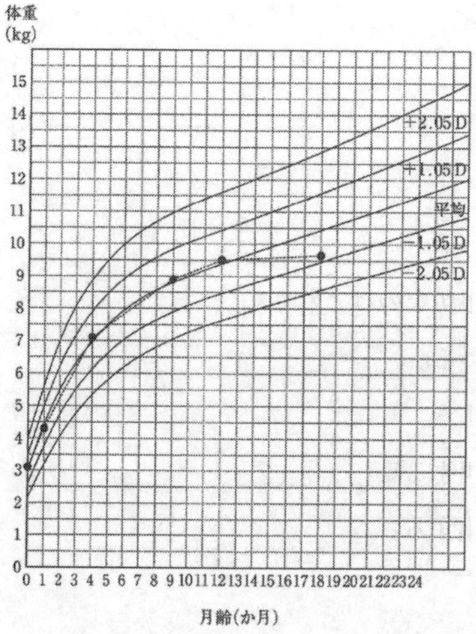

4．

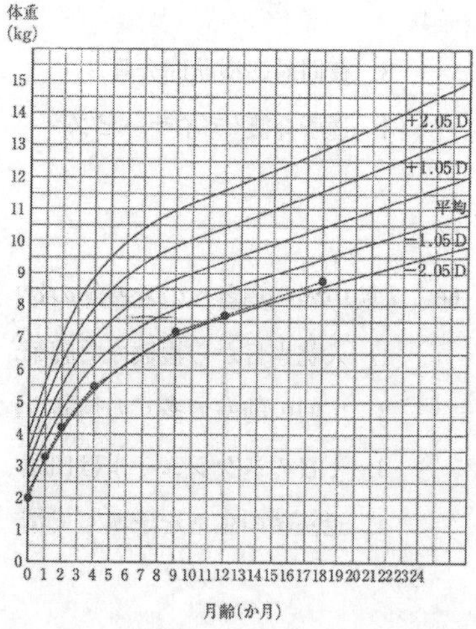

110回AM55：98.1％ □□□→□□□

304 子どもの遊びで正しいのはどれか。

1．身体機能の発達を促す。
2．1歳でごっこ遊びが多くみられる。
3．感覚遊びは8歳ころからみられるようになる。
4．テレビの長時間視聴は乳児の言語発達を促す。

112回PM57：72.6％ □□□→□□□

305 子どもの平行遊びで正しいのはどれか。

1．3歳ころまでの主要な遊びである。
2．他の子どもが遊ぶ様子を見て楽しむ。
3．リーダーの存在や役割の分担がある。
4．他の子どもとおもちゃの貸し借りを行う。

113回PM54：91.8％ □□□→□□□

306 遊具を図に示す。

標準的な成長発達をしている1歳4か月の子どもの発達段階に適した遊具はどれか。

1. 三輪車

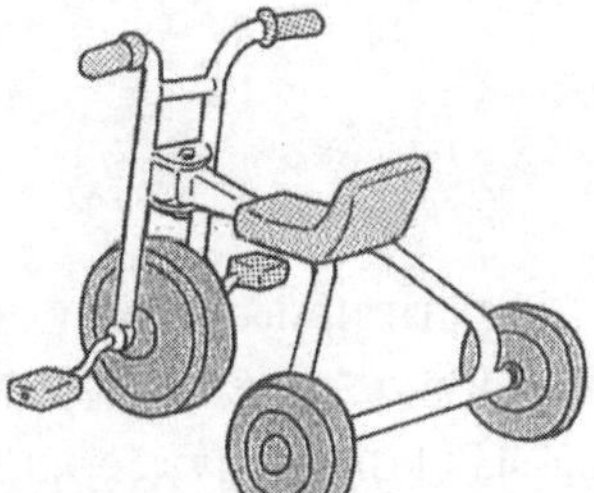

2. ガラガラ

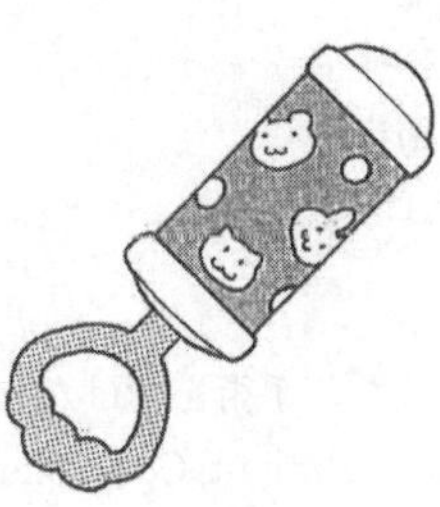

3. オルゴールメリー

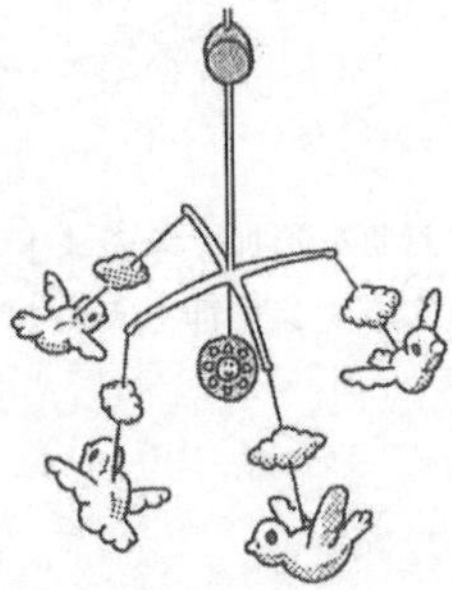

4. 手押し車（カタカタ）

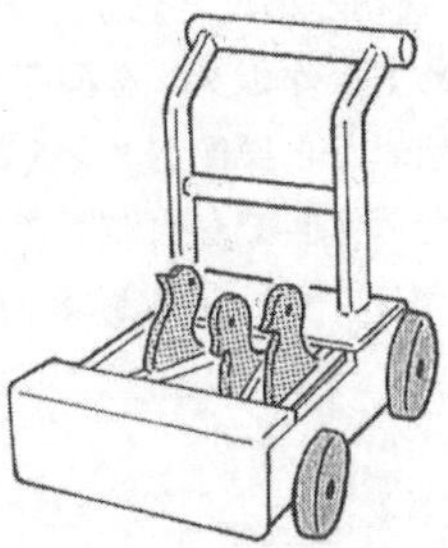

113回PM55：78.7％ □□□→□□□

307 ピアジェ,J.《Piaget J.》の認知発達理論における段階と病気の説明に使用するツールの組合せで適切なのはどれか。

1．感覚運動期 ──── 人体模型
2．前操作期 ───── 印刷文書
3．具体的操作期 ─── 動画
4．形式的操作期 ─── 指人形

111回AM59：86.1％ □□□→□□□

308 入院中の小児のストレス因子と発達段階の組合せで正しいのはどれか。

1．見慣れない環境 ─────── 新生児期
2．プライバシーの侵害 ───── 幼児期
3．病気の予後への不安 ───── 学童期
4．母子分離 ────────── 思春期

113回AM55：78.3％ □□□→□□□

309 出生体重3,020gの正期産児。
新生児期に最もチアノーゼを生じやすい先天性心疾患はどれか。

1．動脈管開存症《patent ductus arteriosus》
2．心室中隔欠損症《ventricular septal defect》
3．心房中隔欠損症《atrial septal defect》
4．Fallot〈ファロー〉四徴症《tetralogy of Fallot》

113回PM56：76.4％ □□□→□□□

310 下腿の開放骨折《open fracture》のため手術を受けたA君（8歳、男児）に、術後の疼痛管理のため患者自己調節鎮痛法〈Patient Controlled Analgesia：PCA〉を用いた持続的な静脈内注射を行うことになった。A君は「痛くなるのが怖い」と話している。看護師はA君に鎮痛薬の追加について説明することにした。
A君への説明で適切なのはどれか。

1．「時間を決めて操作ボタンを押そうね」
2．「痛くなり始めたら操作ボタンを押そうね」
3．「痛くなったら何回でも操作ボタンを押してお薬を追加できるよ」
4．「痛みがどうしても我慢できなくなったら操作ボタンを押そうね」

109回PM60：96.3％ □□□→□□□

311 Aちゃん（5歳、女児）は、インフルエンザ脳症《influenza encephalopathy》の終末期である。Aちゃんに意識はなく、付き添っている母親は「私がもっと早く病院に連れて来ればこんなことにならなかったのに」と病室で泣いている。

Aちゃんの母親への対応で適切なのはどれか。

1．母親に受診が遅くなった状況を聞く。

2．母親がAちゃんに対してできるケアを提案する。

3．病気で亡くなった子どもの親の会を母親に紹介する。

4．母親が泣いている間はAちゃんの病室に居ることができないと母親に説明する。

111回AM60：98.0％ □□□→□□□

312 A君（小学6年生）は病院に併設された院内学級に通いながら骨肉腫《osteosarcoma》の治療を続けていた。現在、肺転移があり終末期にある。呼吸障害のため鼻腔カニューレで酸素（2L/分）を吸入中である。A君の食事摂取量は減っているが意識は清明である。1週後に院内で卒業式が予定されている。A君は「卒業式に出席したい」と話している。

看護師のA君への対応として適切なのはどれか。

1．両親に判断してもらおうと話す。

2．今の状態では出席は難しいと話す。

3．出席できるように準備しようと話す。

4．出席を決める前に体力をつけようと話す。

母性

110回PM59：79.7％ □□□→□□□

313 クラウス《M.H.Klaus》,M.H. とケネル《J.H.Kennell》,J.H. が提唱した絆（ボンディング）について適切なのはどれか。

1．生まれながらのものである。

2．母子間の同調性を意味する。

3．母子相互作用によって促進される。

4．親との間に子どもが築くものである。

113回PM58：88.2％ □□□→□□□

314 親性について適切なのはどれか。

1．子を育もうとする性質である。

2．誰でも子を持つ時点で備えている。

3．性別に基づく役割分業で育児を行うことをいう。

4．生物学的に結びつきがあることが親性をもつ条件となる。

112回PM83：95.1％ □□□→□□□

315 女子の第二次性徴に最も関与するホルモンはどれか。

1．エストロゲン

2．オキシトシン

3．成長ホルモン

4．甲状腺ホルモン

5．テストステロン

111回PM58：94.3％ □□□→□□□

316 第二次性徴で正しいのはどれか。

1．女児は乳房の発育から始まる。

2．発現は男児が女児よりも早い。

3．初経の開始後に、第二次発育急進が起こる。

4．精通は11歳の男児のほとんどに認められる。

109回AM60：81.5％ □□□→□□□

317 女子の思春期の特徴で正しいのはどれか。

1．9歳で初経が発来する。

2．月経開始後に身長の発育が加速する。

3．陰毛が発生した後に乳房の発育が始まる。

4．性腺刺激ホルモン放出ホルモン〈GnRH〉によって月経が開始する。

111回PM62：75.2％ □□□→□□□

318 性周期とホルモンについて正しいのはどれか。

1．増殖期は基礎体温が上昇する。

2．プロラクチンによって排卵が起こる。

3．プロゲステロンは子宮内膜の増殖を促進する。

4．排卵直前に黄体形成ホルモン〈LH〉値が高くなる。

111回AM63：75.8％ □□□→□□□

319 避妊法について適切なのはどれか。

1．経口避妊薬は排卵を抑制する。

2．コンドーム法の避妊効果は99％以上である。

3．基礎体温法は月経が不順な女性に有用である。

4．子宮内避妊器具〈IUD〉は性交のたびに挿入が必要である。

110回PM60：93.5％ □□□→□□□

320 早産期の定義はどれか。

1．妊娠21週0日から36週6日
2．妊娠22週0日から36週6日
3．妊娠22週0日から37週6日
4．妊娠23週0日から37週6日

113回AM60：76.3％ □□□→□□□

321 日本の人工妊娠中絶で正しいのはどれか。

1．配偶者の同意が必須である。
2．妊娠10週以降は死産の届出が必要である。
3．実施が可能なのは妊娠22週未満の場合である。
4．実施率は母の年齢が20～24歳よりも20歳未満の方が高い。

113回PM57：80.5％ □□□→□□□

322 正常に経過している妊娠26週の妊婦が、次に妊婦健康診査を受診する時期として推奨されるのはどれか。

1．4週後
2．3週後
3．2週後
4．1週後

109回AM63：91.8％ □□□→□□□

323 正常に経過している妊娠36週の妊婦が、次に妊婦健康診査を受診する時期として推奨されるのはどれか。

1．4週後
2．3週後
3．2週後
4．1週後

109回AM61：91.8％ □□□→□□□

324 妊娠37週の妊婦の胎児心拍数陣痛図の所見で正常なのはどれか。

1．胎児心拍数基線が110～160bpmである。
2．胎児心拍数基線細変動を認めない。
3．一過性頻脈を認めない。
4．一過性徐脈を認める。

113回PM60：97.2％ □□□→□□□

325 順調に分娩が進行している妊娠40週0日の初産婦から「腟から水っぽいものが流れ、下着が濡れた」とナースコールがあった。看護師が流出したものを確認すると、量は少量で、羊水特有の臭いを認めた。

このときの産婦への対応で優先度が高いのはどれか。

1．バイタルサインを測定する。
2．胎児心拍数を確認する。
3．食事摂取を勧める。
4．更衣を促す。

109回PM63：86.7％ □□□→□□□

326 順調に分娩が進行している産婦から「腟から水っぽいものが流れ、下着が濡れた」と看護師に訴えがあった。流出したものを確認すると、量は少量で、羊水特有の臭いを認めた。

その時の産婦への対応で優先されるのはどれか。

1．更衣を促す。
2．体温を測定する。
3．食事摂取を勧める。
4．胎児心拍数を確認する。

112回PM61：94.1％ □□□→□□□

327 産褥期の生理的変化で正しいのはどれか。

1．児が乳頭を吸啜することによってオキシトシンが分泌される。
2．子宮が非妊時の大きさに戻るのは分娩後約2週である。
3．分娩後は一時的に尿量が減少する。
4．プロゲステロンが増加する。

111回AM64：80.1％ □□□→□□□

328 マタニティブルーズ《maternity blues》について正しいのはどれか。

1．意欲低下が主症状である。
2．症状は2週間以上持続する。
3．好発時期は産後1か月ころである。
4．産後のホルモンの変動が要因となる。

111回PM64：75.0％ □□□→□□□

329 Aさん（32歳、初産婦）は前置胎盤《placenta previa》のため妊娠37週0日の午前10時から帝王切開術を受ける予定である。

手術前日の看護師の対応で適切なのはどれか。

1．浣腸を行う。

2．夕食が禁食となっているか確認する。

3．輸血の準備ができているか確認する。

4．下肢に間欠的空気圧迫装置を装着する。

112回PM59：92.8％ □□□→□□□

330 閉経について正しいのはどれか。

1．閉経すると腟の自浄作用が低下する。

2．閉経後はエストロゲン分泌が増加する。

3．日本人の閉経の平均年齢は55歳である。

4．10か月の連続した無月経の確認で診断される。

109回PM62：95.8％ □□□→□□□

331 エストロゲン低下によって更年期の女性に起こるのはどれか。

1．骨量の低下

2．内臓脂肪の減少

3．脳血流量の増加

4．HDLコレステロールの上昇

113回PM59：96.6％ □□□→□□□

332 閉経に伴うエストロゲンの低下で生じるのはどれか。

1．骨量の増加

2．腟粘膜の萎縮

3．脳血流量の増加

4．血中LDLコレステロールの減少

110回AM57：92.9％ □□□→□□□

333 更年期女性のホルモン補充療法によってリスクが低くなるのはどれか。

1．乳癌《breast cancer》

2．骨粗鬆症《osteoporosis》

3．子宮体癌《uterine corpus cancer》

4．静脈血栓症《vein thrombosis》

統計

109回AM75：76.5％ □□□→□□□

334 2015年の経済協力開発機構〈OECD〉の報告書の日本に関する記述で正しいのはどれか。

1．喫煙率が最も低い。

2．高齢化率が最も高い。

3．人口千人当たりの病床数が最も少ない。

4．国内総生産〈GDP〉に対する医療費の割合が最も高い。

113回AM32：95.0％ □□□→□□□

335 健康寿命の説明で適切なのはどれか。

1．生活習慣病の予防は健康寿命を伸ばす。

2．令和元年（2019年）の健康寿命は女性より男性の方が長い。

3．令和元年（2019年）の健康寿命は平成28年（2016年）よりも短い。

4．平均寿命と健康寿命の差は健康上の問題なく日常生活が過ごせる期間である。

113回PM65：71.6％ □□□→□□□

336 令和元年（2019年）の国民生活基礎調査において、要介護者等のいる世帯に同居している主な介護者の特徴で正しいのはどれか。

1．性別は男性が多い。

2．続柄は子が最も多い。

3．年齢は60～69歳が最も多い。

4．ストレスの原因は「自由にできる時間がない」が最も多い。

109回PM61：70.8％ □□□→□□□

337 平成28年（2016年）の人口動態統計における日本の出生で正しいのはどれか。

1．出生数は過去10年で最低である。

2．出生数は100万人を上回っている。

3．合計特殊出生率は過去10年で最低である。

4．第1子出生時の母の平均年齢は30歳未満である。

111回AM32：80.8％ □□□→□□□

338 日本の平成30年（2018年）の健康に関する指標の記述で正しいのはどれか。

1．女性の死因の第3位は老衰である。

2．男性の死因の第3位は肺炎《pneumonia》である。

3．女性の平均寿命は89年を超えている。

4．男性の平均寿命は83年を超えている。

110回PM53：78.4％ □□□→□□□

339 平成29年度（2017年度）の人口動態統計における、小児の年齢階級別死因のうち第1位が悪性新生物〈腫瘍〉である年齢階級はどれか。

1．0歳

2．1～4歳

3．5～9歳

4．10～14歳

112回PM31：73.8％ □□□→□□□

340 令和2年度（2020年度）の家族に関する調査で正しいのはどれか。

1．人口動態調査では合計特殊出生率が1.54である。

2．労働力調査では共働き世帯が専業主婦世帯より少ない。

3．人口動態調査では結婚後5年未満の離婚が約半数である。

4．雇用均等基本調査では男性の育児休業取得率が12.65％である。

109回PM47：94.2％ □□□→□□□

341 平成29年（2017年）の国民健康・栄養調査における成人の生活習慣の特徴で正しいのはどれか。

1．朝食の欠食率は40歳代が最も多い。

2．運動習慣のある人の割合は30歳代が最も多い。

3．1日の平均睡眠時間は6時間以上7時間未満が最も多い。

4．習慣的に喫煙している人の割合は10年前に比べて増加している。

111回AM42：98.0％ □□□→□□□

342 平成29年（2017年）の患者調査において医療機関を受診している総患者数が最も多いのはどれか。

1．喘息《asthma》

2．糖尿病《diabetes mellitus》

3．脳血管疾患《cerebrovascular disease》

4．高血圧性疾患《hypertensive disease》

110回PM50：91.7％ □□□→□□□

343 平成25年（2013年）の高齢者の地域社会への参加に関する意識調査で、高齢者が参加している活動のうち割合が最も多いのはどれか。

1．教育・文化

2．子育て支援

3．生涯・就業

4．健康・スポーツ

109回PM59：84.3％ □□□→□□□

344 平成28年度（2016年度）の福祉行政報告例における児童虐待で正しいのはどれか。

1．主たる虐待者は実父が最も多い。
2．性的虐待件数は身体的虐待件数より多い。
3．児童虐待相談件数は5年間横ばいである。
4．心理的虐待件数は5年前に比べて増加している。

法律・社会保障

110回AM29：94.3％ □□□→□□□

345 医師、歯科医師、薬剤師、看護師その他の医療の担い手は、医療を提供するにあたり、適切な説明を行い、医療を受ける者の理解を得るよう努めなければならないことを定めているのはどれか。

1．医療法
2．健康保険法
3．地域保健法
4．個人情報の保護に関する法律

111回PM33：96.1％ □□□→□□□

346 医療法に基づく記述で正しいのはどれか。

1．病床の区分は療養病床と一般病床の2種類である。
2．地域医療支援病院は厚生労働大臣の承認が必要である。
3．無床診療所の開設には厚生労働大臣への届出が必要である。
4．有床診療所は19人以下の患者を入院させる施設を有するものである。

113回AM71：91.4％ □□□→□□□

347 看護師等の人材確保の促進に関する法律で規定されているのはどれか。

1．人員配置基準に基づき看護師を配置する。
2．看護師等の資質の向上のための研修等を行う。
3．新入職員を雇い入れるときに健康診断を行う。
4．年5回の年次有給休暇を取得させることが義務付けられている。

110回AM39：86.2％ □□□→□□□

348 感染症の予防及び感染症の患者に対する医療に関する法律〈感染症法〉において、重症急性呼吸器症候群《Severe Acute Respiratory Syndrome》〈SARS〉の分類はどれか。

1．一類感染症
2．二類感染症
3．三類感染症
4．四類感染症

110回PM48：97.3％ □□□→□□□

349 後期高齢者医療制度が定められているのはどれか。

1．介護保険法

2．老人福祉法

3．高齢者の医療の確保に関する法律

4．地域における医療及び介護の総合的な確保を推進するための関係法律の整備等に関する法律〈医療介護総合確保推進法〉

111回AM33：90.9％ □□□→□□□

350 労働衛生の「3管理」とは、作業環境管理と作業管理と（　　）である。
（　　）に入るのはどれか。

1．健康管理

2．総括管理

3．労務管理

4．出退勤管理

112回AM73：88.4％ □□□→□□□

351 職員数が300人の病院の看護師の働き方に関するマネジメントで、労働安全衛生法に基づいて規定されているのはどれか。

1．1年以内ごとに1回、定期に心理的な負担の程度を把握するための検査を行う。

2．8時間を超える夜勤の時は1時間以上の休憩時間を確保する。

3．生理日に就業が著しく困難な場合は休暇の請求ができる。

4．妊娠中は請求すれば時間外労働が免除される。

113回PM28：90.2％ □□□→□□□

352 雇用の分野における男女の均等な機会及び待遇の確保等に関する法律〈男女雇用機会均等法〉に規定されている母性保護はどれか。

1．生理日の就業制限

2．産後6週間の就業禁止

3．妊産婦の時間外労働の禁止

4．妊婦健康診査の受診時間の確保

110回PM58：93.2％ □□□→□□□

353 母体保護法で規定されているのはどれか。

1．育児時間

2．生理休暇

3．受胎調節の実地指導

4．育児中の深夜業の制限

112回PM58：92.9％ □□□→□□□

354 母体保護法に規定されているのはどれか。

1．産後の休業

2．妊娠中の女性の危険有害業務の就業制限

3．妊娠したことを理由とした不利益な取扱いの禁止

4．経済的理由により母体の健康を著しく害するおそれのある場合の人工妊娠中絶

111回AM30：81.2％ □□□→□□□

355 育児休業、介護休業等育児又は家族介護を行う労働者の福祉に関する法律〈育児・介護休業法〉における介護休業の取得で正しいのはどれか。

1．介護休業は分割して取得することはできない。

2．介護の対象者1人につき半年を限度に取得できる。

3．要介護状態にある配偶者を介護するために取得できる。

4．介護老人福祉施設に入所している家族の面会のために取得できる。

110回AM87：81.4％ □□□→□□□

356 労働者災害補償保険法に規定されているのはどれか。**2つ選べ。**

1．通勤災害時の療養給付

2．失業時の教育訓練給付金

3．災害発生時の超過勤務手当

4．有害業務従事者の健康診断

5．業務上の事故による介護補償給付

109回PM37：81.0％ □□□→□□□

357 健康増進法に基づき実施されるのはどれか。

1．受療行動調査

2．特定保健指導

3．アレルギー疾患対策

4．受動喫煙の防止対策

111回PM55：91.2％ □□□→□□□

358 退職した高齢者に就労機会を提供するのはどれか。

1．シルバー人材センター

2．老人福祉センター

3．老人クラブ

4．自治会

111回PM63：72.5％ □□□→□□□

359 配偶者からの暴力の防止及び被害者の保護等に関する法律〈DV防止法〉について正しいのはどれか。

1．配偶者暴力相談支援センターは被害者の保護命令を出すことができる。
2．配偶者には事実上婚姻関係と同様の事情にある者が含まれる。
3．配偶者からの暴力を発見したときは、保健所へ通報する。
4．加害者の矯正が法の目的に含まれる。

113回AM29：83.7％ □□□→□□□

360 生活保護法に基づき生活保護の実務を行うのはどれか。

1．保健所
2．福祉事務所
3．精神保健福祉センター
4．地域包括支援センター

112回PM32：85.6％ □□□→□□□

361 生活保護法の扶助の種類とその内容の組合せで正しいのはどれか。

1．医療扶助 ―― 医療にかかる費用
2．教育扶助 ―― 高等学校以上の教育にかかる費用
3．住宅扶助 ―― 住宅の購入にかかる費用
4．出産扶助 ―― 新生児の育児用品にかかる費用

112回AM31：95.6％ □□□→□□□

362 社会保険制度と根拠法令の組合せで正しいのはどれか。

1．医療保険 ―― 健康保険法
2．介護保険 ―― 高齢者虐待の防止、高齢者の養護者に対する支援等に関する法律〈高齢者虐待防止法〉
3．雇用保険 ―― 社会福祉法
4．年金保険 ―― 生活困窮者自立支援法

109回AM54：89.4％ □□□→□□□

363 認知症《dementia》が疑われる人や認知症の人およびその家族を訪問し、複数の専門職でアセスメントや自立生活の支援を行うのはどれか。

1．成年後見人
2．介護認定審査会
3．認知症対応型通所介護
4．認知症初期集中支援チーム

111回AM31：81.5％ □□□→□□□

364 社会福祉法に基づき社会福祉協議会が推進するのはどれか。

1．がん対策
2．男女共同参画
3．就労の支援活動
4．ボランティア活動

110回PM69：86.7％ □□□→□□□

365 成年後見制度で正しいのはどれか。

1．任意後見人は裁判所が決定する。
2．認知症の診断と同時に成年後見制度が適用される。
3．日常生活自立支援事業の一部として位置付けられる。
4．成年後見人は財産管理などの手続きを本人の代理で行う。

112回AM67：70.0％ □□□→□□□

366 障害者の日常生活及び社会生活を総合的に支援するための法律〈障害者総合支援法〉に基づき、精神障害者に適用されるのはどれか。

1．障害基礎年金
2．一定割合の雇用義務
3．精神障害者保健福祉手帳
4．自立支援医療（精神通院医療）

111回PM86：86.0％ □□□→□□□

367 地域包括支援センターの目的を定める法律はどれか。

1．介護保険法
2．健康増進法
3．社会福祉法
4．地域保健法
5．老人福祉法

110回AM67：96.3％ □□□→□□□

368 介護保険制度におけるケアマネジメントで適切なのはどれか。

1．家族の介護能力はアセスメントに含めない。
2．介護支援専門員が要介護状態区分を判定する。
3．利用者が介護サービス計画を作成することはできない。
4．モニタリングの結果に基づき介護サービス計画の修正を行う。

112回AM55：95.1％ □□□→□□□

369 65歳以上の高齢者が要介護認定の有無に関わらず利用できるのはどれか。

1．介護予防教室

2．介護老人保健施設

3．夜間対応型訪問介護

4．通所介護〈デイサービス〉

110回PM68：85.4％ □□□→□□□

370 介護保険制度における地域密着型サービスはどれか。

1．重度訪問介護

2．地域活動支援事業

3．小規模多機能型居宅介護

4．特定施設入居者生活介護

113回PM68：82.1％ □□□→□□□

371 介護保険の介護給付で利用できる居宅サービスはどれか。

1．訪問入浴介護

2．介護予防居宅療養管理指導

3．看護小規模多機能型居宅介護

4．定期巡回・随時対応型訪問介護看護

111回AM53：71.3％ □□□→□□□

372 介護保険制度における施設サービスはどれか。

1．介護医療院サービス

2．小規模多機能型居宅介護

3．サービス付き高齢者向け住宅

4．認知症対応型共同生活介護〈認知症高齢者グループホーム〉

113回PM41：79.0％ □□□→□□□

373 介護老人保健施設について適切なのはどれか。

1．常勤医師の配置は義務ではない。

2．老人福祉法に基づき設置される。

3．要介護者に対して自宅での生活に向けた支援を行う。

4．従事者の配置基準は看護職員と介護職員が同数である。

112回PM34：94.9％ □□□→□□□

374 介護保険法と社会福祉士及び介護福祉士法に基づき、介護福祉士が一定の条件を満たす場合に実施できる医行為はどれか。

1．摘便

2．喀痰吸引

3．血糖測定

4．インスリン注射

112回PM67：90.0％ □□□→□□□

375 指定訪問看護ステーションについて正しいのはどれか。

1．看護職員以外は配置できない。

2．緊急時用の薬剤の保管が義務付けられている。

3．訪問看護指示書に基づいて療養者のケアを行う。

4．従事する看護職員は5年以上の臨床経験が必要である。

状況設定問題

状況設定問題

循環

111回AM97～99

1：94.5％ □□□→□□□　2：78.3％ □□□→□□□　3：93.7％ □□□→□□□

次の文を読み1～3の問いに答えよ。

Aさん（70歳、女性）は1人暮らし。夫とは1年前に死別した。近くの診療所で高血圧症《hypertension》と心不全《heart failure》と診断され、内服治療をしていた。月1回は診療所で内服薬の処方と食事指導や体重測定などの生活指導を受けていたが、時々薬を飲んだことを忘れてしまうことがあった。日常生活は自立しており、認知機能は問題ない。週2日、事務職のパートとして働いており、電車を使って通勤していた。息子（42歳）と娘（37歳）は仕事のため遠方に住んでいる。1か月前からAさんは家事や外出するときに軽い息切れを感じるようになり、2、3日前からは咳と痰が出るようになった。両足のむくみが出てきたため、診療所から自宅近くの病院を紹介され外来受診した。

身体所見：意識は清明。身長159cm、体重61.3kg。
体温37.1℃、呼吸数21/分、脈拍95/分、不整、血圧164/96mmHg、経皮的動脈血酸素飽和度〈SpO_2〉92％（room air）。
両下肢に軽度の浮腫を認めた。

1　外来看護師がAさんに対して優先して確認するのはどれか。

1．通院の方法
2．最近の体重の増減
3．パートの仕事内容
4．自宅での1日の過ごし方

2　診察の結果、Ａさんは心不全《heart failure》の悪化を認めたため入院することになり、個室を希望した。入院後、酸素マスクによる酸素療法や利尿薬による薬物療法、塩分制限などの食事療法が開始された。入院3日、夜勤の看護師から日勤の看護師への朝の申し送りで、昨晩のＡさんは夜間全く眠っていないこと、「ここはどこですか」と繰り返し尋ねてきたこと、娘が学校から帰ってくるのを待っていると言って病室の入り口を気にしていたことが報告された。日勤の看護師は、Ａさんの睡眠状況を改善する必要があると考え、Ａさんへの対応について検討した。

看護師のＡさんへの対応で適切なのはどれか。

1．終日、病室を明るくする。
2．日中眠っていたら覚醒を促す。
3．睡眠導入薬の使用を医師に相談する。
4．夜間覚醒している場合は、夜は眠るよう説得する。

3　入院後10日。入院治療により全身状態は改善し、夜間の睡眠もとれるようになったため、Ａさんは退院することになった。Ａさんは「入院していて体力が落ちてしまい、動くと疲れてしまう」と言っている。また、看護師に「医師から退院したら元の仕事はしてよいといわれました。これまでの生活を続けたいと思っています。また入院するのは嫌なので、今後の生活で気をつけることはありますか」と尋ねてきた。

このときの看護師の対応で適切なのはどれか。

1．「薬の管理はお薬カレンダーを使いましょう」
2．「通勤するときに駅の階段を使いましょう」
3．「水分は1日2,000mL摂りましょう」
4．「塩分を1日9g摂りましょう」

4：97.2％ □□□→□□□　5：84.8％ □□□→□□□

次の文を読み4、5の問いに答えよ。

Ａさん（65歳、女性、要支援1）は1人暮らし。慢性心不全《chronic heart failure》で定期的に外来受診していた。下肢の浮腫と息切れを自覚し、心不全の増悪があると診断されて入院となった。入院治療によって、両下肢に軽度の浮腫はあるが歩行による息切れは消失し、退院することになった。Ａさんは退院後の生活について「近くのスーパーに歩いて買い物に行くのが楽しみですが、息切れが心配です。何に気をつけたらよいですか」と病棟看護師に話した。

4　買い物についてＡさんに助言する内容で最も適切なのはどれか。

1．宅配サービスを利用する。
2．移動には車椅子を利用する。
3．荷物は両手に分散して持つ。
4．途中で息切れを感じたら座って休む。

5　退院後、心不全《heart failure》の増悪を予防する目的で訪問看護を週に1回利用することになった。Ａさんは夕方に下肢の浮腫が悪化するのを気にしており、訪問看護師に助言を求めた。

訪問看護師のＡさんへの助言で適切なのはどれか。

1．「靴は大きめのサイズを選びましょう」
2．「外出時は弾性ストッキングを履きましょう」
3．「下肢の中枢から末梢にマッサージしましょう」
4．「就寝時には湯たんぽを身体から2、3cm離して置きましょう」

111回PM93：94.0％ □□□→□□□

次の文を読み6の問いに答えよ。

Aさん（50歳、男性、会社員）は半年ほど前から労作時に胸痛と呼吸困難感があり、狭心症《angina pectoris》と診断され内服治療を受けている。本日明け方から胸部に圧迫感があった。出勤途中に強い胸痛を自覚し、自ら救急車を要請した。救急外来到着時のバイタルサインは、体温35.8℃、呼吸数30/分、脈拍112/分、血圧96/52mmHg、経皮的動脈血酸素飽和度〈SpO_2〉93％（酸素2L/分）。意識は清明。12誘導心電図はV_1～V_4でST上昇、Ⅱ、Ⅲ、aVFでST低下がみられた。

【※心臓カテーテル検査の結果、Aさんは急性心筋梗塞《acute myocardial infarction》と診断された。心係数2.4L/分/m^2、肺動脈楔入圧20mmHgでForrester〈フォレスター〉分類Ⅱ群であった。

身体所見：両側下肺野で呼吸音が減弱しており、軽度の粗い断続性副雑音が聴取される。

心エコー検査：左室駆出率〈LVEF〉58％

胸部エックス線検査：心胸郭比〈CTR〉48％】

6　その後、Aさんは経皮的冠動脈形成術〈PCI〉を受けた。帰室時のバイタルサインは、体温36.2℃、呼吸数20/分、脈拍58/分、整、血圧80/40mmHg、経皮的動脈血酸素飽和度〈SpO_2〉95％（酸素1L/分）。顔面は蒼白、冷汗を認めた。意識は清明である。

このとき看護師が最初に行うことはどれか。

1．側臥位にする。
2．除細動器の準備を行う。
3．穿刺部の出血の有無を確認する。
4．鎮痛薬の処方を医師に相談する。

110回PM91、93

7：78.4％ □□□→□□□　8：76.5％ □□□→□□□

次の文を読み7、8の問いに答えよ。

Ａさん（64歳、女性、主婦）は、50歳で高血圧症《hypertension》と診断され、降圧薬を服用している。栄養指導を受け、食事療法も実施している。趣味はサイクリングと海外旅行である。数か月前からサイクリング中に息苦しさやめまいを感じるようになったため、かかりつけ医から紹介された病院を受診した。外来受診時のバイタルサインは、体温36.8℃、呼吸数24/分、脈拍40/分、血圧96/52mmHg、経皮的動脈血酸素飽和度〈SpO_2〉98％（room air）。

7　Ａさんは完全房室ブロック《complete atrioventricular block》が疑われた。

Ａさんに行われる検査で優先されるのはどれか。

1．心臓超音波検査
2．12誘導心電図検査
3．心臓カテーテル検査
4．運動負荷心電図検査

【※検査の結果、Ａさんは完全房室ブロック《complete atrioventricular block》と診断された。】

8　その後、Ａさんにはペースメーカー植込み術が行われ、看護師は退院後の電磁干渉について説明を行った。Ａさんからは「生活の中でどのようなことに注意をすれば良いですか」と質問があった。

Ａさんが最も注意する必要がある状況はどれか。

1．新幹線への乗車
2．パーソナルコンピュータの使用
3．電動アシスト付き自転車での移動
4．電子商品監視装置〈Electronic Article Surveillance：EAS〉の通過

神経系

109回AM119～120

9：91.4% □□□→□□□　10：91.8% □□□→□□□

次の文を読み9、10の問いに答えよ。

Aさん（75歳、女性）は、脂質異常症《dyslipidemia》と高血圧症《hypertension》で通院中で、定期受診のため、外来待合室で順番を待っていた。Aさんは、待合室の雑誌を取ろうと立ち上がり、歩こうとしたところ、右足が思うように動かず引きずって歩いた。外来看護師が声をかけると、Aさんは「らいじょうぶ」と返答したが、ろれつが回らなかった。

9　検査の結果、Aさんは左脳の運動野に脳梗塞《cerebral infarction》を発症していることが分かった。Aさんは3週間の入院治療を経て転院し、2か月間のリハビリテーションを行うことになった。

転院先の医療機関に提供する情報で最も優先するのはどれか。

1．診療情報提供書
2．要介護認定の申請書
3．医療相談員の相談記録
4．使用中の車椅子の機種
5．身体障害者手帳の申請書

10　Aさんは、2か月間のリハビリテーションの結果、健側をつかってベッド上で端坐位ができるようになり、補装具をつければ軽介助で歩行できる状態まで回復した。退院後はベッド柵をつけた介護用ベッドを設置し、自宅で生活をする予定である。Aさんが自宅で使用する介護用ベッドの柵の配置を図に示す。

ベッド柵の配置で適切なのはどれか。

1．
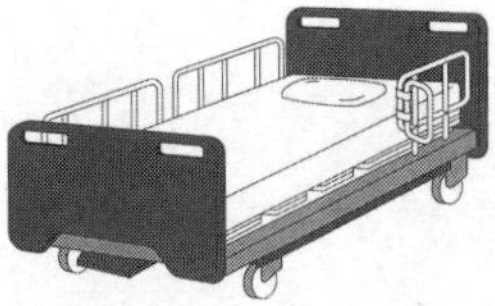

2．
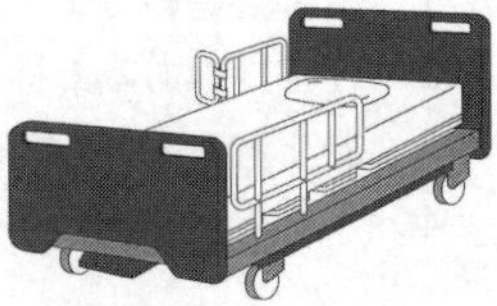

3．
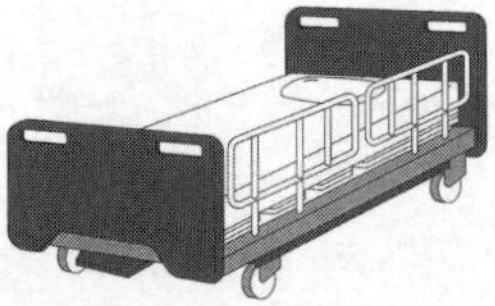

4．
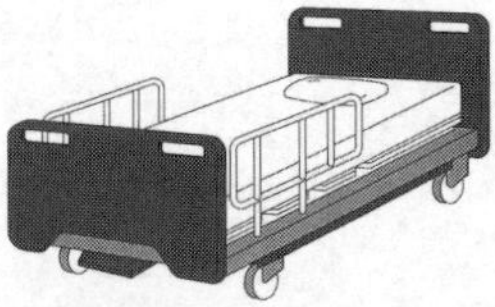

109回PM98～99

11：96.7% □□□→□□□　12：93.4% □□□→□□□

次の文を読み11、12の問いに答えよ。

Aさん（72歳、男性）は、2か月前に右中大脳動脈領域の脳梗塞《cerebral infarction》を発症した。本日、病院を退院し、介護老人保健施設に入所した。

既往歴：1年前に前立腺癌《prostatic carcinoma》のため腹腔鏡下前立腺全摘除術。

身体所見：左上下肢に軽度のしびれがある。半側空間無視がある。構音障害はない。

生活機能：改訂長谷川式簡易知能評価スケール〈HDS-R〉26点、Barthel〈バーセル〉インデックス65点。

【※Aさんは排尿コントロールについて「脳梗塞《cerebral infarction》になってから、尿意を感じるとがまんできずに大量の尿が漏れてしまう。1日に何回も漏らす」と看護師に話した。Aさんは過活動膀胱《overactive bladder》の状態にあると考えられる。】

11　入所後2日、Aさんは箸を使って食事をするが、いつも左側に置かれた食器には食べ残しがあった。

Aさんへの対応で適切なのはどれか。

1．スプーンの使用を勧める。
2．反復唾液嚥下テストを行う。
3．食事の途中で食器の配置を変える。
4．食器の下に滑り止めマットを敷く。

12　入所後3日、Aさんは入浴した。Aさんは自分で脱衣し、体を洗えたが、洗い残した部分を看護師が介助した。入浴後に看護師がAさんに服を手渡すと、Aさんは戸惑った表情で服を丸めたり広げたりしている。

Aさんへの更衣援助で最も適切なのはどれか。

1．着替え始めるまで待つ。
2．伸縮性のある素材の服を渡す。
3．服を着やすい向きに持たせる。
4．ボタンをマジックテープに変えた服を渡す。

111回PM100～102

13：72.6％ □□□→□□□　14：97.5％ □□□→□□□　15：91.2％ □□□→□□□

次の文を読み13～15の問いに答えよ。

Aさん（83歳、男性）は妻（81歳）と2人暮らし。息子夫婦は共働きで同市内に住んでいる。Aさんは自宅の廊下で倒れているところを妻に発見され、救急搬送された。Aさんは右上下肢に力が入らず、妻の声かけにうなずくが発語はなかった。頭部CTで左中大脳動脈領域の脳梗塞《cerebral infarction》と診断されたため救急外来で血栓溶解療法が行われ、入院となった。血栓溶解療法による治療後2週。Aさんは右上下肢麻痺、失語などの後遺症があるが、自宅への退院を希望したため、機能訓練の目的で回復期リハビリテーション病棟に転棟した。転棟後1日。Aさんはベッドから車椅子への移乗動作の訓練を始めたが、健側の下肢筋力が低下しているため、立位のときにバランスを崩しやすい状況である。

13　Aさんへの移乗時の援助で適切なのはどれか。**2つ選べ。**

1．ズボンのウエスト部分をつかんで引き上げる。
2．ベッドの高さを車椅子の座面より低くする。
3．床に離床センサーマットを設置する。
4．車椅子をAさんの左側に準備する。
5．移乗前に血圧測定を行う。

14　Aさんは妻や看護師との話の内容は理解しているようだが、返答の際に言葉を間違えてしまうことや言葉がなかなか出てこないことがある。

Aさんへの看護師の対応で適切なのはどれか。

1．Aさんの言葉を推測しながら話す。
2．Aさんの言い誤りを訂正する。
3．大きな声で話す。
4．話題を変える。

15　転棟後5週。Aさんは歩行練習が開始となり、病棟内では日常生活動作〈ADL〉も徐々に自立してきている。食事は時々むせがみられるが、配膳すれば自力で摂取できる。排泄は車椅子でトイレへ移動しており、ズボンの着脱に介助が必要である。入浴はシャワーチェアーに座り、手が届くところは自分で洗うことができる。歯磨きは一部介助が必要である。Aさんは早く自宅に帰りたいと話し、午前と午後の機能訓練には積極的に参加しているが、機能訓練後は「疲れて何もしたくない」とベッドで横になり眠っている。夕方に面会に来た妻は「面会時にいつも疲れたと言って眠っているので、このままの状態で退院して家で世話ができるかどうか自信がありません。息子夫婦も仕事が忙しいので、介護を手伝ってもらえるかわかりません」と言っている。

看護師の妻への対応で最も適切なのはどれか。

1．施設入所の検討を提案する。
2．トイレ介助の方法を指導する。
3．Aさんの機能訓練中の様子の見学を勧める。
4．息子夫婦にも介護に参加してもらうよう助言する。

112回AM100、102

16：99.2％ □□□→□□□　17：84.9％ □□□→□□□

次の文を読み16、17の問いに答えよ。

Aさん（75歳、男性）は妻（75歳）と2人暮らしで、15年前にParkinson《Parkinson disease》〈パーキンソン〉病と診断された。7年前よりレボドパ〈L-dopa〉を1日3回内服している。Hoehn&Yahr〈ホーエン・ヤール〉重症度分類のステージⅣで、要介護2である。妻は腰痛のため毎日リハビリテーション目的で通院中である。妻の介護負担を軽減するため、Aさんは毎月10日間、介護老人保健施設の短期入所〈ショートステイ〉を利用している。今回は妻の腰痛が増強したため、Aさんは予定を早めて入所した。Aさんは握力が低下しているが、スプーンを使用し自力で食事を摂取している。食事中に姿勢が崩れることが多く、むせや食べこぼしがある。

16　看護師のAさんへの食事援助で正しいのはどれか。

1．頸部を後屈した体位にする。
2．座位時の体幹を安定させる。
3．食後に嚥下体操を実施する。
4．こぼさずに摂取できるよう全介助する。

17　妻の腰痛が改善したため、Aさんは自宅に戻ることになった。Aさんは「妻に負担をかけないように自分で動けるようになりたい。自宅でできる運動や注意することを教えてください」と看護師に話した。

Aさんへの指導で適切なのはどれか。

1．「毎日30分間の階段昇降を行いましょう」
2．「歩行時に腕を大きく振りましょう」
3．「小刻みに歩くようにしましょう」
4．「毎日1km歩きましょう」

111回PM94～95

18：84.7％ □□□→□□□　19：89.1％ □□□→□□□

次の文を読み18、19の問いに答えよ。

Ａさん（38歳、会社員、女性）は夫と2人暮らし。通勤中に突然の頭痛を訴えて倒れ、救急搬送された。入院後に行った頭部CT検査および頭部MRI検査で、脳腫瘍《brain tumor》と診断された。Ａさんは脳腫瘍摘出のために開頭術を受けた。

18　帰室後の看護として適切なのはどれか。

1．発熱時の冷罨法は禁忌である。
2．徐脈時は経過観察とする。
3．ベッドの頭側を挙上する。
4．頸部を前屈させる。

19　脳腫瘍摘出手術の結果、膠芽腫《glioblastoma》と診断され、Ａさんは放射線療法と抗癌薬内服による化学療法を行うことになった。放射線療法を開始して1週後、Ａさんが頭皮のかゆみを訴えたため、副腎皮質ステロイド軟膏が処方された。

Ａさんへの説明として適切なのはどれか。

1．「定期的に髪の毛をそります」
2．「かゆみが強いときは温めてください」
3．「軟膏は放射線照射前に拭き取ってください」
4．「かゆみは放射線照射の終了日にはおさまります」

112回PM96：76.7％ □□□→□□□

次の文を読み20の問いに答えよ。

Aさん（53歳、女性）は休日に公園を散歩中、階段から落ちて頭部を強打し、意識を消失した状態で病院に救急搬送された。病院到着時のAさんは開眼せず、声は発しているが理解不能である。痛み刺激には逃れようとする動作がみられる。

【※Aさんは右側の急性硬膜外血腫《acute epidural hematoma》と診断され、緊急開頭手術を受けることになった。】

20　開頭手術後2日、Aさんの全身状態は良好で、硬膜外ドレーンの排液も異常所見はなく経過している。看護師が訪室するとAさんは仰臥位で開眼し、「目が覚めたら病院にいて手術も終えていたので驚きました。今は気分もよいが、寝てばかりで背中が痛くなってきたので体勢を変えたい」と話す。

看護師の対応で適切なのはどれか。

1．仰臥位を保持する。
2．頭側を30度挙上する。
3．頭側を60度挙上する。
4．頭側を90度挙上する。

運動

110回AM103～105

21：98.2％ □□□→□□□　22：92.8％ □□□→□□□　23：90.4％ □□□→□□□

次の文を読み21～23の問いに答えよ。

A君（7歳、男児）は、サッカークラブに所属している。本日、練習中に転倒して右腕を地面についた後、肘周囲に腫れと強い痛みが生じたため、父親と救急外来を受診した。エックス線撮影の結果、右側の上腕骨顆上骨折《supracondylar fracture of humerus》と診断され、非観血的整復とギプス固定が行われることになった。A君は不安な表情で父親と処置室の前で待っている。

21　ギプス固定にあたり、A君への看護師の説明で適切なのはどれか。

1．痛くないことを説明する。
2．すぐ終わることを説明する。
3．ギプスが乾くときに冷たくなると説明する。
4．ギプスに使うものを見せながら説明する。

22　A君は、整復術後の経過観察のため1泊入院することになった。

整復術後の合併症の観察方法で適切なのはどれか。

1．患側の肩の皮膚色を観察する。
2．患肢の観察は8時間ごとに行う。
3．感覚鈍麻の有無は患肢の手指を触れて観察する。
4．冷感はギプスの中に看護師が手を入れて観察する。

23　退院時、A君は「明日から学校に行けるかな」と看護師に質問した。看護師は、学校には行けることを伝えた後、学校生活における注意点を説明することにした。

A君への説明で適切なのはどれか。

1．「右手の指は使わないでね」
2．「ギプスは濡れても大丈夫だよ」
3．「ギプスをぶつけないようにしてね」
4．「体育の授業は休まなくてもいいよ」

113回AM92：78.4％ □□□→□□□

次の文を読み24の問いに答えよ。

Aさん（49歳、女性）は、これまで在宅勤務でほとんど外出することがなく、BMI33であった。Aさんは久しぶりの出勤の際に転倒し、右大腿骨頸部骨折《femoral neck fracture》と診断され、右人工股関節置換術を受けることになった。

24　術後1日、Aさんは39.1℃の発熱がみられた。

バイタルサイン：呼吸数18/分、脈拍117/分、整、血圧132/82mmHg、経皮的動脈血酸素飽和度〈SpO_2〉97％（room air）。

身体所見：呼吸音は異常なし、腰背部痛なし、術創部の腫脹、発赤、熱感はない。左手の末梢血管内カテーテル刺入部に発赤、熱感がある。

血液検査所見：赤血球344万/μL、Hb12.1g/dL、白血球11,900/μL、血小板18万/μL。

血液生化学所見：尿素窒素16mg/dL、クレアチニン0.8mg/dL、CRP11.4mg/dL。

尿所見：沈査に白血球を認めない。

胸部エックス線写真：異常所見なし。

Aさんの発熱の原因で考えられるのはどれか。**2つ選べ。**

1．肺炎《pneumonia》
2．腎盂腎炎《pyelonephritis》
3．術創部感染
4．術後の吸収熱
5．カテーテル関連血流感染症《catheter related bloodstream infection》

110回PM98～99

25：73.1％ □□□→□□□　26：91.1％ □□□→□□□

次の文を読み25、26の問いに答えよ。

Aさん（75歳、女性）は、1人暮らし。高血圧症《hypertension》の内服治療をしているが、その他に既往歴はない。認知機能は問題ない。軽度の円背があるが、日常生活動作〈ADL〉は自立している。簡単な家事は自分で行っており、家の中で過ごすことが多かった。近所に住む長女が時々、Aさんの様子を見に来ていた。

ある日、Aさんは自宅の階段を踏み外して転落し、横向きになったまま動けなくなったところを訪問してきた長女に発見され、救急車で病院に運ばれ、右大腿骨頸部骨折《femoral neck fracture》と診断された。そのまま入院し、緊急手術を行うことになった。

25　手術後14日。Aさんは、回復期リハビリテーション病棟のトイレ付きの個室に移動した。Aさんは歩行訓練を行っているが、立ち上がるときにバランスを崩しやすく「夜トイレに行こうとしてベッドから立ち上がるときに、ふらふらする。また転んでしまうのが怖い」と言っている。

このときの看護師の対応で最も適切なのはどれか。

1．ポータブルトイレを置く。
2．ベッドに移動介助バーを付ける。
3．ベッドの頭部側を45度挙上する。
4．夜間はヒッププロテクターを装着する。

26　Aさんの退院日が決定した。看護師は、Aさんの退院前の指導を行うことになった。Aさんから「医師から骨がもろくなっていると言われました。これ以上悪くならないように何をすればよいでしょうか」と質問があった。

Aさんへの看護師の説明で適切なのはどれか。

1．「体操は控えましょう」
2．「炭酸飲料を飲みましょう」
3．「果物を積極的に摂りましょう」
4．「日光を浴びるようにしましょう」

113回AM 100～102

27：87.8％ □□□→□□□　28：90.3％ □□□→□□□　29：96.3％ □□□→□□□

次の文を読み27～29の問いに答えよ。

Aさん（70歳、女性）は夫（68歳）と2人で暮らしている。BMI26で左股関節の変形性関節症《osteoarthritis》のため関節可動域の制限と疼痛があり、外出時はT字杖を使用している。症状が強いときに消炎鎮痛薬を服用しているが、日常生活動作は自立している。Aさんは過去に転倒したことはないが、左右の下肢の差が3cmあり、立ち上がるときにふらつくことがある。自宅で座って過ごす時間が長い。Aさんは定期受診のため夫に付き添われて外来を受診した。

27　Aさんの症状の悪化を予防するための説明で適切なのはどれか。

1．運動はしない。
2．減塩食をとる。
3．体重を減らす。
4．家事は夫に任せる。

28　外来で、診察終了後にAさんから「少し話がある」と言われた女性のB看護師は、空いている診察室で面談した。Aさんから「男性の医師には聞けなかったのですが、性交はやめておいた方がよいでしょうか。股関節の痛みが強くなることはないのですが、夫も心配していました」と相談があった。

このときのB看護師のAさんへの対応で適切なのはどれか。

1．「同年代の変形性関節症《osteoarthritis》の方に聞いてみてはいかがですか」
2．「股関節に負担がない体位について説明します」
3．「性交時は潤滑剤を使いましょう」
4．「性交は避けた方がよいでしょう」

29　B看護師は、Aさんが処置室前の待合室でT字杖を持ち、椅子から立ち上がろうとしているのを見かけた。B看護師が声をかけると、Aさんは「夫が会計をしていますが、急にトイレに行きたくなって」と慌てていた。夫はAさんから2mほど離れた所で会計をしているため、Aさんの様子に気がついていない。待合室は患者や家族で混雑しており、外来にある車椅子は別の患者が使用中だった。

AさんへのB看護師の声かけで適切なのはどれか。

1．「車椅子を探してきます」
2．「ご主人をお呼びしましょう」
3．「トイレまで一緒に行きましょう」
4．「転ばないように気を付けて行ってくださいね」

呼吸

113回AM94～96

30：87.4％ □□□→□□□　31：92.0％ □□□→□□□　32：89.6％ □□□→□□□

次の文を読み30～32の問いに答えよ。

Ａさん（57歳、男性）は、妻（50歳）と2人で暮らしている。21歳から喫煙習慣があり、5年前に風邪で受診した際に肺気腫《pulmonary emphysema》と診断された。最近は坂道や階段を昇ると息切れを自覚するようになってきた。

30　Ａさんの呼吸機能に関する数値で増加を示すのはどれか。

1．1秒率

2．残気量

3．1回換気量

4．動脈血酸素分圧〈PaO_2〉（room air）

31　Ａさんは発熱、咳嗽、粘稠痰、呼吸困難を認めたため受診し、肺炎《pneumonia》を伴う慢性閉塞性肺疾患《chronic obstructive pulmonary disease》〈COPD〉の急性増悪と診断されて入院した。入院後、薬物療法によって病状は改善し退院が決定した。看護師がＡさんに退院後の生活について尋ねると、今回の入院をきっかけにＡさんは退職し、家事に専念すると答えた。

Ａさんの呼吸機能に対する負荷が最も小さい動作はどれか。

1．食べる直前に調理する。

2．部屋全体に掃除機をかける。

3．頭より高い位置に洗濯物を干す。

4．買い物した荷物をカートで運ぶ。

32　5年後、Ａさんは急性増悪による入退院を繰り返していた。今回の入院では呼吸機能の低下がみられたため、退院後に在宅酸素療法〈HOT〉を導入することになった。Ａさんは「家での生活で気をつけることは何ですか」と看護師に質問した。

Ａさんへの指導内容で適切なのはどれか。

1．「寒いときは電気毛布を使ってください」

2．「入浴時は酸素チューブを外してください」

3．「ガス調理器を電磁調理器に変更してください」

4．「呼吸が苦しいときは楽になるまで酸素流量を上げてください」

112回PM97～99

33：80.6％ □□□→□□□　34：88.2％ □□□→□□□　35：72.3％ □□□→□□□

次の文を読み33～35の問いに答えよ。

Aさん（75歳、男性）は1人暮らしで、妻とは5年前に死別し、子どもはいない。57歳のときに慢性閉塞性肺疾患《chronic obstructive pulmonary disease》〈COPD〉と診断された。他に既往はない。20歳から喫煙していたが、今は禁煙している。エレベーターのないアパートの4階に住んでおり、家事動作時に息苦しさが出現することもあったが、日常生活動作〈ADL〉は自立していた。妻が亡くなってからは食事が不規則になり、インスタント食品ばかり食べていた。入浴はせず、週に1回シャワーを浴びていた。

1週前から日常生活動作〈ADL〉でも息苦しさが増強し、食欲がなく、ほとんど食事をしていなかったが、ジュースを500mL/日は飲んでいた。昨日の夕方に37.8℃の発熱があったため、本日かかりつけの病院を受診した。

受診時の身体所見：体温37.6℃、呼吸数24/分、脈拍94/分、整、血圧138/88mmHg、経皮的動脈血酸素飽和度〈SpO_2〉82％（room air）。動脈血液ガス分析（room air）：動脈血酸素分圧〈PaO_2〉45Torr、動脈血二酸化炭素分圧〈$PaCO_2$〉58Torr。

検査所見：赤血球420万/μL、Hb10.3g/dL、白血球9,500/μL、総蛋白5.8g/dL、アルブミン3.4g/dL、空腹時血糖98mg/dL、CRP10.1mg/dL。

医師の診察の結果、Aさんは慢性閉塞性肺疾患《chronic obstructive pulmonary disease》〈COPD〉の急性増悪と診断された。

33　このときのAさんの状態はどれか。

1．うつ熱
2．高血圧
3．呼気の延長
4．皮膚の掻痒感

34　Aさんは入院し、抗菌薬の点滴静脈内注射と酸素投与が開始された。病棟内の歩行の許可が出て、食事も全粥食を半分程度は食べることができた。

Aさんに起こりうる症状で最も注意が必要なのはどれか。

1．貧血
2．便秘
3．高血糖
4．CO_2ナルコーシス

35　Aさんは順調に回復したため、退院が決まった。退院後の慢性閉塞性肺疾患《chronic obstructive pulmonary disease》〈COPD〉の治療は、在宅酸素療法〈HOT〉は導入せずに薬物療法を継続することになった。Aさんは、看護師に「退院後も自宅で生活したい」と話している。近隣に家事を手伝ってくれる親戚や友人はいない。

Aさんへの退院指導の内容で適切なのはどれか。**2つ選べ。**

1．肺炎球菌ワクチンの接種を勧める。
2．水分を制限するよう指導する。
3．糖分を制限するよう指導する。
4．配食サービスの利用を勧める。
5．毎日の散歩を勧める。

113回PM91～93

36：76.6％ □□□→□□□　37：73.0％ □□□→□□□　38：86.0％ □□□→□□□

次の文を読み36～38の問いに答えよ。

Ａさん（58歳、男性、会社員）は、身長175cm、体重73kgである。Ａさんは、健康診断の胸部エックス線撮影で異常陰影を指摘され、3週前に胸部造影CT検査を受けた。左肺下葉に約8mmの病変が見つかり、精密検査の結果、肺癌《lung cancer》（T1N0M0）と診断され、本日、手術目的で入院した。咳嗽、息苦しさ、喀痰はない。喫煙歴があり、20年間20本/日、禁煙後18年である。

バイタルサイン：体温36.9℃、呼吸数14/分、脈拍72/分、整、血圧136/76mmHg、経皮的動脈血酸素飽和度〈SpO_2〉96％（room air）。

検査所見：赤血球510万/μL、Hb15.6g/dL、Ht47％、白血球6,200/μL、血小板32万/μL、総蛋白7.7g/dL、アルブミン4.2g/dL、空腹時血糖102mg/dL。

呼吸機能所見：％VC76％、FEV_1％73％。

36　入院時の所見で正しいのはどれか。

1．頸部リンパ節の腫脹
2．拘束性換気障害
3．低栄養
4．貧血

37　Ａさんは、入院2日目に胸腔鏡下左下葉切除術を受ける予定である。Ａさんは看護師に「全身麻酔で手術を受けるのは初めてです。医師から手術の説明はあったけれど、合併症についてもう一度教えてもらえますか」と質問した。

Ａさんに生じる可能性が高い合併症はどれか。

1．気胸《pneumothorax》
2．反回神経麻痺
3．Horner〈ホルネル〉症候群《Horner's syndrome》
4．Pancoast〈パンコースト〉症候群《Pancoast's syndrome》

38　Ａさんの手術は予定通りの術式で行われ、肺癌《lung cancer》は術前診断通りの病期であった。Ａさんの術後経過は良好であり、退院日が決定した。Ａさんのバイタルサインは、体温36.3℃、呼吸数18/分、脈拍66/分、整、血圧134/76mmHg、経皮的動脈血酸素飽和度〈SpO_2〉97％（room air）であった。

退院後の生活指導で正しいのはどれか。

1．「インフルエンザワクチンは接種できません」
2．「左手で重い荷物を持たないでください」
3．「少しずつ活動量を増やしてください」
4．「自宅で酸素吸入を行ってください」

39：96.7% □□□→□□□　40：85.4% □□□→□□□

次の文を読み39、40の問いに答えよ。

Aさん（60歳、男性、元建設業）は、妻（57歳）と2人暮らし。2年前に悪性胸膜中皮腫《malignant pleural mesothelioma》と診断され、化学療法を受けたが効果がみられず、外来通院していた。2週前から、胸痛、息苦しさ、倦怠感が増強したため、症状コントロール目的で入院した。

バイタルサイン：体温36.0℃、呼吸数24/分、脈拍92/分、血圧126/88mmHg、経皮的動脈血酸素飽和度〈SpO_2〉86～90％（room air）。

身体所見：両側下肺野で呼吸音が減弱しており、軽度の副雑音が聴取される。

血液所見：赤血球370万/μL、Hb8.8g/dL、白血球6,700/μL、総蛋白5.2g/dL、アルブミン3.8g/dL、CRP1.5mg/dL。

動脈血液ガス分析（room air）：pH 7.31、動脈血二酸化炭素分圧〈$PaCO_2$〉40 Torr、動脈血酸素分圧〈PaO_2〉63 Torr。

胸部エックス線写真：胸膜肥厚と肋骨横隔膜角の鈍化が認められる。肺虚脱なし。

39　入院後、症状緩和のためモルヒネの内服と経鼻カニューレによる酸素療法2L/分が開始された。経皮的動脈血酸素飽和度〈SpO_2〉は95％前後で維持されるようになったが、Aさんは夜間の息苦しさを訴えている。

Aさんの呼吸困難を緩和するための体位で適切なのはどれか。

1．半腹臥位
2．右側臥位
3．左側臥位
4．セミファウラー位

40　入院後2週、Aさんの身体状態は急激に悪化し、Aさんは「息が吸えない。苦しい。何とかしてくれ」と訴え、眉間にしわを寄せて口呼吸をしている。軽度の喘鳴がみられ、経皮的動脈血酸素飽和度〈SpO_2〉は88～92％（経鼻カニューレによる酸素療法2L/分）である。また、頻繁に体位を変えて落ち着きがなく、つじつまが合わない訴えと場所の見当識障害もみられる。毎日面会に来ている妻は「どうなってしまったのでしょうか。苦しそうでかわいそう」と涙ぐみ、ベッドから離れたところで座っている。

Aさんの妻への看護師の説明で適切なのはどれか。

1．「Aさんが場所を間違っても否定しないで下さい」
2．「口腔内吸引をするとAさんの呼吸が楽になります」
3．「タッチングをするとAさんの安心感につながります」
4．「Aさんの症状が落ち着くまで自宅で待機して下さい」

消化・栄養・代謝

109回AM97～99

41：91.1％ □□□→□□□　42：91.3％ □□□→□□□　43：94.7％ □□□→□□□

次の文を読み41～43の問いに答えよ。

Ａさん（81歳、男性）は、妻（73歳）と2人暮らし。自宅でのADLは自立し、認知機能に障害はない。

Ａさんは食欲不振と腹部不快感、微熱を主訴に受診したところ、急性胆嚢炎《acute cholecystitis》と診断され、その日のうちに入院した。Ａさんのバイタルサインは、体温37.3℃、呼吸数22/分、脈拍90/分、血圧136/84mmHg。入院後は絶飲食の指示があり、持続点滴静脈内注射と抗菌薬の投与が開始された。トイレ歩行の許可は出ている。

41　Ａさんの病室環境で適切なのはどれか。

1．座った時に膝関節が90度になる高さにベッドを調整する。
2．点滴スタンドをベッドに固定する。
3．ポータブルトイレを設置する。
4．離床センサーを設置する。

42　入院後2日、妻がＡさんについて「入院してからよく寝ています。時々ここが病院だとわからないようです。話しかけても気づかず、天井を眺めていることもあるし、しゃべり続けることもあります」と看護師に訴えた。Ａさんのバイタルサインは、体温36.9℃、呼吸数20/分、脈拍88/分、血圧144/80mmHg。

Ａさんの状態で最も考えられるのはどれか。

1．うつ病《depression》
2．せん妄《delirium》
3．ナルコレプシー《narcolepsy》
4．急性ストレス反応

43　入院後3週、Ａさんは症状が改善し、退院することになった。Ａさんは「退院したら孫たちと温泉旅行をして、おいしいものをたくさん食べることが楽しみです。何か気を付けることはありますか」と看護師に話した。

退院時のＡさんへの指導で適切なのはどれか。

1．「上腹部の痛みがあったら受診してください」
2．「食事内容の制限はありません」
3．「運動は控えてください」
4．「入浴しないでください」

109回PM94、96

44：95.6% □□□→□□□　45：93.1% □□□→□□□

次の文を読み44、45の問いに答えよ。

Aさん（56歳、女性、会社員）は、夕食の1時間後から腹痛・嘔吐が出現し救急外来を受診した。2か月前から自然に消失する右季肋部痛を繰り返していた。

身体所見：身長155cm、体重82kg。体温38.2℃、呼吸数16/分、脈拍110/分、血圧126/70mmHg。眼球結膜に黄染あり。右季肋部に圧痛あり。意識清明。

検査所見：白血球14,960/μL、Hb12.8g/dL。総ビリルビン8.7mg/dL、直接ビリルビン7.2mg/dL、アミラーゼ121IU/L、リパーゼ45IU/L、尿素窒素18.9mg/dL、血清クレアチニン0.98mg/dL。CRP 9.2mg/dL。

腹部超音波検査所見：胆嚢壁の肥厚、胆嚢の腫大、総胆管の拡張、総胆管結石を認めた。

44　Aさんの病態で正しいのはどれか。

1．急性胃炎 acute gastritis
2．急性腎不全 acute renal failure
3．閉塞性黄疸 obstructive jaundice
4．溶血性貧血 hemolytic anemia

【※Aさんは、緊急で内視鏡的逆行性胆管膵管造影〈ERCP〉を受ける方針となった。】

45　Aさんには、緊急内視鏡的逆行性胆管膵管造影〈ERCP〉に続いて内視鏡的経鼻胆管ドレナージ〈ENBD〉が留置された。入院時に採取した血液培養からは大腸菌〈*E. coli*〉が検出されたが、抗菌薬治療とENBDにより解熱している。

入院後2日、Aさんは右季肋部の違和感を訴えた。バイタルサインは正常である。この時の看護師の対応で正しいのはどれか。**2つ選べ。**

1．ドレナージチューブをクランプする。
2．ドレナージチューブから空気を注入する。
3．ドレナージチューブの固定位置を確認する。
4．ドレナージチューブからの排液量を確認する。
5．ドレナージチューブをアルコール綿で消毒する。

46：91.5％ □□□→□□□　47：92.9％ □□□→□□□　48：71.4％ □□□→□□□

次の文を読み46～48の問いに答えよ。

Aさん（60歳、男性、会社員）は息子2人が独立して遠方で暮らしており、2年前に妻と死別して以来、1人暮らし。直腸癌《rectal cancer》と診断され、腹会陰式直腸切断術、人工肛門造設術を行うと外来で説明を受けた。Aさんは看護師に対して「人工肛門を作ると聞いています。便が出てくる場所がどこなのかよくわからなくてイメージできない」と話した。

46　人体の前面と背面を図に示す。

Aさんの人工肛門が造設される位置はどれか。

1．①
2．②
3．③
4．④

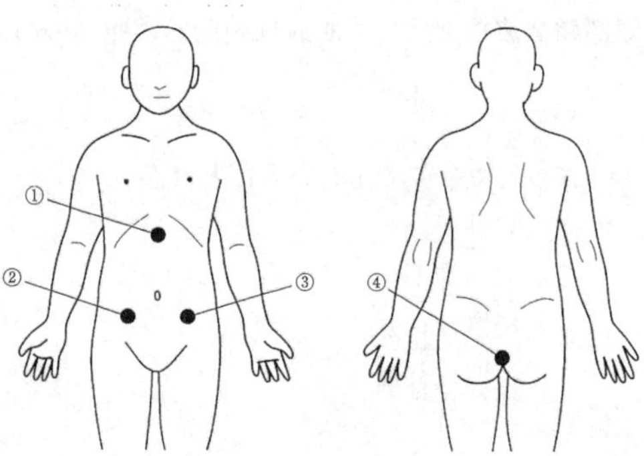

47　Aさんの手術は予定通り終了した。

術後1日、会陰部から挿入されたドレーンからは、淡血性の排液が10mL/時で流出していた。バイタルサインが安定していることを確認した後、Fowler〈ファウラー〉位にして15分が経過したところで、Aさんからナースコールがあった。看護師が訪室すると「おしりが濡れているような気がする」と言う。確認すると、会陰部のガーゼに淡血性の浸出液を認めた。

Aさんへの対応で最も優先度が高いのはどれか。

1．Fowler〈ファウラー〉位から仰臥位にする。
2．ドレーンの屈曲を確認する。
3．排液バッグを交換する。
4．会陰部を消毒する。

48　術後10日、Aさんは退院日が決まり、「落ち着いたら仕事に復帰します。1人暮らしなので、自分で人工肛門を管理しないといけないですね」と述べた。

Aさんの退院に際し、人工肛門の管理に関する看護師の指導で正しいのはどれか。

1．「面板は1日2回交換してください」

2．「装具の交換は滅菌手袋を使用してください」

3．「面板除去部の皮膚はお湯で洗浄してください」

4．「定期的に人工肛門の大きさを確認してください」

49：97.5% □□□→□□□　50：93.4% □□□→□□□

次の文を読み49、50の問いに答えよ。

Aさん（56歳、男性、会社員）は、デスクワークが多い仕事をしている。40歳時の会社の健康診断で2型糖尿病《type 2 diabetes mellitus》と診断され、紹介されたクリニックで血糖降下薬を処方されて内服を継続していた。50歳ころから視力の低下と持続性蛋白尿を指摘され、腎臓内科を受診し食事指導を受けた。しかし、仕事が忙しく食事指導の内容を守れていなかった。1年前から、足のしびれが出現するようになった。

49　Aさんの現在の状況のアセスメントで適切なのはどれか。

1．緑内障《glaucoma》が疑われる。
2．運動療法が必要である。
3．糖尿病性神経障害《diabetic neuropathy》が疑われる。
4．高蛋白質の食事摂取が必要である。

50　Aさんは、3か月前に末期腎不全《end-stage renal failure》の状態で腎代替療法（血液透析）が必要であると腎臓内科の医師から説明された。シャント造設のための入院を予定していたが、仕事が忙しく延期となっていた。1週前から感冒症状があり、体重増加、全身浮腫、全身倦怠感、呼吸苦が出現したため、緊急入院となった。透析用のカテーテルを挿入し、緊急血液透析を行った。

入院時の身体所見：体重73kg（1週間で4kg増加）、血圧178/105mmHg。

入院時の検査所見：Hb9.5g/dL、血清尿素窒素72mg/dL、血清クレアチニン9.0mg/dL、血清カリウム6.8mEq/L、血清ナトリウム138.5mEq/L。

緊急入院時のAさんの胸部エックス線写真を下に示す。

Aさんが緊急血液透析となった病態で正しいのはどれか。

1．貧血《anemia》
2．心不全《heart failure》
3．低カリウム血症《potassium deficiency》
4．低ナトリウム血症《hyponatremia》

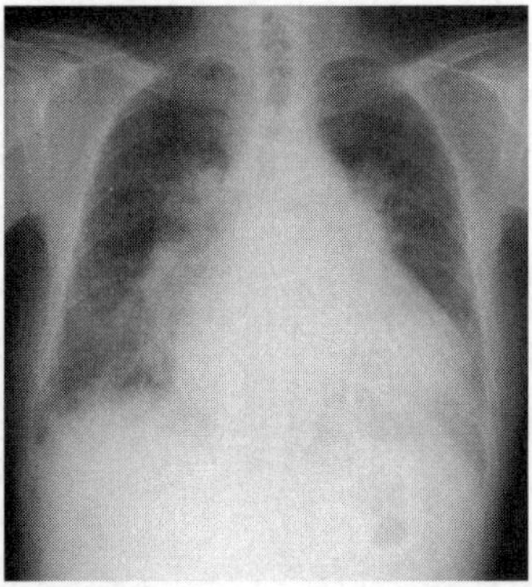

109回PM115～116

51：89.9% □□□→□□□　52：80.0% □□□→□□□

次の文を読み51、52の問いに答えよ。

Aさん（75歳、男性）は、妻（70歳）と2人暮らし。2型糖尿病《type 2 diabetes mellitus》の治療中で、2年前から1日2回朝・夕食前に混合型インスリン注射が開始となった。その後、糖尿病性網膜症《diabetic retinopathy》による視力障害が進んだため、現在は妻と一緒に単位数や針の確認をし、インスリンの自己注射を実施している。

51　外来受診時にAさんの妻から外来看護師に「2人で協力してインスリン注射することには慣れてきました。たまには夜に夫とゆっくり和食を食べに行きたいのですが、外出時の注射で気を付けることを教えてほしい」と相談があった。

Aさんと妻への外来看護師の指導内容で適切なのはどれか。

1．「お店に着いたらすぐに注射を打ちましょう」

2．「インスリンを常温で持ち運ぶことはできません」

3．「注射ができる場所をお店の人に確認しましょう」

4．「普段よりもインスリン量を増やす必要があります」

52　インスリン治療開始後3年、Aさんは妻の付き添いで散歩を取り入れ運動療法にも取り組んでいたが、靴ずれが悪化し右第5趾に潰瘍ができた。そこで要介護1の認定を受けて訪問看護が週2回導入され、フットケアの指導が行われることになった。

訪問看護師が行う妻への指導内容で適切なのはどれか。**2つ選べ。**

1．絆創膏は足趾全体を覆うように貼る。

2．浸出液の臭いの変化に注意する。

3．泡立てた石けんで足を洗う。

4．足浴には42℃の湯を使う。

5．大きいサイズの靴を履く。

112回PM93：91.1% □□□→□□□

次の文を読み53の問いに答えよ。

Aさん（61歳、男性、会社員）はデスクワーク中心の仕事をしている。今朝、職場へ出勤したが、自分の机の位置や同僚の名前が分からない等の見当識障害があり、同僚に付き添われ救急外来を受診した。頭痛、嘔吐、めまいはない。

現病歴：4年前に2型糖尿病《type 2 diabetes mellitus》と診断され、経口糖尿病薬が開始された。1年前から受診を自己判断で中断している。

身体所見：身長170cm、体重100kg。体温38.6℃、呼吸数22/分、脈拍112/分、整、血圧108/64mmHg。対光反射（+）、瞳孔不同（−）。歩行可能。右第1趾に発赤、腫脹、異臭がある。

検査所見：白血球19,200/μL、血糖904mg/dL、Na131mEq/L、K3.4mEq/L、ヘモグロビンA1c〈HbA1c〉9.2%、アンモニア49μg/dL、CRP22mg/dL。動脈血液ガス分析pH7.32 。血漿浸透圧394mOsm/L。尿ケトン体（±）。

【※Aさんはインスリン療法、糖尿病足病変に対する抗菌薬治療で全身状態は改善した。】

53　Aさんの糖尿病足病変の悪化を防ぐ目的で看護師が行う指導で正しいのはどれか。**2つ選べ。**

1.「靴下を履きましょう」
2.「月に1回、足を観察してください」
3.「暖房器具に足を近づけないでください」
4.「足の傷は痛みが出てから受診してください」
5.「鶏眼《corn》〈うおのめ〉が出来た場合は自分で削ってください」

次の文を読み54、55の問いに答えよ。

A君（8歳、男児、小学3年生）は、父親（40歳、会社員）と母親（38歳、主婦）との3人暮らし。多飲と夜尿を主訴に小児科を受診した。尿糖4＋のため、1型糖尿病《type 1 diabetes mellitus》の疑いで病院に紹介され、精密検査を目的に入院した。A君は身長123cm、体重27.5kg（1か月前の体重は29.5kg）。入院時のバイタルサインは、体温36.9℃、脈拍100/分、血圧98/42mmHg。随時血糖300mg/dL、HbA1c9.3%、抗グルタミン酸デカルボキシラーゼ〈GAD〉抗体陽性。尿糖4＋、尿ケトン体3＋。血液ガス分析pH7.02であった。

54　入院後、インスリンの持続点滴静脈内注射が開始された。入院後3日に血糖値が安定し、インスリンの持続点滴静脈内注射が中止された。ペン型注射器によるインスリン療法が開始され、看護師は母親とA君に自己血糖測定とインスリン自己注射について説明した。A君は「自分で注射するなんてできない」と言ってインスリン自己注射の練習が進まない。

A君への看護師の対応で最も適切なのはどれか。

1．インスリン自己注射の必要性を繰り返し説明する。
2．A君が納得するまで母親にインスリン注射をしてもらう。
3．インスリン自己注射ができるようになったら退院できると話す。
4．インスリン自己注射をしている同年代の糖尿病患児と話す機会を作る。

55　A君と母親は、自己血糖測定とインスリン自己注射に関する手技を身につけて退院し、外来通院となった。退院後2か月、A君と母親が定期受診で来院した際、看護師がA君に生活の様子を尋ねたところ「学校では血糖測定もインスリン注射もやっているよ。給食は楽しみで好き嫌いなく食べているよ」と話した。母親は「帰宅時に時々手の震えや空腹感を訴え、血糖を測定すると60mg/dL台のことがあり、自分で補食を選んで食べています。なぜ日によって低血糖になることがあるのでしょうか」と話している。

看護師がA君の低血糖の原因をアセスメントする際に優先して収集すべき情報はどれか。

1．インスリン自己注射に対するA君の認識
2．学校内でインスリン自己注射を行う場所
3．学校での運動量
4．給食の摂取量

腎・泌尿器・体液

111回AM94：78.7％ □□□→□□□

次の文を読み56の問いに答えよ。

Aさん（50歳、男性、会社員）は妻と高校生の息子との3人暮らし。仕事を生きがいに働き続けていた。慢性腎不全《chronic renal failure》のため透析治療が必要になったが、本人の希望で連続携行式腹膜灌流法〈CAPD〉を導入することになり入院した。Aさんはこれからの生活がどのようになるのかを看護師に質問した。

56　Aさんに対する説明として正しいのはどれか。

1.「食事療法が必要です」

2.「通院は週に2、3回必要です」

3.「宿泊を伴う旅行はできません」

4.「カテーテル挿入術後の翌日から入浴できます」

113回PM100～102

57：81.7％ □□□→□□□　58：91.2％ □□□→□□□　59：88.5％ □□□→□□□

次の文を読み57～59の問いに答えよ。

Aちゃん(7歳、女児)は、頭痛、食欲不振、全身倦怠感、肉眼的血尿および両眼瞼の浮腫を主訴に来院した。1か月前に扁桃炎《tonsillitis》に罹患した以外は既往歴に特記すべきことはない。扁桃炎《tonsillitis》は抗菌薬を内服し軽快した。検査の結果、溶連菌感染後急性糸球体腎炎《poststreptcoccal acute glomerulonephritis》と診断されて入院した。入院時、Aちゃんは体温36.6℃、呼吸数20/分、心拍数84/分、血圧130/80mmHgで、床上安静の指示が出された。

57　Aちゃんの入院時の看護計画で適切なのはどれか。

1．水分摂取を促す。
2．1日3回の血圧測定を行う。
3．食事の持ち込みを許可する。
4．腰部に消炎鎮痛薬を貼用する。

58　入院3日。両眼瞼の浮腫と肉眼的血尿は続いていた。看護師がAちゃんのベッドサイドを訪れると、Aちゃんは「頭が痛い。気持ち悪い」と訴えた。Aちゃんは体温36.6℃、呼吸数20/分、心拍数92/分、血圧148/88mmHgであった。

この状況からAちゃんに起こりうる症状はどれか。

1．眼のかゆみ
2．意識障害
3．耳漏
4．鼻閉

59　入院して1週が経過した。症状は軽快傾向にあるが床上安静は続いている。仲が良かった同じ病室の児が退院して、Aちゃんはイライラしている。Aちゃんの母親は、毎日昼食後から夕食まで面会をしている。

Aちゃんのストレスに対する看護師の発言で適切なのはどれか。

1．「すぐに退院できるから頑張ろう」
2．「好きなだけテレビや動画を観ていいよ」
3．「ベッドに寝たままプレイルームに行こう」
4．「夕食後もお母さんに付き添ってもらおう」

60：91.4％ □□□→□□□　61：79.2％ □□□→□□□

次の文を読み60、61の問いに答えよ。

Aさん（71歳、女性）は夫と10年前に死別し、1人で暮らしている。息子は結婚して他県に住んでいる。Aさんは、3か月前に脳梗塞《cerebral infarction》を発症して要介護1となり、介護老人保健施設に入所した。

Aさんは老人性白内障《senile cataract》があるがADLに支障はなく、認知機能やコミュニケーションに問題はない。食事は自力で摂取できる。紅茶が好きで、毎日カップ2、3杯は飲んでいる。我慢できない強い尿意があり尿が漏れてしまうため、下着に尿取りパッドを付けている。トイレには自力で移動でき、下着やズボンの上げ下ろしは自立している。排便は2日に1回である。

60　Aさんの尿失禁の種類で考えられるのはどれか。

1．溢流性尿失禁《overflow incontinence of urine》
2．機能性尿失禁《functional incontinence of urine》
3．切迫性尿失禁《urge incontinence of urine》
4．腹圧性尿失禁《stress incontinence of urine》

61　4、5日前からAさんは倦怠感を訴え、ベッドで寝ていることが多くなった。食欲が落ちてきて、1日の水分摂取量も減少した。トイレでの排尿が間に合わないことが多くなり、頻回に尿失禁するようになった。看護師がAさんの尿取りパッドの交換を介助すると尿臭が強く、色も茶褐色であった。Aさんが「おしっこをするとお腹の下の方が痛い。体がだるい」と看護師に訴えたため、体温を測定すると37.5℃であった。看護師がAさんの状況を施設の医師に報告すると、抗菌薬を内服するように指示が出された。

Aさんへの看護師の対応で適切なのはどれか。

1．日中に飲水を勧める。
2．下腹部をマッサージする。
3．抗菌薬は自分で管理してもらう。
4．昼間は離床して過ごすように促す。

その他

112回AM94～96

62：79.9％ □□□→□□□　63：93.3％ □□□→□□□　64：78.3％ □□□→□□□

次の文を読み62～64の問いに答えよ。

Aさん（28歳、女性、美容師）はゴルフが趣味である。同居しているパートナーと1週前にゴルフに行った後から、顔面の紅斑、微熱、全身倦怠感および手指の関節痛が現れた。病院を受診したところ、全身性エリテマトーデス《systemic lupus erythematosus》〈SLE〉と診断され入院した。Aさんは看護師に「これまで病気をしたことがなかったので、驚いています」と話した。

バイタルサイン：体温37.4℃、呼吸数18/分、脈拍64/分、整、血圧110/60mmHg。

血液所見：赤血球260万/μL、Hb9.0g/dL、白血球7,600/μL、血小板18万/μL、尿素窒素16mg/dL、クレアチニン0.8mg/dL、CRP0.7mg/dL、直接Coombs〈クームス〉試験陽性。

尿所見：尿蛋白（－）、尿潜血（－）。

神経学的検査：異常所見なし。

12誘導心電図：異常所見なし。

胸部エックス線写真：異常所見なし。

62 Aさんに生じている可能性が高いのはどれか。

1．心膜炎《pericarditis》
2．溶血性貧血《hemolytic anemia》
3．ループス腎炎《lupus nephritis》
4．中枢神経ループス《central nervous system lupus》

63 Aさんはステロイドパルス療法の後、副腎皮質ステロイド薬の内服治療が開始された。入院3週ころから満月様顔貌がみられたため、外見の変化に気持ちが落ち込むようになった。

Aさんへの対応で適切なのはどれか。

1．気にする必要はないと励ます。
2．パートナーの面会を制限する。
3．外見よりも病気の治療を優先すると説明する。
4．薬の量が減れば満月様顔貌は軽減すると説明する。

64　Ａさんは外来で副腎皮質ステロイド薬の内服治療を継続することになった。Ａさんは「病気を悪化させないために退院後はどのような生活がよいでしょうか」と看護師に質問した。

Ａさんへの退院指導で適切なのはどれか。

1．「すぐに復職できます」
2．「避妊は必要ありません」
3．「身体を冷やさないでください」
4．「くもりなら屋外でゴルフができます」

110回AM94～95

65：74.9％ □□□→□□□　66：74.5％ □□□→□□□

次の文を読み65、66の問いに答えよ。

Aさん（26歳、男性）は1か月前から動悸と20m程度の歩行でも息切れが出現するようになった。ぶつけた記憶もないのに下肢に出血斑ができるようになり、医療機関を受診した。Aさんは急性白血病《acute leukemia》を疑われ、緊急入院し、後腸骨稜から骨髄穿刺を受けた。

身体所見：意識清明、体温37.2℃、呼吸数17/分、脈拍124/分、血圧96/52mmHg、経皮的動脈血酸素飽和度〈SpO_2〉97％（room air）、両下肢に散在する出血斑あり。

検査所見：Hb5.1g/dL、白血球44,960/μL、血小板1.5万/μL、総ビリルビン1.1mg/dL、尿素窒素19.4mg/dL、クレアチニン0.76mg/dL、CRP2.2mg/dL。

胸部エックス線：縦郭・心陰影・肺野に異常なし。

65　Aさんの骨髄穿刺の30分後に観察すべき項目で優先度が高いのはどれか。

1．経皮的動脈血酸素飽和度
2．穿刺部の止血状態
3．下肢の運動障害
4．眼瞼結膜

66　Aさんは急性骨髄性白血病《acute myeloid leukemia》と診断された。化学療法によって寛解し、造血幹細胞移植を行う方針となった。

Aさんの造血幹細胞移植で正しいのはどれか。

1．Aさんと骨髄提供者の性別が一致している必要がある。
2．移植後2週間で退院できる。
3．移植前処置が必要である。
4．手術室で行う。

113回PM94、96

67：94.3％ □□□→□□□　68：93.4％ □□□→□□□

次の文を読み67、68の問いに答えよ。

Aさん（43歳、男性、会社員）は、1か月前に右頸部の腫瘤を自覚した。大学病院で非Hodgkin〈ホジキン〉リンパ腫《non-Hodgkin lymphoma》と診断され化学療法導入目的で入院した。

バイタルサイン：体温37.1℃、呼吸数16/分、脈拍84/分、整。

身体所見：顔面に浮腫を認める。

検査所見：Hb12.8g/dL、白血球6,400/μL、総蛋白7.6g/dL、アルブミン4.1g/dL。

胸部造影CT：縦隔リンパ節腫大による上大静脈の圧迫を認める。

67　Aさんの顔面の浮腫の原因で考えられるのはどれか。

1．発熱
2．貧血
3．低蛋白血症《hypoproteinemia》
4．上大静脈の圧迫

【※AさんはR－CHOP療法（リツキシマブ、シクロホスファミド、ドキソルビシン、ビンクリスチン、プレドニゾロン）を受けた。】

68　AさんはR－CHOP療法終了後も嘔気・嘔吐が続き、制吐薬の追加投与を受けた。治療後3日、「やっと楽になって食事が摂れるようになったけど、やっぱりつらかった。思い出すだけでも気持ち悪くなります」と話している。

AさんのR－CHOP療法において、嘔気・嘔吐への対応で適切なのはどれか。

1．1日1,000mLの水分摂取
2．治療前日の夕食の中止
3．治療前の制吐薬の投与
4．抗癌薬の減量

次の文を読み69の問いに答えよ。

Aさん（43歳、女性）は夫と2人暮らし。身長150cm、体重98kg。既往歴はない。先日、庭で転倒し右腓骨を骨折し、膝関節から足関節までのギプス固定をしている。来週、プレート固定術を受けることになっており、本日は夫と一緒に術前オリエンテーションに来院した。来院時のAさんのバイタルサインは、体温36.8℃、呼吸数16/分、脈拍80/分、血圧138/80mmHgであった。夫によると「妻は、寝ているときはいつも大きないびきと、時々無呼吸があるので、慌てて起こしている」と言う。

【※Aさんは入院し、手術を受けた。手術室から病室への帰室後1時間、Aさんのバイタルサインは、体温35.9℃、呼吸数16/分、いびき様呼吸、脈拍60/分、血圧145/87mmHg、経皮的動脈血酸素飽和度〈SpO_2〉96％（鼻腔カニューレ3L/分酸素投与下）。大きな声で呼ぶと開眼し、簡単な指示に従うことができる。尿量は70mL/時、血糖値128mg/dLであった。】

69　手術後2日。Aさんはバイタルサインも安定しているため、離床の準備を始めることになった。

初回離床時に最も注意すべき訴えはどれか。

1．「息苦しい」
2．「腰が重い」
3．「痰が出る」
4．「傷口が引きつる」

次の文を読み70の問いに答えよ。

Ａさん（35歳、女性）は、昨年結婚し、夫（50歳）と２人暮らし。最近２か月で5kgの体重減少、首の違和感と息苦しさ、心悸亢進、不眠のため内科を受診した。触診で甲状腺の腫脹、超音波検査で甲状腺内に数か所の石灰化が認められたため、甲状腺腫瘍《thyroid tumor》の疑いで大学病院に紹介された。

嗜好品：飲酒はビール700mL/日を週5日

趣　味：ジョギングとヨガ

70　Ａさんの甲状腺腫瘍《thyroid tumor》の確定診断に必要な検査はどれか。

１．血中サイログロブリン値検査

２．頸部エックス線撮影

３．穿刺吸引細胞診

４．頸部CT

110回PM94～96

71：83.8％ □□□→□□□　72：94.2％ □□□→□□□　73：79.5％ □□□→□□□

次の文を読み71～73の問いに答えよ。

Aさん（47歳、女性、会社員）は、夫（54歳）と2人暮らし。6か月前から月経不順になり、閉経前の症状と思い様子をみていた。しかし、徐々に普段の月経時の出血量よりも多くなり、下腹部痛が出現してきたため、病院の婦人科外来を受診した。診察後、経腟超音波検査の指示が出され、看護師はAさんに検査について説明することになった。

71　Aさんへの経腟超音波検査の説明で正しいのはどれか。

1．検査が終了するまで絶飲食にする。
2．検査前に排尿するよう促す。
3．検査は側臥位で行う。
4．検査後1時間は安静にする。

72　Aさんは、経腟超音波検査で異常所見が認められ、その後の精密検査で子宮体癌《uterine corpus cancer》と診断されて準広汎子宮全摘出術と両側付属器（卵巣、卵管）切除術を受けた。術後の経過はよく、排尿障害もなく順調に回復していた。術後12日目のバイタルサイン測定時に「身体のほてりがあり、急に汗が出るようになったりして、夜もよく眠れません。そのためかイライラします」と看護師に訴えた。

Aさんに出現している症状の原因はどれか。

1．エストロゲンの減少
2．プロラクチンの減少
3．アンドロゲンの増加
4．オキシトシンの増加
5．プロゲステロンの増加

73　Aさんはその後、順調に経過し退院した。退院後、初回の外来受診時に看護師がAさんに心配なことを尋ねると「退院のときも性生活の説明を聞きましたが、子宮がなくなって自分の身体がどう変化しているかわからないし、やっぱり性生活のことが気がかりです。夫も私の身体を気遣ってくれて、今日も一緒に病院に来てくれました」と語った。

Aさんへの性生活の説明で適切なのはどれか。

1．術後1年までは性行為を控える。
2．夫と別々に説明することを提案する。
3．性行為再開後は避妊を続けてもらう。
4．腟の乾燥に対して潤滑ゼリーを用いるとよい。

次の文を読み74～76の問いに答えよ。

Aさん（57歳、男性）は、妻（55歳）と長女（28歳）の3人暮らし。4年前に直腸癌《rectum cancer》と診断され、手術を受けてストーマを造設した。その後、Aさんは直腸癌を再発し、治療を行ったが効果がなく、腹部のがん疼痛を訴えたため、疼痛をコントロールする目的で入院した。主治医からAさんと家族に余命4か月程度と告知され、Aさんは「痛みは取り除いてほしいが、延命治療は望まない。自宅で好きなことをして過ごしたい」と話している。現在、Aさんはオキシコドン塩酸塩を1日2回内服し、痛みがなければ日常生活動作〈ADL〉は、ほぼ自立している。

74　Aさんは退院後に訪問診療と訪問看護を利用することになり、今後の支援の方向性を確認するため、退院前にAさんと家族も参加するカンファレンスを開催した。

カンファレンスで確認する内容で最も優先度が高いのはどれか。

1．看取りの場所
2．ストーマパウチの交換方法
3．訪問リハビリテーションの必要性
4．退院後の生活でAさんが行いたいこと

75　退院後、Aさんは痛みが強くなってきたため、主治医はオキシコドン塩酸塩を増量したが、Aさんは眠気が強くなり「薬を飲みたくない」と訴えた。そのため、フェンタニル貼付剤に切り替え、レスキュー薬としてフェンタニルクエン酸塩舌下錠が処方された。

訪問看護師によるAさんの家族への疼痛緩和のための薬物療法の指導で適切なのはどれか。

1．副作用で便秘が生じた場合には貼付しない。
2．残ったオキシコドン塩酸塩は自宅で保管する。
3．レスキュー薬は使用間隔を気にせず使用してよい。
4．フェンタニル貼付剤の交換時に家族が貼付面に触れないようにする。

76　退院後3か月。Aさんの食事や水分の摂取量は減り、徐々に傾眠傾向になってきた。Aさんの妻は訪問看護師に「少し怖いが、できればこのまま自宅で看ていきたい」と話した。

Aさんを自宅で看取るための訪問看護師の対応で適切なのはどれか。

1．高カロリー輸液の開始を医師と相談する。
2．Aさんの清潔ケアは看護師が行うことを妻に伝える。
3．今後起こりうるAさんの状態の変化を妻に説明する。
4．Aさんが亡くなるまで家族がそばを離れないように伝える。

老年

112回AM97～99

77：80.3％ □□□→□□□　78：71.9％ □□□→□□□　79：94.1％ □□□→□□□

次の文を読み77～79の問いに答えよ。

Aさん（81歳、女性）は夫（86歳）と2人で暮らしている。高血圧症《hypertension》で内服治療をしているが、血圧のコントロールはできている。両眼に老人性白内障《senile cataract》があり、老人性難聴《presbyacusis》のために補聴器を使用している。認知機能は問題なく、日常生活動作〈ADL〉はほぼ自立している。1年前から両眼の羞明、霧視が強くなり、視力が低下して趣味の編み物ができなくなってきた。また、家の中を移動するときに小さな段差につまずいたりドアにぶつかるなど、歩行時の転倒の危険性が増えた。Aさんは自宅での生活を安全に送りたい、趣味を続けたいという希望があり、10日間程度の入院で両眼の超音波水晶体乳化吸引術と眼内レンズ挿入術を行うことになった。

77　入院当日、病棟の看護師がAさんに対してパンフレットを用いて手術前オリエンテーションを行うことになった。

Aさんへのオリエンテーションの方法で適切なのはどれか。

1．耳元で大きな声で説明する。
2．Aさんの身体に触れてから話しかける。
3．窓際の明るい場所でパンフレットを見せる。
4．手術後の注意点はパンフレットに赤色の太い文字で書く。

78　Aさんの手術は局所麻酔下で行われ、10分程度で終了した。手術中および手術直後のバイタルサインに問題はなく、病室に戻ってきた。Aさんは眼痛や頭痛、気分不快などの症状はなく、「無事に終わって良かった」と話している。

手術後のAさんへの説明で適切なのはどれか。

1．手術直後から点眼する。
2．洗顔は手術の翌日から行う。
3．手術後24時間はベッド上で安静にする。
4．医師の許可があるまでは頭を振る動作をしない。

79 手術後2日、Aさんは日中はベッドに横になって過ごしている時間が多い。夜間にAさんから看護師に「手術後はゆっくり眠れていません。どうしたらよいでしょうか」という訴えがあった。

Aさんへの看護師の対応で適切なのはどれか。

1．寝る前に温かい緑茶を飲むことを勧める。

2．日中はベッドから離れて過ごすことを促す。

3．眠れなくてもベッドに横になっていることを勧める。

4．夜はよく眠っているので様子をみましょうと伝える。

110回PM119～120

80：76.8％ □□□→□□□　81：98.0％ □□□→□□□

次の文を読み80、81の問いに答えよ。

Ａさん（88歳、男性）は、10年前に脳梗塞《cerebral infarction》を発症し左半身麻痺の後遺症がある。杖歩行はでき、要介護2で介護保険サービスを利用中である。Ａさんが最近食欲がなく、水分もあまり摂らず、いつもと様子が違うことを心配した妻がＡさんに付き添って受診した。

身体所見：呼びかけに対して返答はあるが反応はやや遅い。麻痺の症状に変化はない。

バイタルサインは、体温37.5℃、呼吸数20/分、脈拍100/分、血圧140/60mmHg、経皮的動脈血酸素飽和度〈SpO_2〉98％（room air）。

検査所見：赤血球410万/μL、白血球6,800/μL、Ht50％、総蛋白6.5g/dL、尿素窒素25mg/dL、Na150mEq/L、K3.8mEq/L、血糖値110mg/dL、CRP0.01mg/dL。胸部エックス線写真に異常なし。

80　Ａさんは入院となり、点滴静脈内注射が開始された。入院当日の夜間、Ａさんは「ここはどこか、家に帰る」などと言い、点滴ラインを触ったり杖を使わずにトイレに1人で行こうとしたりして落ち着かず、ほとんど眠っていなかったと夜勤の看護師から日勤の看護師に申し送りがあった。

日勤でＡさんを受け持つ看護師の対応として適切なのはどれか。**2つ選べ。**

1．時計をＡさんから見える場所に置く。
2．主治医にＡさんの退院について相談する。
3．日中はＡさんにスタッフステーションで過ごしてもらう。
4．点滴ラインがＡさんの視界に入らないようにする。
5．日中はＡさんの病室の窓のカーテンを閉めておく。

81　入院から1週が経過し、Aさんのバイタルサインなどは正常となり、食事も摂取できるようになった。Aさんの妻は「先生からそろそろ退院できるといわれましたが、夫はほとんどベッド上で過ごしており、トイレまで歩けそうにありません。これで退院できるか不安です」と看護師に話した。現在のAさんの日常生活動作〈ADL〉は、起立時にふらつきがみられ、歩行は不安定である。ポータブルトイレを使用して排泄している。

現在のAさんの状況から、退院に向けて看護師が連携する者で適切なのはどれか。**2つ選べ。**

1．薬剤師
2．民生委員
3．管理栄養士
4．理学療法士
5．介護支援専門員

110回AM100～101

82：98.3％ □□□→□□□　83：71.1％ □□□→□□□

次の文を読み82、83の問いに答えよ。

Aさん（77歳、男性）は、妻（79歳）と2人暮らし。5年前にAlzheimer《Alzheimer disease》〈アルツハイマー〉型認知症と診断された。現在のMMSE〈Mini-mental State Examination〉は18点。家では、食事は準備すれば自分で摂取できる。排泄は尿意や便意ともにあり、トイレで排泄できる。入浴は妻の介助でシャワー浴を行っているが、機嫌が悪いと「うるさい」と怒鳴り、介助を拒否する。Aさんはにぎやかな場所が苦手であり、また、時々1人で外に出て行ってしまい家に帰れなくなることがある。

最近、Aさんが妻の介助を激しく拒否し大声で怒鳴ることが多くなってきたため、妻は介護支援専門員に相談した。相談の結果、妻の介護負担を軽減する目的で、Aさんは通所介護を利用することになった。

82　通所の初日、Aさんは、初めての場所に戸惑った様子で、施設内を歩き回っている様子がみられた。妻は「夫がデイサービスに慣れるか心配です」と言って、Aさんの様子をみている。

妻への看護師の声かけで最も適切なのはどれか。

1.「Aさんが好きなことをして過ごせるようにします」
2.「入口のドアに鍵をかけてあるので大丈夫です」
3.「毎回、Aさんに付き添ってください」
4.「Aさんには1人で居てもらいます」

83　通所介護でレクリエーションが始まり、Aさんは周囲を見ていたが、しばらくするとそわそわしながら席を離れていなくなった。その後、看護師は、介護職員からAさんがゴミ箱に排尿していたという報告を受けた。

このときのAさんへの看護師の対応で適切なのはどれか。

1.目立たない場所にゴミ箱を置く。
2.1時間ごとに尿意を確認する。
3.パンツ型おむつを勧める。
4.トイレの際は同行する。

111回PM97～99

84：97.2％ □□□→□□□　85：96.7％ □□□→□□□　86：98.9％ □□□→□□□

次の文を読み84～86の問いに答えよ。

Aさん（82歳、女性）は息子（57歳、会社員）と息子の妻（55歳、パート勤務）との3人暮らし。3年前にAlzheimer〈アルツハイマー〉型認知症《Alzheimer disease》と診断され、認知症高齢者の日常生活自立度判定基準Ⅱb、要介護2である。Aさんの介護は、主に息子の妻が行っていた。Aさんは、声かけがあれば日常生活動作〈ADL〉を自分で行うことができた。しかし、Aさんは徐々に認知症が重度化し、1人で外出すると帰ってくることができなくなり、夜間に落ちつきなく動き回ることが多くなった。息子と息子の妻はAさんの介護について介護支援専門員に相談していたが、息子の妻は睡眠不足となり、体調を崩してしまった。そのため、Aさんは介護老人保健施設に入所することになった。

84　看護師からAさんに施設について説明したが、その後もAさんは「ここはどこ」と繰り返し聞いていた。息子の妻は「私がやらなければいけないことは何ですか」と聞いてきた。

息子の妻に対する看護師の対応で最も適切なのはどれか。

1．「面会に来てください」
2．「家族会に参加しましょう」
3．「まずは休息をとりましょう」
4．「認知症への対応を覚えましょう」

85　入所した日の夕方、Aさんは自分の荷物をまとめて「夕食を作らなければいけないので、家に帰ります」と施設内を歩いている。

Aさんへの看護師の対応で適切なのはどれか。

1．「他の入所者と話をしましょう」
2．「椅子に座ってお話ししませんか」
3．「入所中なので家には帰れません」
4．「歩くのは危ないのでやめましょう」

86 入所して1週後。Aさんは、朝、声をかけられてもなかなか目を覚まさない。午前中は看護師が他の入所者と交流することを目的に共有スペースに誘導するが、Aさんは共有スペースの椅子に座ったまま眠ってしまい、レクリエーションへ誘われても参加はしない。夕方から夜間にかけてAさんは活動的となり、施設の廊下を歩き職員に話しかけている。

Aさんへの看護師の対応で最も適切なのはどれか。

1．朝の入浴を勧める。

2．日中の散歩に誘う。

3．朝はAさんが自分で起きるまで待つ。

4．日中は椅子に座って過ごしてもらう。

113回AM 97、99

87：90.8％ □□□→□□□　88：93.4％ □□□→□□□

次の文を読み87、88の問いに答えよ。

Aさん（72歳、女性）は、1人で暮らしている。小学校の教員を定年退職後、書道教室に月2回、体操教室に月1回通っている。20年前に高血圧症《hypertension》と診断され、月に1回かかりつけの病院を受診し、内服治療をしている。6か月前から、Aさんは病院の受診日を間違えたり、書道教室の日時を忘れることがあり、かかりつけの医師に相談した。Aさんは認知症専門医を紹介され、Mini-Mental State Examination〈MMSE〉18点で、軽度のAlzheimer《Alzheimer disease》〈アルツハイマー〉型認知症と診断された。

87　Aさんに出現している認知機能障害はどれか。

1．脱抑制
2．近時記憶障害
3．実行機能障害
4．物盗られ妄想

88　診断から半年後、Aさんは、かかりつけの病院の看護師に「書道教室や体操教室は、部屋のカレンダーに書いて参加しています。ただ、最近、病院に行くときに薬が残っています。大切な薬だと先生から言われていますし、忘れずに飲みたいのですが、どうしたらよいでしょうか」と相談した。

看護師のAさんへの対応で最も適切なのはどれか。

1．「お薬手帳を毎朝見るようにしましょう」
2．「薬のことは主治医に相談してください」
3．「薬を飲んだらカレンダーに丸を付けてみませんか」
4．「この病気の方は、薬を飲み忘れることがあります」

89：79.0％ □□□→□□□　90：77.6％ □□□→□□□　91：93.1％ □□□→□□□

次の文を読み89～91の問いに答えよ。

Aさん（68歳、男性、自営業）は、妻（73歳）と2人暮らし。Aさんの就寝時刻は21時で、入眠後90分以上が経過した睡眠中に、大声で叫び、腕や足を振り回し暴れる行動が繰り返しみられたが、昼寝では夜間のような行動はみられない。日中、台所で子どもが遊んでいると言い、妻が台所を確認しても誰もいないことが何度かあった。心配になった妻がAさんとともに病院を受診し、Lewy〈レビー〉小体型認知症《dementia with Lewy bodies》と診断された。

89　Aさんに出現している睡眠障害はどれか。

1．ナルコレプシー《narcolepsy》
2．レム睡眠行動障害《REM sleep behavior disorder》
3．睡眠時無呼吸症候群《sleep apnea syndrome》
4．睡眠・覚醒スケジュール障害《sleep-wake schedule disorder》

90　Aさんは定期的に精神科外来を受診することになった。受診6か月後、Aさんは足の筋肉がこわばり、動きが鈍くなった。また、幻視を訴える頻度が増え、感情のコントロールができず、妻に暴言や暴力を振るうことが多くなったため、精神科病院に入院となった。入院2日、Aさんは歩行時に床に子どもが寝転んでいると訴えて、子どもをよける動作で転びそうになった。また、突然、興奮して大声で怒り出すため、同室患者が苦情を訴えた。

Aさんへの看護師の対応で適切なのはどれか。

1．Aさんに別の病室へ移動することを提案する。
2．歩行時は看護師と一緒に歩くように声をかける。
3．怒りをコントロールできる方法を見つけるように伝える。
4．床に子どもがいるように見えるのは幻視であることを説明する。

91　Ａさんの入院中に妻は自営業の仕事を減らし、自宅でＡさんを介護する準備を整えた。Ａさんが退院し、3か月が経過したころ、Ａさんの妻が3週間程度の予定で入院して手術をすることになった。Ａさんは杖を使用し散歩ができるが、入浴や食事については妻が介護を行っていた。

妻の入院中にＡさんに必要なサービスはどれか。

1．短期入所〈ショートステイ〉

2．精神科病院への入院

3．重度訪問介護

4．同行援護

110回AM97～99

92：86.8％ □□□→□□□　93：98.3％ □□□→□□□　94：98.9％ □□□→□□□

次の文を読み92～94の問いに答えよ。

Aさん（92歳、女性）は、脳梗塞《cerebral infarction》の後遺症のため要介護4で、2年前から特別養護老人ホームに入所している。入所時は、日常生活は全介助で、話しかけるとうなずいたり首を振るなど自分の意思を伝えることができた。Aさんは歌が好きで、歌に関するレクリエーションには車椅子で参加し、笑顔がみられていた。家族は週1回、面会に来ていた。入所時に、Aさんは「延命処置を望まない」、家族は「できるだけ長生きしてほしい」と言っていた。

最近、ほとんど食事を摂らなくなり、閉眼していることが多く、看護師や施設職員の声かけに対する反応が徐々に鈍くなってきた。家族が面会時に声をかけると、目を開け、うなずくなどの意思表示がある。Aさんの状態から、医師と相談し看護師は看取りの準備が必要であると判断した。

92　Aさんの死の迎え方を決めるために優先されるのはどれか。

1．主治医の治療方針
2．施設の職員のケア方針
3．入所時のAさんの意思
4．現在のAさんと家族の意思

93　Aさんは、食事を全く食べず、水分も取らなくなり、皮膚も乾燥してきた。家族は毎日面会にきて声をかけているが、反応がなくなってきた。

Aさんが死に向かう中で、穏やかに過ごすための援助で適切なのはどれか。

1．好きな音楽をかける。
2．輸液療法を検討する。
3．家族の面会を制限する。
4．皮膚の清潔ケアを頻回に行う。

94　3日後、Aさんは声かけに全く反応しなくなったため、看護師は死期が迫っていると判断した。

看護師が観察するAさんの状態はどれか。

1．尿量の増加
2．流涎の増加
3．下痢便の出現
4．下顎呼吸の出現

地域・在宅

110回AM115～116

95：94.2％ □□□→□□□　96：96.6％ □□□→□□□

次の文を読み95、96の問いに答えよ。

Aさん（78歳、男性）は、妻（70歳）と2人暮らしである。脳血管障害後遺症による右片麻痺があり、車椅子への移乗は部分介助、要介護2である。排泄はポータブルトイレを利用している。Aさんと妻はなるべく家で過ごしたいと考え、自宅での介護はすべて妻が行っている。長女（会社員）が県内に在住しているがAさんの介護はしていない。訪問看護を週1回利用するのみで、他のサービスは利用していない。最近、妻の腰痛が悪化し、妻から訪問看護師に「主治医から介護の負担を軽減するように言われました。でも夫は家から出たくないし、私も夫をどこかに預けるのは不安です。どうしたらよいでしょうか」と相談があった。

95　このときの訪問看護師が提案するAさんへのサービスで最も適切なのはどれか。

1．通所介護
2．訪問介護
3．短期入所生活介護
4．訪問リハビリテーション

96　サービス導入後1か月。今朝、妻から訪問看護師に「夫の身体が震えています。よだれを垂らして、目が合わないです」と連絡があった。訪問看護師が訪問すると、Aさんの震えは止まっており、Aさん自身は「何が起きていたのか覚えていない」と言う。訪問時の体温36.0℃、呼吸数18/分、脈拍82/分、血圧130/62mmHg、経皮的動脈血酸素飽和度〈SpO_2〉95％（room air）であった。妻によると、2日間排便がなく、尿量1,500mL/日、尿の性状は黄色透明とのことだった。

妻からの連絡時にAさんに起きていたと考えられる状態はどれか。

1．感染
2．脱水
3．便秘
4．けいれん

97：86.0％ □□□→□□□　98：96.7％ □□□→□□□　99：96.0％ □□□→□□□

次の文を読み97～99の問いに答えよ。

Aさん（73歳、女性）は夫（73歳）と2人暮らし。6年前にParkinson〈パーキンソン〉病と診断され、レボドパ〈L－dopa〉を1日3回内服している。Hoehn－Yahr〈ホーエン・ヤール〉重症度分類のステージⅢ、要介護1である。夫が付き添い神経内科外来に月1回、杖歩行で通院している。外来受診のとき、Aさんは足がすくんで転びやすくなったことを主治医に相談し、レボドパ〈L－dopa〉を1日4回に増量して様子を見ることになった。Aさんと夫は薬の副作用〈有害事象〉について外来看護師に尋ねた。

97　外来看護師がAさんと夫に説明する副作用〈有害事象〉の内容で正しいのはどれか。

1．低血糖
2．体重増加
3．呼吸器症状
4．不随意運動

98　1か月後の外来受診のときに、Aさんは「いつもと違う時間に入浴したら転んでしまった。怪我をしなくてよかった」と主治医に話した。主治医から勧められ、Aさんは訪問看護を週に1回利用することになった。

今後Aさんが安全な入浴をするために訪問看護師がアセスメントする内容で最も優先するのはどれか。

1．浴室の床の素材
2．居室から浴室までの距離
3．転倒による打撲痕の状態
4．日常生活動作〈ADL〉の日内変動

99　3か月後、Aさんは「夫は家事を楽しんでいるようで助かっていますが、友人と外出したいと言っています。私も最近は転ぶこともなくなったので、身体を動かしたり、レクリエーションに参加してみたいです」と訪問看護師に話した。

訪問看護師がAさんに提案するサービスで最も適切なのはどれか。

1．通所介護
2．訪問介護
3．訪問入浴介護
4．短期入所生活介護

109回AM100～102

100：94.9％ □□□→□□□　101：97.6％ □□□→□□□　102：92.1％ □□□→□□□

次の文を読み100～102の問いに答えよ。

Ａさん（80歳、男性）は、妻（80歳）と２人暮らし。血管性認知症《vascular dementia》でパーキンソニズムがみられる。認知症高齢者の日常生活自立度判定基準ランクⅡｂ、要介護２。普段は妻がＡさんの身の回りの世話をしているが、妻が入院したため短期入所療養介護のサービスを受けることになった。入所時のＡさんは歩行開始困難、加速歩行、すくみ足などの歩行障害がみられた。Ａさんは「最近、家の中でつまずくことが多くなりました」と入所中の施設の看護師に話した。

100 Ａさんへの歩行指導で適切なのはどれか。

1．歩行時の方向転換は素早く行うようにする。
2．目線を足元に向けて歩くようにする。
3．足踏みをしてから歩くようにする。
4．歩行時はすり足で歩くようにする。

101 入所初日の夜、Ａさんはトイレに行った後、入所者Ｂさんの部屋に入ったという夜勤者からの申し送りがあった。

Ａさんへの対応で最も適切なのはどれか。

1．Ａさんの部屋の前にＡさんが認識しやすい目印を掲示する。
2．夜間は2時間ごとにＡさんを起こしてトイレに誘導する。
3．夜間は尿器を使用することをＡさんに勧める。
4．ＡさんとＢさんの部屋を入れ替える。

102 Ａさんは「もっと歩けるようになりたい。妻の負担にならずに生活できるようになりたい」と話している。

退所後にＡさんが利用する介護給付におけるサービスで最も適切なのはどれか。

1．訪問介護
2．療養通所介護
3．通所リハビリテーション
4．認知症対応型共同生活介護〈認知症高齢者グループホーム〉

110回PM115、117

103：84.8％ □□□→□□□　104：79.7％ □□□→□□□

次の文を読み103、104の問いに答えよ。

Aさん（37歳、男性）は妻（40歳、会社員）と2人暮らし。筋強直性ジストロフィー《myotonic dystrophy》で週5回の訪問介護を利用していた。1か月前に傾眠傾向が著明となり入院して精査した結果、睡眠時無呼吸に対して夜間のみフェイスマスクを用いた非侵襲的陽圧換気療法が導入された。Aさんは四肢遠位筋に筋萎縮と筋力低下があるが、室内の移動は電動車椅子を操作して自力で行え、食事も準備すれば妻と同じものを摂取できる。退院後、週1回午後に訪問看護が導入されることになった。

103 訪問看護と訪問介護の担当者、Aさんと妻を含めた退院前カンファレンスが開催された。妻から「夜間に停電になったらどうすればよいですか」と発言があった。

このときの妻への訪問看護師の対応で適切なのはどれか。

1．電動式でない車椅子を購入するよう勧める。
2．訪問看護事業所が発電機を貸し出すと伝える。
3．バッグバルブマスクでの用手換気の指導を行う。
4．停電時にハザードマップを確認するよう提案する。

104 退院後1週、訪問看護師はAさんの鼻根部の皮膚に発赤があることに気付いた。

訪問看護師の妻への対応で適切なのはどれか。

1．「鼻マスクに変更しましょう」
2．「発赤部位は洗わないようにしましょう」
3．「人工呼吸器の装着時間は短くしましょう」
4．「フェイスマスクのベルトは指が2本入る程度に固定しましょう」

105：90.9％ □□□→□□□　106：98.1％ □□□→□□□

次の文を読み105、106の問いに答えよ。

Aちゃん（6歳、男児）は父親（50歳、会社員）、母親（48歳）、姉（11歳）と4人で暮らしている。Duchenne《Duchenne muscular dystrophy》〈デュシェンヌ〉型筋ジストロフィーで身体障害者手帳（肢体不自由1級）が交付されている。喀痰吸引、胃瘻による経管栄養が必要で、訪問看護を週に2回利用している。まばたきの回数で「はい」と「いいえ」の意思表示はできるが、視線や上肢の動きには誤動作もあり、構音障害もあるため家族以外では意思の判断が難しい。また、手指での細かい操作はできない。Aちゃんは次年度から姉と同じ小学校の特別支援学級に通い、通常の学級の児童と交流の予定がある。

105 入学時に担任がAちゃんの意思を確認する方法で最も適切なのはどれか。

1．五十音の文字盤を用いてAちゃんが指でさした文字を1文字ずつ読み取る。
2．視線で入力できる意思伝達装置を用いてAちゃんに文字を入力してもらう。
3．閉じた質問〈closed question〉をしてAちゃんのまばたきの回数を確認する。
4．感情を絵で表現したカードを見せてAちゃんが指でさしたカードを確認する。

106 Aちゃんは入学して1度も入院することなく2年生になった。Aちゃんの母親はケアに必要な物品を学校の看護師に渡す際に「Aは学校に通うようになり、お友達が増えて本当によかったと思います。それに比べて私は仕事をしていないし、Aに友達ができた喜びや日々の苦労を理解してもらえる友達がいません。Aの同級生の親には年齢が近くて話しやすい人がいません」と話した。

Aちゃんの母親への提案で最も適切なのはどれか。

1．「学校の行事に参加してみませんか」
2．「短時間でも仕事を始めてはいかがですか」
3．「お姉ちゃんのお友達の親に話しかけてみませんか」
4．「障害のある子どもを持つ家族の会に参加してみませんか」

113回PM115～116

107：92.0％ □□□→□□□　108：79.7％ □□□→□□□

次の文を読み107、108の問いに答えよ。

Aさん（14歳、男子、特別支援学校の中学生）はDuchenne〈デュシェンヌ〉型筋ジストロフィー《Duchenne muscular dystrophy》で両親、弟（7歳）と2階建ての家に4人で暮らしている。呼吸障害が進行したため非侵襲的陽圧換気療法を導入する目的で入院した。Aさんの呼吸状態は安定し、両親に対するバッグバルブマスクによる用手換気の指導が終了したため、自宅に退院し訪問看護を毎日利用して療養生活を続けることになった。両親は「日常の呼吸管理について退院後に対応できるか心配です」と病棟の看護師に話した。

107 Aさんの両親に対する看護師の指導で適切なのはどれか。

1．息苦しいときは非侵襲的陽圧換気の吸気圧を上げる。
2．人工呼吸器が動かないときはすぐに救急車を要請する。
3．人工呼吸器が過剰送気を示すときは回路が外れていないか確認する。
4．マスクの周囲から空気が漏れるときはマスクのベルトをきつく締める。

108 退院後1週。Aさんの父親から「最近、大雨や落雷、地震による被災の報道が多くて、Aは人工呼吸器を付けているし、弟もまだ小さいので不安です。災害に備え何をすればよいでしょうか」と訪問看護師に相談があった。

訪問看護師がAさんの父親に説明する内容で優先度が高いのはどれか。

1．非常用電源の選び方
2．福祉避難所への移動手段
3．足踏み式吸引器の使用方法
4．ハザードマップの確認方法

112回PM116：84.7％ □□□→□□□

次の文を読み109の問いに答えよ。

Aさん（50歳、男性、自営業）は妻（48歳）、長男（23歳、会社員）と3人で暮らしている。3年前から歩行時のふらつきを自覚していたが、日常生活動作〈ADL〉は自立していた。最近、転倒が多くなり医療機関を受診して頭部CT検査を受けたところ、小脳と脳幹に萎縮を認め、遺伝性の脊髄小脳変性症《spinocerebellar degeneration》と診断された。Aさんは「母も同じ疾患で亡くなりました。妹が同じ敷地内に1人で暮らしていますが、妹も転ぶことが多くなり、医師の勧めで遺伝子診断を受ける予定です。明日、保健所に難病の医療費助成の申請に行くのですが、保健師に伝えた方がよいことはありますか」と看護師に質問した。

109 1か月後の定期受診のときに、Aさんは「長男に私の病名と遺伝性の疾患であることを伝えました。長男には何も症状はありませんが、発症前診断を受けて欲しいと思っています」と外来の看護師に話した。

看護師のAさんへの対応で適切なのはどれか。

1．長男が脊髄小脳変性症についてどの程度知っているか確認することを勧める。
2．長男には症状がないので発症前診断では発症の予測はできないと説明する。
3．両親の同意があれば長男が発症前診断を受けることができると説明する。
4．長男が頭部CT検査を受けることを勧める。

110：96.8％ □□□→□□□　111：91.6％ □□□→□□□　112：86.5％ □□□→□□□

次の文を読み110～112の問いに答えよ。

Aさん（87歳、女性、要介護1）は1人暮らしで、長女（52歳、会社員）が同じマンションの隣の部屋に住んでいる。5年前に乳癌《breast cancer》のため左乳房切除術を受けた。1年前に肺への転移が確認され、胸水の貯留への対症療法のため入退院を繰り返していた。退院後は、状態観察と体調管理のため大学病院の外来を月に2回受診し、訪問介護と訪問看護を週に1回ずつ利用して在宅療養を続け「これ以上の積極的な治療はせずに自宅で最期まで過ごしたい」と話している。

ある日、長女から「最近、母は通院がつらそうで、先月は1回しか受診していません。医師の診察は大事だと思うので、受診を続けるために主治医に何を相談すればよいでしょうか」と訪問看護師に相談があった。

110 長女への助言で適切なのはどれか。

1．緩和ケア病棟への入院
2．在宅療養支援診療所の利用
3．医師の診察を月1回に減らすこと
4．通所リハビリテーションを利用すること

111 3か月後、Aさんは呼吸状態の悪化のため在宅酸素療法〈HOT〉（3L/分、24時間）を受けることになった。要介護3に変更され訪問看護を週に3回利用することになった。毎日午前は訪問介護、午後は長女が介護休業制度の短時間勤務等の措置を利用して介護することになった。訪問介護員から「Aさんの食事を作り、食べた後の片付けをしているのですが、Aさんが食事の後に少し息が苦しいと言うことがあります。どうすればよいでしょうか」と訪問看護師に相談があった。

訪問介護員への助言で適切なのはどれか。

1．「食事を介助しましょう」
2．「食事の後に短速呼吸を促しましょう」
3．「食事以外の時間は安静に過ごしてもらいましょう」
4．「Aさんの1回分の食事量を減らし回数を増やしましょう」

112 6か月後、Aさんは長女に見守られ自宅で最期を迎えた。2週後、長女から「私なりに頑張りましたが、十分に介護してあげられなかった。もっとできることがあったのではと考えてしまいます」と訪問看護師に連絡があった。

訪問看護師の長女への対応で適切なのはどれか。

1.「もう少し仕事を休んで傍にいられたらよかったですね」

2.「何をすればよかったのか一緒に考えましょう」

3.「最期までよく介護していたと思いますよ」

4.「仕事に集中してみましょう」

精神

111回AM118～120

113：80.1% □□□→□□□　114：85.7% □□□→□□□　115：94.7% □□□→□□□

次の文を読み113～115の問いに答えよ。

Aさん（28歳、女性、外国籍）は3年前に日本人の夫と結婚し来日した。簡単な日本語を話せたため、来日した半年後からコンビニエンスストアでアルバイトを始めた。最近になり、夫は仕事で帰りが遅くなることが多くなった。Aさんが「お客さんが自分の悪口を言っている」と話したが、夫は気にしなかった。その後、アルバイト先の上司から「Aさんが奇声を発している」「ぶつぶつと独り言を言って歩き回っている」と夫に連絡があった。夫が病院に付添い精神科外来を受診し、統合失調症《schizophrenia》と診断されて入院となった。入院時、Aさんの髪は乱れ、誰かに見張られている気がすると怯えていた。

113 入院当日に看護師が行う情報収集で最も優先するのはどれか。

1．症状が日常生活に与える影響
2．アルバイト先の人間関係
3．医療用語の理解力
4．精神疾患の家族歴

114 入院後、担当看護師は毎日面会に来ている夫の表情が気になり声をかけた。夫は「先生から統合失調症《schizophrenia》には様々な症状があるとお聞きしました。入院して妻は落ちつきましたが、これからどう接していけばいいのか悩んでいます」と話した。担当看護師はチームカンファレンスで夫の様子を伝え、主治医の判断で、夫に家族心理教育への参加を促すことになった。

担当看護師が夫に家族心理教育を勧める声かけで適切なのはどれか。

1．「Aさんの症状と対応について学ぶことができます」
2．「ご家族に参加して頂くことが退院の条件です」
3．「家族同士の自助グループです」
4．「匿名で参加できます」

115 入院後2か月が経過した。Aさんは独り言を言うことはあったが、他の入院患者と口論になることはなかった。作業療法士から「Aさんは手先が器用で、作業療法中は楽しそうに過ごしています」と情報を得た。退院に向けた担当看護師との面談で、Aさんは「手芸が楽しかった」「家に1人でいると寂しい」と話した。

退院に向けてAさんに提案する社会資源として適切なのはどれか。

1．共同生活援助〈グループホーム〉

2．短期入所〈ショートステイ〉

3．通訳のボランティア

4．精神科デイケア

112回PM109～110

116：96.9％ □□□→□□□　117：89.0％ □□□→□□□

次の文を読み116、117の問いに答えよ。

Aさん（58歳、男性）は、年金の給付を受けて生活している父親（82歳）と2人暮らしで、母親は2年前に亡くなっている。20歳のときに統合失調症《schizophrenia》と診断された。20歳代で何回か仕事に就いたが長続きはしなかった。40歳からは無職で、デイケアへ通所していた。1年前にデイケアを中断してからは、ほとんどの時間を自宅で過ごしているが、月1回の外来通院は継続している。Aさんが飲まなかった薬がたくさん残っていることを父親が発見し、主治医に相談した。この相談をきっかけに、週1回の精神科訪問看護を導入することになった。初回訪問時にAさんは「薬は飲み忘れたんです。心配かけてごめんなさい」と父親と訪問看護師に話した。

116 このときの訪問看護師の対応で優先度が高いのはどれか。

1．父親に薬の管理を依頼する。
2．薬を飲み忘れない方法を話し合う。
3．外来受診時に薬局の薬剤師に服薬指導を依頼する。
4．デイケアの再開を主治医と相談するように提案する。

117 初回訪問から1か月、訪問看護師はAさんが適切に服薬できていることを確認した。Aさんは「調子はいいですね。やる気も少し出てきました。主治医は今の薬を飲み続けるのがいいと話しています。ただ、夜の薬は朝に眠気が残るので昼まで寝てしまいます」と話した。

このときの訪問看護師のAさんへの声かけで最も適切なのはどれか。

1．「朝起きられるように毎朝の日課を何か作りましょう」
2．「朝に眠気が残ることを主治医に相談してみませんか」
3．「来週は朝早く一緒に散歩へ行けるように訪問しますね」
4．「朝起こしてもらうようにお父さんにお願いしてみませんか」

110回PM113：75.3％ □□□→□□□

次の文を読み118の問いに答えよ。

Aさん（35歳、男性）は1人暮らし。両親は他県に住んでいる。30歳のときに双極性障害《bipolar disorder》と診断され、これまでに4回の入退院を繰り返している。給料をインターネットゲームの利用料金で度々使い果たし、それが原因で両親と何度も口論になったことがある。仕事では同僚とトラブルを起こすたびに転職を繰り返しており、今回も同僚と口論になり自ら退職した。Aさんは「前の職場の同僚に嫌がらせをしてやる」と母親に電話をかけ、心配した両親が一緒に精神科病院を受診した。診察室では多弁で大きな声を出し、椅子を蹴るなどの行為がみられた。医師の診察の結果、入院して治療することになった。

【※入院時、AさんのBMIは29.5。この数日は食事をとっていなかった。入院後も興奮状態がおさまらず、壁に頭を打ちつけはじめたため、医師から抗精神病薬の点滴静脈内注射と身体的拘束の指示がでた。】

118 入院後1週、身体的拘束は解除された。Aさんは常に動き回り、他の患者への過干渉が続いている。食事中に立ち上がりホールから出ていこうとするため、看護師が止めると強い口調で言い返してくる。Aさんは「ゲーム関連の仕事を探したい。早く退院させろ」と1日に何度も看護師に訴えるが、主治医は退院を許可していない。

Aさんへの対応で適切なのはどれか。

1．休息できる場所へ誘導する。
2．過干渉となる理由を確認する。
3．退院後は家族と暮らすように提案する。
4．仕事に必要なスキルについて話し合う。

111回PM109～110

119：99.4% □□□→□□□　120：99.0% □□□→□□□

次の文を読み119、120の問いに答えよ。

Aさん（35歳、男性、会社員）は妻（32歳、主婦）と子ども（2歳）と3人暮らし。5年前にうつ病《depression》と診断された。半年前に営業部門に異動し、帰宅後も深夜まで仕事をする日が続いていた。「仕事のことが気になってしまい、焦りと不安ばかりが増して眠れない。会社に行くのが苦しい、入院させてもらえないか」と訴えがあり、休養と薬物の調整を目的として精神科病院に入院となった。入院後、Aさんから「実は薬を飲むのが嫌で、途中から飲むのをやめていたんです。薬を飲みたくないのですが、どうしたらよいでしょうか」と看護師に相談があった。

119 看護師のAさんへの対応で最も適切なのはどれか。

1．薬を飲みたくない理由を尋ねる。

2．薬を飲むことを約束してもらう。

3．自己判断で薬をやめたことへの反省を促す。

4．薬の管理はAさんの妻にしてもらうよう勧める。

120 入院後1か月、面会に来た妻から、「夫の会社から休業給付が出ないかもしれないと言われました。子どもが小さく、生活費もかかるので、入院費用が払えるか心配です」と看護師に相談があった。

妻の相談に関して、看護師が連携する職種として最も適切なのはどれか。

1．公認心理師

2．作業療法士

3．理学療法士

4．精神保健福祉士

113回PM109～111

121：97.1％ □□□→□□□　122：72.6％ □□□→□□□　123：90.8％ □□□→□□□

次の文を読み121～123の問いに答えよ。

Ａさん（65歳、男性）は、妻と自営業を営んでおり、2人で暮らしている。2か月前に仕事で大きな失敗をし、謝罪と対応に追われ、あまり夜に眠れなくなり、食欲不振が続いている。1か月前から気分が落ち込み、仕事で妻から間違いを指摘されたことで自信をなくしていた。Ａさんは死んでしまいたいと思い、夜に自宅でロープを使って自殺を図ろうとしたところを妻に見つけられた。妻に付き添われ、精神科病院を受診し、うつ病《depression》と診断された。受診当日に入院し、抗うつ薬の内服が開始された。Ａさんは「生きていても仕方がない。どうせ誰も分かってくれない」と看護師に話した。

121 このときの看護師の対応で適切なのはどれか。

1．「生きていれば良いことがありますよ」
2．「薬を飲むと数日で効いて楽になります」
3．「悲しいことが続くときは誰にでもあります」
4．「Ａさんがつらい状況にあることを私は心配しています」

122 Ａさんはその後しばらく会話をしたり、食事も少し食べられたりしていたが、入院3日から、臥床したままで1日中全く動かず、昏迷状態になった。検査の結果、軽度の脱水以外の異常はなかった。治療として修正型電気けいれん療法が開始されることになり、実施後20分でＡさんは覚醒し、その後の観察中にけいれん発作は認めなかった。実施後30分、Ａさんは突然起き上がり興奮し、大きな声で「仕事に行く」と言って病室から出ていこうとした。看護師が制止し、一緒に座って話を聞いたところ、見当識障害、記憶障害、注意障害が認められた。

Ａさんの状態で正しいのはどれか。

1．せん妄
2．躁状態
3．不安発作
4．前向性健忘

123 入院1か月が経過し、Aさんは夜間の睡眠がとれるようになり、食事は全量摂取している。妻から間違いを指摘されたことを思い出し、「何をやってもきっと失敗するだけだ。今度はもっと大きな失敗をして仕事を辞めることになる。だから自分はだめな人間だ。努力しても意味がない」と看護師に言った。

Aさんへの治療法で最も適切なのはどれか。

1．森田療法
2．集団精神療法
3．認知行動療法
4．社会生活技能訓練〈SST〉

124：95.4％ □□□→□□□　125：98.5％ □□□→□□□　126：74.2％ □□□→□□□

次の文を読み124～126の問いに答えよ。

Ａさん（24歳、女性）は大学卒業後、一般企業に就職したが、何度も自宅の鍵を閉めたかどうかを確認するため、遅刻を繰り返した。連絡せずに複数回の遅刻があったことを上司のＢさんから強く注意され、うつ状態となったため精神科外来を受診したところ、強迫性障害《obsessive-compulsive disorder》と診断され、選択的セロトニン再取り込み阻害薬〈SSRI〉が処方された。

124 内服を始めて1週後、Ａさんは看護師に「鍵を閉めたかどうかの確認が増え、睡眠時間が減ってつらい」と訴えている。

看護師の声かけで適切なのはどれか。

1．「主治医に薬の変更を相談しましょう」
2．「睡眠状況を具体的に教えてください」
3．「Ｂさんに別の部署に異動したいと伝えてみましょう」
4．「鍵を閉めたかどうか気になるときは別のことを考えましょう」

125 受診に同行していた母親からは「Ａから『私の代わりに鍵が閉まっているか見てきてほしい』といった要望が多い。それに従わないと『どうして私のつらさを分かってくれないの』と大きな声を出す。どのように関わればよいか分からない」と看護師に相談があった。

母親への看護師の対応で適切なのはどれか。

1．要望に応じ続ける方がよいと助言する。
2．治療の効果が得られるまで待つように伝える。
3．母親が疾患をどのように理解しているか確認する。
4．Ａさんが大きな声を出しても反応しないように助言する。

126 選択的セロトニン再取り込み阻害薬〈SSRI〉の内服を始めてから2か月が経過し、Ａさんは外出中に鍵を閉め忘れたかもしれないという考えが強くなり、外出から予定より早く帰宅することがある。Ａさんは「鍵を閉め忘れていないかの確認を減らしたい」と看護師に相談した。

Ａさんへの看護師の対応で適切なのはどれか。

1．外出を控えるよう助言する。
2．外出するときは誰かに付き添ってもらうよう提案する。
3．鍵の閉め忘れが気になる理由を考えてみるよう伝える。
4．鍵の閉め忘れが特に気になるときの前後の状況を振り返るよう促す。

次の文を読み127、128の問いに答えよ。

Aさん（80歳、女性）は発熱があり、呼吸状態が悪いため、外来を受診し肺炎《pneumonia》と診断され緊急入院となった。

入院時、病室でAさんは「ここはどこ」と話し混乱した様子であった。湿性の咳嗽があり、口唇の乾燥が著明である。同居の夫からの情報では、1週前から食事は摂れていたが、水分摂取量が減っていた。3日前から寝て過ごしていたが、トイレには自分で行くことができていた。身の回りのことは自立している。入院後に点滴静脈内注射1,500mL/日の指示があり、抗菌薬が開始された。

身体所見：身長152cm、体重45kg、体温38.0℃、呼吸数32/分、脈拍120/分、整、血圧107/80mmHg、経皮的動脈血酸素飽和度〈SpO_2〉93％（room air）。ジャパン・コーマ・スケール〈JCS〉Ⅰ－2。

検査所見：赤血球447万/μL、Hb12.5g/dL、白血球16,600/μL、総蛋白6.2g/dL、アルブミン4.0g/dL、血糖98mg/dL、Na151mEq/L、K4.0mEq/L、Cl97mEq/L、Ca8.7mg/dL、CRP23.0mg/dL。

127 入院当日、Aさんは日中は会話ができていたが、夕方からそわそわしながら落ち着かない様子であった。また、話のつじつまが合わず、朝と夕方を間違え急に大きな声を出し、夜中に起きだして自分の荷物を触っていることがあった。翌日、日中は眠気を訴えながらも眠ることなく静かに過ごし、夜間は焦燥があり眠れていない。

Aさんの状態はどれか。

1．せん妄《delirium》
2．睡眠時遊行症《sleepwalking》
3．レム睡眠行動障害《REM sleep behavior disorder》
4．睡眠時無呼吸症候群《sleep apnea syndrome》

128 入院2日、病棟の看護師でAさんへの援助の方針について話し合った。

Aさんへの対応で適切なのはどれか。

1．日中の離床を促すために歩行に付き添う。
2．夜間はベッドからの転落防止のために身体的拘束を行う。
3．睡眠時間の確保のために夕方に3時間の睡眠をとるように勧める。
4．症状緩和のためにベンゾジアゼピン系睡眠薬の処方を医師に依頼する。

109回PM112、114

129：89.7% □□□→□□□　130：96.0% □□□→□□□

次の文を読み129、130の問いに答えよ。

Ａさん（43歳、男性、会社員）は、妻（38歳）と２人暮らし。１年前から、仕事上の失敗を上司から叱責されることが続いていた。半年前からＡさんの飲酒量は次第に増えていき、最近では酒気を帯びたままの出勤や、飲酒を原因とした遅刻や欠勤をすることが増えていた。ある夜、Ａさんは居酒屋で多量に飲酒し、その場で意識が消失したため、救急車で救命救急センターへ搬送され、入院となった。器質的検査および生理的検査では異常が認められなかったが、入院翌日に飲酒の問題について同じ病院内の精神科を受診した結果、Ａさんはアルコール依存症《alcohol dependence syndrome》と診断された。

129 入院後3日までにＡさんに出現する可能性が高い症状はどれか。**２つ選べ。**

1．観念奔逸
2．緘黙
3．強迫症状
4．幻覚
5．振戦

130 入院中にＡさんは、退院後に再び飲酒してしまうのではないかという不安を看護師に訴えた。

Ａさんの断酒を支援するための看護師の提案で適切なのはどれか。

1．共同生活援助〈グループホーム〉への入居
2．セルフヘルプグループへの参加
3．行動援護の利用
4．生活訓練の利用

次の文を読み131の問いに答えよ。

Ａさん（22歳、女性、会社員）は、昼食後、自室に大量のお菓子とお酒を持ち込み、食べて飲んでいたところを母親に注意をされたことに腹を立て、母親の目の前でリストカットを始めた。慌てた母親は、父親とともにＡさんを連れて救急外来に来院した。医師が傷の処置をしようとすると「死んでやる。触るな」と大声で騒ぎ暴れ始めたため、精神科病棟に緊急入院となった。

131 入院当日、Ａさんに対する看護師の関わりで適切なのはどれか。

1．短期間の入院となることを伝える。
2．母親と関係修復をするように促す。
3．リストカットをしないように説得する。
4．Ａさんの心身を心配していることを伝える。

111回AM113～114

132：98.8％ □□□→□□□　133：93.6％ □□□→□□□

次の文を読み132、133の問いに答えよ。

Aさん（23歳、女性）は大学を卒業後、会社に就職して1人暮らしを始めた。入社後に「会社の制服が似合うようになりたい」とダイエットを始め、次第にるいそうが目立つようになった。「太るのが怖い」と言って食事を拒否するようになり、体重は1年間で10kg減少した。しかし、本人は「まだ太っているから、痩せないといけない」と話していた。久しぶりにAさんと会った母親が、過度のるいそうを心配して、内科受診を勧めた。内科ではるいそう以外に大きな異常を認めず、精神科受診を勧められた。精神科では神経性無食欲症《anorexia nervosa》と診断され、外来通院を開始した。その後、低血糖によるふらつきのため職場で頻回に転倒するようになった。それでも食事を十分に摂らないため、精神科病棟へ入院した。入院時、身長166cm、体重36kgであった。入院後、食事のほかに点滴による栄養補給が始まった。

132 入院後2週が経過した。食事のときにAさんは食べ物を細かく刻み、1時間以上時間をかけるが、摂取量は全体の25％程度である。時間があるとベッド上でいつもストレッチを行っている。Aさんと話し合ったところ「私はこの病棟で太っているほうだから少しでも痩せなきゃ」と話した。

看護師の関わりとして適切なのはどれか。

1．体重測定の回数を増やす。

2．鏡でAさんの全身を映して見せる。

3．痩せたいと思う気持ちについて話し合う。

4．Aさんは他の患者よりも痩せていると伝える。

133 入院後3か月が経過した。Aさんは体重が41kgまで増加し、主治医と相談して、退院の準備をすることになった。看護師に対して、Aさんは「退院後はすぐに仕事をしたい」と話したが、母親は「ゆっくり自宅で休養してほしい」と話した。母親の面会時に、今後の仕事や生活に関する話題が出ると、Aさんはイライラして母親と口論になることが多くなった。父親は仕事が忙しいことを理由に、面会に来たのは一度のみであった。

今後導入する必要性が最も高いのはどれか。

1．家族療法

2．作業療法

3．自律訓練法

4．精神分析療法

134：76.4％ □□□→□□□　135：86.4％ □□□→□□□

次の文を読み134、135の問いに答えよ。

Aさん(32歳、男性)は、仕事上のストレスを抱えていた際に知人から誘われ、覚せい剤を常用するようになり逮捕された。保釈後、薬物依存症の治療を受けることができる精神科病院に入院し、治療プログラムに参加することになった。

134 入院2週後、Aさんは病棟生活のルールを守ることができず、それを注意した看護師に対して攻撃的になることがあった。別の看護師がAさんに理由を尋ねると「指図するような話し方をされると、暴力的だった父親を思い出し、冷静でいられなくなる」と話した。

このときAさんに起こっているのはどれか。

1．転移
2．逆転移
3．躁的防衛
4．反動形成

135 入院後1か月、Aさんは「正直に言うと、今も覚せい剤を使いたいという気持ちがある。もし誘いがあったら、使いたい気持ちを抑えきれないだろう」と悩みを打ち明けた。

Aさんの状態のアセスメントとして適切なのはどれか。

1．否認
2．共依存
3．身体依存
4．精神依存
5．離脱症状

109回 AM112：87.2% □□□→□□□

次の文を読み136の問いに答えよ。

Aさん（男性、26歳、会社員）は、高校時代に自閉症スペクトラム障害《autism spectrum disorder》の診断を受け、外来通院をしながら仕事を続けていた。これまでの職場ではストレスが少なく、規則正しい生活ができていた。しかし、1か月前に新しい職場に異動になってから生活が不規則となり、数日前より無断欠勤が続いている。同居している家族に対してAさんは「家にいると仕事のことばかり考えてしまい眠れない。食欲もないし、環境を変えてゆっくり休みたい」と話したため、Aさんは家族とともに精神科外来を受診し、休養目的で任意入院することになった。

136 看護師が入院時に聴取する情報で優先度が高いのはどれか。

1．業務量の変化
2．職場での人間関係
3．最近1か月の生活状況
4．無断欠勤に対する親の反応

137：81.1％ □□□→□□□　138：93.6％ □□□→□□□

次の文を読み137、138の問いに答えよ。

Aさん（22歳、男性）は、高校卒業後に就職したが、同僚との関係がうまく築けず、転職を繰り返している。「他の人と自分はどこか違う。自分の将来が不安だ」と感じたAさんは精神科クリニックを受診し、自閉症スペクトラム障害《autism spectrum disorder》と診断された。

Aさんは小学生のころから他人の気持ちが理解できないときがあり、対人関係を築くことが苦手で、学校で孤立していた。また、偏食が強く、るいそうがみられたために、同級生から容姿のことでいじめられたことがあった。中学校や高校では忘れ物が多く、集団生活になじめなかった。

137 クリニックに通院し半年が経過した。現在、Aさんは無職である。Aさんは仕事が長続きしないことで将来への不安が強く、自身の適性にあった職場を探したいと希望している。外来看護師は主治医とも相談し、Aさんに就労移行支援のサービスについて伝えることにした。

Aさんへの説明で適切なのはどれか。

1.「仕事が見つかるまで期限なく通所できます」
2.「同じ障害を持つ仲間との共同生活が原則です」
3.「一般就労に向けて知識や能力の向上を目指します」
4.「生活リズムを整え、集団に慣れていくことが目的です」

138 就労移行支援を利用し、Aさんは仕事を始めたが、苦手な仕事内容が多く、失敗が続いているため同僚から注意を受け続けている。外来看護師は、Aさんから「毎日が憂うつでつらい。ストレスが溜まるのでどうしたらよいか」と相談を受けた。

Aさんへの対応で適切なのはどれか。

1．仕事に慣れるまで待つように説明する。
2．憂うつな気分について詳しく話してもらう。
3．職場の同僚とうまく付き合う方法を考えてもらう。
4．外来看護師が行っているストレス発散方法を指導する。

139：98.5％ □□□→□□□　140：98.5％ □□□→□□□

次の文を読み139、140の問いに答えよ。

Aさん（19歳、男性）は、幼い頃から忘れ物や遅刻が多く、落ち着いて授業を受けることが難しかった。学校からは精神科の受診を勧められていたが、受診することなく高校まで卒業した。卒業後は事務職として働きはじめたが、仕事上のトラブルで上司や同僚から叱責を受けたことをきっかけに、仕事を無断で休むことが多くなった。産業医から精神科外来を紹介され、両親とともに受診した。本人の診察と両親からの生育歴の聴取が行われ、注意欠如・多動性障害《attention-deficit/hyperactivity disorder》〈ADHD〉と診断された。

139 職場でAさんにみられる可能性が高い行動はどれか。

1．仕事中に突然意識を失って倒れる。
2．退勤時に戸締りの確認を繰り返す。
3．集中して仕事をすることができない。
4．状況にふさわしくない単語の発声を繰り返す。

140 診察後、Aさんの両親は「親としてどうしたら良かったのでしょうか、私たちの育て方に問題があったのでしょうか」と外来看護師に話した。

このときのAさんの両親への対応として適切なのはどれか。

1．「Aさんは育てにくいお子さんでしたね」
2．「職場の環境が悪かったことが原因です」
3．「ご両親の育て方が原因ではないと思いますよ」
4．「もっと早くAさんの問題に気が付けばよかったですね」

112回AM112、114

141：91.0％ □□□→□□□　142：72.4％ □□□→□□□

次の文を読み141、142の問いに答えよ。

Ａさん（20歳、女性）は境界性人格〈パーソナリティ〉障害《borderline personality disorder》の診断を受け、精神科外来に通院中である。ある日、人間関係のトラブルから処方されていた睡眠薬を過量服薬して自殺企図をしたところを家族に発見され、救命救急センターに搬送された。

141 Ａさんは救急外来で治療を受け会話ができるまでに回復した。

Ａさんへの看護師の最初の対応で適切なのはどれか。

1．過量服薬した場面の振り返りを促す。
2．現在の希死念慮の有無について確認する。
3．大量の睡眠薬を飲まずに残していた理由を追及する。
4．Ａさんと看護師の間で二度と過量服薬しないと約束する。

【※Ａさんは身体的な治療を受けた後、精神科病棟に入院することになった。】

142 入院1週、Ａさんは看護師ごとに言動や態度を変えることが多く、病棟ではＡさんに対して共感を示す看護師と、拒否的な態度を示す看護師に分かれてしまった。そのため、病棟の看護師はチームでの対応についてカンファレンスを行った。

Ａさんへの看護師のチームとしての対応で適切なのはどれか。

1．Ａさんと看護師が関わる頻度を減らす。
2．Ａさんに共感を示す看護師に担当を固定する。
3．Ａさんに対する感情を看護師同士で表出しないように統一する。
4．Ａさんの行動が患者－看護師関係にもたらす影響について評価する。

小児

113回PM103～105

143：98.8％ □□□→□□□　144：77.3％ □□□→□□□　145：93.8％ □□□→□□□

次の文を読み143～145の問いに答えよ。

A君（5歳、男児）は共働きの両親と3人で暮らしている。2歳6か月で自閉スペクトラム症《autism spectrum disorder》と診断され、保育所と療育センターに通っている。保育所の健康診断で低身長を指摘され、受診を勧められて両親と来院した。A君は待合室を走ったり診察室の扉を開けたりしていた。診察室に入ると「頑張ろう」と泣きながら叫び、恐怖心を抑えている様子だった。母親は「Aは病院が苦手で、予防接種はAの手足と体を看護師さん3人で抑えて行ってきましたが、繰り返し説明することで、抑えなくても注射ができるようになりました」と話した。

診察の結果、1週後に成長ホルモン分泌刺激試験を行うことになった。母親から「Aが血液検査でパニックを起こすのではないかと心配です」と発言があった。

143 母親への声かけで適切なのはどれか。

1.「検査があることは当日に説明しましょう」
2.「予防接種ができるのであれば心配ありません」
3.「家でA君に説明できる絵カードをお渡しします」
4.「看護師3人でA君をしっかりと抑えて採血します」

144 成長ホルモン分泌刺激試験の結果、母親が自宅で毎晩A君に成長ホルモン製剤を注射することになった。外来で母親は注射の手技を習得し、A君も注射に慣れた。

自宅での注射に向けて、母親に確認する事項で優先度が高いのはどれか。

1．保育所でのA君の様子
2．A君と家族の日課
3．家族の経済状況
4．祖父母の居住地

145 3か月後、自宅でのＡ君への成長ホルモン製剤の注射は順調に実施されている。外来受診時に母親から看護師に「Ａが通っている療育センターにも相談しましたが、Ａは自閉スペクトラム症《autism spectrum disorder》であるだけでなく、注射もしているので就学のことを考えると心配です。通常の学級に通わせたいと考えているのですが、通常の学級への就学について教えてください」と相談があった。

看護師の説明で適切なのはどれか。

1.「お母さんが学校で待機する必要があります」
2.「就学する学級は受入れ先の校長が決定します」
3.「通常の学級に籍を置くと通級指導は受けられません」
4.「Ａ君の特性に合わせた配慮を学校に求めることができます」

146：90.5％ □□□→□□□　147：98.8％ □□□→□□□

次の文を読み146、147の問いに答えよ。

Aちゃん(5か月、女児)は、父親(会社員)、母親(主婦)、兄のB君(3歳)と4人家族である。近所に祖父母が住んでいる。Aちゃんは3日前から鼻汁と咳嗽があり、昨日夕方より39℃の発熱がみられ小児科外来を受診した。自宅で哺乳量の低下はなく、1日に1、2回咳嗽とともに嘔吐がみられていた。来院時、体温39.3℃、呼吸数45/分、脈拍142/分、経皮的動脈血酸素飽和度〈SpO_2〉98％(room air)であった。診察と検査の結果、RSウイルスによる急性細気管支炎《acute bronchiolitis》と診断され、去痰薬が処方された。

146 診察後、家庭でのケアについてAちゃんの母親に指導することになった。
看護師の指導で適切なのはどれか。

1.「1回に飲むミルクの量を多くしてください」
2.「哺乳前に鼻水を器具で吸引してあげてください」
3.「去痰薬は、ミルクを飲んだ後に飲ませてください」
4.「授乳後は仰向けで寝かせてください」

【※Aちゃんは、発熱が続き、哺乳量が減ってきたため2日後に再度来院した。来院時、体温39.4℃、呼吸数60/分、脈拍154/分、経皮的動脈血酸素飽和度〈SpO_2〉92％(room air)、口唇色と顔色はやや不良であった。胸部エックス線撮影で肺炎像は認められない。Aちゃんは、経口摂取不良と呼吸困難のため、母親が付き添って入院することとなった。酸素吸入と点滴静脈内注射が開始された。】

147 入院後7日、Aちゃんは症状が軽快し、哺乳量も増加して翌日の金曜日に退院が決定した。母親は「Aはだいぶ元気になりました。でもBが泣いたり、かんしゃくをおこしたりすることが増えているようです。どうしたらいいでしょう」と看護師に相談した。入院中、土曜日、日曜日は父親がB君の世話をしており、平日は祖父母が世話をしているとのことであった。退院時、父親は休暇をとりAちゃんと母親を迎えに来る予定である。
母親への看護師の対応として適切なのはどれか。

1.「B君のかかりつけ医に相談しましょう」
2.「B君の保育所への入所を検討しましょう」
3.「B君に関わる時間をたっぷりとりましょう」
4.「お兄ちゃんだから頑張りなさいと伝えましょう」

148：98.9% □□□→□□□　149：96.7% □□□→□□□

次の文を読み148、149の問いに答えよ。

Aちゃん（5歳、男児）は、2日前に39℃に発熱して両側の耳下腺部の痛みを訴えた。昨日から同部位の腫脹がみられ、頭痛を訴えている。夜間に嘔吐が4回あり、発熱と頭痛が持続したため、本日父親に連れられて来院し、髄膜炎《meningitis》の疑いで個室に入院した。通っている幼稚園には、流行性耳下腺炎《mumps》（おたふくかぜ）罹患児が数名いる。

既往歴：特記すべきことはない。

予防接種歴：年齢相応の定期接種はすべて済んでいる。おたふくかぜワクチンは未接種である。

家族歴：両親は流行性耳下腺炎罹患の既往がある。妹のBちゃん（3歳）は、年齢相応の定期予防接種は済んでいるが、おたふくかぜワクチンは未接種である。また、流行性耳下腺炎罹患の既往はない。

身体所見：体温39.2℃、項部硬直あり。両側耳下腺部の腫脹と圧痛あり。胸部聴診で異常なし。腹部は平坦で軟、圧痛なし。Kernig〈ケルニッヒ〉徴候あり。

検査所見：白血球8,760/μL。血清アミラーゼ834U/L（基準44～132）、CRP 0.1mg/dL。

148 Aちゃんに腰椎穿刺を行うことになった。看護師が検査の準備を始めると、Aちゃんは「何をするの？」と不安そうな表情をして尋ねてきた。

看護師の適切な返答はどれか。

1．「泣いちゃだめだよ」
2．「気にしないでいいよ」
3．「痛いことはしないよ」
4．「背中にお注射するよ」

149 検査の結果、Aちゃんはムンプス髄膜炎《mumps meningitis》と診断された。父親から看護師に「先ほど主治医の先生から、面会やAの入院中の生活に制限があると聞きました。詳しく教えてください」と質問があった。

看護師の説明で適切なのはどれか。

1．「親の面会は可能です」
2．「Bちゃんの面会は可能です」
3．「Aちゃんはプレイルームで遊べます」
4．「Aちゃんは病室内でガウンを着てもらいます」

109回PM103～104

150：78.2% □□□→□□□　151：83.9% □□□→□□□

次の文を読み150、151の問いに答えよ。

Aちゃん（7歳、女児、小学1年生）は、3歳ころから夜間就寝中や保育所の昼寝の時に時々いびきがあり、保育所の友達に「Aちゃんがうるさくて眠れない」と言われた。母親が心配してAちゃんを小児科外来に連れて行った。その後、Aちゃんは外来で経過観察されてきたが、今年の4月から7月までの間に、急性扁桃炎《acute tonsillitis》を3回起こしていることや、睡眠時無呼吸がみられるようになったことから、8月中に扁桃腺摘出術を受けることになった。

150 定期外来の受診時に、手術が決まったことが医師からAちゃんに伝えられた。Aちゃんは「なんで手術するの」と涙ぐんでいる。

扁桃腺摘出術を受けるAちゃんに対する看護師の説明で適切なのはどれか。

1.「寝ているときに息を止めてしまうことがあるからだよ」

2.「のどにいる悪い虫をとるためだよ」

3.「のどにお熱があるからだよ」

4.「いびきが大きいからだよ」

151 手術後1日。Aちゃんはベッド上で、静かにぬり絵をして遊んでいたが、昼食時には黙って涙ぐみ、食事や水分も摂ろうとしない。付き添っている母親は「痛くて食べられないようです」と看護師に言った。Aちゃんのバイタルサインは、体温37.6℃、血圧100/60mmHg。

看護師がAちゃんの痛みを把握するのに最も適切な方法はどれか。

1．Aちゃんの表情を観察する。

2．母親にAちゃんの痛みの様子を聞く。

3．Aちゃんに痛みの程度を話してもらう。

4．Aちゃんに痛みスケールを使って示してもらう。

152：74.8％ □□□→□□□　153：88.0％ □□□→□□□　154：77.7％ □□□→□□□

次の文を読み152～154の問いに答えよ。

Aちゃん（2歳、男児）は両親、兄（5歳）の4人家族である。3日前から発熱が続くため、母親と一緒に外来を受診した。診察の結果、川崎病《Kawasaki disease》と診断され、個室に入院となり左手背に点滴静脈内留置針が挿入された。入院中は母親が希望し、Aちゃんに付き添っている。Aちゃんにγ－グロブリン療法とアスピリンの内服が開始されることになった。看護師がγ－グロブリン療法の開始のために訪室すると、Aちゃんは不機嫌にぐずって泣いている。

152 γ－グロブリン療法の開始に伴う看護師の対応で適切なのはどれか。**2つ選べ。**

1．γ－グロブリン製剤の投与中もAちゃんと売店に行けると母親に伝える。
2．留置針の自己抜去防止のために右肘関節に抑制帯を使用する。
3．心負荷の軽減のためにAちゃんの経口水分摂取を制限する。
4．心電図モニターの装着を確認する。
5．留置針の刺入部を観察する。

153 Aちゃんの入院中、母親は一度も自宅に帰らずに付き添いを続けている。入院3日の朝に看護師が訪室したところ、母親が「夫から電話があって、Aの入院後、兄がほとんど寝ずに大泣きしているらしく、私は心配です」と話している。

母親への看護師の対応で適切なのはどれか。

1．病室内でAちゃんと兄を面会させてよいと伝える。
2．Aちゃんのことに集中するべきであると伝える。
3．兄と関わる時間を持てるよう母親に帰宅を促す。
4．退院の可否を医師と相談すると伝える。

154 入院4日、Aちゃんは解熱し活気が出てきた。翌日、看護師がAちゃんを観察すると、手指の先端から皮膚が膜のように薄くむけていた。

この所見に対する看護師のアセスメントで適切なのはどれか。

1．γ－グロブリン療法の副作用（有害事象）である。
2．皮膚のツルゴールが低下している。
3．川崎病《Kawasaki disease》の回復期の症状である。
4．皮膚科の受診が必要である。

113回AM105：98.2％ □□□→□□□

次の文を読み155の問いに答えよ。

Aちゃんは出生前診断で羊水過多があり先天性食道閉鎖症《congenital esophageal atresia》の疑いを指摘されていた。在胎37週5日に帝王切開で出生、出生体重2,780g、Apgar〈アプガー〉スコア1分後8点、5分後9点である。出生後、Aちゃんは先天性食道閉鎖症《congenital esophageal atresia》と診断された。

【※Aちゃんは、出生当日に胃瘻造設、気管食道瘻切断と食道端々吻合術を受け、無事に終了した。】

155 Aちゃんは3歳6か月になった。現在は胃瘻を閉鎖し経口摂取をしているが、吻合部の狭窄による嚥下困難が生じ、これまでに食道バルーン拡張術を2回行った。現在も症状が残っていて、固形物の通過障害が軽度ある。身長92.5cm（25パーセンタイル）、体重11.5kg（3パーセンタイル）で、半年後に保育所へ入園する。両親が「Aはあまり体重が増えません。保育所ではみんなより食事に時間がかかるのではないかと心配です」と外来看護師に話したため、今後の対応について両親、看護師および医師で話し合った。

Aちゃんの摂食に関する対応で適切なのはどれか。

1．再度、胃瘻を造設する。
2．食事を保育士に介助してもらう。
3．昼前に保育所から帰宅し、家で昼食を摂る。
4．同じクラスの子ども達と同量を食べられるよう訓練する。
5．Aちゃんに適した食事形態の提供が可能か保育所に確認する。

156：88.1％ □□□→□□□　157：97.5％ □□□→□□□　158：95.2％ □□□→□□□

次の文を読み156～158の問いに答えよ。

Aちゃん（生後24日、女児）は両親と3人暮らし。母親が母子健康手帳の便色カードを見て、Aちゃんの便色が気になったため、Aちゃんを連れて近所の小児科医院を受診した。Aちゃんは在胎39週、出生体重3,100g、出生時に異常はない。

現在、混合栄養で体重は3,700gである。体温37.2℃、呼吸数36/分、心拍数108/分、整、血圧78/44mmHg。眼球結膜に黄染を認める。

血液検査結果：Hb12.6g/dL、白血球7,800/μL、血小板21万/μL、プロトロンビン時間〈PT〉88％、総ビリルビン11.3mg/dL、直接ビリルビン9.5mg/dL、AST96U/L、ALT126U/L。

紹介先の病院で腹部超音波検査を実施した結果、Aちゃんは胆道閉鎖症《biliary atresia》の疑いがあり入院した。

156 Aちゃんの便として考えられるのはどれか。

1．褐色便
2．灰白色便
3．タール便
4．イチゴゼリー様便

157 Aちゃんは入院7日に術中胆道造影検査で胆道閉鎖症《biliary atresia》と確定診断された。手術は無事に終了した。術後は絶食となり、腹腔ドレーンが挿入され、持続的点滴静脈内注射が行われている。母親は疾患や治療について理解している。術後3日、付き添っていた母親は看護師に「Aはおなかが空いて泣き止まないし、私はAを抱っこもできず、何もしてあげられません。つらいです」と涙を浮かべて話した。

看護師の母親への対応で、最も適切なのはどれか。

1．話しかけやおしゃぶりの活用など母親ができることを伝える。
2．早期発見だったのでAちゃんは早く退院できると説明する。
3．心療内科の受診を勧める。
4．患者家族会を紹介する。

158 術後5日、Aちゃんは経口摂取が可能になり順調に経過している。医師から母親に、胆汁の排泄を促すために利胆薬の内服が重要であると説明があり、散剤が処方された。母親から看護師に「赤ちゃんに粉の薬をどうやって飲ませたらよいのでしょうか」と質問があった。看護師は散剤を（　　）に混ぜて飲ませることを説明した。

（　　）に入るのはどれか。

1．果汁
2．白湯
3．人工乳
4．はちみつ

次の文を読み159の問いに答えよ。

A君(男児)は3歳の誕生日を迎えた。生後8か月のときに鶏卵の摂取でアナフィラキシーを起こしたため、かかりつけ医を受診した。それ以降、現在までA君は鶏卵の摂取を禁止するよう説明されている。鶏卵以外の食物は摂取して問題がない。今回、A君は保育所の入所にあたり、かかりつけ医からアレルギー外来のあるB病院を紹介され受診した。3歳児健康診査が今後予定されている。A君は身長95cm(50パーセンタイル)、体重15kg(75パーセンタイル)、自分の名前と年齢を答えることができる。階段を1人で昇ることができるが、スキップはできない。排泄はオムツにしている。

159 A君の発育と発達のアセスメントで正しいのはどれか。

1．肥満である。
2．言語発達に遅れがある。
3．排泄の自立に遅れがある。
4．運動発達は年齢相応である。

111回PM103～105

160：96.7％ □□□→□□□　161：98.0％ □□□→□□□　162：79.6％ □□□→□□□

次の文を読み160～162の問いに答えよ。

Aちゃん（2歳10か月、女児）は昨日から下痢と嘔吐を繰り返し、食事が摂れなくなったため、母親に抱かれて小児科外来を受診した。診察の結果、ウイルス性胃腸炎《viral gastroenteritis》による中等度の脱水症《dehydration》と診断され入院した。入院時、体温38.2℃、呼吸数36/分、心拍数136/分であった。3日前の保育所の身体計測では身長90cm、体重12.5kgであった。

160 Aちゃんにみられる状態はどれか。

1．昏睡状態である。
2．流涙は普段と変わらない。
3．体重は3日前と変わらない。
4．排尿頻度は普段通りである。
5．皮膚のツルゴールは低下している。

161 Aちゃんは、個室隔離での入院となり、持続点滴静脈内注射が開始された。排泄が自立していないため普段から紙オムツを使用している。

Aちゃんのオムツ交換における注意点について、入院に付き添う母親への看護師の説明で適切なのはどれか。

1．布オムツに切り替える。
2．使い捨て手袋は1日1回交換する。
3．オムツ交換後に石けんで手洗いを行う。
4．アルコール入りのおしり拭きで殿部の清拭を行う。

162 入院2日。Aちゃんは、水様便は続いているが嘔吐はなくなった。付き添ってる母親は「Aは大泣きして、ストレスが溜まっているみたいです。アイスクリームを食べたいみたいです」と看護師に話した。

このときに看護師が母親に伝える内容で適切なのはどれか。

1．プレイルームで遊べること
2．アイスクリームを食べてよいこと
3．個室隔離が明日、解除されること
4．Aちゃんの好きなおもちゃを自宅から持参してよいこと
5．Aちゃんが静かに過ごせるよう看護師の訪室を控えること

110回PM100：81.3％ □□□→□□□

次の文を読み163の問いに答えよ。

Aちゃん（生後3週）は、在胎40週、3,070gで出生した。生後5日で退院し、退院時の体重は3,080gであった。完全母乳栄養である。

現病歴：5日前から嘔吐があり、次第に哺乳のたびに噴水状に嘔吐するようになった。今朝も嘔吐があり、吐物は白色である。排尿もないため家族に連れられ来院した。Aちゃんは肥厚性幽門狭窄症《hypertrophic pyloric stenosis》が疑われ入院した。

身体所見：体重3,380g、体温36.7℃。脈拍120/分、整。血圧74/52mmHg。大泉門は陥凹、皮膚のツルゴールは低下、上腹部は軽度膨隆。

検査所見：白血球9,600/μL。Na131mEq/L、K3.4mEq/L、Cl86mEq/L、CRP0.1mg/dL。

163 Aちゃんの状態のアセスメントで正しいのはどれか。

1．脱水症《dehydration》は軽度である。
2．非胆汁性嘔吐である。
3．炎症反応の上昇がある。
4．出生後の体重増加は良好である。

112回PM103～105

164：91.5％ □□□→□□□　165：98.5％ □□□→□□□　166：98.7％ □□□→□□□

次の文を読み164～166の問いに答えよ。

A君（11歳）は両親と3人で暮らしている。5歳で気管支喘息《bronchial asthma》と診断され、現在は抗アレルギー薬とステロイドの吸入薬が処方されている。本日、学校から帰ってきた後から咳嗽がみられ元気がなかった。夕食はあまり食べずに就寝した。夜間になり「苦しくて眠れない」と訴え、母親と救急外来を受診した。口元での喘鳴が著明であり、問診すると途切れ途切れに話した。受診時のバイタルサインは、体温36.9℃、呼吸数32/分、心拍数120/分、経皮的動脈血酸素飽和度〈SpO_2〉92％（room air）であった。

164 A君の気管支喘息の発作強度はどれか。

1．小発作
2．中発作
3．大発作
4．呼吸不全

165 救急外来で、吸入と点滴静脈内注射が行われA君の症状は軽快した。A君は、医師や看護師による問診には素直に答えているが、心配する母親には「病院に来るほどじゃないんだよ。入院はしないからな」と発言し、反抗的な態度をとっている。

このときの看護師の対応で適切なのはどれか。

1．A君に発言の理由を尋ねる。
2．A君ではなく母親から病状を聴取する。
3．母親への態度は問題行動であるとA君に忠告する。
4．親子関係に問題があるのではないかと母親に伝える。

166 A君は1年前から気管支喘息《bronchial asthma》の急性増悪〈発作〉を起こして救急外来の受診を繰り返していることが分かった。看護師がA君に今の症状に対する認識を確認すると「喘息発作が起きていて、家で吸入をしても治まらなかった」と答えた。学校生活や服薬については「学校は好きだけど、体育は嫌だな。吸入が面倒くさい。吸入しなくても発作が起きなければいいんでしょ」と話した。看護師は、急性増悪〈発作〉を繰り返しているA君のセルフケアへの支援をする必要があると考えた。

A君への看護師の対応で最も適切なのはどれか。

1．毎日運動するよう勧める。
2．お薬手帳を持ち歩くよう伝える。
3．A君と服薬管理について話し合う。
4．喘息発作があったことを母親から担任の先生に伝えるよう提案する。

167：89.0％ □□□→□□□　168：76.1％ □□□→□□□　169：99.2％ □□□→□□□

次の文を読み167～169の問いに答えよ。

Ａ君（5歳）は父親（40歳）、母親（38歳）と兄（10歳）の4人家族である。Ａ君は生後6か月のときに白血病《leukemia》と診断され化学療法で寛解し、退院後は幼稚園に登園していた。4歳になって再発し、兄を骨髄ドナーとした造血幹細胞移植を受けた。

167 Ａ君が利用できる制度はどれか。

1．自立支援医療
2．指定難病の医療費助成
3．未熟児養育医療の給付
4．小児慢性特定疾病医療費助成

168 Ａ君の造血幹細胞移植は無事に終了したが、終了後6か月で2度目の再発をし、化学療法が行われたが寛解しなかった。医師から両親にＡ君が終末期にあること、余命2か月程度であることが伝えられた。両親は「2度目の再発と聞いて覚悟をしていた。延命するための治療はしなくてよいと考えています。在宅療養に切り替えてＡと家で過ごしたいが、できることと、できないことを教えてほしいです」と話した。

両親への看護師の返答で適切なのはどれか。**2つ選べ。**

1．「遊園地には行けません」
2．「幼稚園に登園できます」
3．「食べ物の制限はありません」
4．「痛みが出た場合、自宅では痛みを和らげる治療はできません」
5．「感染対策のため、お兄ちゃんとの接触をできるだけ制限してください」

169 数日後、両親から「Ａが亡くなることをＡの兄にどのように説明したらよいでしょうか。私たちでは、うまく説明できません」と相談があった。

看護師の両親への対応で適切なのはどれか。

1．「お兄ちゃんが病状を尋ねてくるのを待ちましょう」
2．「頑張っているＡ君のために、お兄ちゃんには治ると説明しましょう」
3．「看護師も同席してお兄ちゃんに説明する機会を設けることができます」
4．「ドナーになったお兄ちゃんががっかりするので説明しないでおきましょう」

母性

113回AM107：91.5％ □□□→□□□

次の文を読み170の問いに答えよ。

Aさん（28歳、会社員）は、夫（30歳、会社員）と2人で暮らしている。2023年2月5日からの月経を最後に無月経となり、妊娠の可能性を考えて受診した。医師の診察の結果、妊娠と診断された。

170 診察後、Aさんから看護師に妊娠中の生活や体重の管理について質問があった。Aさんは「缶ビール2本を週に1回、コーヒーを1日に6杯以上飲んでいます。友人に勧められて半年前から1日240μgの葉酸のサプリメントを飲んでいます」と話す。Aさんは身長160cm、非妊時体重62kgである。

看護師のAさんへの説明で適切なのはどれか。

1．「飲酒は中止しましょう」

2．「妊娠中の体重増加は7kg未満にしましょう」

3．「コーヒーは今までどおりに飲んでも大丈夫です」

4．「葉酸は妊娠前と同じ量を摂るようにしましょう」

171：83.4％ □□□→□□□　172：95.8％ □□□→□□□

次の文を読み171、172の問いに答えよ。

Aさん（30歳、初妊婦）は、夫（32歳、会社員）と2人暮らし。身長は160cm、非妊時体重60kgである。妊娠8週の妊婦健康診査を受診し順調な経過と診断された。嘔吐はないが、時々嘔気があると訴え、対処法について質問があった。

171 Aさんへの説明で適切なのはどれか。

1.「空腹を避けましょう」
2.「塩味を濃くしましょう」
3.「規則正しく3食摂りましょう」
4.「市販の調理済みの食品は控えましょう」

172 Aさんは、妊娠34週4日の妊婦健康診査を受けた。Aさんの母は祖母の介護をしており、産後の支援を期待できない。妊婦健康診査後、「産後は夫と2人で子育てをしていきます。子育てのために何か利用できる制度はありますか」と相談があった。

産後、Aさんの夫が適用となる制度はどれか。

1．育児休業
2．育児時間
3．休日労働の制限
4．勤務時間の変更

112回AM107～108

173：79.1％ □□□→□□□　174：97.3％ □□□→□□□

次の文を読み173、174の問いに答えよ。

Aさん（33歳、初産婦、会社員）は夫と2人で暮らしている。妊娠28週5日、夕方から下腹部に生理痛のような痛みを感じ、少量の性器出血があったため来院した。来院時、子宮口2cm開大、未破水、8分おきに20秒持続する子宮収縮があり、切迫早産《threatened premature delivery》と診断された。子宮収縮抑制薬（リトドリン塩酸塩）の点滴静脈内注射と安静による治療が開始された。

173 切迫早産《threatened premature delivery》の症状がなくなり、Aさんは妊娠35週0日で退院した。妊娠36週0日に妊婦健康診査のために来院した。ノンストレステスト〈NST〉を実施中に、「気分が悪い」とナースコールがあり看護師が訪れると、Aさんは仰臥位になっていた。

Aさんへの対応で看護師が最初に行うのはどれか。

1．医師に報告する。
2．血圧測定を行う。
3．左側臥位にする。
4．酸素吸入を行う。

174 Aさんは妊娠36週5日、8時に分娩が開始した。16時30分に子宮口全開大、16時35分に自然破水、18時30分に男児を出産した。分娩時出血量は350mL、児のApgar〈アプガー〉スコアは1分後8点、5分後9点であった。

Aさんの分娩のアセスメントで適切なのはどれか。

1．早期産である。
2．異常出血である。
3．前期破水である。
4．新生児仮死である。

109回AM106～108

175：96.7％ □□□→□□□　176：81.8％ □□□→□□□　177：98.9％ □□□→□□□□

次の文を読み175～177の問いに答えよ。

Aさん(28歳、初妊婦)は、夫(30歳、会社員)と2人暮らし。妊娠37週0日で妊婦健康診査のため来院した。身長160cm、体重62kg(非妊時体重54kg)。血圧122/74mmHg。Hb12.1g/dL、Ht36％。尿蛋白(−)、尿糖(−)。下肢に軽度の浮腫を認める。子宮底長32cm、推定胎児体重2,810g。Aさんは「1時間に2、3回お腹が張ることがありますが、休んでいるとおさまります」と言う。

175 このときのAさんの状態で正しいのはどれか。

1．陣痛発来
2．正常な妊娠経過
3．胎児発育不全〈FGR《fetal growth restriction》〉
4．妊娠高血圧症候群〈HDP《hypertensive disorders of pregnancy》〉

176 妊婦健康診査後、Aさんは「数日前から頻回に尿意を感じるようになり、夜間もトイレへ行くために目が覚め、よく眠れない」と看護師に訴えてきた。Aさんに排尿時痛および残尿感はない。

Aさんへの看護師の対応で適切なのはどれか。

1．水分摂取を促す。
2．骨盤底筋群の運動を促す。
3．分娩後には改善する可能性が高いと説明する。
4．睡眠薬の処方について医師に相談すると伝える。

177 Aさんは「初めての育児なので不安です。実家の母が手伝いに来てくれる予定ですが、夫は忙しくていつも22時ころにならないと帰ってきません」と言う。

Aさんへの看護師の対応で最も適切なのはどれか。

1．「新生児訪問指導の時に相談してください」
2．「夫に早く帰ってきてもらうよう相談してください」
3．「実母以外にも手伝ってくれる人をみつけましょう」
4．「育児について不安に思っている内容を一緒に確認しましょう」

111回AM103～105

178：72.3% □□□→□□□　179：82.6% □□□→□□□　180：86.2% □□□→□□□

次の文を読み178～180の問いに答えよ。

Aさん(30歳、初産婦)はX年2月5日に妊婦健康診査のために来院した。X年2月のカレンダーにAさんの受診日と分娩予定日を示す。

2月

日	月	火	水	木	金	土
1	2	3	4	△5	6	7
8	9	10	11	12	13	14
15	16	17	18	19	20	21
22	23	24	25	26	27	○28

△は受診日、○は分娩予定日を示す。

178 看護師は、医師からAさんの母子健康手帳に受診時の妊娠週数と日数を記入するよう依頼された。

Aさんの受診時の妊娠週数および日数で正しいのはどれか。

1．妊娠35週5日
2．妊娠35週6日
3．妊娠36週5日
4．妊娠36週6日

179 AさんにLeopold〈レオポルド〉触診法で触診を行ったところ、第2胎向で、子宮底付近にやや柔らかい球状の塊を、恥骨結合側に硬い球状のものを触れた。

腹部前面を図に示す。

Aさんの胎児心音聴取部位で適切なのはどれか。

1．①
2．②
3．③
4．④

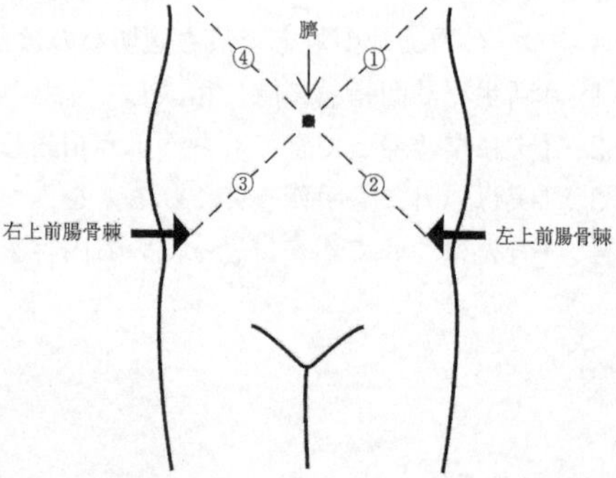

180 Aさんは「自分の子どもが生まれて、どんなふうにあやすかな、とか、オムツを替えるかなと自分が子育てをしている場面を思い浮かべます」と笑顔で話している。看護師はAさんの様子をルービン《Rubin, R.》，R. が示した母親役割獲得過程に当てはめてどの段階にあるかをアセスメントした。

Aさんのアセスメントで適切なのはどれか。

1．空想

2．模倣

3．取り込み

4．ロールプレイ

181：94.6％ □□□→□□□　182：82.8％ □□□→□□□

次の文を読み181、182の問いに答えよ。

Ａさん（30歳、初産婦）は妊娠39週3日で陣痛発来し、4時に入院した。その後、陣痛が増強して順調な分娩進行と診断されて、11時45分の診察で子宮口が8cm開大となった。看護師が12時に昼食を配膳にいくとＡさんは額に汗をかいて、側臥位で「陣痛がつらくて何も飲んだり食べたりしたくありません」と言っている。陣痛発作時は強い産痛と努責感を訴え、目を硬く閉じて呼吸を止めて全身に力を入れている。

181 Ａさんへの看護で最も適切なのはどれか。

1．坐位になるよう勧める。
2．シャワー浴を勧める。
3．食事摂取を促す。
4．呼吸法を促す。

182 Ａさんの分娩経過は以下のとおりであった。

2時00分	陣痛周期10分
4時00分	入院
15時00分	分娩室入室
15時30分	子宮口全開大
16時00分	自然破水
16時15分	児娩出
16時30分	胎盤娩出

Ａさんの分娩所要時間はどれか。

1．12時間30分
2．14時間15分
3．14時間30分
4．16時間30分

183：96.8％ □□□→□□□　184：91.6％ □□□→□□□　185：97.4％ □□□→□□□

次の文を読み183～185の問いに答えよ。

Aさん（34歳、初産婦）は順調な妊娠経過であった。妊娠40週5日の午前8時、10分毎の規則的な子宮収縮を主訴に来院し、医師の診察の結果、入院となった。入院時の胎児心拍数基線は130 bpm、胎児の推定体重は3,300 gであった。

183 入院時のAさんと胎児の状態で正しいのはどれか。

1．過期産である。

2．高年妊婦である。

3．胎児心拍数基線は正常である。

4．低出生体重児となる可能性が高い。

184 午後0時、助産師が内診したところ、子宮口開大4cmであった。Aさんは陣痛発作時に腰痛を強く訴えている。Aさんの夫（37歳）は、夫婦で出産体験を共有したいと両親学級を受講しており、入院時からAさんに付き添っている。夫はAさんの陣痛発作時、心配そうにAさんの様子を見つめているが、陣痛間欠時にはうとうとしている。訪室した看護師に、夫から「妻が痛がっているのですが、どうすればよいでしょう」と質問があった。胎児心拍数基線は140 bpmであった。

このときの看護師の夫への対応で最も適切なのはどれか。

1．別室での休憩を促す。

2．分娩経過について説明する。

3．Aさんと病棟内を歩行するように促す。

4．産痛を緩和するためのマッサージの実施を促す。

185 Aさんの分娩は順調に進行した。午後5時に破水し、午後6時には子宮口開大8cmとなった。「便が出そうです。もう、これ以上頑張れない」と陣痛発作時には全身に力が入っている。

このときの看護師の声かけで正しいのはどれか。

1．「リラックスするためにお風呂に入りましょう」

2．「赤ちゃんのために我慢しましょう」

3．「トイレに行って排便しましょう」

4．「息を吐いて力を抜きましょう」

109回PM106、108

186：97.8% □□□→□□□　187：71.2% □□□→□□□

次の文を読み186、187の問いに答えよ。

Aさん（30歳、初産婦）は、正常分娩で児を出産した。第2度会陰裂傷を認め、会陰縫合術を受けた。分娩3時間後に、分娩室から褥室へ帰室した。産褥1日のAさんのバイタルサインは、体温36.8℃、脈拍72/分、血圧118/70mmHgであった。子宮底は臍下1横指で、子宮は硬く触れ、血性悪露中等量、後陣痛がみられる。会陰縫合部の痛みはあるが発赤はない。乳房緊満（－）、乳管開口数は左右とも4、5本。

「昨夜は興奮してなかなか眠れなかった」と言う。

186 この時のAさんの状態のアセスメントで適切なのはどれか。

1．子宮収縮は良好である。
2．縫合部に感染徴候がみられる。
3．分娩の受け止めに問題がある。
4．産褥日数に比べて進行性変化が遅い。

187 産褥4日。母子ともに出産後の経過は順調である。看護師が、Aさんへ退院に向けて育児に関する話をしていたところ「赤ちゃんの顔や胸が赤くなっているのが気になっています」と相談してきた。看護師が新生児の皮膚を観察したところ、児の顔面と胸部に中毒性紅斑が数個散在していた。

この時のAさんへの看護師の対応で適切なのはどれか。

1．紅斑を乾燥させるよう説明する。
2．紅斑をガーゼでよく洗うよう説明する。
3．自然に消失するため心配はないと説明する。
4．抗菌薬の軟膏の処方について医師に相談すると伝える。

188：96.5％ □□□→□□□　189：90.8％ □□□→□□□　190：96.2％ □□□→□□□

次の文を読み188～190の問いに答えよ。

Aさん（28歳、初産婦）は妊娠38週1日、順調な経過で経腟分娩した。産後は夫が育児休業を取得し、自宅で夫と2人で子育てをする予定である。

産褥1日、バイタルサインは、体温36.7℃、脈拍70/分、整、血圧118/68mmHg、Hb12.0g/dL。子宮底は臍下2横指のところに硬く触れている。悪露は赤色で中等量、凝血の混入はない。Aさんは授乳時に後陣痛を訴えている。会陰縫合部に腫脹や発赤はなく、痛みは自制内である。尿意の自覚があり、残尿感や排尿困難感はない。

188 Aさんの産褥1日のアセスメントで正しいのはどれか。

1．貧血がある。
2．感染徴候がある。
3．正常な経過である。
4．子宮復古不全である。

189 産褥3日、Aさんの夫から「退院後は私が子どもの沐浴をします。子どもの身体の洗い方は動画で学んだのですが、沐浴のときに注意することはありますか。寒い時期なので心配です」と看護師に質問があった。

Aさんの夫への説明で適切なのはどれか。

1．「着替え用の衣類が冷たくないか、沐浴前に確認しておきましょう」
2．「10分程度お湯に浸けて赤ちゃんを温めましょう」
3．「ベビーバスには50℃のお湯を準備しましょう」
4．「沐浴する場所の室温は30℃に設定しましょう」

190 産褥5日、子宮収縮は臍恥中央、褐色悪露が少量、歩行時に会陰部痛がある。授乳は母乳のみで行っている。Aさんは「この子の世話が大変で、次の妊娠はしばらく考えられません。結婚前は経口避妊薬を服用していましたが、産後の避妊はどうしたらよいか教えてください」と看護師に話した。

Aさんへの説明で適切なのはどれか。

1．「基礎体温法が適しています」
2．「経口避妊薬は産後1か月から服用できます」
3．「性交再開時からコンドームを使用しましょう」
4．「母乳を与えている間は妊娠の心配はありません」

191：93.4% □□□→□□□　192：97.9% □□□→□□□　193：93.5% □□□→□□□

次の文を読み191～193の問いに答えよ。

Aさん(32歳、初産婦)は妊娠39週4日に3,200gの男児を経腟分娩で出産した。分娩時に会陰切開縫合術を受けた。児のApgar〈アプガー〉スコアは1分後9点、5分後10点であった。分娩時の出血量200mL、分娩所要時間12時間30分であった。分娩室から病室に帰室する前に尿意を自覚したためトイレまで歩行し、排尿があった。

191 帰室時に看護師がAさんに行う説明で適切なのはどれか。

1.「排泄後は会陰部を消毒しましょう」
2.「会陰縫合部が痛くなったら温めましょう」
3.「6時間おきにトイレに行って排尿しましょう」
4.「悪露に血の塊が混じったら看護師に知らせてください」

192 産褥2日、Aさんは、体温37.2℃、脈拍76/分、血圧112/80mmHg、子宮底を臍下2横指に硬く触れ、悪露は赤褐色で少量。会陰縫合部の発赤なし、腫脹なし。下肢の浮腫は認めない。乳房緊満があり、左右の乳頭に2本ずつ乳管が開通しており、初乳がにじむ程度に分泌している。Aさんは、看護師に会陰縫合部が痛くて歩きにくいと話している。

Aさんのアセスメントで適切なのはどれか。

1. 会陰縫合部の感染を起こしている。
2. 乳房の変化は産褥日数相当である。
3. 深部静脈血栓症《deep vein thrombosis》の疑いがある。
4. 子宮復古が遅れている。

193 産褥4日、看護師はAさんに退院指導をすることにした。Aさんの児の経過は順調である。

Aさんと児が受けられるサービスとして、看護師が退院指導時に説明するのはどれか。

1. 養育支援訪問
2. 育成医療の給付
3. 養育医療の給付
4. 乳児家庭全戸訪問事業(こんにちは赤ちゃん事業)

194：80.7％ □□□→□□□　195：96.6％ □□□→□□□　196：94.0％ □□□→□□□

次の文を読み194～196の問いに答えよ。

Aさん（32歳、初産婦）は、夫と2人で暮らしている。骨盤位のために妊娠38週0日に予定帝王切開術で午前11時に男児を出産した。分娩時出血量は480mLであった。出生後、手術室で男児と面会をして「無事に生まれてきてくれてありがとう」と話した。帰室後、子宮底は臍高、硬度良好、悪露は赤色で20gであった。後陣痛と創部痛があり夜間に鎮痛薬を使用した。

194 帝王切開術後1日、午前9時、子宮底は臍下1横指、硬度良好、バイタルサインは体温36.9℃、呼吸数18/分、脈拍72/分、整、血圧110/70mmHgであった。夜間に排ガスを認めた。Aさんは「痛み止めを使用した後は眠れましたが、また痛みが出てきました。こんな状態で動けるか心配です。この後の予定を知りたいです」と話した。

このときのAさんへの説明で適切なのはどれか。

1．「入院中は毎日、タオルで身体を拭きます」
2．「膀胱に入れている管は明日抜きます」
3．「今日から歩行を開始します」
4．「食事は明日からです」

195 帝王切開術後3日、子宮底は臍下3横指、悪露は褐色であった。乳房に熱感があり、乳管は左右とも3本開通しており、移行乳の分泌を認める。看護師が訪室するとAさんは「まだ、お腹の創が痛くて、動くのはつらいです」と話す。慣れない手付きで児に授乳をしながら「上手にできなくてごめんね」と児の顔を見て語りかけている。Aさんと児の目と目が合う様子がみられる。

アセスメントで適切なのはどれか。

1．子宮復古が遅れている。
2．乳汁分泌が遅れている。
3．母子相互作用がみられる。
4．マタニティブルーズである。

196 帝王切開術後5日、診察の結果、明日退院することになった。Aさんの乳房は緊満しており、乳管は左右とも5、6本開通している。母児同室を行い、児の哺乳の欲求に合わせて1日10回の授乳を行っている。「母乳で育てたいと思っています。でもおっぱいが張ってつらいです。この子も上手に吸ってくれません」と看護師に話した。

このときの看護師の説明で適切なのはどれか。

1.「授乳の回数を減らしましょう」

2.「授乳前に乳輪を柔らかくしましょう」

3.「授乳と授乳の間は乳房を温めましょう」

4.「乳房の緊満が強くなるのはこれからです」

110回AM109～111

197：91.0％ □□□→□□□　198：89.9％ □□□→□□□　199：96.0％ □□□→□□□

次の文を読み197～199の問いに答えよ。

Aさん（29歳、初産婦）は、妊娠37週0日で2,780gの男児を正常分娩で出産した。出生後5分の児の状態は、心拍数150/分、四肢を屈曲させて啼泣している。顔面を清拭されると激しく啼泣し、全身はピンク色である。

197 このときの児のApgar〈アプガー〉スコアは何点か。

1．10点
2．8点
3．6点
4．4点

198 出生後1時間。児の状態は、直腸温37.0℃、呼吸数40/分、心拍数120/分、経皮的動脈血酸素飽和度〈SpO_2〉96％（room air）、四肢冷感やチアノーゼを認めない。哺乳は開始していない。Aさんの経過は順調である。

このときの児への看護で適切なのはどれか。

1．ビタミンK_2シロップを経口投与する。
2．風通しの良いところに児を寝かせる。
3．先天性代謝異常検査を行う。
4．早期母子接触を行う。

199 産褥4日。Aさんは、血圧112/80mmHg、脈拍76/分、Hb11.2g/dL、Ht37.0％。子宮底を臍下4横指に硬く触れる。悪露は赤褐色で少量。凝血の混入や悪臭はない。乳房は緊満しており移行乳が分泌している。Aさんは「夜中も3時間ごとくらいに授乳をするためほとんど眠れていません」と話している。表情は穏やかである。

Aさんのアセスメントとして適切なのはどれか。

1．貧血である。
2．産後うつ病《postpartum depression》である。
3．子宮復古は順調である。
4．乳汁分泌が遅れている。

200：84.8% □□□→□□□　201：72.4% □□□→□□□　202：71.3% □□□→□□□

次の文を読み200～202の問いに答えよ。

在胎39週4日で、正常分娩で出生した児。出生体重3,000g、身長48.0cm。出生直後、児に付着していた羊水をふき取り、インファントラジアントウォーマーの下で観察を行った。体温37.5℃、呼吸数56/分、心拍数150/分、呼吸音は異常なし。

看護師は観察を終え、温めておいたベビー服を着衣させ、同様に温めておいた寝具を用いて準備をしたコットに児を寝かせた。コットは壁際や窓辺を避け、空調の排気口からの風が当たらない場所に配置した。

200 看護師が児の体温保持のために行ったことと、それにより予防される熱の喪失経路との組合せで正しいのはどれか。

1．羊水をふき取ったこと ―――― 蒸散
2．観察をインファントラジアントウォーマーの下で行ったこと ―――― 対流
3．温めたベビー服と寝具を用いたこと ―――― 輻射
4．風が当たらない場所にコットを配置したこと ―――― 伝導

201 生後1日。児の状態は、体温37.0℃、呼吸数48/分、心拍数120/分、呼吸音は異常なし。体重2,850g。出生後から現在までの状態は安定していた。母親も分娩時の疲労から回復し、産後の状態も安定しているため、母児同室を開始することとなった。この施設では、自律授乳を行っている。

母親へのオリエンテーションの内容で適切なのはどれか。

1．「新生児室へ行く時は、赤ちゃんをコットに寝かせて移動してください」
2．「沐浴の時は、赤ちゃんのネームバンドを外しましょう」
3．「赤ちゃんの体温は1時間おきに測ってください」
4．「授乳は3時間ごとにしてください」

202 生後3日。看護師が朝の観察を行った時の児の状態は、体温37.0℃、呼吸数40/分、心拍数130/分。体重2,680g。顔面と胸部の皮膚に黄染が認められる。その他の部位は淡紅色である。手関節と足関節の皮膚に落屑がある。尿は6回/日、便は2回/日で移行便である。

児の状態で生理的特徴から逸脱しているのはどれか。

1．体温
2．呼吸数
3．皮膚色
4．体重減少率
5．皮膚の落屑

112回AM109～111

203：75.9％ □□□→□□□　204：78.2％ □□□→□□□　205：90.8％ □□□→□□□

次の文を読み203～205の問いに答えよ。

Aさん（34歳、初産婦）は妊娠39週6日に3,000gの女児を出産した。分娩後の母児の経過は順調である。

出生後12時間、看護師がAさんの児の観察を行った。児は活気がありバイタルサインは安定しており、排便が認められた。直接授乳を開始している。出生後の排尿回数は4回、排便回数は3回である。

203 便の写真を下に示す。

このときのAさんの児の便はどれか。

A. 塊りがあり茶色がかった黄色

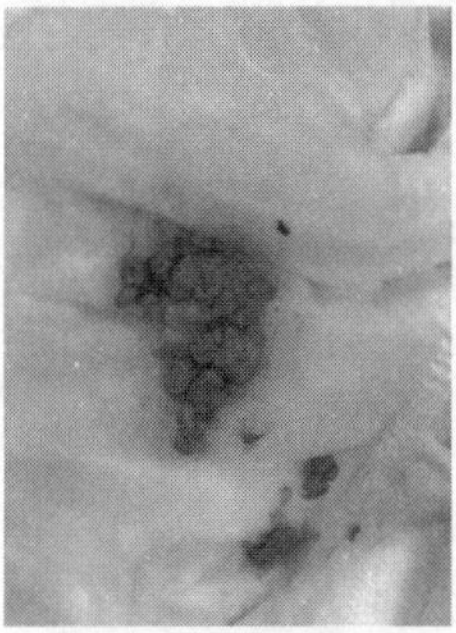

B. 粘稠性がある黒緑色

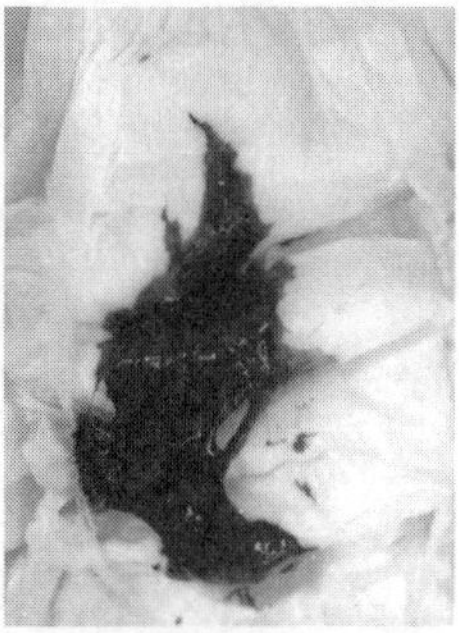

C. 泥状で濃い黄色

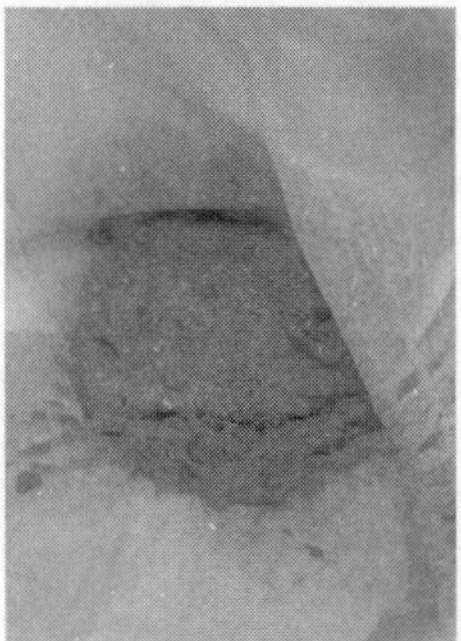

D. 泥状で緑色

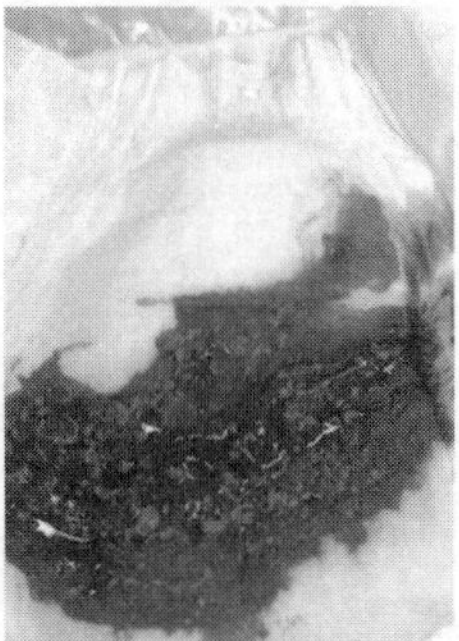

1. A
2. B
3. C
4. D

204 日齢2。Aさんの児の胎外生活への適応は順調に経過している。哺乳回数は1日8回。Aさんは母乳育児を希望しているが、児に乳頭を吸われると痛いと話しており、左右の乳頭に軽度の発赤が認められる。

このとき看護師が観察する項目で優先度が高いのはどれか。

1．児の体重減少率

2．乳汁の分泌状態

3．乳房の緊満状態

4．ラッチオンの状態

205 日齢4。看護師がAさんの児を観察したところ、バイタルサインは、体温(直腸温) 37.3℃、呼吸数55/分、心拍数134/分。経皮ビリルビン20.0mg/dLであった。

Aさんの児の状態で医師に報告が必要なのはどれか。

1．経皮ビリルビン値

2．呼吸数

3．心拍数

4．体温

113回AM109、111

206：79.2％ □□□→□□□　207：84.7％ □□□→□□□

次の文を読み206、207の問いに答えよ。

Aさん（32歳、初産婦）は妊娠39週4日で男児を正常分娩した。出生体重3,000g、身長48.0cm。出生直後、児に付着していた羊水を拭き取り、インファントラジアントウォーマーの下で観察を行った。その後、温めておいた衣服を着せてコットに寝かせ、コットを空調の風が当たらない場所に配置した。

206 看護師の行為で対流による児の熱喪失を予防したのはどれか。

1．羊水を拭き取った。
2．インファントラジアントウォーマーの下で観察を行った。
3．温めておいた衣服を着せた。
4．コットを空調の風が当たらない場所に配置した。

207 日齢4。体重2,760g。児のバイタルサインは正常である。経皮ビリルビン10mg/dL。前日の排尿は1日4回、排便1日1回。母乳のみを哺乳している。1回の授乳に30分以上かかり、授乳後も児は啼泣している。児は音に反応して抱きつくような動きをする。

新生児のアセスメントで適切なのはどれか。

1．異常な反射を認める。
2．母乳不足が疑われる。
3．黄疸が生理的範囲を超えている。
4．体重減少が生理的範囲を超えている。

看護の統合と実践

112回AM119～120

208：82.7％ □□□→□□□　209：99.1％ □□□→□□□

次の文を読み208、209の問いに答えよ。

Aさん（57歳、男性、無職）は妻（55歳、会社員）と2人で暮らしている。Aさんは、飲酒が原因で仕事での遅刻や無断欠勤が続いたため1年前に職場を解雇された。その後も朝から自宅で飲酒する生活が続き、体調が悪化したため受診し、アルコール性肝硬変《alcoholic cirrhosis》とアルコール依存症《alcohol dependence》と診断された。医師から断酒を指導されていたが実行できず通院していなかった。

Aさんは最近、倦怠感が強く食欲がなく、1週前から飲酒もできなくなった。妻に付き添われて受診した際、外来のトイレで吐血し倒れ食道静脈瘤破裂《rupture of esophageal varices》と診断され入院した。

身体所見：呼びかけに応じるが反応が遅い。腹水や浮腫はない。手指の振戦はない。体温37.0℃、呼吸数22/分、脈拍98/分、整、血圧92/50mmHg、経皮的動脈血酸素飽和度〈SpO_2〉98％（room air）。

208 入院当日、Aさんは緊急に内視鏡的治療を受けた。入院7日、Aさんは食道静脈瘤《esophageal varices》の治療のため、食道静脈瘤硬化療法を受けることになった。治療前のバイタルサインは、体温36.7℃、呼吸数16/分、脈拍72/分、整、血圧126/70mmHgである。検査所見は、血小板15万/μL、プロトロンビン時間〈PT〉10秒85％である。入院後は吐血していない。

Aさんが食道静脈瘤硬化療法を受けた直後に注意すべき症状はどれか。

1．下血
2．胸部痛
3．皮下出血
4．手指の振戦

209 Aさんは食道静脈瘤硬化療法を終えて、アルコール依存症《alcohol dependence》の治療を受けるために精神科病院に転院した。

転院して2か月、病棟ではAさんの退院に向けた話し合いが進められている。Aさんは「退院した後にお酒をやめられるか自信がない。体力が落ちており、何もしていないとお酒を飲んでしまいそうです」と悩みを打ち明けた。

Aさんへの看護師の声かけで適切なのはどれか。

1．「断酒をする意思を強く持ちましょう」
2．「肝硬変があるので、今は安静が必要です」
3．「入院中も飲酒をやめられているので大丈夫です」
4．「アルコールの問題で悩んでいる人たちとの話し合いに参加してみましょう」

210：92.0％ □□□→□□□　211：96.0％ □□□→□□□　212：97.9％ □□□→□□□

次の文を読み210～212の問いに答えよ。

Aさん（44歳、男性）は、午前9時に発生した震度5強の地震で自宅の2階から慌てて逃げる際に階段から転落した。午前9時30分、Aさんは殿部に激しい痛みが出現し動けなくなったため、救急車で搬送され入院した。

身体所見：体温36.8℃、呼吸数22/分、脈拍100/分、血圧76/38mmHg、経皮的動脈血酸素飽和度〈SpO_2〉95％（room air）。

検査所見：赤血球300万/μL、Hb9.0g/dL、CRP0.3mg/dL、Na140mEq/L、K4.0mEq/L、濃縮尿、尿比重1.020、尿潜血（＋）。

210 Aさんの状態で考えられるのはどれか。

1．敗血症 sepsis
2．骨盤骨折 pelvic fracture
3．硬膜下血腫 subdural hematoma
4．腰部脊柱管狭窄症 lumbar spinal canal stenosis

211 午前11時、Aさんの母親Bさん（80歳）は、余震が続くため避難する途中で転倒し、歩行が困難となった。Bさんは、孫のCさん（14歳、女子）に付き添われて救急車で病院に搬送された。Bさんは、意識は清明で、腰痛を訴えている。バイタルサインは、呼吸数16/分、脈拍90/分、血圧135/80mmHgで、排尿によって着衣が濡れている。

外来で診察を待っている間に、Bさんの隣にいるCさんがうずくまっているのを看護師が発見した。Cさんのバイタルサインは、呼吸数36/分、脈拍110/分、血圧94/40mmHgで、手のしびれ、動悸を訴えている。

看護師の初期対応で優先度が高いのはどれか。

1．Bさんの着衣の交換
2．Bさんの既往歴の確認
3．Cさんの四肢の保温
4．Cさんの経皮的動脈血酸素飽和度〈SpO_2〉の測定

212 Bさんは、歩行が困難であったため入院したが、検査の結果、腰部の打撲のみで他に身体的な問題を認めなかった。日中は眠っていることが多く、夕方になると落ち着かなくなり、大声で家族を呼んだり、家に帰ろうとすることがあった。入院4日後、Bさんは少しずつ歩けるようになり、退院が決まった。自宅が半壊状況のため、福祉避難所に行くことになった。一緒に福祉避難所に行くAさんの妻(42歳)は看護師に「義母は、入院前は大声を出すことはありませんでした。避難所で人に迷惑をかけるのではないかと心配です」と相談した。

看護師のBさんに関する助言内容で適切なのはどれか。

1．福祉避難所では昼間の覚醒を促す。

2．福祉避難所では人との交流を少なくする。

3．Bさんの退院を延期できるか医師に相談する。

4．福祉避難所に行ったらすぐに精神科を受診する。

213：85.8％ □□□→□□□　214：76.3％ □□□→□□□　215：76.9％ □□□→□□□

次の文を読み213～215の問いに答えよ。

A市に住むBさん（40歳、経産婦）は、妊娠20週0日である。夫（42歳、会社員）、長女のCちゃん（5歳）の3人暮らし。朝食を終えた午前8時、大規模災害が発生し、夫は倒壊した家屋に両下肢が挟まれ身動きがとれなくなった。一緒にいたBさんとCちゃんは無事だったが、慌てるBさんのそばでCちゃんは泣きながら座りこんでいた。午前10時、夫は救助隊に救出されたが、下肢の感覚はなくなっていた。病院に搬送された夫は、その日のうちに入院となった。

213 搬送直後の夫の血液検査データで、高値が予想されるのはどれか。**2つ選べ。**

1．カリウム
2．カルシウム
3．ヘモグロビン〈Hb〉
4．総コレステロール
5．クレアチンキナーゼ〈CK〉

214 被災当日にBさんはCちゃんとともに避難所に入所した。被災後1日、Bさんは巡回してきた看護師に「今妊娠20週目ですが、おなかが張ることがあります」と話した。

看護師が確認する項目で優先度が高いのはどれか。

1．下肢の浮腫の程度
2．食事の摂取状況
3．性器出血の有無
4．排泄状況

215 Bさんに異常は認められなかったが、Cちゃんも不安な表情でBさんの傍にいる姿をみて、看護師はBさんとCちゃんは福祉避難所への移動が必要ではないかと考えた。

福祉避難所への移動のために看護師が連携する者で適切なのはどれか。

1．精神科医
2．民生委員
3．A市の保健師
4．ボランティアの保育士

111回PM115、117

216：91.6% □□□→□□□　217：99.1% □□□→□□□

次の文を読み216、217の問いに答えよ。

午前9時頃、震度5強の地震が発生した。二次救急医療機関の救命救急病棟に勤務する看護師は、自身の身の安全を確保し、揺れが収まると病院の災害発生時のマニュアルに沿って行動を開始した。病棟には人工呼吸器を使用中の患者が1人、輸液ポンプを使用中の患者が3人、酸素療法中の患者3人が入院している。

216 この時点の看護師の対応として適切なのはどれか。**2つ選べ。**

1．被災状況の報告
2．入院患者の避難誘導
3．傷病者の受け入れ準備
4．入院患者の状態の把握
5．使用中の医療機器の作動状況の確認

【※発災から3時間後、地震後に発生した火災現場付近から救出されたA君（6歳）と母親のBさん（32歳）の2人が搬送されてきた。A君は避難時に転倒し、左肘関節付近の腫脹と疼痛を訴えていた。バイタルサインに異常はない。Bさんは避難する際にA君が煙に巻き込まれそうになるところをかばい、髪の一部と鼻毛の一部が焦げていた。右頬部に2cm×2cm、右上肢に5cm×10cmの紅斑と水疱を認める熱傷《burn》を負っていた。バイタルサインに異常はないが、熱傷《burn》部位の疼痛を訴えていた。**】**

217 A君とBさんはともに入院して治療が始まった。発災から10日後、A君、Bさんの治療経過は良好で合併症もなくバイタルサインは安定していた。Bさんから看護師に「Aは好きなお菓子を食べず、私のそばからずっと離れず甘えてきます。昨夜はおねしょをしていたようで、びっくりしました。どうしたらよいのかわかりません」と相談があった。

看護師の対応として適切なのはどれか。

1．「お母さんがしっかりしましょう」
2．「A君が1人になる時間をつくりましょう」
3．「A君に水分を控えるよう声をかけましょう」
4．「A君が甘えてきたら抱きしめてあげましょう」

112回PM118、120

218：80.3％ □□□→□□□　219：70.6％ □□□→□□□

次の文を読み218、219の問いに答えよ。

午前10時、A県内で大規模災害が発生した。A県内の救命救急センターに、家屋等の倒壊現場から救助された傷病者の受け入れ要請があり病院に搬送された。直ちにトリアージが行われた。搬送されてきたBさん（45歳、男性）には頻呼吸が認められ、胸部と背部の痛みを訴え、吸気時に胸郭が陥没し、呼気時には膨隆している。

218 Bさんに考えられる状態はどれか。

1．過換気症候群《hyperventilation syndrome》
2．虚血性心疾患《ischemic heart disease》
3．腰椎圧迫骨折《lumbar compression fracture》
4．フレイルチェスト《flail chest》〈胸壁動揺〉

【発災6時間、Cさん（60歳、男性）は、職場のがれきの下から救助され、搬送されてきた。Cさんの意識は清明、バイタルサインは、体温35.8℃、脈拍110/分、不整、血圧90/68mmHg、経皮的動脈血酸素飽和度〈SpO_2〉95％（room air）である。がれきに挟まれていた両下肢は、皮膚の創傷、腫脹および皮下出血が認められた。両下肢の感覚は鈍く、麻痺がみられる。足背動脈は触知できる。尿の色は赤褐色である。血液検査の結果、尿素窒素20mg/dL、クレアチンキナーゼ〈CK〉3万IU/L、血糖値110mg/dL、Na140mEq/L、K8.2mEq/Lであった。圧挫症候群《crush syndrome》〈クラッシュ症候群〉が疑われ、救出後から輸液療法が開始されている。】

219 Cさんは直ちに入院となり、緊急で血液透析が開始されることになった。集中治療室のベッドサイドで血液透析が開始され、Cさんのバイタルサインは安定した。下肢の腫脹、感覚障害は持続している。Cさんは「家族は無事なのか」「また地震がきて病院が停電になったら、透析の器械は止まらないのか」と不安な表情で担当看護師に訴えた。Cさんの家族は避難所にいると連絡があったことを伝えると、Cさんは少し落ち着いた表情となった。担当看護師は、次々と搬送される傷病者の受け入れ準備をするよう、リーダー看護師に声をかけられた。

この時点でのCさんへの対応で担当看護師が優先して連携するのはどれか。

1．管理栄養士
2．社会福祉士
3．理学療法士
4．臨床工学技士

220：85.4% □□□→□□□　221：91.5% □□□→□□□　222：82.0% □□□→□□□

次の文を読み220～222の問いに答えよ。

Aさん（20歳、女性、外国籍）は、6月に来日し、9月に大学に入学した。入学して1週後、Aさんは大学でめまいを起こして座り込み、同じ国から昨年留学生として来日した友人に付き添われ病院の内科外来を受診した。外来では多くの患者が受診を待っており、診察までに時間がかかっていた。Aさんは、日常会話程度の日本語が話せ「身体がだるくて立っていられません」と看護師に伝えた。

220 外来の看護師の対応で優先するのはどれか。

1．外国語が話せる医師を呼びに行く。
2．付き添ってきた友人に通訳を依頼する。
3．Aさんに外来の処置室で横になってもらう。
4．Aさんの母国語で書かれた問診表を取りに行く。

221 Aさんは、急性骨髄性白血病《acute myeloid leukemia》と診断され、血液内科病棟の2人部屋に緊急入院になった。病棟看護師が入院オリエンテーションをするため病室を訪れたところ、同室の患者から「Aさんの香水の香りが強いので、つらい」と訴えがあり、看護師もその香りが気になった。

看護師の対応で適切なのはどれか。

1．同室の患者に別室への移動を勧める。
2．Aさんに香水を洗い流すよう説明する。
3．Aさんに香水の使用は医師の許可が必要と説明する。
4．Aさんに香りが本人および同室の患者の治療に及ぼす影響を説明する。

222 Aさんが入院したという知らせを受けて、Aさんの家族が来日し、病棟に見舞いに来た。Aさんの家族は、Aさんの身の回りの世話を泊まり込みで行うために、大量の私物を持ち込んでいる。

看護師の対応で最も適切なのはどれか。

1．Aさんと家族が納得できる解決策を話し合う。
2．希望通りAさんの病室に泊まることを許可する。
3．日本では家族の泊まり込みはできないと説明する。
4．近隣のホテルに泊まって、日中のみ通うよう勧める。

次の文を読み223の問いに答えよ。

Aちゃん（6か月、女児）は両親と3人暮らし。母親と小児科外来に来院した。母親は「Aは昨日高さ30cmのソファから転落して泣いていました。今朝になっても痛いのか右手を動かさないので受診しました」と看護師に話した。看護師が身体計測のためAちゃんの服を脱がせると、顔面、頭部と体幹に最近できた紫斑と、生じてから時間が経った紫斑が複数あった。さらに、両足に多数の円形の熱傷痕があった。Aちゃんは身長66.5cm（50パーセンタイル）、体重6.0kg（3パーセンタイル未満）であった。母親は看護師に「Aは毎晩夜泣きをするし、夫もAにはイライラさせられています」と話した。看護師は虐待の可能性があると考えて対応することとし、母子分離を図ることとなった。

223 このときの看護師の対応で適切なのはどれか。

1．虐待にあたることを伝える。
2．乳児期に起こりやすい事故について説明する。
3．児童相談所に通告することへの母親の同意を得る。
4．プライバシーを保護できる個室で話を聞くと伝える。
5．母親の代わりに父親がAちゃんに面会できると伝える。

113回PM118、120

224：97.9％ □□□→□□□　225：94.8％ □□□→□□□

次の文を読み224、225の問いに答えよ。

Aさん（72歳、男性）は、妻と2人暮らしで子どもはいない。定年後は2人で旅行するのが趣味であった。Aさんは、1か月前から残尿感や夜間頻尿が気になり病院を受診した結果、前立腺癌《prostate cancer》と診断され根治的前立腺摘出手術を受けた。退院後は、手術後の補助療法として、外来で放射線の外照射療法を行うことになっている。

224 放射線外来の看護師が行うAさんへの説明で正しいのはどれか。

1.「入浴直後に照射部位の観察をしましょう」
2.「照射後は照射部位に冷湿布を貼りましょう」
3.「照射部位の皮膚は乾燥させておきましょう」
4.「照射部位は強くこすらないようにしましょう」

225 Aさんが放射線治療を終了して半年後、腰部と右大腿部の痛みが出現した。倦怠感と食欲不振が続いたため病院を受診し精密検査を受けた。骨転移していることが分かり、Aさんと妻に主治医から余命と治療方針の説明があった。Aさんはその場で「痛みを取り除いてほしい。つらい治療は受けたくない」と訴え、3日後に緩和ケア病棟に入院した。

入院翌日、受け持ちの看護師Bが、プリセプターである看護師に「今朝、奥さんの顔色が悪くふらついていたので声をかけると『夫の最期を受け入れられない気がして不安です』と打ち明けられました。昨夜も眠らずにAさんに付き添っていたようでした。奥さんにどう対応したらよいのでしょうか」と相談した。

プリセプターである看護師が看護師Bに助言する内容で適切なのはどれか。

1. 妻がAさんの死を受け入れられるよう妻を励ますこと
2. 妻がAさんへの思いを看護師Bに語る時間をつくること
3. Aさんの予後について再度主治医から妻へ説明するよう調整すること
4. 妻がAさんの死を受け入れられるまで夜も付き添うよう妻に伝えること

必修問題

1		41		81		121		161		201	
2		42		82		122		162		202	
3		43		83		123		163		203	
4		44		84		124		164		204	
5		45		85		125		165		205	
6		46		86		126		166		206	
7		47		87		127		167		207	
8		48		88		128		168		208	
9		49		89		129		169		209	
10		50		90		130		170		210	
11		51		91		131		171		211	
12		52		92		132		172		212	
13		53		93		133		173		213	
14		54		94		134		174		214	
15		55		95		135		175		215	
16		56		96		136		176		216	
17		57		97		137		177		217	
18		58		98		138		178		218	
19		59		99		139		179		219	
20		60		100		140		180		220	
21		61		101		141		181		221	
22		62		102		142		182		222	
23		63		103		143		183		223	
24		64		104		144		184		224	
25		65		105		145		185		225	
26		66		106		146		186		226	
27		67		107		147		187		227	
28		68		108		148		188		228	
29		69		109		149		189		229	
30		70		110		150		190		230	
31		71		111		151		191		231	
32		72		112		152		192			
33		73		113		153		193			
34		74		114		154		194			
35		75		115		155		195			
36		76		116		156		196			
37		77		117		157		197			
38		78		118		158		198			
39		79		119		159		199			
40		80		120		160		200			

キリトリ

一般問題

1		41		81		121		161		201	
2		42		82		122		162		202	
3		43		83		123		163		203	
4		44		84		124		164		204	
5		45		85		125		165		205	
6		46		86		126		166		206	
7		47		87		127		167		207	
8		48		88		128		168		208	
9		49		89		129		169		209	
10		50		90		130		170		210	
11		51		91		131		171		211	
12		52		92		132		172		212	
13		53		93		133		173		213	
14		54		94		134		174		214	
15		55		95		135		175		215	
16		56		96		136		176		216	
17		57		97		137		177		217	
18		58		98		138		178		218	
19		59		99		139		179		219	
20		60		100		140		180		220	
21		61		101		141		181		221	
22		62		102		142		182		222	
23		63		103		143		183		223	
24		64		104		144		184		224	
25		65		105		145		185		225	
26		66		106		146		186		226	
27		67		107		147		187		227	
28		68		108		148		188		228	
29		69		109		149		189		229	
30		70		110		150		190		230	
31		71		111		151		191		231	
32		72		112		152		192		232	
33		73		113		153		193		233	
34		74		114		154		194		234	
35		75		115		155		195		235	
36		76		116		156		196		236	
37		77		117		157		197		237	
38		78		118		158		198		238	
39		79		119		159		199		239	
40		80		120		160		200		240	

キリトリ

キリトリ

一般問題

241		281		321		361	
242		282		322		362	
243		283		323		363	
244		284		324		364	
245		285		325		365	
246		286		326		366	
247		287		327		367	
248		288		328		368	
249		289		329		369	
250		290		330		370	
251		291		331		371	
252		292		332		372	
253		293		333		373	
254		294		334		374	
255		295		335		375	
256		296		336			
257		297		337			
258		298		338			
259		299		339			
260		300		340			
261		301		341			
262		302		342			
263		303		343			
264		304		344			
265		305		345			
266		306		346			
267		307		347			
268		308		348			
269		309		349			
270		310		350			
271		311		351			
272		312		352			
273		313		353			
274		314		354			
275		315		355			
276		316		356			
277		317		357			
278		318		358			
279		319		359			
280		320		360			

状況設定問題

1		41		81		121		161		201	
2		42		82		122		162		202	
3		43		83		123		163		203	
4		44		84		124		164		204	
5		45		85		125		165		205	
6		46		86		126		166		206	
7		47		87		127		167		207	
8		48		88		128		168		208	
9		49		89		129		169		209	
10		50		90		130		170		210	
11		51		91		131		171		211	
12		52		92		132		172		212	
13		53		93		133		173		213	
14		54		94		134		174		214	
15		55		95		135		175		215	
16		56		96		136		176		216	
17		57		97		137		177		217	
18		58		98		138		178		218	
19		59		99		139		179		219	
20		60		100		140		180		220	
21		61		101		141		181		221	
22		62		102		142		182		222	
23		63		103		143		183		223	
24		64		104		144		184		224	
25		65		105		145		185		225	
26		66		106		146		186			
27		67		107		147		187			
28		68		108		148		188			
29		69		109		149		189			
30		70		110		150		190			
31		71		111		151		191			
32		72		112		152		192			
33		73		113		153		193			
34		74		114		154		194			
35		75		115		155		195			
36		76		116		156		196			
37		77		117		157		197			
38		78		118		158		198			
39		79		119		159		199			
40		80		120		160		200			

キリトリ

必修問題

1		41		81		121		161		201	
2		42		82		122		162		202	
3		43		83		123		163		203	
4		44		84		124		164		204	
5		45		85		125		165		205	
6		46		86		126		166		206	
7		47		87		127		167		207	
8		48		88		128		168		208	
9		49		89		129		169		209	
10		50		90		130		170		210	
11		51		91		131		171		211	
12		52		92		132		172		212	
13		53		93		133		173		213	
14		54		94		134		174		214	
15		55		95		135		175		215	
16		56		96		136		176		216	
17		57		97		137		177		217	
18		58		98		138		178		218	
19		59		99		139		179		219	
20		60		100		140		180		220	
21		61		101		141		181		221	
22		62		102		142		182		222	
23		63		103		143		183		223	
24		64		104		144		184		224	
25		65		105		145		185		225	
26		66		106		146		186		226	
27		67		107		147		187		227	
28		68		108		148		188		228	
29		69		109		149		189		229	
30		70		110		150		190		230	
31		71		111		151		191		231	
32		72		112		152		192			
33		73		113		153		193			
34		74		114		154		194			
35		75		115		155		195			
36		76		116		156		196			
37		77		117		157		197			
38		78		118		158		198			
39		79		119		159		199			
40		80		120		160		200			

キリトリ

一般問題

1		41		81		121		161		201	
2		42		82		122		162		202	
3		43		83		123		163		203	
4		44		84		124		164		204	
5		45		85		125		165		205	
6		46		86		126		166		206	
7		47		87		127		167		207	
8		48		88		128		168		208	
9		49		89		129		169		209	
10		50		90		130		170		210	
11		51		91		131		171		211	
12		52		92		132		172		212	
13		53		93		133		173		213	
14		54		94		134		174		214	
15		55		95		135		175		215	
16		56		96		136		176		216	
17		57		97		137		177		217	
18		58		98		138		178		218	
19		59		99		139		179		219	
20		60		100		140		180		220	
21		61		101		141		181		221	
22		62		102		142		182		222	
23		63		103		143		183		223	
24		64		104		144		184		224	
25		65		105		145		185		225	
26		66		106		146		186		226	
27		67		107		147		187		227	
28		68		108		148		188		228	
29		69		109		149		189		229	
30		70		110		150		190		230	
31		71		111		151		191		231	
32		72		112		152		192		232	
33		73		113		153		193		233	
34		74		114		154		194		234	
35		75		115		155		195		235	
36		76		116		156		196		236	
37		77		117		157		197		237	
38		78		118		158		198		238	
39		79		119		159		199		239	
40		80		120		160		200		240	

キリトリ

一般問題

241		281		321		361	
242		282		322		362	
243		283		323		363	
244		284		324		364	
245		285		325		365	
246		286		326		366	
247		287		327		367	
248		288		328		368	
249		289		329		369	
250		290		330		370	
251		291		331		371	
252		292		332		372	
253		293		333		373	
254		294		334		374	
255		295		335		375	
256		296		336			
257		297		337			
258		298		338			
259		299		339			
260		300		340			
261		301		341			
262		302		342			
263		303		343			
264		304		344			
265		305		345			
266		306		346			
267		307		347			
268		308		348			
269		309		349			
270		310		350			
271		311		351			
272		312		352			
273		313		353			
274		314		354			
275		315		355			
276		316		356			
277		317		357			
278		318		358			
279		319		359			
280		320		360			

キリトリ

状況設定問題

1		41		81		121		161		201	
2		42		82		122		162		202	
3		43		83		123		163		203	
4		44		84		124		164		204	
5		45		85		125		165		205	
6		46		86		126		166		206	
7		47		87		127		167		207	
8		48		88		128		168		208	
9		49		89		129		169		209	
10		50		90		130		170		210	
11		51		91		131		171		211	
12		52		92		132		172		212	
13		53		93		133		173		213	
14		54		94		134		174		214	
15		55		95		135		175		215	
16		56		96		136		176		216	
17		57		97		137		177		217	
18		58		98		138		178		218	
19		59		99		139		179		219	
20		60		100		140		180		220	
21		61		101		141		181		221	
22		62		102		142		182		222	
23		63		103		143		183		223	
24		64		104		144		184		224	
25		65		105		145		185		225	
26		66		106		146		186			
27		67		107		147		187			
28		68		108		148		188			
29		69		109		149		189			
30		70		110		150		190			
31		71		111		151		191			
32		72		112		152		192			
33		73		113		153		193			
34		74		114		154		194			
35		75		115		155		195			
36		76		116		156		196			
37		77		117		157		197			
38		78		118		158		198			
39		79		119		159		199			
40		80		120		160		200			

キリトリ

必修問題

1		41		81		121		161		201	
2		42		82		122		162		202	
3		43		83		123		163		203	
4		44		84		124		164		204	
5		45		85		125		165		205	
6		46		86		126		166		206	
7		47		87		127		167		207	
8		48		88		128		168		208	
9		49		89		129		169		209	
10		50		90		130		170		210	
11		51		91		131		171		211	
12		52		92		132		172		212	
13		53		93		133		173		213	
14		54		94		134		174		214	
15		55		95		135		175		215	
16		56		96		136		176		216	
17		57		97		137		177		217	
18		58		98		138		178		218	
19		59		99		139		179		219	
20		60		100		140		180		220	
21		61		101		141		181		221	
22		62		102		142		182		222	
23		63		103		143		183		223	
24		64		104		144		184		224	
25		65		105		145		185		225	
26		66		106		146		186		226	
27		67		107		147		187		227	
28		68		108		148		188		228	
29		69		109		149		189		229	
30		70		110		150		190		230	
31		71		111		151		191		231	
32		72		112		152		192			
33		73		113		153		193			
34		74		114		154		194			
35		75		115		155		195			
36		76		116		156		196			
37		77		117		157		197			
38		78		118		158		198			
39		79		119		159		199			
40		80		120		160		200			

キリトリ

一般問題

1		41		81		121		161		201	
2		42		82		122		162		202	
3		43		83		123		163		203	
4		44		84		124		164		204	
5		45		85		125		165		205	
6		46		86		126		166		206	
7		47		87		127		167		207	
8		48		88		128		168		208	
9		49		89		129		169		209	
10		50		90		130		170		210	
11		51		91		131		171		211	
12		52		92		132		172		212	
13		53		93		133		173		213	
14		54		94		134		174		214	
15		55		95		135		175		215	
16		56		96		136		176		216	
17		57		97		137		177		217	
18		58		98		138		178		218	
19		59		99		139		179		219	
20		60		100		140		180		220	
21		61		101		141		181		221	
22		62		102		142		182		222	
23		63		103		143		183		223	
24		64		104		144		184		224	
25		65		105		145		185		225	
26		66		106		146		186		226	
27		67		107		147		187		227	
28		68		108		148		188		228	
29		69		109		149		189		229	
30		70		110		150		190		230	
31		71		111		151		191		231	
32		72		112		152		192		232	
33		73		113		153		193		233	
34		74		114		154		194		234	
35		75		115		155		195		235	
36		76		116		156		196		236	
37		77		117		157		197		237	
38		78		118		158		198		238	
39		79		119		159		199		239	
40		80		120		160		200		240	

キリトリ

一般問題

241		281		321		361	
242		282		322		362	
243		283		323		363	
244		284		324		364	
245		285		325		365	
246		286		326		366	
247		287		327		367	
248		288		328		368	
249		289		329		369	
250		290		330		370	
251		291		331		371	
252		292		332		372	
253		293		333		373	
254		294		334		374	
255		295		335		375	
256		296		336			
257		297		337			
258		298		338			
259		299		339			
260		300		340			
261		301		341			
262		302		342			
263		303		343			
264		304		344			
265		305		345			
266		306		346			
267		307		347			
268		308		348			
269		309		349			
270		310		350			
271		311		351			
272		312		352			
273		313		353			
274		314		354			
275		315		355			
276		316		356			
277		317		357			
278		318		358			
279		319		359			
280		320		360			

キリトリ

状況設定問題

1		41		81		121		161		201	
2		42		82		122		162		202	
3		43		83		123		163		203	
4		44		84		124		164		204	
5		45		85		125		165		205	
6		46		86		126		166		206	
7		47		87		127		167		207	
8		48		88		128		168		208	
9		49		89		129		169		209	
10		50		90		130		170		210	
11		51		91		131		171		211	
12		52		92		132		172		212	
13		53		93		133		173		213	
14		54		94		134		174		214	
15		55		95		135		175		215	
16		56		96		136		176		216	
17		57		97		137		177		217	
18		58		98		138		178		218	
19		59		99		139		179		219	
20		60		100		140		180		220	
21		61		101		141		181		221	
22		62		102		142		182		222	
23		63		103		143		183		223	
24		64		104		144		184		224	
25		65		105		145		185		225	
26		66		106		146		186			
27		67		107		147		187			
28		68		108		148		188			
29		69		109		149		189			
30		70		110		150		190			
31		71		111		151		191			
32		72		112		152		192			
33		73		113		153		193			
34		74		114		154		194			
35		75		115		155		195			
36		76		116		156		196			
37		77		117		157		197			
38		78		118		158		198			
39		79		119		159		199			
40		80		120		160		200			

キリトリ

でた問70％　109～113回試験問題
看護師国家試験　高正答率過去問題集

発　行　2024年6月7日　第1版第1刷

編　著　東京アカデミー
発行人　佐川　泰宏
発行所　株式会社ティーエーネットワーク
〒450-6306 名古屋市中村区名駅1-1-1
ＪＰタワー名古屋6Ｆ
電話：052-586-7805㈹
FAX：052-563-2109
発売元　東京アカデミー七賢出版株式会社
〒171-0021 東京都豊島区西池袋1-11-1
メトロポリタンプラザビル13F
電話：03-6852-0803
FAX：03-6852-0180

ISBN978-4-86455-662-0　C7047

でた問70%

109~113回試験問題 看護師国家試験

高正答率過去問題集

解答・解説
(問題付き)

〈注〉解答・解説編は問題集から切り離せるようになっています。

東京アカデミー

目次（解答冊子）

必修問題

一般問題

状況設定問題

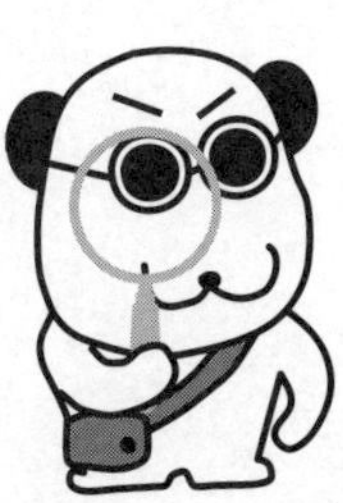

必修問題

1	4	41	2	81	2	121	3	161	1	201	4
2	2	42	2	82	3	122	4	162	1	202	3
3	4	43	2	83	1	123	4	163	1	203	3
4	2	44	4	84	3	124	4	164	1	204	3
5	2	45	1	85	1	125	2	165	2	205	4
6	4	46	2	86	3	126	1	166	2	206	4
7	2	47	2	87	3	127	3	167	1	207	4
8	3	48	4	88	2	128	3	168	5	208	3
9	3	49	3	89	1	129	4	169	3	209	2
10	1	50	1	90	4	130	3	170	3	210	3
11	2	51	1	91	3	131	3	171	3	211	3
12	2	52	1	92	4	132	2	172	4	212	2
13	3	53	2	93	1	133	1	173	2	213	4
14	3	54	2	94	2	134	2	174	1	214	2
15	3	55	1	95	2	135	3	175	3	215	4
16	2	56	3	96	2	136	1	176	2	216	2
17	2	57	4	97	2	137	2	177	3	217	2
18	1	58	1	98	1	138	3	178	1	218	1
19	4	59	4	99	4	139	3	179	3	219	3
20	3	60	4	100	1	140	4	180	3	220	1
21	2	61	2	101	4	141	3	181	3	221	2
22	3	62	1	102	2	142	1	182	2	222	4
23	4	63	2	103	4	143	3	183	2	223	2
24	4	64	4	104	3	144	1	184	2	224	3
25	3	65	2	105	3	145	4	185	2	225	4
26	3	66	4	106	3	146	4	186	3	226	2
27	3	67	2	107	3	147	1	187	3	227	4
28	3	68	4	108	3	148	3	188	1	228	1
29	1	69	2	109	3	149	3	189	2	229	4
30	2	70	3	110	2	150	3	190	2	230	4
31	3	71	3	111	1	151	2	191	2	231	4
32	3	72	1	112	4	152	1	192	3		
33	1	73	2	113	2	153	1	193	2		
34	1	74	3	114	4	154	4	194	2		
35	2	75	3	115	3	155	2	195	3		
36	2	76	4	116	3	156	2	196	3		
37	4	77	4	117	3	157	2	197	2		
38	2	78	3	118	4	158	2	198	3		
39	4	79	3	119	1	159	2	199	3		
40	3	80	4	120	4	160	1	200	3		

一般問題

1	2	41	2	81	1	121	1	161	1	201	3
2	2	42	5	82	2、4	122	1	162	1	202	2
3	3	43	3	83	2	123	1、3	163	4	203	2
4	2	44	4	84	3	124	3	164	2	204	2、4
5	4	45	1	85	1	125	4	165	2	205	2
6	3	46	2	86	1	126	2	166	3	206	1
7	3	47	5	87	4	127	①1、②1、③3	167	1	207	3
8	2	48	4	88	3	128	①3、②8	168	1	208	1
9	2	49	1	89	1	129	①1、②7	169	3	209	1
10	1	50	4	90	2	130	①6、②3	170	2	210	1
11	3	51	1	91	3	131	①4、②8	171	3	211	3
12	4	52	4	92	2	132	①3、②2	172	1	212	4
13	1	53	4	93	1	133	3	173	4、5	213	4
14	2	54	2	94	4	134	4	174	4	214	4、5
15	2、4	55	3	95	3	135	1	175	4	215	3
16	3	56	3	96	3	136	4	176	3	216	1
17	4	57	1	97	2	137	2	177	4	217	2
18	3	58	1	98	1	138	3	178	1	218	4
19	2	59	1	99	3	139	2	179	4	219	4
20	4	60	4	100	1	140	1	180	3	220	4
21	2	61	4	101	3	141	1	181	4	221	2、4
22	2	62	4、5	102	4	142	4	182	3	222	4
23	2	63	4、5	103	3	143	4	183	1	223	2
24	2	64	4	104	4	144	3	184	2	224	4
25	3	65	3	105	5	145	2	185	4	225	3
26	1	66	3	106	1、2	146	1	186	1	226	1
27	1、4	67	2	107	3	147	1	187	2、4	227	4
28	2	68	2	108	3	148	1	188	3	228	4、5
29	1	69	3	109	2	149	4	189	2	229	3
30	3	70	4	110	3、4	150	3	190	2、5	230	3
31	3	71	2	111	2	151	2	191	4	231	2、3
32	5	72	1	112	3	152	4	192	1	232	1
33	1	73	2	113	2	153	1	193	4	233	4
34	1	74	1、3	114	1	154	2	194	1、2	234	2
35	2	75	3	115	4	155	3	195	3	235	4
36	1	76	2	116	4	156	2	196	2	236	2
37	4	77	3	117	2	157	4	197	2	237	4
38	1	78	2	118	4	158	3	198	1	238	4
39	2	79	2	119	4	159	3	199	4	239	1
40	1	80	1	120	1	160	1、4	200	3	240	1

一般問題

241	2、3	281	3	321	3	361	1
242	2	282	1	322	3	362	1
243	1	283	3	323	4	363	4
244	4	284	2	324	1	364	4
245	1	285	1	325	2	365	4
246	4	286	1	326	4	366	4
247	2	287	4	327	1	367	1
248	4	288	1	328	4	368	4
249	4	289	3	329	3	369	1
250	4	290	3	330	1	370	3
251	4	291	2	331	1	371	1
252	4	292	4	332	2	372	1
253	1	293	3	333	2	373	3
254	4	294	3	334	2	374	2
255	1	295	4	335	1	375	3
256	4	296	1	336	3		
257	4	297	3	337	1		
258	2	298	1	338	1		
259	1	299	1	339	3		
260	2	300	1	340	4		
261	2	301	2	341	3		
262	1	302	4	342	4		
263	4	303	3	343	4		
264	1、4	304	1	344	4		
265	1	305	1	345	1		
266	4	306	4	346	4		
267	1	307	3	347	2		
268	4	308	3	348	2		
269	4	309	4	349	3		
270	3	310	2	350	1		
271	2	311	2	351	1		
272	2	312	3	352	4		
273	1	313	3	353	3		
274	3	314	1	354	4		
275	4	315	1	355	3		
276	1	316	1	356	1、5		
277	2	317	4	357	4		
278	3	318	4	358	1		
279	2	319	1	359	2		
280	2	320	2	360	2		

状況設定問題

1	2	41	1	81	4、5	121	4	161	3	201	1
2	2	42	2	82	1	122	1	162	4	202	4
3	1	43	1	83	4	123	3	163	2	203	2
4	4	44	3	84	3	124	2	164	2	204	4
5	2	45	3、4	85	2	125	3	165	1	205	1
6	3	46	3	86	2	126	4	166	3	206	4
7	2	47	2	87	2	127	1	167	4	207	2
8	4	48	4	88	3	128	1	168	2、3	208	2
9	1	49	3	89	2	129	4、5	169	3	209	4
10	1	50	2	90	2	130	2	170	1	210	2
11	3	51	3	91	1	131	4	171	1	211	4
12	3	52	2、3	92	4	132	3	172	1	212	1
13	4、5	53	1、3	93	1	133	1	173	3	213	1、5
14	1	54	4	94	4	134	1	174	1	214	3
15	3	55	3	95	2	135	4	175	2	215	3
16	2	56	1	96	4	136	3	176	3	216	4、5
17	2	57	2	97	4	137	3	177	4	217	4
18	3	58	2	98	4	138	2	178	3	218	4
19	3	59	3	99	1	139	3	179	3	219	4
20	2	60	3	100	3	140	3	180	1	220	3
21	4	61	1	101	1	141	2	181	4	221	4
22	3	62	2	102	3	142	4	182	3	222	1
23	3	63	4	103	3	143	3	183	3	223	4
24	4、5	64	3	104	4	144	2	184	4	224	4
25	2	65	2	105	3	145	4	185	4	225	2
26	4	66	3	106	4	146	2	186	1		
27	3	67	4	107	3	147	3	187	3		
28	2	68	3	108	1	148	4	188	3		
29	3	69	1	109	1	149	1	189	1		
30	2	70	3	110	2	150	1	190	3		
31	4	71	2	111	4	151	4	191	4		
32	3	72	1	112	3	152	4、5	192	2		
33	3	73	4	113	1	153	3	193	4		
34	4	74	4	114	1	154	3	194	3		
35	1、4	75	4	115	4	155	5	195	3		
36	2	76	3	116	2	156	2	196	2		
37	1	77	4	117	2	157	1	197	1		
38	3	78	4	118	1	158	2	198	4		
39	4	79	2	119	1	159	4	199	3		
40	3	80	1、4	120	4	160	5	200	1		

必修問題

血液・生体防御

112回PM13：96.1％ □□□→□□□

1　成人の正常な赤血球の説明で正しいのはどれか。

1．球状の細胞である。

2．腎臓で破壊される。

3．寿命は約60日である。

4．酸素の輸送を担っている。

解説　オープンセサミ①26～27

1．×　中央にくぼみがある円盤状の細胞である。

2．3．×　赤血球の寿命は約120日で、寿命を迎えると主に脾臓や肝臓で破壊される。

4．○　赤血球の大部分を占めるヘモグロビンは、酸素の運搬を行う。

正答　4

111回AM15：89.8％ □□□→□□□

2　成人女性の赤血球数の基準値はどれか。

1．150～250万／μL

2．350～450万／μL

3．550～650万／μL

4．750～850万／μL

解説　オープンセサミ①26

赤血球数の基準値は、男性：430～530万／μL、女性：380～480万／μLである。

正答　2

111回PM16：98.3％ □□□→□□□

3　貧血の定義で正しいのはどれか。

1．血圧が低下すること

2．脈拍が速くなること

3．立ち上がると失神を起こすこと

4．ヘモグロビン濃度が減少していること

解説　オープンセサミ①27，②136

貧血とは、ヘモグロビン濃度が正常より減少した状態と定義される。貧血により各組織が酸素不足になると、めまい、立ちくらみ、動悸、息切れなどの症状が生じる。WHOの貧血の定義は、男性では13.0g/dL未満、女性では12.0g/dL未満とされる。

正答　4

109回AM13：98.7％ □□□→□□□

4　貧血《anemia》を診断する際の指標となる血液検査項目はどれか。
1．アルブミン〈Alb〉
2．ヘモグロビン〈Hb〉
3．フィブリノゲン
4．プロトロンビン時間〈PT〉

解説　オープンセサミ①25～29，②136

1．×　アルブミン〈Alb〉は肝臓で合成される蛋白質であるため、栄養状態を診断する指標や肝障害の程度の指標となる血液検査項目である。

2．○　ヘモグロビン〈Hb〉は貧血を診断する指標となる検査項目である。

3．×　フィブリノゲンは第Ⅰ凝固因子であり、肝臓で合成される蛋白質である。凝固・線溶機能の指標や肝障害の程度の指標となる検査項目である。

4．×　プロトロンビン時間〈PT〉は第Ⅱ凝固因子であるプロトロンビンを使った凝固時間検査の一つである。プロトロンビンは肝臓で合成される蛋白質であるため、肝障害の程度の指標にもなる。

正答　2

110回PM25：95.3％ □□□→□□□

5　巨赤芽球性貧血《megaloblastic anemia》の原因はどれか。
1．ビタミンA欠乏
2．ビタミンB_{12}欠乏
3．ビタミンC欠乏
4．ビタミンE欠乏
5．ビタミンK欠乏

解説　オープンセサミ②138

1．×　ビタミンA欠乏は夜盲症や眼球乾燥症などの原因となる。

2．○　ビタミンB_{12}が欠乏すると赤血球の生成が阻害され、巨赤芽球性貧血の原因となる。巨赤芽球性貧血の一つに、悪性貧血がある。

3．×　ビタミンC欠乏は壊血病などの原因となる。

4．×　ビタミンE欠乏は溶血性貧血などの原因となる。

5．× ビタミンK欠乏は新生児メレナなど出血性疾患の原因となる。

正答 2

112回PM14：98.4％ □□□→□□□

6 チアノーゼとは（　　　）の絶対量が増加して5g/dL以上になり、皮膚や粘膜が紫から青紫色を示す状態のことをいう。

（　　　）に入るのはどれか。

1．ビリルビン

2．ヘモグロビン

3．ヘモグロビンA1c〈HbA1c〉

4．脱酸素化ヘモグロビン〈還元ヘモグロビン〉

解説 オープンセサミ①181

チアノーゼとは、心疾患や呼吸器疾患などによって体内が低酸素状態となった場合、酸素と結合していないヘモグロビン＝脱酸素化ヘモグロビン〈還元ヘモグロビン〉が5g/dL以上となり、皮膚や口唇、粘膜、爪などが青紫色を呈する状態である。

正答 4

113回AM13：99.1％ □□□→□□□

7 免疫機能に関与する細胞はどれか。

1．血小板

2．白血球

3．網赤血球

4．成熟赤血球

解説 オープンセサミ①26～28

1．× 血小板は、巨核球から作られる無核の細胞である。一次止血に関与し、減少すると出血傾向となる。

2．○ 白血球（特に好中球）は、血管壁を透過し血管外に出た後に腫瘍や感染（ウイルス・細菌など）に対して、強力な生体防御機能を発揮する。減少すると易感染状態となる。

3．× 網赤血球は、赤芽球が成熟して脱核した直後の大型で幼若な赤血球である。骨髄での赤血球産生の指標となる。

4．× 成熟赤血球は、網赤血球が骨髄から放出され約1日で成熟した状態をいう。主な役割は酸素運搬で、減少すると貧血となる。

正答 2

112回AM11：90.5％ □□□→□□□

8　健康な成人の白血球の中に占める割合が高いのはどれか。
1．単球
2．好酸球
3．好中球
4．リンパ球

解説　オープンセサミ①27

白血球は顆粒球（好中球、好酸球、好塩基球）、リンパ球、単球から成り、半数以上を好中球が占める。

正答　3

109回AM24：79.2％ □□□→□□□

9　細菌感染による急性炎症で最初に反応する白血球はどれか。
1．単球
2．好酸球
3．好中球
4．好塩基球
5．リンパ球

解説　オープンセサミ①33，177～178

1．×　単球は結核などの慢性感染症や潰瘍性大腸炎などの炎症性疾患、一部の白血病などで増加する白血球である。
2．×　好酸球は寄生虫やさまざまなアレルギー反応に関与する白血球である。
3．○　好中球は細菌感染による急性炎症などで最初に増加する白血球である。
4．×　好塩基球はさまざまなアレルギーに関与する白血球である。
5．×　リンパ球はウイルス感染症や一部の白血病などで増加する白血球である。

正答　3

循環

112回PM12：97.6％ □□□→□□□

10　心臓の刺激伝導系で最初の興奮部位はどれか。
1．洞房結節
2．房室結節
3．His〈ヒス〉束
4．Purkinje〈プルキンエ〉線維

解説 オープンセサミ①45～46

心臓の刺激伝導系は、右心房にある洞房結節がペースメーカーとなり歩調取りを行う。

心臓の刺激伝導系

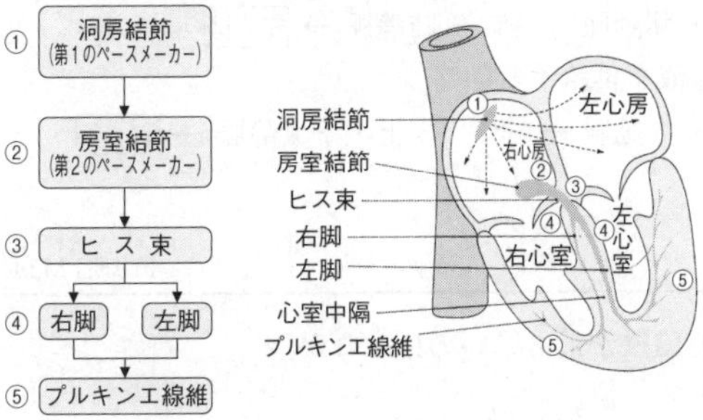

正答　1

111回AM8：95.4％ □□□→□□□

11　学童期の脈拍数の基準値はどれか。

1．50～70/分

2．80～100/分

3．110～130/分

4．140～160/分

解説 オープンセサミ①46, ④14～15

学童期の脈拍数は、80～100/分である。

心拍数（HR、bpm）

基準値	成人	60～80/分
	新生児	120～140/分
	乳児	110～130/分
	幼児	90～110/分
	学童	80～100/分
	高齢者	60～70/分
異常	徐脈	60/分以下
	頻脈	100/分以上

正答　2

111回PM11：98.3％ □□□→□□□

12　左心室から全身に血液を送り出す血管はどれか。

1．大静脈

2．大動脈

3．肺静脈

4．肺動脈

解説　オープンセサミ①43～45

大動脈は、左心室より全身に血液を送り出す血管である。

肺循環：肺に血液を供給する回路

右心室 → 肺動脈 → 肺 → 肺静脈 → 左心房

体循環：全身に血液を供給する回路

左心室 → 大動脈 → 全身 → 上・下大静脈 → 右心房

正答　2

110回PM11：95.0％ □□□→□□□

13　健常な成人で心臓壁が最も厚いのはどれか。

1．右心室

2．右心房

3．左心室

4．左心房

解説　オープンセサミ①43

心室は心房よりも心臓壁が厚く、また左心室は酸素を多く含んだ動脈血を全身に送り出す役割を担っているため、右心室に比べて約3倍心臓壁が厚い。

正答　3

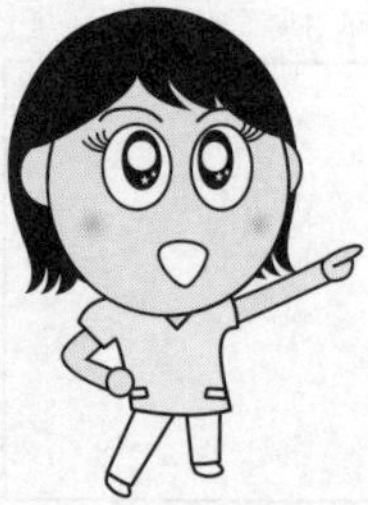

111回AM7：80.7％ □□□→□□□

14　胎児循環で胎児から胎盤に血液を送るのはどれか。

1．総頸動脈
2．肺動脈
3．臍動脈
4．臍静脈

解説　オープンセサミ①56，④13～14

1．×　総頸動脈は、大動脈の血液を頭部へ送る血管である。

2．×　胎児期には肺呼吸が行われていないため、肺へ循環する血液はわずかである。右心室の血液は、肺動脈から動脈管（ボタロー管）を通って大動脈に合流する。

3．○　臍動脈は、胎児から胎盤に向かう2本の血管であり、二酸化炭素が多く含まれる静脈血が流れている。

4．×　臍静脈は、胎盤から胎児に向かう1本の血管であり、酸素が多く含まれる動脈血が流れている。

胎児循環

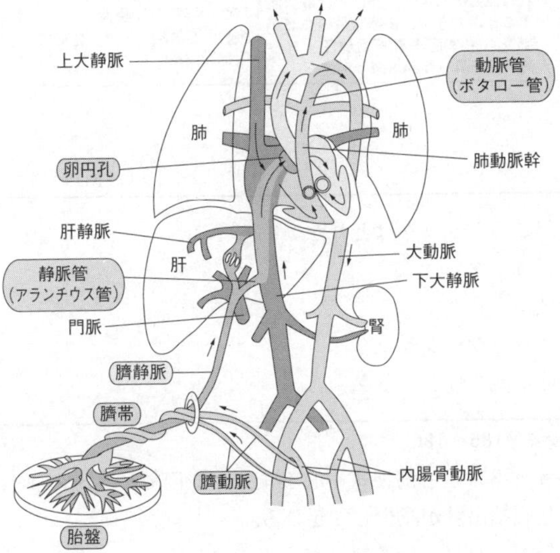

正答　3

111回PM18：94.2％ □□□→□□□

15 左心不全《left heart failure》でみられる症状はどれか。

1．肝腫大

2．下腿浮腫

3．起坐呼吸

4．頸静脈怒張

解説 オープンセサミ②96

1．2．4．× 右心不全でみられる症状である。

3．○ 左心不全では、左心室の収縮力が弱いため、大動脈や全身に血液を送り出すことが十分にできない。その結果、肺うっ血が起こり、呼吸困難を招く。起坐呼吸をとることで、呼吸困難が軽減する。

	病 態	症 状
左心不全	左心室の収縮能低下により、全身に十分動脈血を送り出すことができず、肺に血液が貯留し、肺うっ血を起こした状態。**左室圧上昇→左房圧上昇→肺静脈圧上昇→肺うっ血**	咳、動悸、息切れ、発作性夜間呼吸困難、起坐呼吸、喘鳴、粗い断続性副雑音（水泡音）、チアノーゼ、乏尿。重症例では肺水腫を呈し、泡沫状血痰を喀出。
右心不全	右心室の収縮能低下により、肺に十分静脈血を送り出すことができず、体静脈系の血液が停滞した状態。**右室圧上昇→右房圧上昇→上・下大静脈圧上昇→体静脈系うっ血**	下肢の浮腫、肝腫大、腹水、胸水、頸静脈怒張、中心静脈圧上昇、体重増加、右季肋部痛、腹部膨満感。

正答 3

111回PM14：94.0％ □□□→□□□

16 細菌感染で起こるショックはどれか。

1．心原性ショック

2．敗血症性ショック

3．アナフィラキシーショック

4．循環血液量減少性ショック

解説 オープンセサミ①185～186

1．× 心原性ショックは、心筋梗塞や心不全等が原因で、心臓の収縮力が低下し、ポンプ機能低下により心拍出量が減少して起こる。

2．○ 敗血症性ショックは、細菌感染が原因で生じるショックで、多臓器不全を合併する場合がある。

3．× アナフィラキシーショックは、蜂毒や食物、薬物の侵入により抗原抗体反応が生じることで起こる。Ⅰ型アレルギーに該当する。

4．× 循環血液量減少性ショックには、外傷や消化管出血などが原因となる出血性ショック、熱傷や熱中症などが原因となる体液喪失性ショックがある。

正答 2

109回AM12：88.6％ □□□→□□□

17 脳塞栓症《cerebral embolism》を生じやすい不整脈《arrhythmia》はどれか。

1．心室頻拍《ventricular tachycardia》
2．心房細動《atrial fibrillation》
3．心房性期外収縮《atrial premature contraction》
4．完全房室ブロック《complete atrioventricular block》

解説 オープンセサミ②122～125

1．× 心室頻拍では心臓から脳への血流量が急激に減少して起こるめまい、失神発作がみられるアダムス・ストークス発作を生じやすい。

2．○ 心房細動では心房内血栓を形成し、脳塞栓症を生じやすい。

3．× 心房性期外収縮は通常、自覚症状はほとんどなく良性であり、脳塞栓症を生じることはない。

4．× 完全房室ブロック（Ⅲ度房室ブロック）では、心臓から脳への血流量が急激に減少して起こるめまい、失神発作がみられるアダムス・ストークス発作を生じやすい。

正答 2

神経系

113回AM12：97.8％ □□□→□□□

18 脳幹に含まれる部位はどれか。

1．延髄
2．小脳
3．下垂体
4．松果体

解説 オープンセサミ①66

1．○ 脳幹は延髄・橋・中脳に区分される。延髄には、呼吸中枢や心臓中枢などの生命維持において重要な中枢部位が存在する。

2．× 小脳は、筋や腱、関節からの深部感覚や内耳からの平衡感覚、大脳皮質からの情報を受けて、運動の強さや力の入れ具合、バランスなどの運動調節機能を担っている。

3．× 下垂体は、トルコ鞍というくぼみに位置し、ホルモンの分泌を調整する役割を担っている。

4．× 松果体は、網膜で受容した光シグナルから睡眠のリズムを作るホルモンであるメラトニンを産生する。

正答 1

111回PM13：87.2％ □□□→□□□

19　呼吸中枢があるのはどれか。

1．間脳
2．小脳
3．大脳
4．脳幹

解説　オープンセサミ①66～68, 127

1．×　間脳は、視床と視床下部から成る。
2．×　小脳は、随意運動や平衡保持に関与する。
3．×
4．○　脳幹は、延髄、橋、中脳から成る。延髄や橋に呼吸中枢がある。

脳の構造

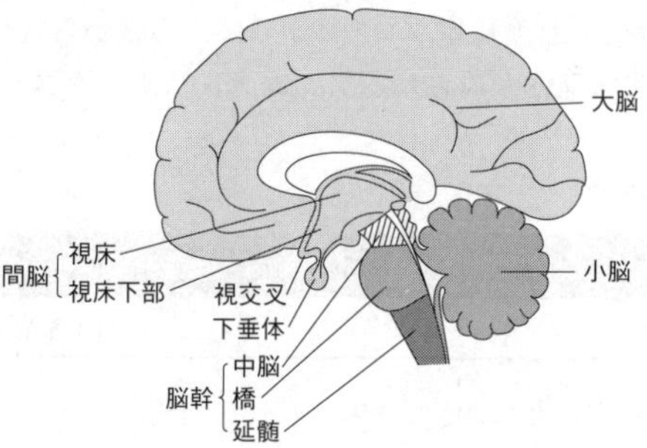

正答　4

112回AM12：98.5％ □□□→□□□

20　体温変化をとらえ、体温調節の指令を出すのはどれか。

1．橋
2．小脳
3．視床下部
4．大脳皮質

解説　オープンセサミ①68

1．×　橋には呼吸中枢がある。
2．×　小脳は身体の平衡保持、姿勢反射の調節や随意運動の制御などを行う中枢があり、細かい動きやスムーズな身体運動を可能にしている。
3．○　視床下部は自律神経の中枢で、体温調節中枢、浸透圧中枢、性中枢、摂食・満腹中枢、口渇中枢、下垂体前葉ホルモンの調節などを行っている。

4．× 大脳皮質は、運動野と感覚野など特定機能を営んでいる他、特定機能に対応しない連合野では意識・思考・記憶などの精神活動を司る。

正答 3

110回AM11：87.3％ □□□→□□□

> 21 後頭葉にあるのはどれか。
> 1．嗅覚野
> 2．視覚野
> 3．聴覚野
> 4．体性感覚野

解説 オープンセサミ①66

1．× 嗅覚野は側頭葉にある。
2．○ 視覚野は後頭葉にある。
3．× 聴覚野は側頭葉にある。
4．× 体性感覚野は頭頂葉にある。

大脳皮質の機能

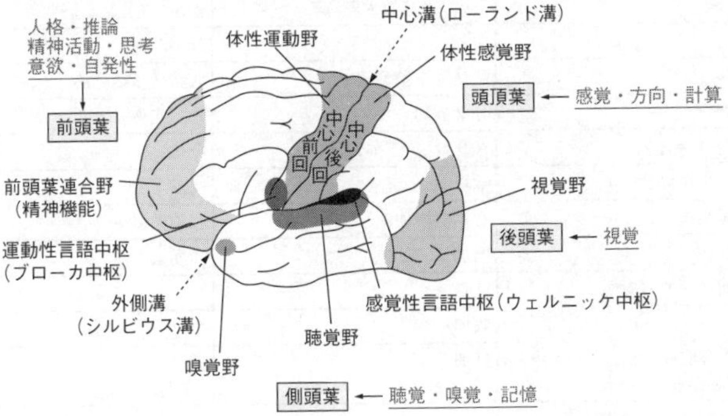

正答 2

109回PM12：87.2％ □□□→□□□

> 22 三叉神経の機能はどれか。
> 1．視覚
> 2．眼球の運動
> 3．顔面の知覚
> 4．表情筋の運動

解説 オープンセサミ①71

1．× 視覚は視神経の機能である。

2．× 眼球の運動は動眼神経・滑車神経・外転神経の機能である。

3．○ 三叉神経は顔面の知覚、口腔・鼻腔の感覚をつかさどっている。

4．× 表情筋の運動は顔面神経の機能である。

正答 3

112回PM11：94.7％ □□□→□□□

23 副交感神経の作用で正しいのはどれか。

1．瞳孔散大

2．気管支拡張

3．心拍数の増加

4．消化液分泌の促進

解説 オープンセサミ①72～73

1．2．3．× 交感神経の作用である。

4．○ 副交感神経の作用である。

交感神経と副交感神経の作用

	交感神経	副交感神経
瞳孔	散大（瞳孔散大筋収縮）	縮小（瞳孔括約筋収縮）
涙腺	なし	分泌
唾液腺	高粘度少量分泌	低粘度多量分泌
消化腺	分泌抑制	分泌亢進
肝臓	グリコーゲンの分解	なし
気管支平滑筋	弛緩（拡張）	収縮
心洞房結節	心拍数増加	心拍数減少
心筋収縮力	増加	軽度低下
骨格筋血管や冠動脈	拡張	なし
末梢血管	収縮	なし
消化器運動 （腸蠕動運動）	抑制 （低下）	促進 （亢進）
汗腺（コリン作動性）	発汗	なし
立毛筋	収縮	なし
副腎髄質	カテコールアミン分泌	なし
排尿筋（膀胱壁）	弛緩	収縮
内尿道括約筋（膀胱括約筋）	収縮	弛緩

※外尿道括約筋は体性神経が関与している。

正答 4

109回PM16：99.2％ □□□→□□□

24 意識レベルを評価するスケールはどれか。
1．Borg〈ボルグ〉スケール
2．フェイススケール
3．ブリストルスケール
4．グラスゴー・コーマ・スケール〈GCS〉

解説 オープンセサミ②308，④74～75

1．× Borg〈ボルグ〉スケールは主観的運動強度であり、運動を行う本人がどの程度の疲労度を感じているかを測定するスケールである。
2．× フェイススケールは痛みの評価スケールで、小児や高齢者に使用することが多い。
3．× ブリストルスケールは便の状態を7項目で判別するスケールである。
4．○

正答 4

109回AM9：98.9％ □□□→□□□

25 死の三徴候に含まれるのはどれか。
1．筋の弛緩
2．角膜の混濁
3．呼吸の停止
4．呼名反応の消失

解説 オープンセサミ①67

死の三徴候は、①呼吸の停止、②心拍の停止、③瞳孔散大と対光反射の消失である。

正答 3

113回AM14：83.1％ □□□→□□□

26 脳死の状態はどれか。
1．縮瞳がある。
2．脳波で徐波がみられる。
3．自発呼吸は停止している。
4．痛み刺激で逃避反応がある。

解説 オープンセサミ①67，②312

1．× 瞳孔が左右とも4mm以上に散大し、刺激に対する反応が欠如している。
2．× 脳波は平坦である。
3．○ 無呼吸テストを行い、自発呼吸が消失しているかを確認する。
4．× 刺激に対し反応が全くない、深昏睡（JCS300、GCS3）である。

法的脳死判定基準

【法的脳死判定前の確認事項】
① 臓器提供の意思表示カードを持つこと
② 脳死判定対象者が18歳未満では虐待の疑いがないこと
③ 臓器提供を拒否する意思がないこと
④ 知的障害などを有さない者であること
⑤ 小児は年齢が生後12週以上であること
⑥ その他

【脳死判定対象となるための前提条件】
① 器質的脳障害によって深昏睡（JCS300、GCS3）および無呼吸*の患者
② 原疾患が確実に診断されている患者
③ 治療を尽くしても回復の可能性が全くないと判断される患者

【瞳孔散大・固定の確認】
① 瞳孔径：左右とも4 mm以上
② 瞳孔固定：刺激に対する反応の欠如

【脳幹反射消失の確認】
対光反射、角膜反射や咽頭反射、咳反射などのすべての反射の消失

【脳波活動の消失の確認】
いわゆる平坦脳波であること

【複数回判定とその間隔】
第1回目の脳死判定後、6歳以上では6時間以上、6歳未満では24時間以上経過した時点で第2回目の脳死判定を開始する。

*無呼吸は人工呼吸器による呼吸の維持をいい、無呼吸検査を行って自発呼吸の消失から確認する。

平成22年度（2010年度）厚生労働科学研究費補助金厚生労働科学特別研究事業「臓器提供施設における院内体制整備に関する研究」脳死判定基準のマニュアル化に関する研究班『法的脳死判定マニュアル』（2011年3月）から、抜粋・要約・改変して引用。

正答　3

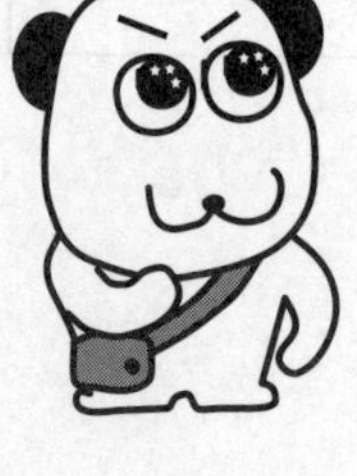

110回PM14：98.7％ □□□→□□□

27 四肢のうち麻痺している部位を斜線で図に示す。
片麻痺はどれか。

1．

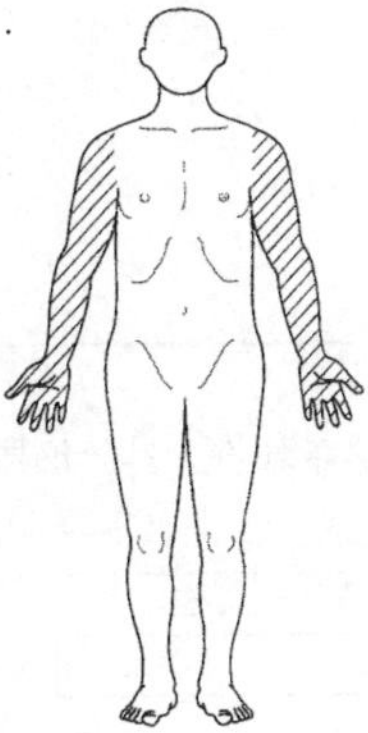

2．

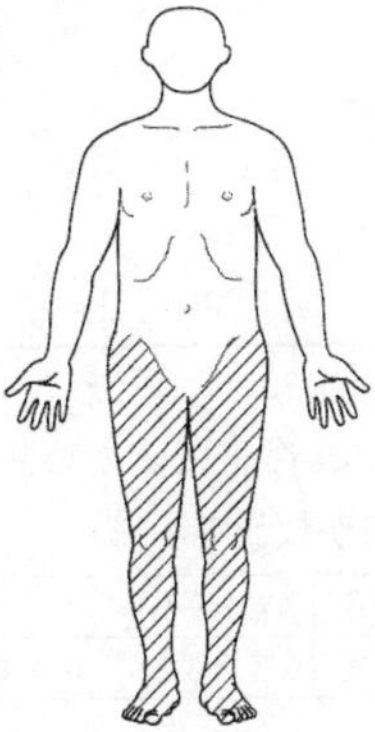

3．

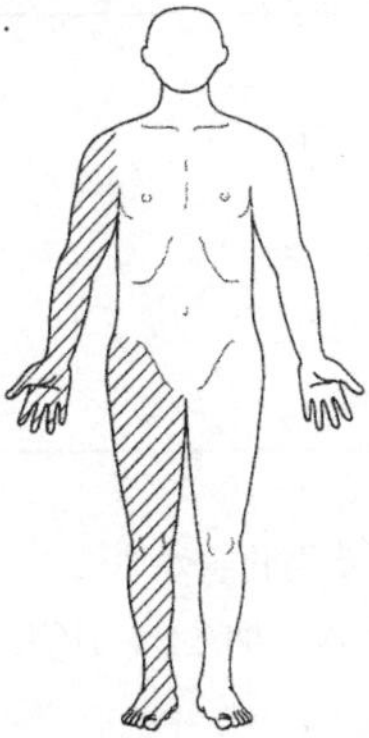

4．

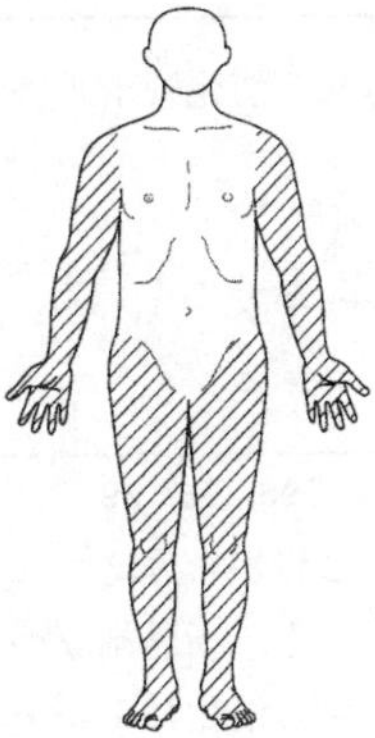

解説 オープンセサミ②309

1．× 上肢の麻痺である。

2．× 対麻痺である。

3．○ 右の片麻痺である。

4．× 四肢麻痺である。

正答 3

内分泌

111回PM12：99.2％ □□□→□□□

28　内分泌器官はどれか。
1．乳腺
2．涙腺
3．甲状腺
4．唾液腺

解説　オープンセサミ①93

内分泌器官では、導管がないため直接血液へホルモンが分泌される。外分泌器官では、導管を介して分泌物が放出される。

外分泌器官	導管をもち体表や粘膜面に分泌する（消化腺、乳腺、汗腺、涙腺など）。
内分泌器官	導管をもたず、ホルモンを血液に分泌する。

正答　3

110回AM12：92.4％ □□□→□□□

29　胃から分泌される消化管ホルモンはどれか。
1．ガストリン
2．セクレチン
3．胃抑制ペプチド
4．コレシストキニン

解説　オープンセサミ①93, 95, 99

1．○　ガストリンは胃から分泌される。胃酸の分泌を促進する消化管ホルモンである。

2．×　セクレチンは十二指腸粘膜から分泌される。胃酸の分泌を抑制し、HCO_3^-の多い膵液の分泌を促進する消化管ホルモンである。

3．×　胃抑制ペプチドは十二指腸粘膜から分泌される。胃酸の分泌を抑制する消化管ホルモンである。

4．×　コレシストキニン（パンクレオザイミン）は十二指腸粘膜から分泌される。胃酸の分泌を抑制し、酵素の多い膵液の分泌を促進する消化管ホルモンである。また、胆嚢を収縮させオッディ括約筋を弛緩させて胆汁を十二指腸に放出させるはたらきがある。

正答　1

110回PM13：90.0％ □□□→□□□

30　体温低下を引き起こすのはどれか。

1．カテコラミンの分泌亢進
2．甲状腺ホルモンの分泌低下
3．副甲状腺ホルモン〈PTH〉の分泌低下
4．副腎皮質刺激ホルモン〈ACTH〉の分泌亢進

解説　オープンセサミ①99

1．×　交感神経が刺激されると、カテコラミンの分泌が亢進し、体温は上昇する。

2．○　甲状腺ホルモンの分泌が低下すると、代謝が低下し体温は低下する。

3．×　副甲状腺ホルモンの分泌が低下すると、骨吸収が低下し血中カルシウム濃度が低下する。

4．×　副腎皮質刺激ホルモンの分泌が亢進すると、糖質コルチコイドの分泌が亢進し、代謝が上がるため体温は上昇する。

正答　2

運動

111回AM11：83.1％ □□□→□□□

31　右大腿骨前面を図に示す。
大腿骨頸部はどれか。

1．①
2．②
3．③
4．④

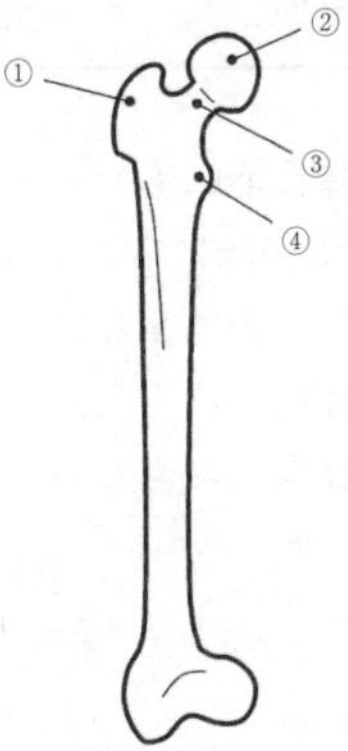

解 説　オープンセサミ①103

1．× ①は大転子である。
2．× ②は大腿骨頭である。
3．○ ③は大腿骨頸部である。
4．× ④は小転子である。

右大腿骨（前面）

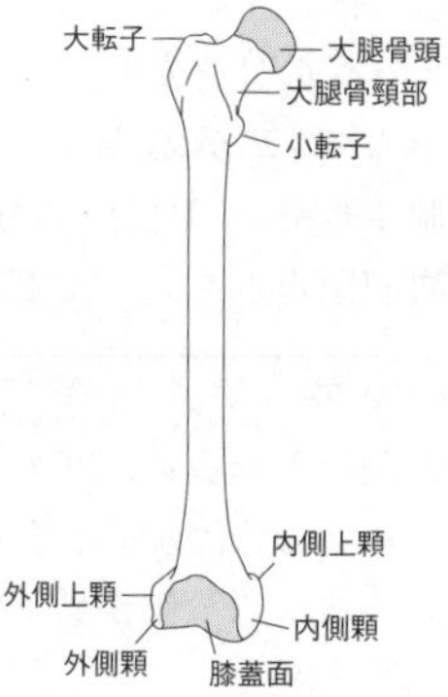

正答　3

109回AM2：97.5％ □□□→□□□

32 運動習慣が身体機能にもたらす効果はどれか。
　1．肺活量の減少
　2．耐糖能の低下
　3．免疫力の向上
　4．中性脂肪の増加

解 説

1．× 運動習慣が身体機能にもたらす効果として肺活量の増加がある。
2．× 運動習慣が身体機能にもたらす効果として耐糖能（食事やストレスにより上昇した血糖値を一定の範囲に調整するはたらき）の増大がある。
3．○ 運動習慣が身体機能にもたらす効果として免疫力の向上がある。
4．× 運動習慣が身体機能にもたらす効果として中性脂肪の減少がある。

正答　3

109回AM10：95.1％ □□□→□□□

33 球関節はどれか。
　1．肩関節
　2．膝関節
　3．下橈尺関節
　4．手根中手関節

解説　オープンセサミ①107

1．○　肩関節は球関節である。

2．×　膝関節は蝶番関節である。

3．×　下橈尺関節は車軸関節である。

4．×　手根中手関節は鞍関節である。

正答　1

呼吸

111回AM18：94.9％ □□□→□□□

34　呼吸パターンを図に示す。

①
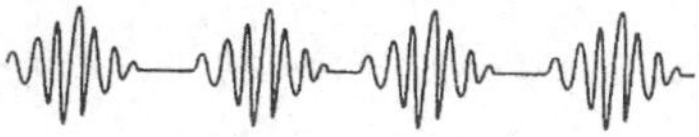

②
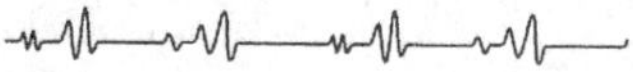

③
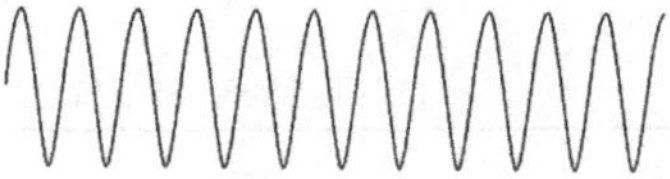

④
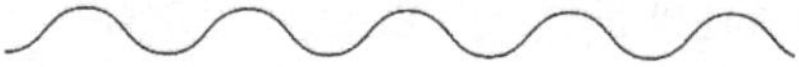

Cheyne-Stokes〈チェーン－ストークス〉呼吸はどれか。

1．①

2．②

3．③

4．④

解説　オープンセサミ①284

1．○　チェーン－ストークス呼吸である。無呼吸状態から浅い呼吸が始まり、次第に深さを増し、その後は次第に深さが減少して再び無呼吸状態に戻る。

2．×　ビオー呼吸である。無呼吸と数回の深い頻呼吸の群発が不規則に繰り返される。

3．×　多呼吸である。呼吸数と呼吸の深さが増加する。

4．×　徐呼吸である。呼吸の深さは変化しないが、呼吸回数が12/分以下に減少する。

正答　1

113回AM18：90.7％ □□□→□□□

35　異常な呼吸音のうち低調性連続性副雑音はどれか。

1．笛のような音〈笛音〉
2．いびきのような音〈類鼾音〉
3．耳元で髪をねじるような音〈捻髪音〉
4．ストローで水中に空気を吹き込むような音〈水泡音〉

解説　オープンセサミ②58

1．× 笛のような音〈笛音〉は、ヒューヒュー・ピーピーという笛のような音で、高調性の連続性副雑音に分類される。

2．○ いびきのような音〈類鼾音〉は、グーグー・ボーボーという音で、低調性の連続性副雑音に分類される。

3．× 耳元で髪をねじるような音〈捻髪音〉は、ベリベリ・パチパチという細かい音で断続性副雑音に分類される。

4．× ストローで水中に空気を吹き込むような音〈水泡音〉は、ブツブツ粗く大きな音で断続性副雑音に分類される。

正答　2

112回AM23：82.5％ □□□→□□□

36　室内空気下での呼吸で、成人の一般的な酸素療法の適応の基準はどれか。

1．動脈血酸素分圧〈PaO_2〉　60 Torr以上
2．動脈血酸素分圧〈PaO_2〉　60 Torr未満
3．動脈血二酸化炭素分圧〈$PaCO_2$〉　60 Torr以上
4．動脈血二酸化炭素分圧〈$PaCO_2$〉　60 Torr未満

解説　オープンセサミ①311

室内空気下において、動脈血酸素分圧〈PaO_2〉60 Torr未満（いわゆる呼吸不全の定義）が酸素投与の目安となる。

正答　2

112回AM24：89.8％ □□□→□□□

37　CO_2ナルコーシスの症状で正しいのはどれか。

1．咳嗽
2．徐脈
3．浮腫
4．意識障害

解説　オープンセサミ①127, ②74

慢性閉塞性肺疾患〈COPD〉のように常に$PaCO_2$上昇の状態においては、$PaCO_2$上昇に反応する中枢化学受容体の反応が鈍化し、主にPaO_2低下に反応する末梢化学受容体により呼吸をコントロールしている。このような状態で高濃度O_2を投与すると、PaO_2が一定以上に上昇し、末梢化学受容体が抑制もしくは停止し、換気が困難となる。これをCO_2ナルコーシスと呼び、頭痛や意識障害、進行すると呼吸停止などがみられる。

正答　4

110回AM15：85.2％ □□□→□□□

38　喀血の特徴はどれか。

1．酸性である。
2．泡沫状である。
3．食物残渣を含む。
4．コーヒー残渣様である。

解説　オープンセサミ②60

気管、肺などの呼吸器系からの出血を喀血といい、胃・食道などの消化器系からの出血を吐血という。

1．×　喀血はアルカリ性である。酸性は吐血である。
2．○　呼吸器系からの出血では泡沫状となる。
3．×　食物残渣を含むのは吐血である。
4．×　コーヒー残渣様となるのは胃酸と混じり合うためであり、吐血である。大量に出血した場合は、鮮血の場合もあるが、pHは酸性である。

喀血と吐血の鑑別

	喀血	吐血
排出状況	咳嗽を伴う	嘔気、胃部不快感を伴う
色と性状	鮮紅色、泡沫、流動性	暗赤色、凝固傾向
pH	アルカリ性	酸性
混入物	粘液、膿	食物残渣
下血	少ない	多い
既往歴	呼吸器疾患(主に結核)	消化器疾患

正答　2

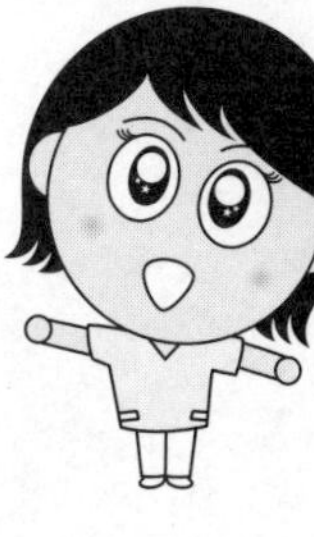

112回AM3：98.4％ □□□→□□□

39　喫煙指数（Brinkman〈ブリンクマン〉指数）を算出するために、喫煙年数のほかに必要なのはどれか。

1．喫煙開始年齢
2．受動喫煙年数
3．家庭内の喫煙者数
4．1日の平均喫煙本数

解説　**オープンセサミ②65**

喫煙指数（Brinkman〈ブリンクマン〉指数）は、喫煙年数×1日の平均喫煙本数で算出される。400以上では肺癌のリスクが高くなり、600以上ではその危険性が極めて高くなる。

正答　4

消化・栄養・代謝

113回PM12：86.8％ □□□→□□□

40　膵管と合流して大十二指腸乳頭（Vater〈ファーター〉乳頭）に開口するのはどれか。

1．肝管
2．総肝管
3．総胆管
4．胆嚢管

解説　**オープンセサミ①133～134，②156**

1．×　胆汁は肝臓で生成され、左右の肝管から排出される。
2．×　左右の肝管は肝門で合流し、総肝管となる。
3．○　総胆管が膵管と合流し、大十二指腸乳頭（Vater〈ファーター〉乳頭）に開口する。
4．×　総肝管は胆嚢から出る胆嚢管と合流して総胆管となる。

胆汁と膵液の通路と十二指腸

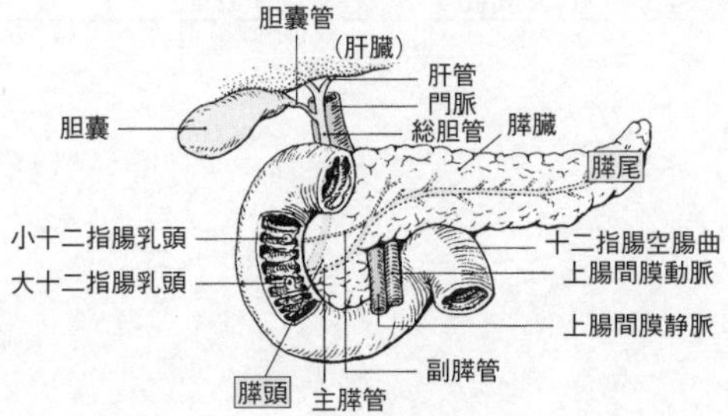

正答　3

109回PM11：88.3％ □□□→□□□

41　大腸で吸収されるのはどれか。

1．脂質

2．水分

3．糖質

4．蛋白質

解説　オープンセサミ①137

1．× 脂質は胆汁酸塩に乳化された後、膵液中のリパーゼによって脂肪酸とモノグリセリドに分解された後、小腸から吸収される。

2．○ 大腸は水と電解質を吸収する。

3．× 糖質は単糖類に分解された後、直ちに小腸から吸収される。

4．× 蛋白質はアミノ酸に分解された後、直ちに小腸から吸収される。

正答　2

109回PM13：97.3％ □□□→□□□

42　脂肪分解酵素はどれか。

1．ペプシン

2．リパーゼ

3．マルターゼ

4．ラクターゼ

解説　オープンセサミ①129，134

1．× ペプシンは胃から分泌される蛋白質分解酵素である。

2．○ リパーゼは膵臓から分泌される脂肪分解酵素である。

3．4．× マルターゼ、ラクターゼは小腸から分泌される糖質分解酵素である。

正答　2

111回AM12：97.7％ □□□→□□□

43　有害物質を無毒化し排泄する臓器はどれか。

1．胃

2．肝臓

3．膵臓

4．大腸

解説　オープンセサミ①142

肝臓には、薬物やアルコール、毒素などの有害物質を分解・無毒化し、排泄する働きがある。

肝臓の機能

機　能		障　害
糖質の代謝	①グリコーゲンの合成・貯蔵・分解による血糖の維持 ②糖新生（血糖の不足時にアミノ酸などからグルコースを生成）	血糖調節不良
蛋白質の代謝	血漿蛋白（アルブミンなど）の生成など	易感染、膠質浸透圧低下（浮腫）
脂質の代謝	脂肪酸、中性脂肪、コレステロール、ケトン体の生成	コレステロール低下・細胞膜弱化
ビリルビンの代謝	間接ビリルビンをグルクロン酸抱合し、直接ビリルビンに変換	ビリルビン値上昇・肝細胞性黄疸
止血への関与	①フィブリノゲン、プロトロンビンなど凝固因子の大半を生成 ②血小板生成促進因子のトロンボポエチンの生成 ③フィブリン分解因子のプラスミノゲンの生成	止血不良・出血傾向
解毒作用	①薬物、アルコール、毒素などの有害物質の分解、無毒化 ②アンモニアを尿素に変換（オルニチン回路）	尿素変換不良・アンモニア上昇・肝性脳症・アンモニア臭・薬剤毒性上昇・解毒不良
胆汁生成	胆汁酸、胆汁色素（直接ビリルビン）、コレステロール、リン脂質などから胆汁を生成	脂肪乳化不良・吸収不良
ビタミンの貯蔵・活性化	脂溶性ビタミン・ビタミンB_{12}の貯蔵、ビタミンDの活性化	貧血・骨粗鬆症
鉄分・血液の貯蔵	胎児期には造血作用（胎児性ヘモグロビンの生成）	
ホルモンの代謝	余分なエストロゲン、バソプレシンの不活化	女性化乳房・くも状血管腫・手掌紅斑

正答　2

111回AM13：95.2％ □□□→□□□

44　黄疸のある成人患者にみられる随伴症状はどれか。

1．動悸
2．難聴
3．関節痛
4．掻痒感

解説　**オープンセサミ①198**

総ビリルビンが2mg/dLを超えると、眼球結膜や皮膚に黄染がみられる。また、全身の倦怠感や皮膚の掻痒感、感冒様症状、発熱、尿の色が濃くなるなどの随伴症状がみられる。

正答　4

45　大腸の狭窄による便秘はどれか。

1．器質性便秘
2．痙攣型便秘
3．弛緩型便秘
4．直腸性便秘

解説　オープンセサミ①140

器質性便秘は、大腸癌やヘルニア、腸管の癒着等が原因となる。なお、臓器そのものに異常があり、症状が出ていることを器質性疾患という。機能性便秘は、弛緩型便秘、直腸性便秘、痙攣型便秘に分類される。

便秘のタイプ		便秘の状態	主な原因
機能性便秘	弛緩型便秘（結腸性便秘）	大腸の筋肉が弛緩し、正常な蠕動運動ができなくなり、便が腸より排出できない状態。	繊維食品の不足、高齢、妊婦、運動不足
	直腸性便秘（習慣性便秘）	排便を意識的・習慣的に抑制し、便意の閾値が上昇したため、排便反射が起こらない状態。	下剤・浣腸の乱用、排便の意識的抑制
	痙攣型便秘	大腸の痙攣性収縮のために直腸への便の輸送が障害されて起こる。	精神的・心理的な要因（ストレス）、過敏性腸症候群
器質性便秘		腸の疾患などを原因とする。腸管以外の疾患による圧迫、浸潤。	大腸癌、ヘルニア、腸管癒着、腫瘍性、炎症性
症候性便秘		内分泌・代謝・精神疾患などを原因とする。	甲状腺機能低下症、糖尿病、パーキンソン病、心不全
薬剤性便秘		抗コリン薬、抗ヒスタミン薬、麻薬などを原因とする。	抗精神病薬、抗うつ薬、モルヒネ

正答　1

46　肝性脳症《hepatic encephalopathy》の直接的原因はどれか。

1．尿酸
2．アンモニア
3．グルコース
4．ビリルビン

解説　オープンセサミ①194

1．×　血中の尿酸が増加すると、高尿酸血症や痛風の原因となる。
2．○　血中のアンモニアが増加すると、肝性脳症の原因となる。
3．×　血中のグルコースが増加すると、高血糖の原因となる。
4．×　血中のビリルビンが増加すると、黄疸の原因となる。

正答　2

112回AM13：98.9％ □□□→□□□

47　下血がみられる疾患はどれか。

1．肝嚢胞 liver cyst
2．大腸癌 colon cancer
3．子宮体癌 uterine corpus cancer
4．腎細胞癌 renal cell carcinoma

解説　オープンセサミ②157，182

下血とは、消化管出血が便に混じって肛門から出る状態を示す。大腸や直腸など肛門に近い部位からの出血では鮮紅色の便となり、胃や十二指腸など上部消化管からの出血では黒色便（タール便）となる。

正答　2

109回AM21：89.6％ □□□→□□□

48　胃がんのVirchow〈ウィルヒョウ〉転移が生じる部位はどれか。

1．腋窩
2．鼠径部
3．右季肋部
4．左鎖骨上窩

解説　オープンセサミ①189～190

胃がんのVirchow〈ウィルヒョウ〉転移は、がん細胞がリンパ行性に左鎖骨上窩リンパ節へ転移することをいう。

正答　4

112回PM25：93.7％ □□□→□□□

49　腹部前面を図に示す。
McBurney〈マックバーニー〉圧痛点はどれか。

1．①
2．②
3．③
4．④
5．⑤

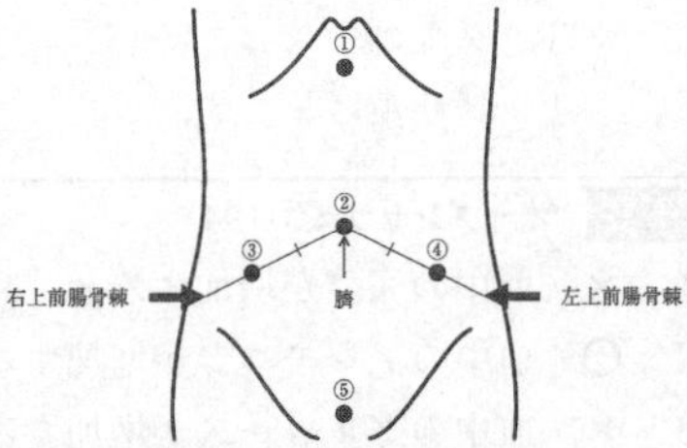

解説　オープンセサミ②181

McBurney〈マックバーニー〉圧痛点は、急性虫垂炎などの際にみられる圧痛で、臍と右上前腸骨棘を結ぶ点の外側1/3に該当する。

正答　3

113回AM19：87.2％ □□□→□□□

50 膝蓋腱反射の低下で疑われる病態はどれか。

1．脚気《beriberi》
2．壊血病《scurvy》
3．くる病《rickets》
4．夜盲症《night blindness》

解説 オープンセサミ①154

1．○ 脚気はビタミンB_1欠乏により発症する。ビタミンB_1は穀物類、豚肉、レバー、豆類に多く含まれており、不足すると倦怠感、食欲不振などの症状が出現する。重度になると末梢神経障害や心不全を来す場合がある。通常、膝の下のくぼみを叩くと足が自然に上がる（膝蓋腱反射）が、反応が無い場合は脚気の疑いがある。

2．× 壊血病はビタミンC欠乏により発症する。不足するとコラーゲンの形成障害により血管腔がもろくなり、皮下出血が出現する。

3．× くる病はビタミンD欠乏により発症する。ビタミンDは、骨や歯にカルシウムの沈着を促す。

4．× 夜盲症はビタミンA欠乏により発症する。

正答 1

111回PM8：99.4％ □□□→□□□

51 次の時期のうち基礎代謝量が最も多いのはどれか。

1．青年期
2．壮年期
3．向老期
4．老年期

解説 オープンセサミ①150～151，②4

基礎代謝とは、人が生きていくのに必要な最低限のエネルギー代謝のことである。体重あたりの基礎代謝量は、年齢とともに低下する。したがって、選択肢の中では1の青年期が最も基礎代謝量が多い。

正答 1

109回PM15：78.7％ □□□→□□□

52　下痢によって生じやすい電解質異常はどれか。

1．低カリウム血症

2．高カルシウム血症

3．高ナトリウム血症

4．低マグネシウム血症

解説　**オープンセサミ①19**

1．○　消化管から大量の消化液が喪失することによって低カリウム血症が起こる。下痢によって腸液が水様便と共に排泄されることで低カリウム血症を引き起こす。

2．×　カルシウムは小腸や尿細管で吸収されるため、下痢では高カルシウム血症にならない。

3．×　下痢では電解質が吸収されないため、高ナトリウム血症にはならない。

4．×　低マグネシウム血症は高カルシウム血症によるマグネシウムの排泄過多が原因となることが多い。なお、慢性の下痢では低マグネシウム血症を起こすことがある。

正答　1

112回AM15：74.2％ □□□→□□□

53　メタボリックシンドローム《metabolic syndrome》の診断基準において男性の腹囲〈ウエスト周囲径〉で正しいのはどれか。

1．80cm以上

2．85cm以上

3．90cm以上

4．95cm以上

解説　**オープンセサミ②159**

メタボリックシンドロームの診断基準は以下のとおりである。

日本におけるメタボリックシンドロームの診断基準

<table>
<tr><td>必須条件</td><td>内臓脂肪型肥満</td><td>ウエスト周囲長[注1)]</td><td>男性85cm以上
女性90cm以上</td><td>男女とも内臓脂肪面積
$100cm^2$以上に相当</td></tr>
<tr><td rowspan="3">3項目の
うち
2項目
以上</td><td>脂質代謝異常</td><td>高中性脂肪血症
(150mg/dL以上)</td><td>かつ
または</td><td>低HDLコレステロール血症
(40mg/dL未満)</td></tr>
<tr><td>高値血圧</td><td>収縮期血圧
130mmHg以上</td><td>かつ
または</td><td>拡張期血圧
85mmHg以上</td></tr>
<tr><td>高血糖[注2)]</td><td colspan="3">空腹時血糖値110mg/dL以上[注3)]</td></tr>
</table>

注1) ウエスト周囲長とは臍の高さで立位、呼気時に測定した腹囲。

注2) メタボリックシンドロームと診断された場合、糖負荷試験が勧められるが、診断に必須ではない。

注3) IDF (国際糖尿病連合) は、空腹時血糖値の基準を100mg/dL以上としている。

正答　2

109回PM14：77.7％ □□□→□□□

54　尿ケトン体が陽性になる疾患はどれか。

1．肝硬変《cirrhosis》
2．糖尿病《diabetes mellitus》
3．尿路感染症《urinary tract infection》
4．ネフローゼ症候群《nephrotic syndrome》

解 説　オープンセサミ①147，②263～264

ケトン体とはβ－ヒドロキシ酪酸、アセトン、アセト酢酸の総称である。脂肪酸及びアミノ酸の不完全代謝産物であり、特に体内では脂肪の分解によって作られる物質である。

1．×　肝硬変では尿ケトン体は陽性にならない。
2．○　ケトン体が体内で多く作られた場合、尿中にケトン体が排泄される。主な理由としてはインスリンの不足により細胞内へのブドウ糖の取り込みができず、脂質によるエネルギー（ATP）産生が亢進し、その過程でケトン体産生も亢進する。したがって、糖尿病ではインスリン不足により尿ケトン体が陽性になる。また、糖代謝異常、糖質摂取不足などでも尿ケトン体が陽性になる。
3．×　尿路感染症では尿ケトン体は陽性にならない。
4．×　ネフローゼ症候群では尿ケトン体は陽性にならない。

正答　2

110回PM15：97.5％ □□□→□□□

55　痛風《gout》の患者の血液検査データで高値を示すのはどれか。

1．尿酸
2．尿素窒素
3．アルブミン
4．トリグリセリド

解 説　オープンセサミ①197～198，219，②211

1．○　痛風は、高尿酸血症が持続し、関節炎を来した状態をいい、尿酸値が高値（7.0mg/dL以上）を示す。
2．×　尿素窒素は、腎機能障害などで高値を示す。
3．×　アルブミンは、脱水などで高値を示す。
4．×　トリグリセリドは、脂質異常症などで高値を示す。

正答　1

腎・泌尿器・体液

110回AM19：98.3％ □□□→□□□

56　健康な成人における1日の平均尿量はどれか。

1．100mL
2．500mL
3．1,500mL
4．2,500mL

解説　**オープンセサミ①289**

健康な成人における1日の平均尿量は1,500mLである。また、1日尿量が100mL以下の場合を無尿、400mL以下の場合を乏尿、2,500mL以上の場合（日本腎臓学会による）を多尿という。

正答　3

109回PM23：97.7％ □□□→□□□

57　成人で1日の尿量が100mL以下の状態を示すのはどれか。

1．希尿
2．頻尿
3．乏尿
4．無尿

解説　**オープンセサミ①289**

1．×　希尿とは排尿回数が減少することをいう。
2．×　頻尿とは排尿回数が増加することをいう。
3．×　乏尿とは1日の尿量が400mL以下のことをいう。
4．○　無尿とは1日の尿量が100mL以下のことをいう。

正答　4

その他

112回AM8：98.2％ □□□→□□□

58　ハヴィガースト,R.J.《Havighurst,R.J.》が提唱する成人期の発達課題はどれか。

1．経済的に自立する。
2．身体的衰退を自覚する。
3．正、不正の区別がつく。
4．読み、書き、計算ができる。

解説 オープンセサミ②4, ③154

ハヴィガーストは発達課題を6段階に分け、生活すること・成長することは学ぶことであり、人間は一生涯学習を続けるものであるとした。

1．○　成人期（青年期）の発達課題である。

2．×　老年期の発達課題として「身体と健康の衰退への適応」がある。身体的衰退を自覚するのは、その前の段階の中年期である。

3．×　乳幼児期の発達課題である。

4．×　児童期の発達課題である。

正答　1

113回AM8：87.5％ □□□→□□□

59　壮年期の男性で減少するのはどれか。

1．エストロゲン
2．プロラクチン
3．アルドステロン
4．テストステロン

解説 オープンセサミ①99

1．×　エストロゲンは、妊娠中以外は主に卵巣から分泌される女性ホルモンである。卵巣機能低下により減少し、更年期障害や骨粗鬆症の原因となる。

2．×　プロラクチンは、下垂体前葉から分泌される乳汁分泌ホルモンである。女性では、分娩後の胎盤剥離後に分泌量が増加する。

3．×　アルドステロンは、副腎皮質から分泌される電解質調節ホルモンである。遠位尿細管から集合管におけるナトリウムの再吸収とカリウムの尿中排出に関与している。

4．○　テストステロンは、主に精巣から分泌される男性ホルモンである。蛋白合成を行い筋肉質体型を形成する。思春期には増加するが、精巣の機能低下とともに減少する。

正答　4

110回PM12：94.8％ □□□→□□□

60　後腹膜器官はどれか。

1．胃
2．肝臓
3．空腸
4．腎臓

解説 オープンセサミ①157

後腹膜器官とは、腹膜より後方に位置する臓器・器官であり、後腹壁より後方に位置する。腎臓、膵臓、十二指腸の一部や尿管などがある。

正答　4

111回AM14：94.3％ □□□→□□□

61　左前胸部から頸部や左上肢への放散痛が生じる疾患はどれか。

1．胃潰瘍
gastric ulcer
2．狭心症
angina pectoris
3．胆石症
cholelithiasis
4．尿管結石症
ureterolithiasis

解説　オープンセサミ②103～104

放散痛とは、局所から末梢神経に沿って刺激が広がるために、放散するように痛みを感じることをいう。狭心症は、痛みの範囲が胸部全体のこともあれば、頸部や左上肢に放散痛がみられることもある。

正答　2

113回PM14：70.2％ □□□→□□□

62　器質的変化で嚥下障害が出現する疾患はどれか。

1．食道癌
esophageal cancer
2．脳血管疾患
cerebrovascular disease
3．筋強直性ジストロフィー
myotonic dystrophy
4．Guillain-Barré〈ギラン・バレー〉症候群
Guillain-Barré syndrome

解説　オープンセサミ②165，317，346

1．○　器質的変化で嚥下障害が出現するのは、口腔から胃までの間に食物の通過を妨げる構造上の問題がある場合である。原因として口腔、咽頭、食道の炎症や腫瘍などによるものがある。

2．3．4．×　脳血管疾患、筋強直性ジストロフィー、Guillain-Barré〈ギラン・バレー〉症候群は、機能的嚥下障害である。機能的嚥下障害とは、食物を上手く嚥下し送るという消化管の機能の低下によって生じるものである。脳血管疾患や神経・筋疾患・加齢によるものがある。

正答　1

111回PM15：95.0％ □□□→□□□

63　低体温から回復するための生体の反応はどれか。

1．発汗
2．ふるえ
3．乳酸の蓄積
4．体表面への血流増加

解説 オープンセサミ①20, ②23

体温調節中枢は視床下部にあり、一定温度を保つよう調整されている。この温度をセットポイントという。

1．× 発汗は、体温が上がりきった後、熱の放散時に生じる症状である。

2．○ 低体温時、熱を産生しようとする際に骨格筋が収縮し、ふるえがみられる。

3．× 乳酸は、嫌気性解糖（激しい運動中など酸素供給が少ない際の糖質の分解過程）で産生される。

4．× 高体温時、皮膚の血管を拡張させることにより、体表面への血流を増加させ、熱の放散を行う。

正答 2

111回PM2：99.1％ □□□→□□□

64 生活習慣病の三次予防はどれか。

1．健康診断
2．早期治療
3．体力づくり
4．社会復帰のためのリハビリテーション

解説 オープンセサミ②8

生活習慣病を予防するための手段は、三段階に分けられている。

1．2．× 健康診断・早期治療は、健康障害の早期発見・進展防止となるため、二次予防である。

3．× 体力づくりは、疾病予防と健康増進となるため、一次予防である。

4．○ リハビリテーションは、社会復帰・QOLの向上となるため、三次予防である。

一次予防	健康な生活習慣によって発症要因を除去し、発病を予防する。	
	健康増進	健康相談、健康教育、生活指導、栄養指導、食生活対策、環境対策
	特異的予防	予防接種、事故防止、職業病予防、アレルゲン対策
二次予防	疾病の早期発見・早期治療を行い、病気の進行や障害への移行を阻止する。	
	各種検診、人間ドック、スクリーニング検査、感染症対策、回復を目的とした効果的治療	
三次予防	社会復帰を目的として疾病管理を行い、再発の防止や合併症の発生を防ぐ。	
	機能障害防止	悪化防止・再発防止のための治療、施設整備
	リハビリテーション	機能回復訓練、作業療法、地域リハビリテーション

正答 4

112回PM2：93.1％ □□□→□□□

65　健康日本21（第二次）における1日の塩分摂取量の目標値で正しいのはどれか。
1．6.0g
2．8.0g
3．10.0g
4．12.0g

解説　オープンセサミ②8，⑤173

健康日本21（第二次）は、健康増進法に基づき策定された国民健康づくり運動のことである。国民の健康の増進の目標に関する事項等を定めており、1日の塩分摂取量の目標値を8.0gとしている。なお、令和6年度（2024年度）から始まった健康日本21（第三次）では1日の塩分摂取量の目標値を7.0gとしている。

正答　2

111回AM3：98.7％ □□□→□□□

66　シックハウス症候群《sick house syndrome》に関係する物質はどれか。
1．アスベスト
2．ダイオキシン類
3．放射性セシウム
4．ホルムアルデヒド

解説　オープンセサミ⑤99

1．×　アスベスト（石綿）の繊維は、悪性中皮腫、じん肺などの原因となる。以前は、ビルなどの建築工事において使用されていたが、昭和50年（1975年）より段階的に規制され、平成18年（2006年）からは、製造、輸入、譲渡、提供、使用が禁止されている。

2．×　ダイオキシン類はごみの焼却などで発生し、環境に放出されると土壌や水環境に長期間残留する。食物連鎖により生物濃縮され、生体にホルモン障害や発癌性などの影響を及ぼす。

3．×　放射性セシウムは、放射性物質の一つである。体内に入ると将来癌を発症する危険性が指摘されている。

4．○　シックハウス症候群は、新築、改築後に頭痛、喉や眼の痛み、皮膚の過敏症、倦怠感などを生じることである。住宅の建材や接着剤に含まれるホルムアルデヒド、トルエンなどによる室内空気の汚染は原因の一つとされている。

正答　4

109回PM3：89.4％ □□□→□□□

67 じん肺《pneumoconiosis》に関係する物質はどれか。

1．フロン
2．アスベスト
3．ダイオキシン類
4．ホルムアルデヒド

解説 オープンセサミ②9～11，⑤98～99

1．× フロンはオゾン層を破壊する物質である。オゾン層は人を紫外線から守る役割があるため、オゾン層が破壊されると皮膚癌や白内障などが発生する危険がある。また、温室効果もあり、地球温暖化に関与する。

2．○ アスベストは肺に取り込まれることによってじん肺や悪性中皮腫の原因となる。

3．× ダイオキシン類（環境ホルモン）は、ポリ塩化ジベンゾ－パラ－ジオキシン（PCDD）など塩素を含有する200種以上の総称で、廃棄物の処理によって発生し、土壌や水環境の汚染に関わる物質である。

4．× ホルムアルデヒドは建築建材や家具、壁紙など接着剤や塗料に含まれる化学物質である。めまい、頭痛、のどの痛みなどが症状として現れ、シックハウス症候群の原因物質の一つといわれている。

正答 2

110回AM3：88.6％ □□□→□□□

68 大気汚染物質はどれか。

1．フロン
2．カドミウム
3．メチル水銀
4．微小粒子状物質（PM2.5）

解説 オープンセサミ⑤98～99

1．× フロンは生物を紫外線から守るオゾン層を破壊し、皮膚がんや白内障の増加に関与するとともに、高い温室効果をもつため、地球温暖化に影響する。

2．× カドミウムは公害病であるイタイイタイ病の原因となった物質である。

3．× メチル水銀は公害病である水俣病の原因となった物質である。

4．○ 微小粒子状物質（PM2.5）とは大気中に浮遊している2.5μm以下の小さな粒子で、喘息や気管支炎などの呼吸器疾患の原因となるため、環境基準が設定されている大気汚染物質の一つである。

正答 4

111回PM3：98.7％ □□□→□□□

69　職業性疾病のうち情報機器〈VDT〉作業による健康障害はどれか。

1．じん肺
2．視力障害
3．振動障害
4．皮膚障害

解説　**オープンセサミ②10**

1．× じん肺は、粉塵を長い年数に渡り多量に吸入することにより、肺が線維化を起こすことである。進行すると呼吸困難、気管支炎や肺癌などの合併症が生じやすくなる。

2．○ 情報機器〈VDT〉作業による健康障害は、パソコンやタブレット、スマートフォンなどによる作業により、眼の疲労症状(ドライアイ)、頸・肩・腕の疲労症状などがみられることである。ディスプレイからの距離を適切に保つ、一連続作業時間は1時間を超えないようにするなどの対策が必要となる。

3．× 振動障害は、チェーンソーなどの振動が手指や前腕に伝わり、循環障害や神経障害などが生じることである。代表的な疾患に、白ろう病があり、レイノー現象(手指が蒼白→紫紅色→潮紅と3相性に変化)が起こる。

4．× 皮膚障害は、紫外線や赤外線、レーザー光線などにさらされる業務や化学物質を取り扱う業務で起こる。

正答　2

112回AM16：96.8％ □□□→□□□

70　炎症マーカーはどれか。

1．CA19－9
2．抗核抗体
3．C反応性蛋白質〈CRP〉
4．リウマトイド因子〈RF〉

解説　**オープンセサミ①179**

1．× CA19－9は、主に膵臓癌、胆嚢癌などで高値を示す腫瘍マーカーである。

2．× 抗核抗体は、細胞の核に対する自己抗体であり、膠原病などで高頻度に検出される。

3．○ C反応性蛋白質〈CRP〉は、炎症マーカーで0.3mg/dL以下が正常値である。

4．× リウマトイド因子〈RF〉は、免疫のメインであるIgGに対する自己抗体で、関節リウマチなどで高頻度に検出される。

正答　3

112回PM9：70.2％ □□□→□□□

71　家族成員の最少人数はどれか。

1．4人
2．3人
3．2人
4．1人

解説

フリードマンは、「家族とは、きずなを共有し、情緒的な親密さによって互いに結びついた、しかも、家族であると自覚している、2人以上の成員である」と定義している。

正答　3

112回PM19：99.3％ □□□→□□□

72　不活動状態が持続することで生じるのはどれか。

1．廃用症候群《disuse syndrome》
2．緊張病症候群《catatonia syndrome》
3．慢性疲労症候群《chronic fatigue syndrome》
4．シックハウス症候群《sick house syndrome》

解説　オープンセサミ②371～372，③112

1．○　廃用症候群は、不活動状態が持続することで、筋・骨萎縮、関節拘縮、意欲の低下、抑うつなどが引き起こされる。

2．×　緊張病症候群（カタトニア）は、昏迷、カタレプシー（同じ姿勢を固持する）、反響言語（言葉をオウム返しをする）などの症状がみられる。

3．×　慢性疲労症候群（別名：筋痛性脳脊髄炎）は、生活が著しく損なわれるような強い疲労を主症状とし、少なくとも6か月以上の期間持続ないし再発を繰り返す。眠気やだるさ、注意力・集中力の低下などがみられる。

4．×　シックハウス症候群は、気密性の高い住居内の建材や接着剤から出るホルムアルデヒドが原因となり、頭痛、喉や眼の痛みなどの症状が出現する。

正答　1

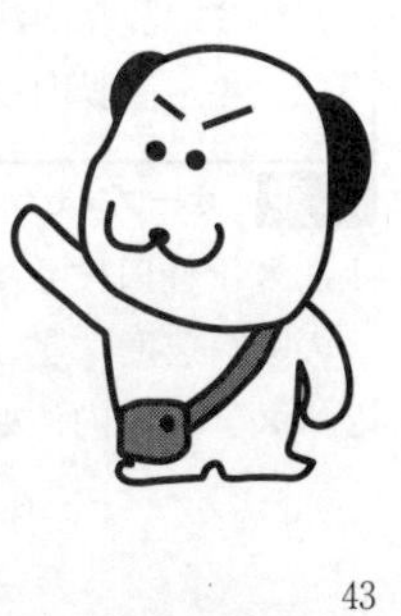

くすり

110回PM17：96.6％ □□□→□□□

73　経口投与後の薬物が初回通過効果を受ける場所はどれか。

1．胃
2．肝臓
3．小腸
4．腎臓

解説　オープンセサミ①206

初回通過効果とは、服用した薬物が全身を循環する前に分解・代謝されることをいう。肝臓は多くの代謝酵素があるため、門脈を経由する薬物は肝臓で代謝される。

正答　2

112回AM17：86.7％ □□□→□□□

74　薬物動態で肝臓が関与するのはどれか。

1．吸収
2．分布
3．代謝
4．蓄積

解説　オープンセサミ①203

内服薬は小腸から吸収され、体循環の前に門脈を経て肝臓を通過する。一部の薬物は肝臓で代謝を受け活性を失う。これを初回通過効果という。初回通過効果を免れた薬物が体循環に達し、標的で効果を発揮する。

正答　3

112回AM22：98.1％ □□□→□□□

75　薬物の吸収速度が最も速いのはどれか。

1．経口投与
2．筋肉内注射
3．静脈内注射
4．直腸内投与

解説　オープンセサミ①322

1．×　経口投与は、小腸から吸収され肝臓で代謝を受けた後、体循環に入るため、薬物の吸収速度は遅い。

2．×　筋肉内注射は、筋肉層を経て薬物が吸収されるため、静脈内注射より吸収速度が遅い。

3．○　静脈内注射は、薬物が直接血液に入るため、吸収速度が最も速い。

4．×　直腸内投与（坐薬）は、直腸粘膜から吸収され体循環に入るため、薬物の吸収速度は遅い（経口投与よりは速い）。

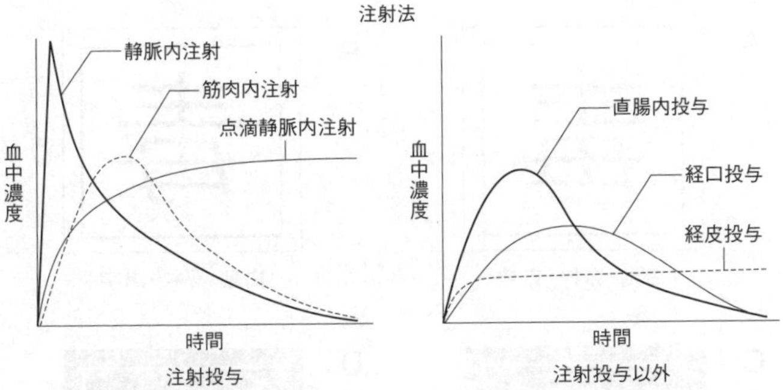

※疾患、患者の状況などにより、曲線はこの通りとならないこともある。

正答　3

110回PM22：99.0％ □□□→□□□

76　薬物の有害な作用を予測するために収集する情報はどれか。

1．居住地
2．家族構成
3．運動障害の有無
4．アレルギーの既往

解説

アレルギー疾患の既往は、薬物によるアナフィラキシーショックを起こす危険性が高いため、事前の情報収集が必要である。

正答　4

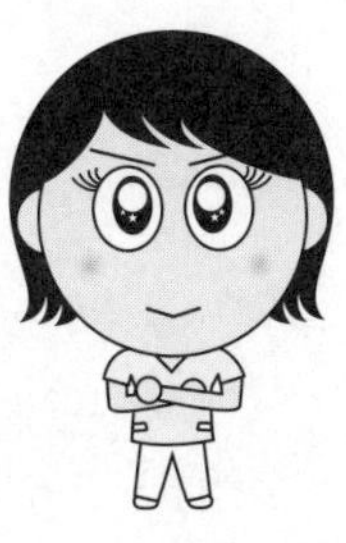

77　医薬品、医療機器等の品質、有効性及び安全性の確保等に関する法律〈医薬品医療機器等法〉による毒薬の表示を下に示す。
正しいのはどれか。

A
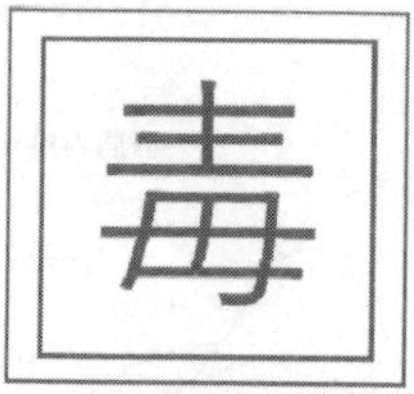

白地・赤枠・赤字

B
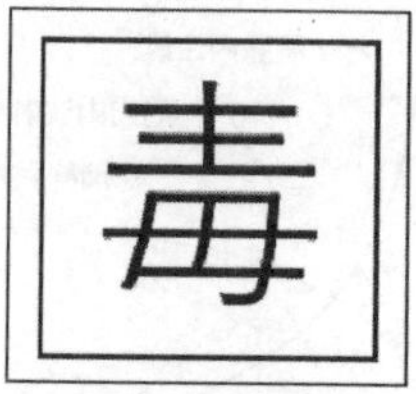

白地・黒枠・黒字

C
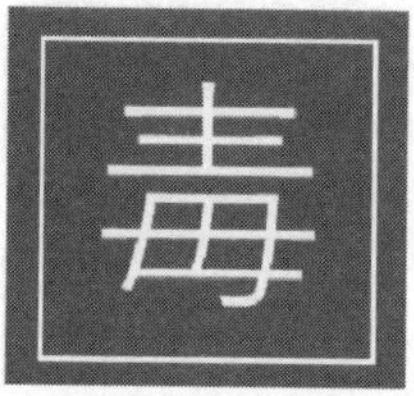

赤地・白枠・白字

D
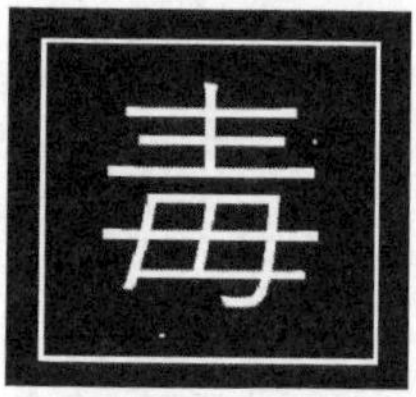

黒地・白枠・白字

1．A
2．B
3．C
4．D

解説　オープンセサミ①322

毒薬・劇薬・麻薬の管理

	表示	管理
毒薬	黒地に白枠、白字で品名および毒の文字を表示	施錠できる場所に他の薬物と区別して保管
劇薬	白地に赤枠、赤字で品名および劇の文字を表示	他の薬物と区別して保管
麻薬	麻の文字を表示	麻薬取扱者が管理する 他の薬物と区別して麻薬専用金庫に保管

正答　4

113回PM25：93.5％ □□□→□□□

78 緑内障患者への投与が禁忌なのはどれか。

1．コデイン
2．アスピリン
3．アトロピン
4．ジゴキシン
5．フェニトイン

解説 オープンセサミ①207, 210, 223, 228, 231, ②356

1．× コデインは、鎮痛、鎮咳、止痢剤の作用がある麻薬性オピオイド薬である。投与が禁忌なのは、重篤な呼吸抑制がある患者、12歳未満の小児、重篤な肝機能障害のある患者、過敏症のある患者などである。

2．× アスピリンは、非ステロイド性抗炎症薬（NSAIDs）であり、血小板凝集阻害薬でもある。投与が禁忌なのは、消化性潰瘍のある患者、過敏症のある患者などである。

3．○ アトロピンは、胃・十二指腸潰瘍、胃腸の痙攣性疼痛、痙攣性便秘、胆管・尿管の疝痛、迷走神経性徐脈及び迷走神経性房室伝導障害、麻酔前投薬などに用いられる抗コリン薬である。投与が禁忌なのは、閉塞隅角緑内障の患者、前立腺肥大症による排尿障害のある患者、麻痺性イレウスの患者、過敏症の既往歴のある患者などである。

4．× ジゴキシンは、心臓の収縮力を増強する強心薬である。うっ血性心不全や、心房細動・粗動による頻脈、発作性上室性頻拍などに投与する。投与が禁忌なのは、房室ブロック・洞房ブロックがある患者、ジギタリス中毒の患者、閉塞性心筋疾患患者、過敏症のある患者などである。

5．× フェニトインは、抗痙攣薬でありてんかんの発作に用いられる。投与が禁忌なのは、洞性徐脈、高度の刺激伝導障害のある患者などである。

正答 3

113回AM17：96.3％ □□□→□□□

79 インドメタシン内服薬の禁忌はどれか。

1．痛風 gout
2．咽頭炎 pharyngitis
3．消化性潰瘍 peptic ulcer
4．関節リウマチ rheumatoid arthritis

解説 オープンセサミ①218～219

インドメタシンは、非ステロイド性抗炎症薬（NSAIDs）の一種で、発熱・疼痛に関与する炎症性物質であるプロスタグランジン類の生成を抑制し作用を発揮する。胃粘膜保護の物質もプロスタグランジン類のため、有害事象〈副作用〉として胃腸障害を起こしやすい。

正答 3

110回AM17：97.0％ □□□→□□□

80 カルシウム拮抗薬の血中濃度を上げる食品はどれか。

1．牛乳
2．納豆
3．ブロッコリー
4．グレープフルーツ

解説 オープンセサミ①205～206

1．× 牛乳はテトラサイクリン系抗菌薬、ニューキノロン系抗菌薬などの吸収や作用を低下させるはたらきがある。

2．3．× 納豆や緑黄色野菜のブロッコリーはビタミンKを多く含み、抗凝固薬のワルファリンカリウムのはたらきを抑制する。

4．○ グレープフルーツに含まれる物質が、カルシウム拮抗薬を代謝する酵素のはたらきを阻害するためカルシウム拮抗薬の血中濃度が上昇する。

正答 4

113回PM16：94.8％ □□□→□□□

81 手術予定の患者が服用している場合、安全のために術前の休薬を検討するのはどれか。

1．鉄剤
2．抗血小板薬
3．冠血管拡張薬
4．プロトンポンプ阻害薬

解説 オープンセサミ①218，225，228，230

1．× 鉄剤は、鉄欠乏性貧血治療薬である。有害事象〈副作用〉として、嘔吐、腹痛、下痢などの消化器症状、まれに蕁麻疹や発疹がみられることもある。術前の休薬検討の必要性は低い。

2．○ 抗血小板薬は、血小板の働きを抑制し血栓形成を予防する。通常は、狭心症、心筋梗塞、一過性脳虚血発作、脳梗塞などに用いられる。副作用として、胃腸障害、蕁麻疹、血小板機能低下などがあり、血小板の機能が低下すると出血時間が延長するため、術前の休薬を検討する必要がある。

3．× 冠血管拡張薬は、狭心症に対して冠血管を拡張し、冠血流量を増加させ十分な酸素を心筋に送ることを目的として投与される。副作用として、末梢血管も拡張するため血圧が低下する。術前の休薬検討の必要性は低い。

4．× プロトンポンプ阻害薬は、胃のプロトンポンプに作用し胃液分泌を抑制する。副作用として、便秘、下痢などの消化器症状、肝機能障害、偽膜性大腸炎などがある。術前の休薬検討の必要性は低い。

正答　2

112回PM16：97.1％ □□□→□□□

82　モルヒネの副作用（有害事象）はどれか。
1．出血
2．難聴
3．便秘
4．骨髄抑制

解説　オープンセサミ①206，②51

1．4．×　出血や骨髄抑制の副作用は、抗がん薬などの服用でみられる。

2．×　難聴の副作用は、アミノグリコシド系抗菌薬（抗結核薬のストレプトマイシンなど）の服用でみられる。

3．○　モルヒネの服用では、便秘、吐き気・嘔吐、眠気、呼吸抑制などの副作用がみられる。

正答　3

111回PM21：99.2％ □□□→□□□

83　転倒・転落を起こすリスクを高める薬はどれか。
1．降圧薬
2．抗凝固薬
3．気管支拡張薬
4．副腎皮質ステロイド薬

解説　オープンセサミ①222～223，226～230，③100～101

1．○　降圧薬の副作用として、めまい、ふらつき、立ちくらみがあり、それに伴い転倒・転落が起こるリスクは高まる。

2．×　抗凝固薬は、二次止血を抑制するため、出血傾向となりやすい。

3．×　気管支拡張薬のテオフィリンは、血中濃度が高くなると中毒症状が出現しやすいため、定期的に血中濃度を測定する必要がある。

4．×　副腎皮質ステロイド薬は、糖質コルチコイドが主要成分となる。ムーンフェイス、骨粗鬆症、易感染等の副作用が起こりやすい。

正答　1

113回AM16：88.8％ □□□→□□□

84 抗菌薬について正しいのはどれか。

1．ウイルスに有効である。
2．経口投与では効果がない。
3．耐性菌の出現が問題である。
4．正常の細菌叢には影響を与えない。

解説 オープンセサミ①211

1．× 抗菌薬は、細菌の発育や増殖を抑制する静菌作用と、細菌を死滅させる殺菌作用を持つ薬をいう。ウイルスには無効である。

2．× 抗菌薬の多くは注射により投与されていたが、患者の負担軽減のために経口投与の製剤化が進み、経口投与においても効果を得ることが可能である。

3．○ 抗菌薬の有効な病原体の範囲を抗菌スペクトルといい、抗菌スペクトルの広い薬を過剰使用すると病原菌以外の細菌も死滅し、正常細菌叢が崩れ、その薬に耐性をもつ薬剤耐性菌が出現する。

4．× 選択肢3の解説参照。

正答 3

基礎看護（理論・看護過程）・カタカナキーワード

111回PM9：97.2％ □□□→□□□

85 世界保健機関〈WHO〉が平成12年（2000年）に提唱した「健康上の問題で日常生活が制限されることなく生活できる期間」はどれか。

1．健康寿命
2．健康余命
3．平均寿命
4．平均余命

解説 オープンセサミ⑤76, 173

1．○ 健康寿命とは、健康上の問題で日常生活が制限されることなく生活できる期間のことである。日本の令和元年（2019年）の健康寿命は、男性72.68歳、女性75.38歳である。

2．× 健康余命とは、平均余命のうち、健康に日常生活を送ることができる年数のことである。

3．× 平均寿命とは、生存する平均の年数のことである。日本の令和4年（2022年）の平均寿命は、男性81.05歳、女性87.09歳である。平均寿命と健康寿命の差は、年々縮小している。

4．× 平均余命とは、各年齢において平均してあと何年生存が可能であるかを算出した年数のことである。0歳の平均余命＝平均寿命である。

正答 1

110回PM4：99.4％ □□□→□□□

86 患者の権利について適切なのはどれか。

1．患者は入院中に無断で外泊できる。
2．患者は治療後に治療費の金額を決定できる。
3．患者はセカンドオピニオンを受けることができる。
4．患者は自分と同じ疾患の患者の連絡先を入手できる。

解説 オープンセサミ①371

患者の権利は、1981年リスボン宣言において採択された。良質の医療を受ける権利や自己決定権などの原則が含まれる。

1．× 入院中の外泊は主治医の許可が必要である。

2．× 公的医療保険が適用される診療、投薬、治療などに要した金額が診療報酬として医療機関に支払われる。その一部は患者が支払い、それ以外は医療保険として保険者が負担する。患者が決定できるものではない。

3．○ 患者は、自ら受けている医療について、他の医師の意見を聴く権利（セカンドオピニオン）がある。

4．× 同じ疾患の患者であっても、本人の同意なしに連絡先を入手することはできない。

正答 3

112回AM6：97.1％ □□□→□□□

87 緩和ケアの目標で正しいのはどれか。

1．疾病の治癒
2．余命の延長
3．QOLの向上
4．在院日数の短縮

解説 オープンセサミ②48

緩和ケアとは、生命をおびやかす病に関連する問題に直面している成人と小児の患者およびその家族の苦痛を予防しやわらげることである（WHOによる定義）。緩和ケアは、QOL（生活の質、生命の質）の向上、苦痛へのアプローチを目標としている。

正答 3

110回AM16：99.3％ □□□→□□□

88　緩和ケアの説明で適切なのはどれか。

1．入院が原則である。

2．家族もケアの対象である。

3．創の治癒を目的としている。

4．患者の意識が混濁した時点から開始する。

解説　オープンセサミ②48

がん対策基本法に基づき策定されるがん対策推進基本計画において、緩和ケアについては「がんと診断されたときからの緩和ケアの推進」が重点的に取り組むべき課題として位置づけられている。がん患者とその家族が、可能な限り質の高い治療・療養生活を送れるように、身体的症状の緩和や精神心理的な問題などへの援助が、終末期だけでなく、がんと診断されたときからがん治療と同時に行われることが求められている。

正答　2

109回PM17：90.6％ □□□→□□□

89　マズロー, A. H.《Maslow,A.H.》の基本的欲求の階層構造で承認の欲求はどれか。

1．尊重されたい。

2．休息をとりたい。

3．他人と関わりたい。

4．自分の能力を発揮したい。

解説　オープンセサミ①260

1．○　尊重されたいのは「自尊心（承認）」の欲求である。

2．×　休息をとりたいのは「生理的」欲求である。

3．×　他人と関わりたいのは「愛情と所属」の欲求である。

4．×　自分の能力を発揮したいのは「自己実現」の欲求である。

マズローの欲求階層説

欲求のレベル	内容
⑤自己実現	自分がもっている能力を発揮し、創造的活動や自己の成長を達成したいという欲求。
④自尊心（承認）	自尊心を満足させたいという欲求。
③愛情と所属	人間社会で何らかのグループ（家庭、学校、企業など）に所属し、他人と愛情を交換し合いたいという欲求。
②安全と保証	不安、危険などを回避したいという欲求。
①生理的	人間の生存、種の保存に対する欲求（食欲、性欲など）。

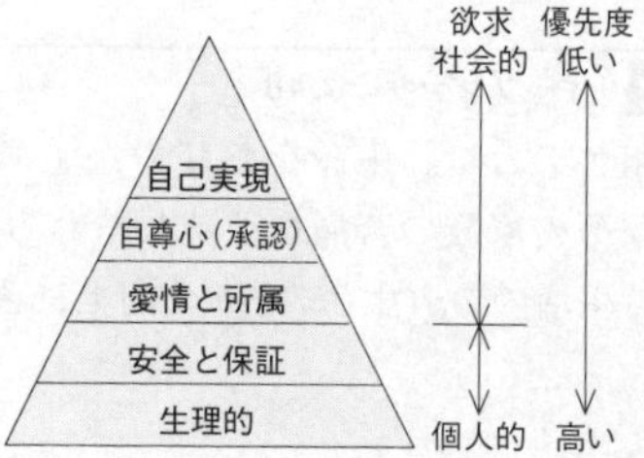

正答　1

111回PM6：98.7％ □□□→□□□

90 フィンク《Fink, S. L.》, S. L.の危機モデルで第2段階はどれか。

1．衝撃

2．承認

3．適応

4．防御的退行

解説 オープンセサミ②18

フィンクの危機モデルは、マズローの理論を基盤としており、人間は困難に直面しても、成長しうる可能性をもっているという考えに基づいている。

フィンクによる危機モデル		危機介入法
衝撃	強烈な不安 パニック 無力状態	自己の存在が直接的に脅威にさらされているため、安全に対するあらゆる手段を講じることが必要である。
防御的退行	無関心 現実逃避 否認・抑圧 願望思考	患者の情緒的エネルギーを保存し、現実の状況をよりはっきりさせ、それに直面する準備ができるように介入する。
承認	無感動、怒り、抑うつ 苦悶、深い悲しみ 強い不安、再度混乱 徐々に自己を再調整	積極的な危機への看護介入が重要な時期である。誠実な支持と力強い励ましのもとに現実に対する洞察を深められるように介入する。
適応	不安減少 新しい価値観 自己イメージの確立	患者が現実的な自己評価を行え、現実の能力や資源を活用して満足が得られる経験をもつことによって、成長を促す。

正答 4

110回AM13：98.7％ □□□→□□□

91 キューブラー・ロス《Kübler-Ross,E.》, E. による死にゆく人の心理過程で第5段階はどれか。

1．怒り

2．否認

3．死の受容

4．取り引き

解説 オープンセサミ①261～262

キューブラー・ロス, E. は、死にゆく人の心理過程を否認→怒り→取り引き→抑うつ→死の受容とした。

第1段階	否認（そんなはずはないという強い否定）
第2段階	怒り（怒りや憤りが表面化し、何事にも不満を抱く）
第3段階	取り引き（神や医療者に延命のための交渉を行う）
第4段階	抑うつ（すべてを失ったという喪失感からの抑うつ状態）
第5段階	受容（自分の運命を受け入れる）

正答 3

111回AM5：96.6％ □□□→□□□

92 患者の選択権の行使を最も促進するのはどれか。
1．父権主義
2．医師の裁量権
3．コンプライアンス
4．インフォームド・コンセント

解説 オープンセサミ①205，264

1．× 父権主義とは、立場の強い者が立場の弱い者に、意見を押し付けたり、行動を干渉したりすることを意味する。パターナリズムとも呼ばれる。
2．× 医師の裁量権とは、医師が患者のために最も有効だと判断した医療行為を、医師の判断において実施する権利のことである。
3．× コンプライアンスとは、患者が医療上の指示に従った行動（服薬、食事、安静など）をとることを意味する。
4．○ インフォームド・コンセントとは、患者の説明を求める権利と医師の説明義務、ならびに医療に対する患者の選択権（同意または拒否）のことである。

正答 4

109回AM8：98.7％ □□□→□□□

93 レスパイトケアの目的はどれか。
1．介護者の休息
2．介護者同士の交流
3．介護者への療養指導
4．療養者の自己決定支援

解説 オープンセサミ③16

レスパイトは「休息」、「息抜き」を意味する。レスパイトケアとは、在宅介護の利用者が福祉サービスを利用している間、介護を担っている家族などが一時的に介護から解放され、休息をとれるように支援することである。

正答 1

110回PM10：99.4％ □□□→□□□

94 チーム医療で適切なのはどれか。
1．他施設との間で行うことはできない。
2．チームメンバー間で目標を共有する。
3．チームリーダーは看護師に固定する。
4．経験年数が同等の者でチームを構成する。

解説 オープンセサミ①337

チーム医療とは、一人の患者に対して様々な医療専門職が連携し、治療やケアに当たることをいう。

1．× 他施設との間でも行うことはできる。

2．○ メンバー間で目標を共有し、患者の生活の質（QOL）の維持・向上や患者の意思を尊重した療養生活を援助する。

3．× チームリーダーは、それぞれの役割に応じて最も適切な専門職が行う。

4．× 経験年数に関係なく、患者に必要な医療や援助に関わる専門職がチームを構成する。

正答 2

看護技術

111回PM25：99.2％ □□□→□□□

95 最も高い照度を必要とするのはどれか。

1．病室
2．手術野
3．トイレ
4．病棟の廊下

解説

1．× 病室の照度は、100～200ルクスとされる。なお、病室で読書をする際に適した照度は300ルクスである。

2．○ 手術野の照度は、1万～10万ルクスとされる。なお、手術室の照度は1,000ルクスとされる。

3．4．× トイレ・病棟の廊下の照度は、200ルクスとされる。

正答 2

110回AM18：99.2％ □□□→□□□

96 患者の主観的情報はどれか。

1．苦悶様の顔貌
2．息苦しさの訴え
3．飲水量
4．脈拍数

解説 オープンセサミ①277

1．3．4．× 苦悶様の顔貌、飲水量、脈拍数は、看護師が観察した内容であるため客観的情報である。

2．○　息苦しさの訴えは、患者が訴えている内容であるため主観的情報である。

正答　2

113回PM17：92.7％ □□□→□□□

97　看護過程における客観的情報はどれか。

1．家族の意見
2．患者の表情
3．患者の痛みの訴え
4．患者の病気に対する思い

解説

看護過程における情報は主観的情報と客観的情報に分けられる。主観的情報とは、対象者が言葉で表現したものである。客観的情報とは、対象者の診察や観察から得られた情報である。

1．×　家族の意見は、主観的情報である。
2．○　患者の表情は、観察から得た情報であり客観的情報である。
3．×　患者の痛みの訴えは、主観的情報である。
4．×　患者の病気に対する思いは、主観的情報である。

正答　2

109回PM19：99.1％ □□□→□□□

98　患者とのコミュニケーションで適切なのはどれか。

1．否定的感情の表出を受けとめる。
2．沈黙が生じた直後に会話を終える。
3．看護師が伝えたいことに重点をおく。
4．患者の表情よりも言語による表現を重視する。

解説　**オープンセサミ①268**

コミュニケーション手段には言語的コミュニケーションと非言語的コミュニケーションがある。患者とのコミュニケーションでは、より良い方法で患者の気持ちや思いを受け止めることが必要である。

コミュニケーションを成立させる条件

① 話しやすい環境をつくり、自分から話しかける。
② 相手の関心の高い事柄について話しかけ、相手が自発的に話ができるようにする。
③ 相手の話をよく聴く。
④ 受容的・共感的態度で接し、批判したり、価値判断を下さない。
⑤ 非言語的手段を活用する。
⑥ 相手に応じてわかりやすく自分の意思を伝える。
⑦ 相手の身体的・精神的・社会的側面を考慮する。

正答　1

111回AM16：99.6％ □□□→□□□

99 Open-ended question〈開かれた質問〉はどれか。

1．「頭は痛みませんか」

2．「昨夜は眠れましたか」

3．「気分は悪くありませんか」

4．「自宅ではどのように過ごしていましたか」

解説 オープンセサミ①268

1．2．3．× はい／いいえで答えを求めるClosed question〈閉じた質問〉である。

4．○ 自由な答えを求めるOpen-ended question〈開かれた質問〉である。

正答 4

113回PM18：97.0％ □□□→□□□

100 フィジカルアセスメントで問診の次に行うのはどれか。

1．視診

2．触診

3．打診

4．聴診

解説 オープンセサミ①304

フィジカルアセスメントとは、問診・視診・打診・聴診などを用いて身体観察を行い、患者の全身の情報を収集・評価し、患者に適した対応を考察することである。フィジカルアセスメントの順番は、患者の負担の少ないものから行うのが原則である。一般的には問診→視診→触診→打診→聴診の順となる。腹部の場合のみ、打診・触診による腸蠕動の影響や、触診による疼痛の出現を考慮し、問診→視診→聴診→打診→触診の順となる。

正答 1

110回PM19：98.0％ □□□→□□□

101 フィジカルアセスメントにおいて触診で有無を判断するのはどれか。

1．腱反射

2．瞳孔反射

3．腸蠕動運動

4．リンパ節の腫脹

解説 オープンセサミ①304

1．× 腱反射は打腱器などを使用する打診により判断する。

2．× 瞳孔反射はペンライトを用いて瞳孔の大きさと対光反射を確認することにより判断する。

3．× 腸蠕動運動は聴診器などを使用する聴診により判断する。

4．○ リンパ節の腫脹は触診により判断する。

正答 4

109回 AM15：95.0％ □□□→□□□

102 成人の橈骨動脈における脈拍の測定方法で正しいのはどれか。

1．

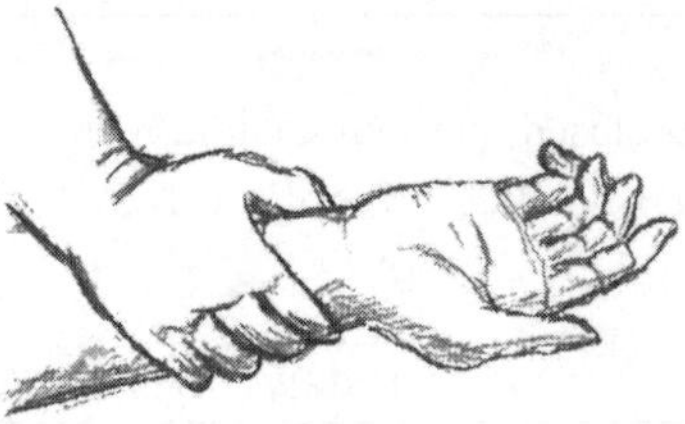

2．

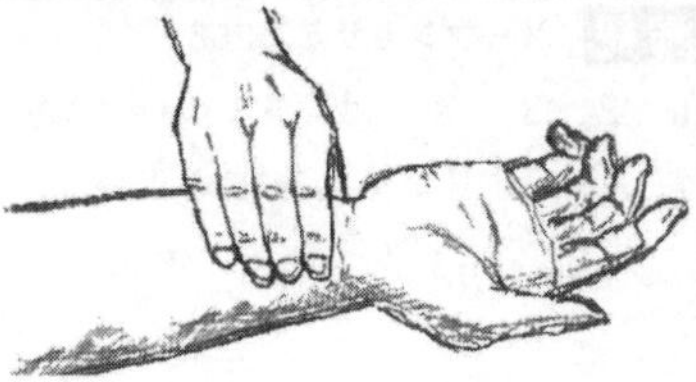

3．

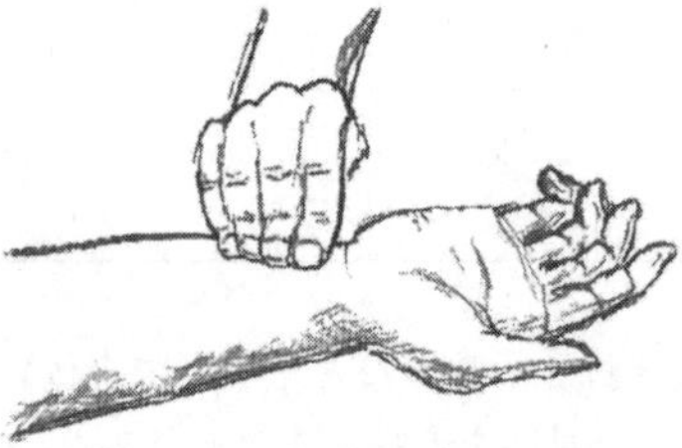

4．

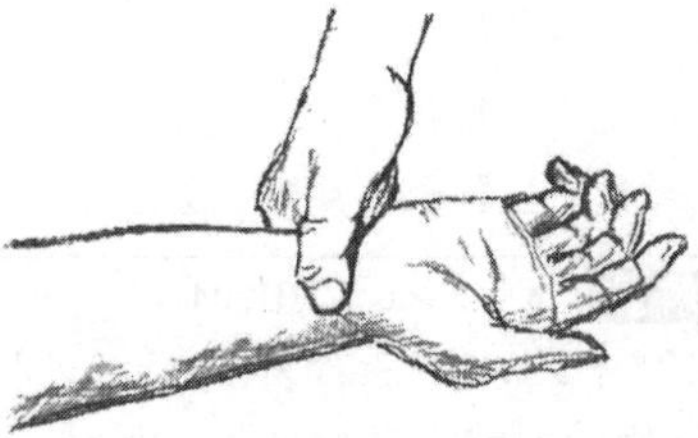

解説 オープンセサミ①280

1．× 橈骨動脈を触れていない。

2．○ 橈骨動脈での脈拍の測定方法は、示指・中指・薬指の3本の指をそろえ、動脈の走行に沿って軽くあて、母指を背側にまわして支えて1分間測定する。

3．× 橈骨動脈を触れていない。

4．× 母指だけで橈骨動脈を触れている。

正答 2

111回 AM17：97.0％ □□□→□□□

103 深部体温に最も近いのはどれか。

1．腋窩温

2．口腔温

3．鼓膜温

4．直腸温

解説　オープンセサミ①278

体温は、一般に、腋窩＜口腔＜鼓膜＜直腸の順に高くなり、深部体温に最も近いのは、直腸温である。手術中や低体温での体温管理は、外気温に左右されにくい直腸温で行う。

体温の測定

部位		正常体温	測定時間	注意事項
腋窩	腋窩最深部	36.0～ 37.0℃	10分	側臥位の下側、患側での測定は避ける。 腋窩の汗はふきとって測定する。
口腔	舌下中央部 （舌小帯を避ける）	腋窩温と 直腸温の 中間値	5分	呼吸困難時・乳幼児・口腔の炎症・意識不明患者・精神障害患者などは避ける。
直腸	肛門から 成人　5～6cm 乳児　2～3cm	腋窩温より0.5℃程度高い	3分	肛門周囲の疾患がある患者・下痢時などは避ける。

正答　4

112回PM17：96.4％ □□□→□□□

104 上腕動脈で行う聴診法による血圧測定で適切なのはどれか。

1．成人では9～10cm幅のマンシェットを用いる。
2．マンシェットの下端と肘窩が重なるように巻く。
3．マンシェットの装着部位と心臓が同じ高さになるようにする。
4．マンシェットと腕の間に指が3、4本入る程度の強さで巻く。

解説　オープンセサミ①281～282

1．×　成人では13～17cm幅のマンシェットを使用する。
2．×　マンシェットの下端の位置が肘窩部より2cm程度上になるようにする。
3．○
4．×　マンシェットと腕の間に指が1～2本入るくらいの固さで巻く。

正答　3

110回PM20：99.3％ □□□→□□□

105 患者の洗髪の介助方法で適切なのはどれか。

1．30℃の湯をかける。
2．脱脂綿で耳栓をする。
3．指の腹を使って洗う。
4．強い振動を加えて洗う。

解説　オープンセサミ①294

1．×　38～41℃の湯をかける。
2．×　撥水性の高い青梅綿を使用する。脱脂綿は吸水性が高いため洗髪では用いない。
3．○　頭皮を傷つけないように、指の腹を使って洗う。

4．× 強い振動は、めまいや嘔気の原因となるため、片手で患者の頭を固定し、振動が少なくなるように工夫する。

正答 3

109回AM17：93.9％ □□□→□□□

106 陰部洗浄に使用する湯の温度で最も適切なのはどれか。

1．30～31℃
2．34～35℃
3．38～39℃
4．42～43℃

解説 オープンセサミ①294

陰部洗浄に使用する湯の温度は38～40℃で、陰部洗浄時には手袋を装着し、外尿道口から肛門に向かって洗う。

正答 3

110回AM20：96.9％ □□□→□□□

107 足浴に使用する湯の温度で最も適切なのはどれか。

1．26～28℃
2．32～34℃
3．38～40℃
4．44～46℃

解説 オープンセサミ①294

足浴に使用する湯の温度は38～40℃で、湯の量は足背が十分浸かるくらい準備する。

正答 3

112回AM19：91.9％ □□□→□□□

108 全身清拭時に皮膚に触れるタオルの温度で適切なのはどれか。

1．20～22℃
2．30～32℃
3．40～42℃
4．50～52℃

解説 オープンセサミ①294

清拭の際に洗面器に準備するお湯の温度は50～55℃、皮膚にタオルが触れる温度は40～42℃が適切である。

正答 3

112回PM20：98.9％ □□□→□□□

109 入浴の援助で正しいのはどれか。

1．入浴前後は水分制限をする。

2．入浴時の湯温は45℃とする。

3．脱衣室と浴室の温度差を小さくする。

4．浴室に入り、始めに浴槽に浸かるように促す。

解説 オープンセサミ①294, ③37

1．× 脱水を予防するため、入浴前後に水分摂取を促す。

2．× 入浴時の湯温は、38～40℃が適温である。

3．○ 血圧の変動を抑えるため、脱衣室と浴室の温度差は小さくする。

4．× 浴室では、まず心臓から遠い足先など末梢から湯をかけるようにする。

正答 3

109回PM20：98.0％ □□□→□□□

110 入浴の温熱作用はどれか。

1．筋緊張が増す。

2．末梢血管が拡張する。

3．慢性疼痛が増強する。

4．循環血液量が減少する。

解説 オープンセサミ①294, 328

1．× 温熱作用により筋緊張は低下する。

2．○ 温熱作用により血管が拡張し血流が増加する。また、リンパ管の循環も促進し静脈還流は増大する。

3．× 温熱作用は鎮痛・鎮静効果があるため、慢性疼痛は減少する。

4．× 選択肢2の解説参照。

正答 2

112回AM18：98.9％ □□□→□□□

111 胃から食道への逆流を防ぐために、成人が食後30分から1時間程度とるとよい体位はどれか。

1．座位

2．仰臥位

3．右側臥位

4．半側臥位

解説 オープンセサミ①287

食後に30分～1時間程度の座位を保つことで、胃から食道への逆流を予防できる。

正答 1

110回AM22：99.1％ □□□→□□□

112 経鼻胃管の先端が胃内に留置されていることを確認する方法で正しいのはどれか。

1．腹部を打診する。
2．肺音の聴取を行う。
3．胃管に水を注入する。
4．胃管からの吸引物が胃内容物であることを確認する。

解説 オープンセサミ①288

胃管は鼻腔から約50cm挿入されれば、胃管先端は胃内に達していると考えられる。胃管からの吸引物が胃内容物であることで胃内にあることが確認される。また腹部エックス線で胃管先端の位置を確認する。

正答 4

109回AM20：98.7％ □□□→□□□

113 経鼻経管栄養法を受ける成人患者の体位で適切なのはどれか。

1．砕石位
2．半坐位
3．腹臥位
4．Sims〈シムス〉位

解説 オープンセサミ①287

1．× 砕石位は、会陰・腟・子宮・肛門の診察、膀胱鏡、ダグラス窩穿刺などに用いられる体位である。
2．○ 誤嚥を防ぐため半坐位（Fowler〈ファウラー〉位）または坐位にする。
3．× 腹臥位はうつぶせの体位で、腎生検や網膜剥離手術後の体位である。
4．× Sims〈シムス〉位は半腹臥位ともいい、休息に楽な体位である。腟・肛門の診察時の体位でもあり、妊娠後期に安楽な体位でもある。

正答 2

109回AM16：94.4％ □□□→□□□

114 誤嚥しやすい患者の食事の援助で適切なのはどれか。
1．食材は細かく刻む。
2．水分の摂取を促す。
3．粘りの強い食品を選ぶ。
4．頸部を前屈した体位をとる。

解説 オープンセサミ①288，②157～158，③117

1．× 食材を細かく刻むきざみ食は、飲み込むことはできるが、噛むことが難しい患者に適している。

2．× 水分は誤嚥しやすい。誤嚥しやすい患者に水分の摂取を促す場合、適度なとろみをつけると誤嚥予防となる。

3．× 粘りの強い食品には餅などがあり、咀嚼しにくく、気道にくっつきやすいため窒息や誤嚥をしやすい。

4．○ 頸部を前屈することにより、喉頭口が狭くなり気管に入りにくくなる（誤嚥しにくくなる）。

正答 4

110回PM18：99.4％ □□□→□□□

115 自力での摂取が困難な成人患者の食事介助で適切なのはどれか。
1．水分の少ない食べ物を準備する。
2．時間をかけずに次々と食物を口に入れる。
3．患者に食事内容が見える位置に食器を配置する。
4．患者の下顎が上がるよう高い位置からスプーンを操作する。

解説 オープンセサミ①286～287

1．× 水分が少なくパサパサしているなど誤嚥しやすい形状のものは避け、ゼリー状にするなどの工夫が必要である。

2．× 患者の咀嚼や嚥下の状態に合わせて食物を口に入れる。

3．○ 視覚情報は食欲に影響する。食べる順番など患者の希望を聴いたり、患者自身が何を食べているのかがわかるように食事内容が見える位置に食器を配置する。

4．× スプーンは低い位置から操作することで患者の下顎が下がり、頸部が軽く前屈することで誤嚥を防ぐ。

正答 3

111回PM22：99.3％ □□□→□□□

116 注射針の刺入角度が45～90度の注射法はどれか。

1．皮下注射

2．皮内注射

3．筋肉内注射

4．静脈内注射

解 説 オープンセサミ①323

1．× 皮下注射は、皮膚面に対し10～30度の角度で皮膚をつまみ上げて刺入する。

2．× 皮内注射は、皮膚に対してほぼ平行に刺入する。

3．〇 筋肉内注射は、皮膚面に対し45～90度の角度で刺入する。

4．× 静脈内注射は、静脈の深さや走行により異なるが、皮膚面に対し10～30度の角度で刺入する。患者の状況によっては角度を大きくすることもあるが、最大でも30度以下とする。

	注射部位	針の太さ	適した刃形	刺入角度
皮内注射	表皮と真皮の間。 ①前腕内側 ②上腕外側 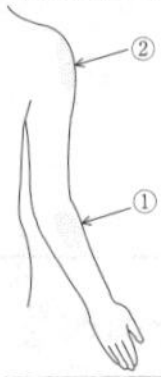	27G 26G	SB	皮膚に対してほぼ平行
皮下注射	神経・血管分布が少なく、痛みの少ない部分。皮下脂肪が5mm以上の部位を選択する。 ①三角筋 （肩峰の3横指下） ②上腕後側 正中線上の 下1/3 ③大腿四頭筋 外側広筋の 筋腹 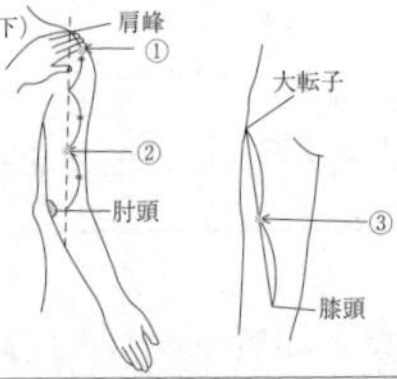	25G 24G 23G	RB	皮膚面に対して10～30度で、皮膚をつまみ上げて刺入
筋肉内注射	大きい筋の筋腹で、神経・血管分布が少ない部分。 ①三角筋 ②中殿筋 （四分三分法の点） ③中殿筋 （クラークの点） ④中殿筋 （ホッホシュテッターの部位） 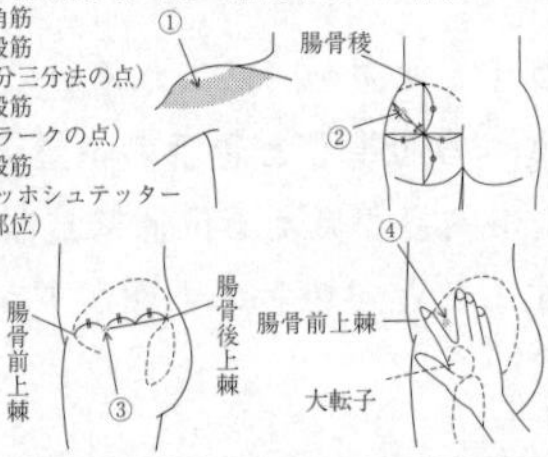	24G 23G 22G （1歳未満） 25G	RB	皮膚面に対して45～90度

静脈内注射	①肘正中皮静脈 ②尺側皮静脈 ③橈側皮静脈 ④前腕正中皮静脈 など 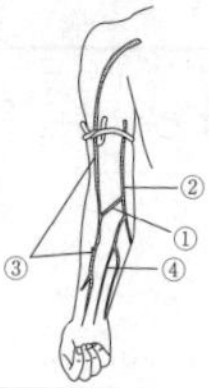 	23G 22G 21G （輸血時） 20G 19G 18G	SB	静脈の深さや走行により異なる（10～30度）

正答　3

109回PM25：92.0％ □□□→□□□

117 成人の静脈血採血で通常用いられる注射針の太さはどれか。

1．14G
2．18G
3．22G
4．26G

解説　オープンセサミ①323

1．×　14Gは留置針として使用されるが、太いためほとんど使用されない。
2．×　18Gは主に輸血時に使用される。
3．○　22Gは主に静脈血採血や静脈内注射で使用される。問題116の解説の表参照。
4．×　26～27Gは主に皮内注射で使用される。

正答　3

113回PM22：98.5％ □□□→□□□

118 成人の静脈血採血の穿刺部位で適切なのはどれか。

1．腋窩静脈

2．上腕静脈

3．腕頭静脈

4．肘正中皮静脈

解説 オープンセサミ①323

皮膚のすぐ下の皮下組織中を走行する静脈を皮静脈といい、肘窩（前腕）の皮静脈は簡単に露出でき、比較的太い静脈が多い。また、皮膚から透けて見えるため、静脈血採血には最適である。その上、深在性の静脈のように動脈と並走していないため、安全に採血ができる。一般的に採血に用いられるのは、肘正中皮静脈、尺側皮静脈、橈側皮静脈、前腕正中皮静脈などである。問題116の解説の表参照。

正答 4

112回PM23：96.5％ □□□→□□□

119 静脈血採血の穿刺時の皮膚に対する針の適切な刺入角度はどれか。

1．15～20度

2．35～40度

3．55～60度

4．75～80度

解説 オープンセサミ①323

静脈内採血は、15～20度の刺入角度で実施する。問題116の解説の表参照。

正答 1

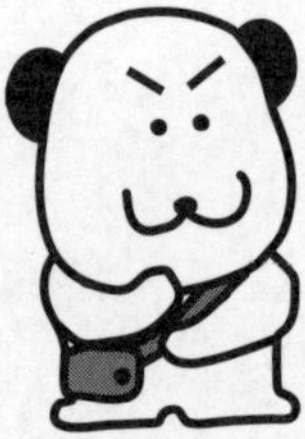

111回AM21：73.6％ □□□→□□□

120 成人の静脈血採血で適切なのはどれか。

1．採血部位から2、3cm中枢側に駆血帯を巻く。

2．血管の走行に合わせ60度の角度で刺入する。

3．採血後は刺入部位を圧迫しながら抜針する。

4．刺入部位は5分以上圧迫し、止血する。

解説 オープンセサミ①303, 323

1．× 採血部位から7～10cm中枢側に駆血帯を巻く。

2．× 静脈の深さや走行により異なるが、10～30度の角度で刺入する。

3．× アルコール綿を穿刺部位に軽くあてた状態で抜針する（圧迫は抜針後に行う）。

4．○

正答 4

110回PM23：81.8％ □□□→□□□

121 成人の持続点滴静脈内注射のために選択される部位で最も適切なのはどれか。

1．足背

2．鼠径

3．前腕内側

4．肘関節付近

解説 オープンセサミ①323

点滴静脈内注射の穿刺部位は、観察しやすい、清潔を保持しやすい、患者の日常生活動作に影響を与えにくいことなどを考慮して選択される。

1．× 足背は歩行や移動の妨げになりやすい。

2．× 鼠径は、排泄物などで汚染されやすく、歩行などで滴下不良や点滴漏れを起こしやすい。

3．○ 主に前腕正中皮静脈や橈側皮静脈が用いられる。

4．× 関節付近は、関節の運動の妨げになりやすく、滴下不良や点滴漏れを起こしやすい。

正答 3

109回AM23：73.3％ □□□→□□□

122 皮下注射で適切なのはどれか。

1．注射部位を伸展する。

2．注射針は18～20Gを使用する。

3．針の刺入角度は45～90度にする。

4．皮下脂肪が5mm以上の部位を選択する。

解説 オープンセサミ①323

1．× 皮下注射は皮下組織以外の血管や筋肉への投与の予防のために、注射部位の皮膚をつまみ上げて刺入する。

2．× 皮下注射の注射針は、23～25Gである。

3．× 皮下注射の針の刺入角度は、10～30度である。

4．○ 皮下注射では、確実に皮下に薬剤を注入するために、少なくとも5mm以上の皮下脂肪厚が必要とされている。

正答 4

110回AM23：99.4％ □□□→□□□

123 輸液ポンプを使用する目的はどれか。

1．感染の防止
2．薬液の温度管理
3．薬物の効果判定
4．薬液の注入速度の調整

解説 オープンセサミ①328

輸液ポンプは、流量や予定量を設定することができ、薬液の注入速度の調整に用いられる。また、輸液ポンプにはアラーム機能があり、チューブの閉塞、空気の混入などを感知する。

正答 4

111回PM23：96.8％ □□□→□□□

124 点滴静脈内注射で輸液ポンプを使用する際に設定する項目はどれか。

1．薬剤名
2．終了時間
3．投与月日
4．1時間あたりの流量

解説 オープンセサミ①328

輸液ポンプでは、1時間あたりの流量、予定輸液量を設定する。薬剤名や終了時間、投与月日は設定できない。

正答 4

109回PM22：88.8％ □□□→□□□

125 赤血球製剤の保存温度で適切なのはどれか。

1．－6～－2℃

2．2～6℃

3．12～16℃

4．22～26℃

解説 オープンセサミ②147

赤血球製剤には赤血球液－LR（白血球処理済み：Leukocytes Reduced）、洗浄赤血球液－LR、解凍赤血球液－LR、合成赤血球液－LRがあるが、いずれも2～6℃で保存する。

成分製剤の種類

種類	保存・有効期限
赤血球製剤	2～6℃。採血後28日間（洗浄赤血球、合成血液の場合は製造後48時間、解凍赤血球の場合は製造後4日間）。
血小板製剤	20～24℃で振盪保存。採血後4日間
血漿製剤	－20℃以下。採血後約1年間。

※上記の他に、血漿から特定の蛋白質を分離・精製した血漿分画製剤（アルブミン製剤、免疫グロブリン製剤、凝固因子製剤など）がある。

正答　2

110回AM24：98.9％ □□□→□□□

126 1回の鼻腔内吸引時間の目安で適切なのはどれか。

1．10～15秒

2．20～25秒

3．30～35秒

4．40～45秒

解説 オープンセサミ①313～314

成人の鼻腔内吸引のカテーテル挿入の長さの目安は15cm程度、吸引圧は20kPa（150mmHg）を超えない、1回の吸引時間の目安は10～15秒以内とする。

正答　1

111回AM22：98.0％ □□□→□□□

127 1回の気管内吸引を30秒以上実施した場合に生じるのはどれか。

1．嘔吐

2．感染

3．低酸素血症

4．気道粘膜の損傷

解説 オープンセサミ①313～314

1回の気管内吸引を30秒以上実施した場合、低酸素血症が生じる可能性がある。呼吸状態を観察しながら、吸引は10秒以内で行う（吸引カテーテルの挿入開始から終了まで15秒以内にすることが推奨されている）。

正答 3

113回PM19：97.5％ □□□→□□□

128 男性の導尿でカテーテルを挿入するとき、体幹に対する頭部側からの挿入角度はどれか。

1．0～10度
2．40～50度
3．80～90度
4．120～130度

解説 オープンセサミ①292

男性の導尿でカテーテルを挿入する場合、尿道がS状に屈曲しているため、陰茎を腹壁に対して約90度になるように引き上げるとスムーズに挿入できる。患者には口呼吸してもらい、尿道口よりカテーテルを18～20cm挿入する。

正答 3

113回PM20：95.5％ □□□→□□□

129 床上で排便しやすい体位はどれか。

1．仰臥位
2．側臥位
3．Sims〈シムス〉位
4．Fowler〈ファウラー〉位

解説 オープンセサミ①290～291

床上で排便する場合、座位に近い姿勢にすると腹圧がかかりやすく排泄しやすくなる。選択肢で最も座位に近いのは、Fowler〈ファウラー〉位である。

正答 4

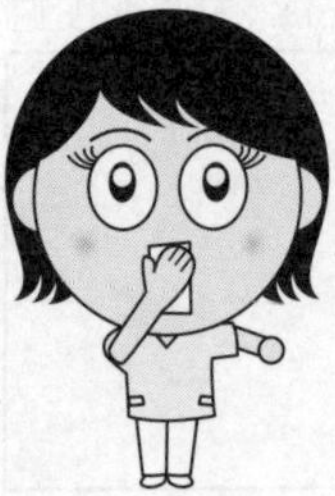

112回PM18：94.6％ □□□→□□□

130 グリセリン浣腸を準備する際の浣腸液の温度で適切なのはどれか。

1．20℃
2．30℃
3．40℃
4．50℃

解説 オープンセサミ①291

浣腸液は40～41℃とし、左側臥位で肛門から5cm前後挿入する。注入は50mL/15秒かけて行い、注入後は約3分排便を我慢してもらう。

正答　3

113回AM22：78.7％ □□□→□□□

131 成人への坐薬の挿入方法で正しいのはどれか。

1．息を止めるよう説明する。
2．右側臥位になるよう説明する。
3．挿入後1、2分肛門を押さえる。
4．肛門から2cmの位置に挿入する。

解説 オープンセサミ①322

坐薬には、解熱、鎮痛など全身作用を目的としたものと、消炎、排便促進など局所作用を目的としたものがある。嚥下障害や意識障害のある患者や乳幼児など、経口与薬が困難な患者にも使用可能である。また、初回通過効果を回避するため即効性に優れており、内服では失活してしまう薬剤などにも使用される。

1．× 坐薬挿入時は、口呼吸を促す。口呼吸により外肛門括約筋が弛緩し、腹圧が低下する。

2．× 左側臥位または、左側を下にしたシムス位になるよう説明する。

3．○ 挿入後1、2分ガーゼで肛門を押さえる。

4．× 肛門から3～5cmの位置に挿入する。内肛門括約筋より奥に挿入することで、坐薬の排出を防ぐ。

正答　3

132 側臥位における褥瘡の好発部位はどれか。

1．後頭部
2．耳介部
3．仙骨部
4．肩甲骨部

解説 オープンセサミ①317～318

褥瘡とは、寝たきりや長時間身体の同部位が圧迫されることなどにより、血流が悪くなったり滞ることで、皮膚の一部が赤い色味を帯びたり、ただれたり、傷ができてしまうことである。

1．3．4．× 後頭部、仙骨部、肩甲骨部は、仰臥位における褥瘡の好発部位である。
2．〇 側臥位における褥瘡好発部位は、下記の図に示す通りである。

体位による褥瘡発生部位

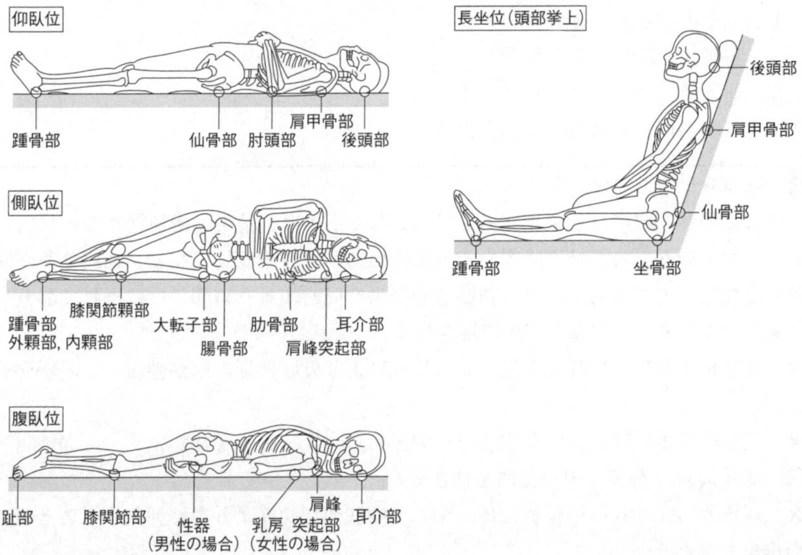

正答 2

109回PM24：96.1％ □□□→□□□

133 仰臥位における褥瘡の好発部位はどれか。

1．踵骨部
2．内顆部
3．膝関節部
4．大転子部

解説 オープンセサミ①317～318

問題132の解説の図参照。

1．○　踵骨部は仰臥位における褥瘡の好発部位である。

2．4．×　内顆部、大転子部は側臥位における褥瘡の好発部位である。

3．×　膝関節部は腹臥位における褥瘡の好発部位である。

正答　1

111回PM24：90.7％ □□□→□□□

134 褥瘡の深達度分類で水疱形成のステージはどれか。

1．Ⅰ
2．Ⅱ
3．Ⅲ
4．Ⅳ

解説 オープンセサミ①318

褥瘡の深達度で、ステージⅡは、真皮までの褥瘡で水疱やびらんがみられる。また、褥瘡発生予測のアセスメントでは、ブレーデンスケールが用いられることが多い。

＜深達度による褥瘡の分類（2007年、アメリカ褥瘡諮問委員会〈NPUAP〉）＞

DTI疑い：初期の段階で皮膚組織の深部に損傷があるもの。

ステージⅠ：圧迫を除いても消退しない表皮の発赤・紅斑。24時間で正常化する。

ステージⅡ：真皮までにとどまる皮膚傷害、すなわち水疱やびらん、浅い潰瘍。2～4週間で治癒可能。

ステージⅢ：傷害が真皮を越え、皮下組織にまで及ぶ褥瘡。ポケット形成。

ステージⅣ：傷害が筋肉や腱、関節包、骨にまで及ぶ褥瘡。外科的治療の適応。

U：深さ判定が不能な場合。

正答　2

111回PM20：99.0％ □□□→□□□

135 左片麻痺患者の上衣の交換で適切なのはどれか。
1．左腕から脱がせ、左腕から着せる。
2．左腕から脱がせ、右腕から着せる。
3．右腕から脱がせ、左腕から着せる。
4．右腕から脱がせ、右腕から着せる。

解 説 **オープンセサミ①297**

左片麻痺がある場合、健側の右腕から脱がせ、患側の左腕から着せる。

正答　3

111回AM23：94.3％ □□□→□□□

136 上腕出血時の間接圧迫止血の部位はどれか。
1．腋窩動脈
2．尺骨動脈
3．大腿動脈
4．橈骨動脈

解 説 **オープンセサミ①52, 333**

間接圧迫止血は、出血部位に最も近い中枢側の血管を圧迫することで血流を遮断する。

1．○　上腕の出血では、腋窩動脈を圧迫する。
2．4．×　手首より先の出血では、尺骨動脈や橈骨動脈を圧迫する。
3．×　大腿の出血では、大腿動脈を圧迫する。

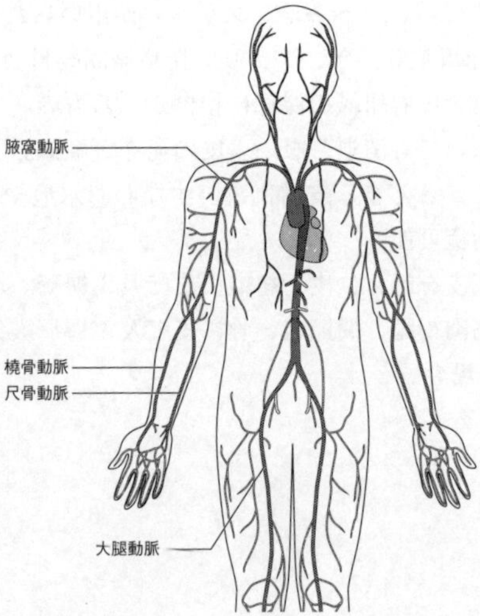

正答　1

110回AM25：98.3％ □□□→□□□

137 成人の心肺蘇生時の胸骨圧迫の深さの目安はどれか。

1．2cm
2．5cm
3．8cm
4．11cm

解説 オープンセサミ①330〜331

胸骨圧迫の位置

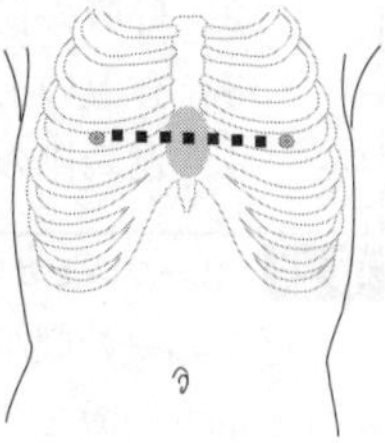

胸骨圧迫のポイントは以下の通りである。

・圧迫部位は胸骨の下半分であり、左右の乳頭を結んだ線上の真ん中を目安とする。
・胸が約5cm（6cmを超えない）沈むように圧迫を繰り返す。
・1分間に100〜120回のテンポで胸骨圧迫を行う。
・胸骨圧迫解除時には完全に胸郭が元の位置に戻るようにする。
・胸骨圧迫は可能な限り中断せずに、絶え間なく行う。

正答 2

111回AM24：97.9％ □□□→□□□

138 成人に対する一次救命処置〈BLS〉において、胸骨圧迫と人工呼吸の回数比は（　　）：2である。
（　　）に入るのはどれか。

1．5
2．10
3．30
4．50

解説 オープンセサミ①330〜331

成人に対する一次救命処置は、胸骨圧迫を100〜120回/分の速さで、胸が約5cm沈むよう行う（6cmを超えない）。胸骨圧迫と人工呼吸の回数比は30：2である。

正答 3

112回PM24：95.7％ □□□→□□□

139 成人の一次救命処置〈BLS〉における胸骨圧迫の速さ（回数）で正しいのはどれか。

1．40〜60回/分
2．70〜90回/分
3．100〜120回/分
4．130〜150回/分

解説 オープンセサミ①330～331

胸骨圧迫は、1分間に100～120回の速さで、胸が約5cm沈むように行う（6cmを超えない）。胸骨圧迫と人工呼吸の比率は30：2とする。

正答　3

113回AM24：99.5％ □□□→□□□

140 直流除細動器の使用目的はどれか。

1．血圧の上昇
2．呼吸の促進
3．体温の上昇
4．洞調律の回復

解説 オープンセサミ①331～332

心房や心室の収縮が頻回・不規則・無秩序に起こり心臓の機能が障害された場合、心臓に直流電流刺激を与え、電気ショックによって心臓の異常興奮を抑制し洞調律の回復を促す。これを電気的除細動といい、その役割を果たすのが除細動器である。

正答　4

109回AM19：94.3％ □□□→□□□

141 直流除細動器の使用目的はどれか。

1．血圧の上昇
2．呼吸の促進
3．洞調律の回復
4．意識レベルの回復

解説 オープンセサミ①332～333，②126

直流除細動器の使用目的は心室細動などの致死性不整脈を洞調律に復帰させることである。なお、洞調律とは洞結節で発生した電気的興奮が正しく心臓全体に伝わり、心臓が正常なリズムを示している状態をいう。

正答　3

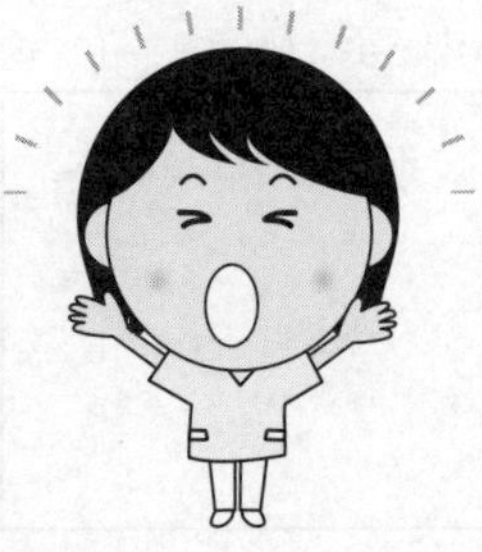

110回PM24：74.3％ □□□→□□□

142 自動体外式除細動器〈AED〉の電極パッドの貼付位置を図に示す。
適切なのはどれか。

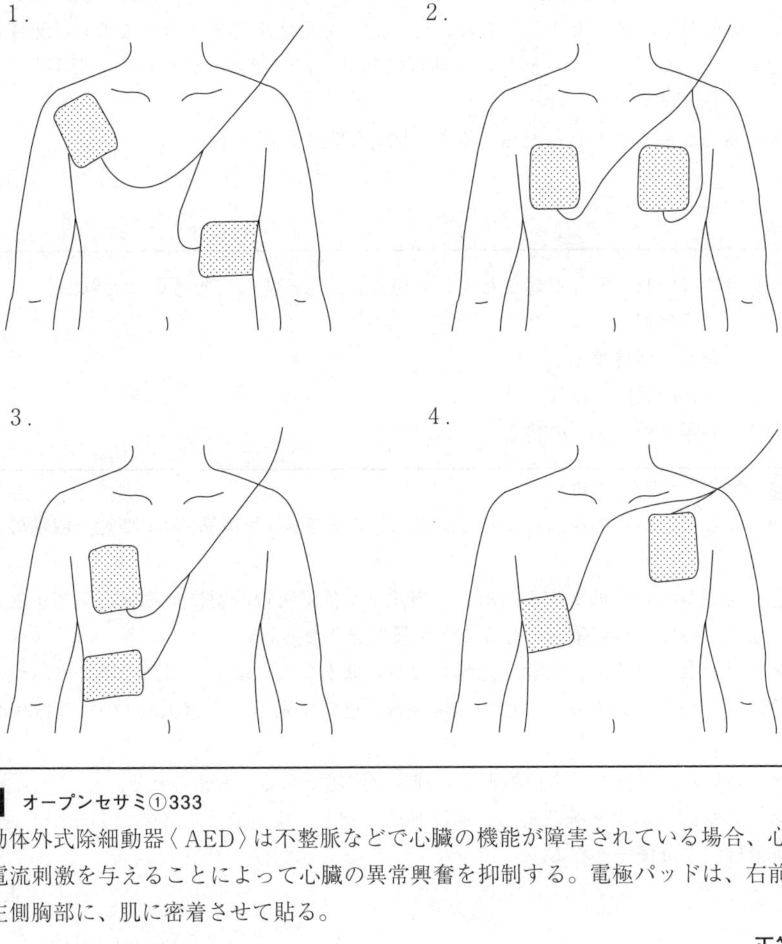

解 説 **オープンセサミ①333**

自動体外式除細動器〈AED〉は不整脈などで心臓の機能が障害されている場合、心臓に直流電流刺激を与えることによって心臓の異常興奮を抑制する。電極パッドは、右前胸部及び左側胸部に、肌に密着させて貼る。

正答　1

113回PM23：90.9％ □□□→□□□

143 自動体外式除細動器〈AED〉を使用するときに、胸骨圧迫を中断するのはどれか。

1．電源を入れるとき
2．電極パッドを貼るとき
3．心電図の解析中
4．電気ショックの直後

解説 オープンセサミ①331～332

1．2．× 自動体外式除細動器〈AED〉の準備を行う間もできるだけ胸骨圧迫を続行する。

3．○ 自動体外式除細動器〈AED〉のパッドを貼り付けると、「患者に触れないでください」などの音声メッセージが流れ、自動的に心電図を解析する。この時、正確に解析できるように胸骨圧迫を中断する。解析の結果、電気ショックが必要か否かを音声メッセージで伝えてくれる。

4．× 電気ショックを行ったら、直ちに胸骨圧迫を再開する。

正答 3

111回PM17：85.2％ □□□→□□□

144 全身性けいれん発作を起こしている患者に最も優先して行うのはどれか。

1．気道確保
2．周囲の環境整備
3．末梢静脈路の確保
4．心電図モニターの装着

解説 オープンセサミ③203

けいれんとは、種々の原因によって急激に起こる筋肉（骨格筋）の不随意な収縮のことである。

1．○ 意識レベルが低下するため、舌根沈下や分泌物の貯留による気道閉塞が生じやすい。したがって、気道確保を行うことが最優先となる。

2．× けいれん発作時、患者は意識レベルの低下などにより、周囲の家具にぶつかるなど危険を伴うことがある。周囲の環境整備は必要であるが、選択肢1の気道確保が最優先となる。

3．× けいれん発作時、末梢静脈路の確保は困難であると考えられる。

4．× 心電図モニターを装着し、循環動態の把握をすることは必要であるが、選択肢1の気道確保が最優先となる。

正答 1

112回PM21：91.8％ □□□→□□□

145 成人の気道の異物除去を目的とするのはどれか。

1．胸骨圧迫
2．人工呼吸
3．頭部後屈顎先挙上法
4．腹部圧迫法〈Heimlich〈ハイムリック〉法〉

解説 オープンセサミ①330～331, ④78

腹部圧迫法〈Heimlich〈ハイムリック〉法〉は、窒息時の異物を除去する方法である。傷病者の背中側から両腕を腹部に回す。そして、片手で握りこぶしを作り、上・内側方向に瞬時に引き上げる。

正答 4

感染・感染予防

112回PM15：99.1％ □□□→□□□

146 飛沫感染するのはどれか。

1．疥癬 scabies
2．破傷風 tetanus
3．デング熱 dengue fever
4．インフルエンザ influenza

解説 オープンセサミ①243～244

1．× 疥癬は、皮膚の角質層に寄生するヒゼンダニの感染によって発症する（接触感染）。通常疥癬では、ダニの寄生の数が数千匹くらいだが、角化型疥癬（ノルウェー疥癬）では数百万匹が寄生し、感染力が非常に強い。

2．× 破傷風菌は、土壌中に生息し傷口から体内に侵入する（人から人への感染はしない）。芽胞をもち致命率が高く、開口障害、呼吸筋麻痺などを呈する。

3．× デング熱は、東南アジア、南アジア、中南米で患者の報告が多い。デングウイルスが蚊を媒介として感染し、発熱、頭痛、筋肉痛や発疹などが主な症状となる。

4．○ インフルエンザは、感染した人の咳やくしゃみによってウイルスが飛び散り、それを吸入したり手に付着したりすることによる飛沫感染、接触感染や空気感染で発症する。

正答 4

113回AM15：97.8％ □□□→□□□

147 経口感染するウイルス性肝炎 viral hepatitis はどれか。

1．A型肝炎 hepatitis A
2．B型肝炎 hepatitis B
3．C型肝炎 hepatitis C
4．D型肝炎 hepatitis D

解説 オープンセサミ①242, ②195～198

1．○ A型肝炎は、A型肝炎ウイルスに感染することで生じる一過性の急性肝炎である。感染経路は糞口感染（経口感染）などである。

2．× B型肝炎は、B型肝炎ウイルスに感染することで生じ、一時的な感染で終わる場合（一過性感染）とほぼ生涯にわたって感染が慢性化する場合（持続性感染）に分けられる。感染経路は、血液感染、母子感染、体液感染などである。

3．× C型肝炎は、C型肝炎ウイルスに感染することで生じ、ほとんどが慢性化（持続性感染）し、肝硬変や肝癌の原因となる。感染経路は血液感染などである。

4．× D型肝炎は、D型肝炎ウイルスに感染することで生じ、急性および慢性化する。感染経路は血液感染などであるが、複製のためにB型肝炎ウイルスを必要とするため、B型肝炎ウイルスが存在しなければ感染しない。

正答 1

112回PM3：97.0％ □□□→□□□

148 循環式浴槽の水質汚染で発症するのはどれか。

1．コレラ《cholera》
2．A型肝炎《hepatitis A》
3．レジオネラ肺炎《legionella pneumonia》
4．後天性免疫不全症候群《acquired immunodeficiency syndrome》〈AIDS〉

解説 オープンセサミ①238，242，②301

1．× コレラは、汚染された水や食物の摂取により感染する（経口感染）。激しい米のとぎ汁様下痢や脱水症状などを来す。

2．× A型肝炎は、水や食物の摂取により感染する（経口感染）。発熱、黄疸、倦怠感など、一過性の急性症状であることが多く慢性化することはまれである。

3．○ レジオネラ肺炎を引き起こすのはレジオネラ・ニューモフィラである。空調の冷却水中や循環式浴槽に生息する菌であり、細菌で汚染された水しぶきなどから産生されるエアロゾルを吸入することにより感染する。しばしば集団感染することが知られている。

4．× 後天性免疫不全症候群〈AIDS〉はHIVウイルスの感染により発症する。主に同性間の性的接触により感染する。

正答 3

113回AM3：71.2％ □□□→□□□

149 食品を扱う人の化膿した創が汚染源となる食中毒《food poisoning》の原因菌はどれか。

1．腸炎ビブリオ
2．ボツリヌス菌
3．黄色ブドウ球菌
4．サルモネラ属菌

解説 オープンセサミ①246

1．× 腸炎ビブリオは、好塩菌の一種で生の魚介類に生息している。夏場に多い感染型食中毒菌である。

2．× ボツリヌス菌は、偏性嫌気性菌であり、缶詰や真空パック食品内で増殖し毒素を産生する毒素型食中毒菌である。この毒素は、コリン作動性神経末端からのアセチルコリンの放出を抑制し、全身の神経麻痺、特に呼吸筋麻痺を引き起こす。

3．○ 黄色ブドウ球菌は、皮膚の常在菌であり化膿創で増殖する。この菌が食品内で侵入し増殖すると、エンテロトキシンという毒素を作り、毒素型食中毒となる。この毒素は、熱や乾燥に抵抗性があり、100℃20分の加熱でも分解されない。

4．× サルモネラ菌は、生卵や食肉が原因となる感染型食中毒菌である。

正答 3

109回PM21：98.9％ □□□→□□□

150 標準予防策〈スタンダードプリコーション〉で感染源として取り扱うのはどれか。

1．汗
2．爪
3．唾液
4．頭髪

解説 オープンセサミ①274

標準予防策〈スタンダードプリコーション〉は、感染症の疑いや診断の有無に関係なく、すべての患者の、①血液、②汗を除くすべての体液・分泌物・排泄物、③粘膜、④損傷した皮膚を感染の可能性がある対象として扱う。

1．2．4．× 汗、爪、頭髪は感染の対象ではない。

3．○ 唾液は汗を除くすべての体液・分泌物・排泄物に含まれるため、感染の可能性がある対象として扱う。

正答 3

110回PM21：99.1％ □□□→□□□

151 空気感染を予防するための医療者の個人防護具で適切なのはどれか。

1．手袋
2．N95マスク
3．シューズカバー
4．フェイスシールド

解説 オープンセサミ①244, 274〜275

1．3．4．× 手袋、シューズカバー、フェイスシールドでは空気感染を予防できない。

2．○ 空気感染する飛沫核は直径5μm以下であり、これを吸入することにより病原体が肺に侵入する。N95マスクは5μm以下の飛沫核を捕集し、空気感染を予防する。

正答　2

112回AM20：70.4％ □□□→□□□

152 個人防護具の脱衣手順で最初に外すのはどれか。

1．手袋
2．ガウン
3．サージカルマスク
4．フェイスシールド

解説　オープンセサミ①274

個人防護具の脱衣手順は、手袋→ゴーグル・フェイスシールド→ガウン→サージカルマスクの順に外す。

正答　1

110回AM21：99.1％ □□□→□□□

153 感染予防のための手指衛生で正しいのはどれか。

1．石けんは十分に泡立てる。
2．洗面器に溜めた水で洗う。
3．水分を拭きとるタオルを共用にする。
4．塗布したアルコール消毒液は紙で拭き取る。

解説　オープンセサミ①272

手指衛生の基本は以下の通りである。

＜石けんと流水による手洗い＞

①手を流水で濡らしてから、液体石けんを必要量手にとる。
②手のひらをこすり合わせて、十分に泡立てる。
③手のひらを合わせて、指の間まで洗う。
④手の甲に手のひらを合わせて洗う。
⑤両手の指の先を洗う。
⑥親指を手のひらで包むように指の先まで洗う。
⑦手首をもう片方の手で包み、ねじり洗いをする。
⑧流水で十分にすすぎ、ペーパータオルで完全に水分を拭き取る。

＜擦式アルコール手指消毒薬による手指消毒＞

①消毒する範囲が15秒以内に乾かない十分な量のアルコールを手にとる。
②手のひらを丸めて液をため、指先をアルコールに浸す。
③反対の指先も同様に浸す。

④手のひらを合わせて指の先まで擦りこむ。
⑤指の間にもよく擦りこむ。
⑥手の甲に手のひらを合わせて、指の間に擦りこむ。
⑦親指を手のひらで包むように擦りこむ。
⑧手首をもう片方の手で包み、ねじるように擦りこむ。

正答　1

112回PM22：97.8％ □□□→□□□

154 看護師が行う処置で滅菌手袋を使用すべきなのはどれか。
1．筋肉内注射
2．口腔内吸引
3．ストーマパウチの交換
4．尿道カテーテルの挿入

解説　オープンセサミ①291～292，②186，③53

1．2．3．×　非滅菌手袋を使用する。
4．○　尿道や膀胱は正常では無菌状態であることから、尿道留置カテーテルを挿入するときは、滅菌手袋を使用する。

正答　4

113回AM21：96.0％ □□□→□□□

155 無菌操作が必要なのはどれか。
1．浣腸
2．気管内吸引
3．口腔内吸引
4．経鼻胃管挿入

解説　オープンセサミ①272，313～314

1．×　大腸は腸内細菌が多く無菌状態ではないため、浣腸では無菌操作を必要としない。
2．○　気管は下気道であり通常無菌状態である。そのため、気管内吸引では無菌操作が必要となる。
3．×　口腔は上気道であり常在菌や弱毒菌が存在するため、口腔内吸引では無菌操作を必要としない。
4．×　消化管内は無菌状態ではないため、経鼻胃管挿入では無菌操作を必要としない。

正答　2

111回AM20：98.7％ □□□→□□□

156 使用後の注射針を廃棄する容器のバイオハザードマークの色はどれか。

1．赤
2．黄
3．黒
4．橙

解説 オープンセサミ①303

感染性廃棄物は、性状に応じて特殊容器に分別し、指定された色のバイオハザードマークを表示する。

1．× 赤のバイオハザードマークのついた容器には、血液などの液状・泥状のものを廃棄する。
2．○ 黄のバイオハザードマークのついた容器には、注射針など鋭利なものを廃棄する。
3．× 黒のバイオハザードマークは存在しない。
4．× 橙のバイオハザードマークのついた容器には、血液の付着したガーゼなど、固形状のものを廃棄する。

正答 2

109回AM18：90.6％ □□□→□□□

157 滅菌物の取り扱いで正しいのはどれか。

1．鉗子の先端は水平より高く保つ。
2．鑷子の先端を閉じた状態で取り出す。
3．滅菌パックはハサミを用いて開封する。
4．滅菌包みは布の内側の端を手でつまんで開く。

解説 オープンセサミ①273～274

1．× 鉗子の先端は水平より低く保つ。
2．○ 鑷子の先端は閉じた状態で取り出す。
3．× 滅菌パックはハサミで切ったり破ったりせず、シールになっている部分をはがして開く。
4．× 滅菌包みは布の外側の端を手でつまんで開く。

正答 2

112回AM21：97.7％ □□□→□□□

158 オートクレーブによる滅菌法はどれか。

1．酸化エチレンガス滅菌

2．高圧蒸気滅菌

3．放射線滅菌

4．乾熱滅菌

解説 オープンセサミ①251

滅菌法とは、対象物に存在するあらゆる微生物を完全に死滅させることを目的とした方法をいう。高圧蒸気滅菌は、高熱蒸気に耐えられるもの（金属製のメス・はさみ、ガーゼ、包帯など）の滅菌に適応となる。

各種の滅菌・消毒法

滅菌・消毒法			対象
加熱による方法	乾熱によるもの	火炎滅菌	白金線、白金耳、ガラス器具や陶器の表面、屍体（焼却）、実験動物（焼却）
		乾熱滅菌 180℃で30分、 160℃で60分	ガラス器具、陶器、金属製品
	湿熱によるもの	煮沸消毒 100℃で30分	ガラス器具、陶器、金属製品
		高圧蒸気滅菌 （オートクレーブ） 121℃で15～20分 （2気圧）	ガーゼ、手術衣、布類、手術器具・器材、培地
濾過による方法			液体培地、薬液
紫外線による方法			環境
酸化エチレン（エチレンオキシド）ガス滅菌（EOG滅菌）			加熱できない器具類、ビニールチューブ、プラスチック製品、ラテックス製品
消毒薬による方法			生体でも可
過酸化水素ガスプラズマ滅菌			金属製品・プラスチック製品、ラテックス製品

正答 2

老年

110回AM8：89.0％ □□□→□□□

159 ハヴィガースト《Havighurst, R. J》, R. J.が提唱する老年期の発達課題はどれか。

1．子どもを育てる。

2．退職と収入の減少に適応する。

3．社会的責任をともなう行動を望んでなしとげる。

4．男性あるいは女性としての社会的役割を獲得する。

解説 オープンセサミ②3～4，③67

ハヴィガースト，R. J. は発達段階を幼児期、児童期、青年期（成人期）、壮年期、中年期、老年期に区分し、それぞれの段階における発達課題をあげた。

1．× 子どもを育てるのは壮年期の発達課題である。

2．○ 退職と収入の減少に適応するのは老年期の発達課題である。

3．× 社会的責任をともなう行動を望んでなしとげるのは青年期の発達課題である。

4．× 男性あるいは女性としての社会的役割を獲得するのは青年期の発達課題である。

ハヴィガーストの発達課題（老年期）

老年期の発達課題	① 身体と健康の衰退への適応 ② 引退と減少した収入への適応 ③ 配偶者の死に対する適応 ④ 自分と同年齢の人々との明るい、親密な関係の確立 ⑤ 社会的・市民的義務を引き受ける ⑥ 肉体的生活を満足に送るために準備をすること

正答 2

113回PM8：97.4％ □□□→□□□

160 老化に伴う視覚の変化で正しいのはどれか。

1．視野が狭くなる。

2．近くが見やすくなる。

3．色の識別がしやすくなる。

4．明暗順応の時間が短縮する。

解説 オープンセサミ③91，94

1．○ 視野の狭窄とは、視野・視界の一部が欠損し、見える範囲が狭くなる状態をいう。加齢による眼瞼下垂や、白内障、緑内障、加齢黄斑変性症などにより視野狭窄が起こりやすくなる。

2．× 加齢による目の老化現象は、40歳頃から発症する。その一番の原因は、水晶体の弾力性低下である。水晶体が硬化するとピント調節が困難となり、近くが見えにくくなる。

3．× 色覚とは、色を正確に判断する感覚のことである。加齢による水晶体の変色や網膜の視細胞の減少、視神経の劣化などによる複合的な要因によって色覚異常が生じ、色の識別が困難となる。

4．× 明るい場所から暗い場所に移動し、目が慣れることを暗順応、一方、暗い場所から明るい場所に移動し、目が慣れることを明順応という。加齢による虹彩の弾力性低下や網膜の視細胞減少などにより、明暗順応の機能が低下し、時間がかかるようになる。加齢の影響は、明順応より暗順応に起こりやすい。

正答 1

109回PM8：92.7％ □□□→□□□

161 老年期にみられる身体的な変化はどれか。
1．血管抵抗の増大
2．消化管の運動の亢進
3．水晶体の弾性の増大
4．メラトニン分泌量の増加

解説 オープンセサミ③90～94

1．○　老年期の生理機能の変化で、動脈硬化や収縮期血圧の上昇、脈圧増大、末梢血管抵抗の増大が起こる。

2．×　消化機能は咀嚼機能低下、嚥下反射低下、唾液・消化液の分泌量低下、腸の蠕動運動低下により全般的に低下する。

3．×　視力については調節力の低下（水晶体の弾力性低下、毛様体の緊張性低下）、羞明、暗順応の低下、視野狭窄、色覚の低下などの症状がみられる。

4．×　メラトニンは夜間に分泌が増えることで睡眠を誘導しサーカディアンリズムをつくるが、加齢に伴い分泌量は減少する。

正答　1

111回AM19：79.2％ □□□→□□□

162 高齢者の義歯の取り扱い方法で正しいのはどれか。
1．就寝時に外す。
2．熱湯で洗浄する。
3．保管時は乾燥させる。
4．総義歯は奥歯を起点に外す。

解説 オープンセサミ①295～296, ③39

1．○　義歯は就寝時に外す。

2．3．×　取り外した義歯は、ブラッシング・流水での洗浄を行い、就寝時には水または洗浄剤を入れた水につけておく。熱湯での洗浄による変形や乾燥によるひびに注意する。

4．×　総義歯を外すときは、前歯をつまみ、奥歯を浮かせるようにしながら外す。

正答　1

小児

113回PM6：97.3％ □□□→□□□

163 成長・発達における順序性で正しいのはどれか。
1．頭部から脚部へ
2．微細から粗大へ
3．複雑から単純へ
4．末梢から中心へ

解説 オープンセサミ④8

1．○　頭部から脚部に向かって発育する。
2．×　粗大運動から微細運動が可能になる。
3．×　単純な動きから複雑な動きが可能になる。
4．×　身体の中心部から末梢部に向かって発育する。

正答　1

110回AM6：85.5％ □□□→□□□

164 出生時からみられ、生後4か月ころに消失する反射はどれか。
1．手掌把握反射
2．足底把握反射
3．パラシュート反射
4．Babinski〈バビンスキー〉反射

解説 オープンセサミ④19

1．○　手掌把握反射は、手掌にものが触れると強く握りしめようとする反射で、消失時期は生後4～6か月ころである。
2．×　足底把握反射は、土踏まずの近くの足底を指などで刺激すると足の指が5本とも曲がる反射で、消失時期は生後9～10か月ころである。
3．×　パラシュート反射は、両脇を支えた状態で水平位から急に頭部を下げると手を広げて体を支えようとする反射で、生後5～7か月ころから出現し永続する。
4．×　Babinski〈バビンスキー〉反射は、足底の外側の縁をかかとからつま先に軽く刺激すると、母趾が背屈し、他の指が扇のように広がる反射で、2歳未満で消失する。

正答　1

110回PM7：86.4％ □□□→□□□

165 乳歯がすべて生えそろう年齢はどれか。

1．0〜1歳
2．2〜3歳
3．4〜5歳
4．6〜7歳

解説 オープンセサミ④11〜12

乳歯は生後6か月頃から萌出し、2歳〜3歳で20本生えそろう。

正答 2

112回PM6：96.9％ □□□→□□□

166 大泉門が閉鎖する時期に最も近いのはどれか。

1．6か月
2．1歳6か月
3．2歳6か月
4．3歳6か月

解説 オープンセサミ④11

大泉門は1歳6か月頃に閉鎖される。大泉門の膨隆では頭蓋内圧亢進（髄膜炎、水頭症など）、陥没では脱水などが考えられる。

正答 2

112回PM7：93.0％ □□□→□□□

167 正期産の新生児が生理的体重減少によって最低体重になるのはどれか。

1．生後3〜5日
2．生後8〜10日
3．生後13〜15日
4．生後18〜20日

解説 オープンセサミ④10

新生児は、生後3〜5日で出生時の5〜10％体重が減少し、7〜10日で出生体重に戻る。これを生理的体重減少という。原因として、母乳分泌の不足や不感蒸泄による水分の蒸発、排尿、胎便、汗などがある。

正答 1

112回AM25：99.1％ □□□→□□□

168 母乳栄養の児に不足しやすいのはどれか。

1．ビタミンA
2．ビタミンB
3．ビタミンC
4．ビタミンE
5．ビタミンK

解説 オープンセサミ④34

肝臓ではビタミンKをもとにⅡ・Ⅶ・Ⅸ・Ⅹの血液凝固因子が生成されるが、母乳にはビタミンKの含有量が少ないため、児は出血傾向を呈しやすい状態となる。新生児メレナや脳内出血の予防のためにビタミンK_2シロップを投与する。

正答 5

109回PM7：72.0％ □□□→□□□

169 乳児期における呼吸の型はどれか。

1．肩呼吸
2．胸式呼吸
3．腹式呼吸
4．胸腹式呼吸

解説 オープンセサミ④13

1．× 肩呼吸は呼吸困難時に起こる。乳児期ではない。
2．× 胸式呼吸は学童・成人の呼吸運動の型である。
3．○
4．× 胸腹式呼吸は幼児の呼吸運動の型である。

正答 3

113回AM7：74.9％ □□□→□□□

170 学童期中学年から高学年にみられる、親から離れて仲の良い仲間同士で集団行動をとる特徴はどれか。

1．心理的離乳
2．自我の芽生え
3．ギャングエイジ
4．自我同一性〈アイデンティティ〉の確立

解説 オープンセサミ④9，25〜27

1．× 心理的離乳は、アメリカの心理学者ホリングワースが提唱した用語である。青年

期にみられる親の保護や監督などから離れ、精神的に独立することをいう。

2．× 自我の芽生えは、幼児期前期にみられる。特徴となるのが、第一反抗期（いやいや期）である。

3．○ ギャングエイジは、地域や学校の仲良しグループが自発的に徒党集団を組んで行動する時期のことであり、学童期中学年から高学年にみられる。

4．× 自我同一性〈アイデンティティ〉の確立は、青年期の発達課題である。

正答 3

112回PM8：97.0％ □□□→□□□

171 エリクソン《Erikson,E.H.》が提唱する発達理論において、学童期に達成すべき心理社会的課題はどれか。

1．親密 対 孤立
2．自律性 対 恥・疑惑
3．勤勉性 対 劣等感
4．自我同一性〈アイデンティティ〉の確立 対 自我同一性〈アイデンティティ〉の拡散

解説 オープンセサミ②3, ④9

エリクソンは人間の生涯を8段階に分け、各段階に固有の発達課題があるとした。

1．× 親密 対 孤立は成人初期の発達課題である。

2．× 自律性 対 恥・疑惑は幼児前期の発達課題である。

3．○ 勤勉性 対 劣等感は学童期の発達課題である。

4．× 自我同一性〈アイデンティティ〉の確立 対 自我同一性〈アイデンティティ〉の拡散は、青年期の発達課題である。

エリクソンのライフサイクルにおける発達課題

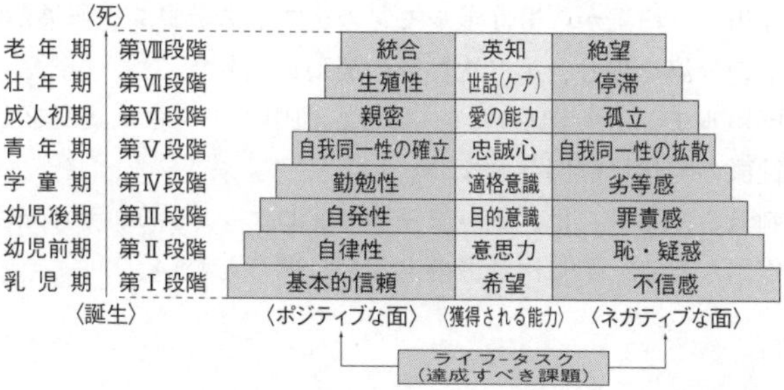

正答 3

109回PM6：82.7％ □□□→□□□

172 エリクソン《Erikson,E.H.》, E. H.の発達理論で青年期に生じる葛藤はどれか。

1．生殖性　対　停滞
2．勤勉性　対　劣等感
3．自主性　対　罪悪感
4．同一性　対　同一性混乱

解説　オープンセサミ②3, ③155

青年期の発達課題は自我同一性の確立－自我同一性の拡散（混乱）である。問題171の解説の図参照。

正答　4

母性

109回AM5：94.7％ □□□→□□□

173 第二次性徴の発現に関与するホルモンはどれか。

1．抗利尿ホルモン〈ADH〉
2．黄体形成ホルモン〈LH〉
3．副甲状腺ホルモン〈PTH〉
4．甲状腺刺激ホルモン〈TSH〉

解説　オープンセサミ①99, 168, ④133, 138

1．×　抗利尿ホルモン（バソプレシン）には、尿量減少作用、血管収縮作用がある。第二次性徴の発現には関与しない。

2．○　黄体形成ホルモンは性腺刺激ホルモン（ゴナドトロピン）であり、男性は精巣に、女性は卵巣に作用し、精巣から男性ホルモンのテストステロン、卵巣からエストロゲン、プロゲステロンの分泌を促し、第二次性徴の発現に関与する。

3．×　副甲状腺ホルモン（パラソルモン）には、血中カルシウム濃度を上昇させる作用がある。第二次性徴の発現には関与しない。

4．×　甲状腺刺激ホルモンには、トリヨードサイロニン（T_3）、サイロキシン（T_4）の分泌を促進する作用がある。第二次性徴の発現には関与しない。

正答　2

110回PM8：99.5％ □□□→□□□

174 男子の第二次性徴による変化はどれか。

1．精通
2．骨盤の拡大
3．皮下脂肪の増加
4．第1大臼歯の萌出

解説 オープンセサミ④138

男子の第二次性徴では、性器の発達、陰毛の発生、声帯変化や精通が起こる。

正答 1

113回PM7：99.3％ □□□→□□□

175 第二次性徴が発現し始めた思春期に関心が向くのはどれか。

1．善悪の区別
2．仕事と家庭の両立
3．自己の身体の変化
4．経済力の確保と維持

解説 オープンセサミ②3～4

ハヴィガーストが提唱した発達課題からの出題である。

1．× 乳幼児期の発達課題である。
2．× 壮年期の発達課題である。
3．○ 青年期の発達課題であり、第二次性徴の時期である。
4．× 中年期の発達課題である。

正答 3

110回PM6：89.3％ □□□→□□□

176 妊娠初期の感染で児に難聴が生じる可能性が高いのはどれか。

1．水痘《varicella》
2．風疹《rubella》
3．麻疹《measles》
4．流行性耳下腺炎《mumps》

解説 オープンセサミ④65

妊娠初期に風疹に罹患すると、胎児に先天性風疹症候群として、先天性心疾患、難聴、白内障などが生じる。

正答 2

113回PM13：98.2％ □□□→□□□

177 正期産となる出産時期はどれか。

1．妊娠35週0日から39週6日
2．妊娠36週0日から40週6日
3．妊娠37週0日から41週6日
4．妊娠38週0日から42週6日

解説 オープンセサミ④167

分娩時期による分類では、流産は妊娠0週0日から21週6日、早産は妊娠22週0日から36週6日、正期産は37週0日から41週6日、過期産は42週0日以降の分娩をいう。

正答 3

109回AM6：91.6％ □□□→□□□

178 児の吸啜刺激によって分泌が亢進し、分娩後の母体の子宮筋の収縮を促すのはどれか。

1．オキシトシン
2．プロラクチン
3．テストステロン
4．プロゲステロン

解説 オープンセサミ①99，④183～184

1．○ 児の吸啜刺激によって、下垂体後葉からのオキシトシンの分泌が亢進し、分娩後の母体の子宮の収縮と射乳を促進する。
2．× プロラクチンには、乳腺の発育、乳汁分泌作用がある。
3．× テストステロンには、男性の第二次性徴の発現、蛋白同化作用がある。
4．× プロゲステロンには、妊娠維持、排卵後の子宮内膜を分泌期にする作用がある。

正答 1

111回AM9：99.3％ □□□→□□□

179 日本の女性における平均閉経年齢に最も近いのはどれか。

1．30歳
2．40歳
3．50歳
4．60歳

解説 オープンセサミ④145

卵巣機能の消失により月経が永久に停止すること（12か月の連続した無月経）を閉経という。平均は約50歳である。

正答 3

110回AM1：98.8％ □□□→□□□

180 平成30年（2018年）の日本の総人口に最も近いのはどれか。

1．1億人
2．1億600万人
3．1億2,600万人
4．1億4,600万人

解説 オープンセサミ⑤66

平成30年（2018年）の日本の総人口は約1億2,644万人、令和4年（2022年）は約1億2,495万人である。

正答 3

109回PM9：98.9％ □□□→□□□

181 平成29年（2017年）の日本の人口推計で10年前より増加しているのはどれか。

1．総人口
2．年少人口
3．老年人口
4．生産年齢人口

解説 オープンセサミ⑤66〜67

1．2．4．× 総人口、年少人口、生産年齢人口は徐々に減少している。
3．○

我が国の年齢３区分別人口と諸指標の推移

	年齢３区分別人口（千人）				年齢３区分別構成割合（%）				指標			
	総数	年少人口（0〜14歳）	生産年齢人口（15〜64歳）	老年人口（65歳以上）	総数	年少人口（0〜14歳）	生産年齢人口（15〜64歳）	老年人口（65歳以上）	年少人口指数	老年人口指数	従属人口指数	老年化指数
昭25年（'50）	83 200	29 428	49 658	4 109	100.0	35.4	59.7	4.9	59.3	8.3	67.5	14.0
35（'60）	93 419	28 067	60 002	5 350	100.0	30.0	64.2	5.7	46.8	8.9	55.7	19.1
45（'70）	103 720	24 823	71 566	7 331	100.0	23.9	69.0	7.1	34.7	10.2	44.9	29.5
55（'80）	117 060	27 507	78 835	10 647	100.0	23.5	67.4	9.1	34.9	13.5	48.4	38.7
平2（'90）	123 611	22 486	85 904	14 895	100.0	18.2	69.7	12.1	26.2	17.3	43.5	66.2
12（'00）	126 926	18 472	86 220	22 005	100.0	14.6	68.1	17.4	21.4	25.5	46.9	119.1
17（'05）	127 768	17 521	84 092	25 672	100.0	13.8	66.1	20.2	20.8	30.5	51.4	146.5
22（'10）	128 057	16 803	81 032	29 246	100.0	13.2	63.8	23.0	20.7	36.1	56.8	174.0
27（'15）	127 095	15 951	77 345	33 790	100.0	12.6	60.9	26.6	20.6	43.7	64.3	211.8
令2（'20）	126 146	15 032	75 088	36 027	100.0	11.9	59.5	28.6	20.0	48.0	68.0	239.7
3（'21）	125 502	14 784	74 504	36 214	100.0	11.8	59.4	28.9	19.8	48.6	68.5	245.0
4（'22）	124 947	14 503	74 208	36 236	100.0	11.6	59.4	29.0	19.5	48.8	68.4	249.9

資料　総務省統計局「国勢調査報告」「人口推計（2022年（令和4年）10月1日現在）」
※平成27年、令和2年は年齢不詳補完値による。

正答 3

111回PM1：82.2％ □□□→□□□

182 平成29年（2017年）推計による日本の将来推計人口で令和47年（2065年）の将来推計人口に最も近いのはどれか。

1．6,800万人

2．8,800万人

3．1億800万人

4．1億2,800万人

解説　オープンセサミ⑤67

平成29年（2017年）推計による日本の将来推計人口で、令和47年（2065年）の将来推計人口は、約8,800万人である。なお、令和5年（2023年）推計による次期日本の将来推計人口は、下表参照。

将来推計人口（中位推計）

令和２～52年（2020～2070）

	人口（千人）		年齢３区分割合（％）		
	総　数	うち65歳以上	0～14歳	15～64歳	65歳以上
令和　2　(2020)	126 146	36 027	11.9	59.5	28.6
12　(2030)	120 116	36 962	10.3	58.9	30.8
22　(2040)	112 837	39 285	10.1	55.1	34.8
32　(2050)	104 686	38 878	9.9	52.9	37.1
42　(2060)	96 148	36 437	9.3	52.8	37.9
52　(2070)	86 996	33 671	9.2	52.1	38.7

資料　国立社会保障・人口問題研究所「日本の将来推計人口」（令和５年推計）

正答　2

113回AM1：97.9％ □□□→□□□

183 令和元年（2019年）の国民生活基礎調査における平均世帯人数はどれか。

1．1.39人

2．2.39人

3．3.39人

4．4.39人

解説　オープンセサミ⑤68

令和元年（2019年）の国民生活基礎調査における世帯総数は、5178万5千世帯であり、1世帯あたりの平均世帯人数は、2.39人である。平均世帯人数は年々減少しており、令和4年（2022年）では2.25人となっている。

正答　2

109回AM7：93.5％ □□□→□□□

184 平成29年（2017年）の国民生活基礎調査における平均世帯人数はどれか。

1．1.47
2．2.47
3．3.47
4．4.47

解説 オープンセサミ⑤68

平成29年（2017年）の国民生活基礎調査における平均世帯人員は2.47である。なお、令和4年（2022年）は2.25である。

正答 2

111回AM10：99.0％ □□□→□□□

185 令和元年（2019年）の国民生活基礎調査で次の世帯構造のうち最も少ないのはどれか。

1．単独世帯
2．三世代世帯
3．夫婦のみの世帯
4．夫婦と未婚の子のみの世帯

解説 オープンセサミ⑤68

令和元年（2019年）の統計は以下の通りである。

1．× 単独世帯は28.8％を占める（令和4年は32.9％）。
2．○ 三世代世帯は5.1％を占め、世帯構造の中で最も少ない（令和4年は3.8％）。
3．× 夫婦のみの世帯は、24.4％を占める（令和4年は24.5％）。
4．× 夫婦と未婚の子のみの世帯は、28.4％を占める（令和4年は25.8％）。

正答 2

113回AM9：94.9％ □□□→□□□

186 核家族はどれか。

1．兄弟姉妹のみ
2．夫婦と子ども夫婦
3．夫婦と未婚の子ども
4．夫婦とその親と夫婦の子ども

解説 オープンセサミ⑤68

核家族世帯とは、①夫婦のみの世帯、②夫婦と未婚の子のみの世帯、③ひとり親と未婚の子のみの世帯の3つの世帯構造のことを指す。

令和4年（2022年）の国民生活基礎調査において、核家族世帯は全世帯の57.1％を占め、夫婦のみの世帯は24.5％、夫婦と未婚の子のみの世帯は25.8％、ひとり親と未婚の子のみの世帯は、6.8％となっている。

正答　3

110回 AM9：90.1％ □□□→□□□

187 平成30年（2018年）の国民生活基礎調査で65歳以上の者のいる世帯の割合に最も近いのはどれか。

1．10％
2．30％
3．50％
4．70％

解説　**オープンセサミ⑤68～69**

平成30年（2018年）の国民生活基礎調査で、65歳以上の者のいる世帯割合は48.9％である。なお、令和4年（2022年）は50.6％である。

正答　3

109回 AM25：99.1％ □□□→□□□

188 平成28年（2016年）の国民生活基礎調査で、男性の有訴者の症状が最も多いのはどれか。

1．腰痛
2．もの忘れ
3．体がだるい
4．目のかすみ
5．手足の関節が痛む

解説　**オープンセサミ⑤81**

平成28年（2016年）の国民生活基礎調査［3年毎の大規模調査］で、男性の有訴者率が最も高いのは腰痛である。なお、令和4年（2022年）においても男性の有訴者率が最も高いのは腰痛である。

正答　1

112回AM2：98.5％ □□□→□□□

189 令和元年（2019年）の国民生活基礎調査における女性の有訴者の自覚症状で最も多いのはどれか。

1．頭痛
2．肩こり
3．体がだるい
4．目のかすみ

解説 オープンセサミ⑤81

令和元年（2019年）の有訴者の自覚症状は、男性では腰痛、肩こり、鼻がつまる・鼻汁が出る、の順に多く、女性では肩こり、腰痛、手足の関節が痛む、の順に多い。なお、令和4年（2022年）においては、男性では腰痛、肩こり、頻尿、の順に多く、女性では腰痛、肩こり、手足の関節が痛む、の順に多い。

正答 2

110回PM1：97.4％ □□□→□□□

190 平成30年（2018年）の日本の出生数に最も近いのはどれか。

1．60万人
2．90万人
3．120万人
4．150万人

解説 オープンセサミ⑤69～70

厚生労働省「人口動態統計」によると、平成30年（2018年）の日本の出生数は91万8,400人である。なお、令和4年（2022年）は77万759人である。

正答 2

113回PM10：98.3％ □□□→□□□

191 令和2年（2020年）の人口動態統計における合計特殊出生率に最も近いのはどれか。

1．0.8
2．1.3
3．1.8
4．2.3

解説 オープンセサミ⑤69

合計特殊出生率とは、15歳から49歳までの女性の年齢別出生率を合計したもので、1人の女子が生涯に産む平均出生数を表す。令和2年（2020年）の人口動態統計における合計特殊出生率は、1.33であった。

正答　2

111回AM2：94.1％ □□□→□□□

192 日本の令和元年（2019年）の死亡数に近いのはどれか。

1．98万人
2．118万人
3．138万人
4．158万人

解 説　**オープンセサミ⑤71**

日本の令和元年（2019年）の死亡数は、138万1,093人である。なお、令和4年（2022年）の死亡数は、156万9,050人である。

正答　3

109回AM1：93.8％ □□□→□□□

193 平成29年（2017年）の人口動態統計における主要死因別の死亡率で心疾患《heart disease》の順位はどれか。

1．1位
2．2位
3．3位
4．4位

解 説　**オープンセサミ⑤72～73**

平成29年（2017年）の人口動態統計における死因順位は、1位が悪性新生物、2位が心疾患、3位が脳血管疾患である。なお、令和4年（2022年）の人口動態統計における死因順位は、1位が悪性新生物、2位が心疾患、3位が老衰である。

正答　2

113回AM2：84.2％ □□□→□□□

194 令和3年（2021年）の人口動態統計における死亡場所で最も多いのはどれか。

1．自宅
2．病院
3．老人ホーム
4．介護医療院・介護老人保健施設

解 説

令和3年（2021年）の人口動態統計における死亡者数は143万9,856人であり、死亡場所で最も多いのは、病院の94万9,403人である。次に多いのは、自宅の24万7,896人となっている。老人ホームは14万3,689人、介護医療院・介護老人保健施設は5万1,013人である。

正答　2

113回PM1：99.1％ □□□→□□□

195 令和3年（2021年）の日本における簡易生命表で女性の平均寿命に最も近いのはどれか。

1．77年
2．82年
3．87年
4．92年

解説　**オープンセサミ⑤76**

令和3年（2021年）の日本における簡易生命表によると、男性の平均寿命は81.47年、女性の平均寿命は87.57年、男女差は6.10年である。なお、令和4年（2022年）の平均寿命は男性81.05年、女性87.09年である。

正答　3

109回PM1：98.8％ □□□→□□□

196 平成29年（2017年）の日本における簡易生命表で女性の平均寿命に最も近いのはどれか。

1．77年
2．82年
3．87年
4．92年

解説　**オープンセサミ⑤76**

平成29年（2017年）の日本における簡易生命表で女性の平均寿命は87.26年である。

正答　3

112回PM1：94.9％ □□□→□□□

197 令和元年（2019年）の0歳男児の平均余命はどれか。

1．78.4年
2．81.4年
3．84.4年
4．87.4年

解説 オープンセサミ⑤76

平均余命とは、ある年齢の人がその後何年生存可能であるかを表したものである。よって、0歳の平均余命＝平均寿命となる。令和元年（2019年）の0歳男児の平均余命は81.4年である。

正答 2

112回AM1：97.2％ □□□→□□□

198 令和2年（2020年）の人口動態統計における妻の平均初婚年齢はどれか。

1．19.4歳
2．24.4歳
3．29.4歳
4．34.4歳

解説 オープンセサミ⑤70

令和2年（2020年）の人口動態統計における平均初婚年齢は、夫31.0歳、妻29.4歳である。なお、令和4年（2022年）では、夫31.1歳、妻29.7歳である。

正答 3

113回PM9：87.5％ □□□→□□□

199 人口統計資料集2020年版における生涯未婚率（50歳時の未婚割合）で、平成22年（2010年）から令和2年（2020年）の推移で適切なのはどれか。

1．変化はない。
2．下降し続けている。
3．上昇し続けている。
4．上昇と下降を繰り返している。

解説

人口統計資料集2020年版における生涯未婚率（50歳時の未婚割合）で、平成22年（2010年）から令和2年（2020年）の推移について、男性は20.14％から28.25％、女性は10.61％から17.81％に上昇している。

正答 3

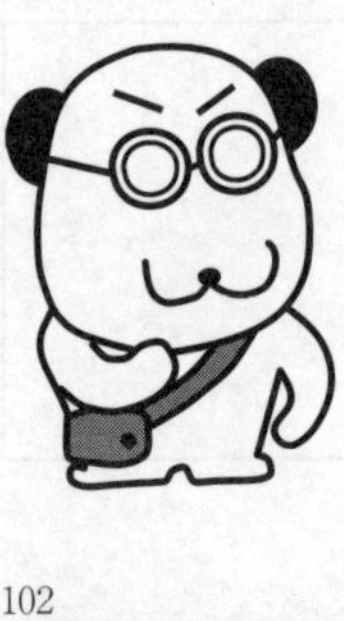

110回PM3：93.8％ □□□→□□□

200 平成28年（2016年）の人口1人当たりの国民医療費で最も近いのはどれか。

1．13万円

2．23万円

3．33万円

4．43万円

解説 オープンセサミ⑤12～13

平成28年（2016年）の国民医療費は42兆1381億円であり、人口1人当たりの国民医療費は33万2,000円である。なお、令和3年（2021年）の国民医療費は45兆359億円であり、人口1人当たりの国民医療費は35万8,800円である。

正答 3

110回PM2：96.8％ □□□→□□□

201 平成29年（2017年）の国民健康・栄養調査において、男性で運動習慣のある割合が最も多いのはどれか。

1．20～29歳

2．40～49歳

3．60～69歳

4．70歳以上

解説 オープンセサミ⑤125

平成29年（2017年）の国民健康・栄養調査において、男性で運動習慣のある割合が最も高いのは70歳以上（45.8％）である。なお、令和元年（2019年）の調査において、運動習慣のある割合が最も高いのは男女ともに70歳以上（男性42.7％、女性35.9％）である。

令和元年国民健康・栄養調査による運動習慣のある者の割合（20歳以上、性・年齢階級別）

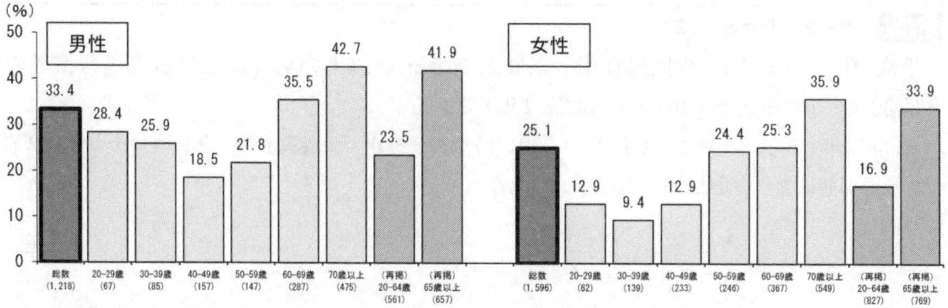

※令和2年（2020年）および令和3年（2021年）の国民健康・栄養調査は、新型コロナウイルス感染症の影響により中止となった。

正答 4

113回AM6：95.7％ □□□→□□□

202 令和元年（2019年）の国民健康・栄養調査で20歳以上の男性における喫煙習慣者の割合に最も近いのはどれか。

1．7％
2．17％
3．27％
4．37％

解説 オープンセサミ⑤122

令和元年（2019年）の国民健康・栄養調査における20歳以上の喫煙習慣者の割合は、男性27.1％、女性7.6％である。

喫煙習慣者の割合　（単位％）

	平成7（'95）	12（'00）	17（'05）	22（'10）	27（'15）	28（'16）	29（'17）	30（'18）	令和元（'19）
男	52.7	47.4	39.3	32.2	30.1	30.2	29.4	29.0	27.1
女	10.6	11.5	11.3	8.4	7.9	8.2	7.2	8.1	7.6

（国民健康・栄養調査）

正答　3

109回PM2：94.6％ □□□→□□□

203 平成29年（2017年）の国民健康・栄養調査で20歳以上の男性における喫煙習慣者の割合に最も近いのはどれか。

1．10％
2．20％
3．30％
4．40％

解説 オープンセサミ⑤122

平成29年（2017年）の国民健康・栄養調査で20歳以上の男性における喫煙習慣者の割合は29.4％（令和元年（2019年）は27.1％）である。

※令和2年（2020年）および令和3年（2021年）の国民健康・栄養調査は、新型コロナウイルス感染症の影響により中止となった。

正答　3

110回AM2：96.4％ □□□→□□□

204 平成29年（2017年）の患者調査における外来受療率（人口10万対）で最も多い傷病はどれか。

1．新生物〈腫瘍〉
2．呼吸器系の疾患
3．消化器系の疾患
4．内分泌、栄養及び代謝疾患

解説 オープンセサミ⑤83

平成29年（2017年）の患者調査［3年毎に実施］における外来受療率（人口10万対）では、「消化器系の疾患」が最も多く、次いで「循環器系の疾患」、「筋骨格系及び結合組織の疾患」となる。

なお、令和2年（2020年）の調査では、「消化器系の疾患」が最も多く、次いで「健康状態に影響を及ぼす要因及び保健サービスの利用」、「筋骨格系及び結合組織の疾患」となる。

正答 3

110回AM7：98.7％ □□□→□□□

205 平成30年（2018年）の学校保健統計調査における学童期の異常被患率で最も高いのはどれか。

1．高血圧
2．摂食障害
3．心電図異常
4．むし歯（う歯）

解説 オープンセサミ④45

平成30年（2018年）の学校保健統計調査における学童期（小学校）の異常被患率は、「むし歯（う歯）」が45.30％と最も高く、次いで「裸眼視力1.0未満の者」34.10％となる。この2つの異常被患率は、幼稚園から高等学校の全段階において、他の疾患等よりも圧倒的に高い。

なお、令和4年（2022年）の調査によると、すべての区分（幼稚園・小学校・中学校・高等学校）において「裸眼視力1.0未満の者」の異常被患率が最も高くなっている。

正答 4

206 令和2年（2020年）の衛生行政報告例における看護師の就業場所で、医療機関（病院、診療所）の次に多いのはどれか。

1．事業所
2．市町村
3．保健所
4．訪問看護ステーション

解説 オープンセサミ⑤139

令和2年（2020年）の衛生行政報告例［隔年報］における看護師の就業場所で最も多いのは、病院883,715人（69.0％）である。次いで、診療所169,343人（13.2％）、訪問看護ステーション62,157人（4.9％）の順となっている。なお、令和4年（2022年）も同様に、病院、診療所、訪問看護ステーションの順に多い。

正答 4

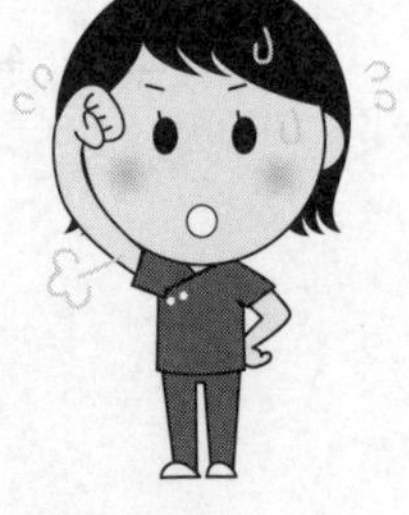

法律・社会保障

109回PM5：98.7％ □□□→□□□

207 保健師助産師看護師法で規定されている看護師の義務はどれか。
1．研究をする。
2．看護記録を保存する。
3．看護師自身の健康の保持増進を図る。
4．業務上知り得た人の秘密を漏らさない。

解説 オープンセサミ⑤140

保健師助産師看護師法とは保健師、助産師及び看護師の資質を向上し、それによって医療及び公衆衛生の普及向上を図ることを目的としている。

1．× 研究は法律に定められていない。
2．× 看護記録を保存することを定めているのは医療法である。
3．× 看護師自身の健康の保持増進は法律に定められていない。
4．○ 保健師助産師看護師法の義務規定に守秘義務がある。

正答 4

112回PM5：98.4％ □□□→□□□

208 看護師は正当な理由がなく、その業務上知り得た人の秘密を漏らしてはならないと規定している法律はどれか。
1．刑法
2．医療法
3．保健師助産師看護師法
4．看護師等の人材確保の促進に関する法律

解説 オープンセサミ⑤140

看護師の守秘義務は、保健師助産師看護師法に規定される（保健師、准看護師も）。また、助産師の守秘義務は刑法に規定される。

正答 3

111回PM5：97.6％ □□□→□□□

209 看護師免許を付与するのはどれか。
1．保健所長
2．厚生労働大臣
3．都道府県知事
4．文部科学大臣

解説 オープンセサミ⑤139

保健師助産師看護師法に基づき、厚生労働大臣が看護師免許を付与する。なお、准看護師の免許は、都道府県知事によって付与される。

正答 2

110回AM5：94.7％ □□□→□□□

210 看護師免許の付与における欠格事由として保健師助産師看護師法に規定されているのはどれか。

1．20歳未満の者
2．海外に居住している者
3．罰金以上の刑に処せられた者
4．伝染性の疾病にかかっている者

解説 オープンセサミ⑤140

保健師助産師看護師法に規定されている看護師免許の付与における（相対的）欠格事由は以下の通りである。

①罰金以上の刑に処せられた者
②保健師、助産師、看護師または准看護師の業務に関し犯罪または不正の行為があった者
③心身の障害（視覚・聴覚・音声機能もしくは言語機能または精神の機能の障害）により業務を適正に行うことができない者として厚生労働省令で定めるもの
④麻薬、大麻またはあへんの中毒者

正答 3

113回AM10：99.2％ □□□→□□□

211 医療法に規定されている診療所とは、患者を入院させるための施設を有しないもの又は（　）人以下の患者を入院させるための施設を有するものをいう。
（　）に入る数字はどれか。

1．17
2．18
3．19
4．20

解説 オープンセサミ⑤142

診療所とは、医師または歯科医師が、公衆または特定多数人のために医業または歯科医業を行う場所であって、患者を入院させるための施設を有しないものまたは19人以下の患者を入院させるための施設を有するものをいう（医療法第1条の5第2項）。

正答 3

109回PM10：98.5％ □□□→□□□

212 医療法に規定されている診療所とは、患者を入院させるための施設を有しないもの又は（　）人以下の患者を入院させるための施設を有するものをいう。

（　）に入る数字はどれか。

1．9

2．19

3．29

4．39

解説　オープンセサミ⑤142

1．×　9人以下は助産所である。

2．○　診療所とは患者を入院させるための施設を有しないもの、または19人以下の患者を入院させるための施設を有するものをいう。

3．4．×

正答　2

113回AM20：94.4％ □□□→□□□

213 医療法施行規則に定められている病院の一般病床における患者1人に必要な病室床面積はどれか。

1．3.4m^2以上

2．4.4m^2以上

3．5.4m^2以上

4．6.4m^2以上

解説　オープンセサミ⑤144

病院の病室および診療所の療養病床に係る病室の床面積は、内法による測定で、患者1人につき6.4m^2以上とするように規定されている（医療法施行規則）。

正答　4

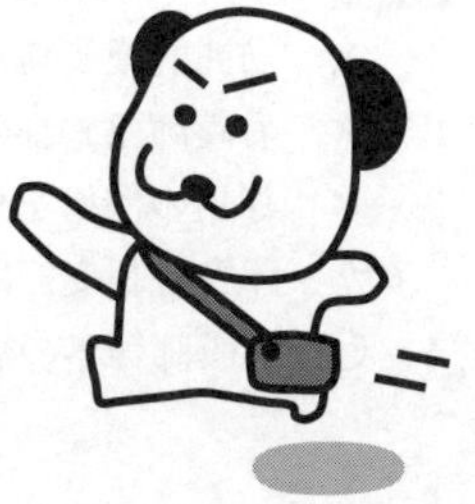

110回PM9：92.9％ □□□→□□□

214 医療法に基づき高度医療の提供とそれに関する研修を実施する医療施設はどれか。

1．診療所

2．特定機能病院

3．地域医療支援病院

4．臨床研究中核病院

解説 オープンセサミ⑤142

1．× 診療所とは、医師または歯科医師が公衆または特定多数人のため医業または歯科医業を行う場所であって、患者を入院させるための施設を有しないものまたは19人以下の患者を入院させるための施設を有するものをいう。

2．○ 特定機能病院とは、400人以上の患者を入院させるための施設があり、高度の医療の提供、高度の医療技術の開発・評価、高度の医療に関する研修を実施する能力などを備えた病院をいう。厚生労働大臣の承認を必要とする。

3．× 地域医療支援病院とは、200人以上の患者を入院させるための施設があり、紹介患者に対する医療の提供、地域の医療従事者に対する研修の実施等を通じてかかりつけ医等を支援する能力を備える病院をいう。都道府県知事の承認を必要とする。

4．× 臨床研究中核病院は、日本発の革新的医薬品・医療機器の開発等に必要となる質の高い臨床研究を推進するため、国際水準の臨床研究等の中心的役割を担う病院をいう。

正答　2

110回PM5：98.5％ □□□→□□□

215 看護師等の人材確保の促進に関する法律に規定されている都道府県ナースセンターの業務はどれか。

1．訪問看護業務

2．看護師免許証の交付

3．訪問入浴サービスの提供

4．看護師等への無料の職業紹介

解説 オープンセサミ⑤148

1．× 訪問看護業務は、訪問看護事業所が行う。

2．× 看護師免許証の交付は、厚生労働大臣が行う。

3．× 専用の浴槽を使用する訪問入浴サービスは、介護保険制度では訪問入浴介護事業者が、障害者制度では訪問入浴サービス事業者が行う。

4．○ 看護師等への無料の職業紹介は、都道府県ナースセンターの業務である。

正答　4

110回AM10：75.7％ □□□→□□□

216 地域保健法に基づき設置されているのはどれか。

1．診療所

2．保健所

3．地域包括支援センター

4．訪問看護ステーション

解説 オープンセサミ⑤8, 22～23, 103, 142

1．× 診療所は医療法に規定されている病床数0～19床の医療施設である。

2．○ 地域保健法に基づき設置されているものには、都道府県・政令指定都市等が設置する保健所と、市町村が設置する保健センターがある。

3．× 地域包括支援センターは介護保険法に基づき市町村または市町村から委託を受けた法人が設置する。

4．× 訪問看護ステーションは、健康保険法（医療保険）より優位にある介護保険法に基づき、指定訪問看護事業者の指定を受けた事業者により設置される。介護保険法の指定を受けた事業者は、医療保険の指定訪問看護事業者とみなされ、医療保険の訪問看護も実施することができる。

正答 2

112回PM10：79.1％ □□□→□□□

217 地域保健法に規定されている市町村保健センターの業務はどれか。

1．病気の治療

2．住民の健康診査

3．看護師免許申請の受理

4．専門的で広域的な健康課題への対応

解説 オープンセサミ⑤103～104

1．× 病気の治療は医療機関の業務である。

2．○ 住民の健康診査・健康相談・保健指導は、市町村保健センターの業務である。

3．4．× 看護師免許申請の受理、専門的で広域的な健康課題への対応は保健所の業務である。

正答 2

109回PM4：98.4％ □□□→□□□

218 日本において国民皆保険制度となっているのはどれか。

1．医療保険
2．介護保険
3．雇用保険
4．労災保険

解説 オープンセサミ⑤5

1．○ 日本の医療保険は、国民すべてが受けられる国民皆保険制度である。

2．× 介護保険の第1号被保険者は65歳以上の者、第2号被保険者は40歳以上65歳未満の医療保険加入者であり、介護保険料は40歳から支払うため、皆保険ではない。

3．× 雇用保険は雇用保険法に基づき、労働者（被保険者）が失業した場合、雇用の継続が困難となる事由が生じた場合、及び労働者が自ら職業に関する教育訓練を受けた場合に、必要な給付を行って、労働者の生活及び雇用の安定を図ることを目的とする制度である。そのため、皆保険ではない。

4．× 労災保険（労働者災害補償保険）は、業務上あるいは通勤による労働者の負傷、疾病、障害または死亡等に対して必要な保険給付を行い、あわせて、被災労働者の社会復帰の促進、被災労働者とその遺族の援護、労働災害の防止等を目的とする制度である。そのため皆保険ではない。

正答 1

112回PM4：98.5％ □□□→□□□

219 国民健康保険に加入している自営業者（40歳）の医療費の一部負担金の割合はどれか。

1．1割
2．2割
3．3割
4．4割

解説 オープンセサミ⑤9

国民健康保険に加入している自営業者（40歳）の医療費の一部負担金の割合は3割である。

<table>
<tr><td rowspan="2">健康保険</td><td>義務教育
就学前</td><td>被保険者
（本人）</td><td>被扶養者
（家族）</td><td>70～74歳</td><td>後期高齢者医療
75歳以上</td></tr>
<tr><td>2割</td><td>3割</td><td>3割</td><td>2割
（現役並所得者は3割）</td><td rowspan="3">1割
（一定以上所得者は2割、
現役並所得者は3割）</td></tr>
<tr><td rowspan="2">国民健康保険</td><td>義務教育
就学前</td><td colspan="2">義務教育就学後～69歳</td><td>70～74歳</td></tr>
<tr><td>2割</td><td colspan="2">3割</td><td>2割
（現役並所得者は3割）</td></tr>
</table>

正答 3

109回AM4：92.7％ □□□→□□□

220 健康保険法による療養の給付の対象はどれか。

1．手術
2．健康診査
3．予防接種
4．人間ドック

解説 オープンセサミ⑤7

1．○ 健康保険法による療養の給付には、診察、薬剤・治療材料の支給、処置・手術その他の治療などがある。

2．3．4．× 健康診査、予防接種、人間ドックは療養の給付に含まれない。

正答 1

111回AM4：95.9％ □□□→□□□

221 後期高齢者医療制度の被保険者は、区域内に住居を有する（　　）歳以上の者、および65歳以上（　　）歳未満であって、政令で定める程度の障害の状態にあるとして後期高齢者医療広域連合の認定を受けた者である。

（　　）に入るのはどれか。

1．70
2．75
3．80
4．85

解説 オープンセサミ⑤11

後期高齢者医療制度の被保険者は、75歳以上の者、および65歳以上75歳未満で一定程度の障害状態にあると、後期高齢者医療広域連合から認定を受けた者である。

正答 2

111回PM10：98.5％ □□□→□□□

222 指定訪問看護ステーションには常勤換算で（　　）人以上の看護職員を配置することが定められている。

（　　）に入るのはどれか。

1．1.0
2．1.5
3．2.0
4．2.5

解説 オープンセサミ③18, ⑤8

指定訪問看護ステーションには、常勤換算で2.5人以上の看護職員を配置することが定められている。

正答 4

111回AM25：88.6％ □□□→□□□

223 感染症の予防及び感染症の患者に対する医療に関する法律〈感染症法〉において、結核が分類されるのはどれか。

1．一類
2．二類
3．三類
4．四類
5．五類

解説 オープンセサミ⑤87

感染症の予防及び感染症の患者に対する医療に関する法律〈感染症法〉による分類に基づく二類感染症には、結核、急性灰白髄炎、ジフテリア、重症急性呼吸器症候群〈SARS〉、中東呼吸器症候群〈MERS〉、特定鳥インフルエンザ〈H5N1、H7N9〉が該当する。

正答 2

112回AM4：97.6％ □□□→□□□

224 休憩時間を除いた1週間の労働時間で、超えてはならないと労働基準法で定められているのはどれか。

1．30時間
2．35時間
3．40時間
4．45時間

解説 オープンセサミ⑤133

労働基準法では、使用者は労働者に原則として1日8時間、1週間に40時間を超えて労働させてはならないと規定している。

正答 3

113回PM3：98.5％ □□□→□□□

225 労働安全衛生法に規定されているのはどれか。

1．失業手当の給付
2．年少者の労働条件
3．過労死に関する調査研究
4．労働者に対する健康診断

解説 オープンセサミ⑤131

1．× 失業手当の給付は、雇用保険法に規定されている。
2．× 年少者の労働条件は、労働基準法に規定されている。
3．× 過労死に関する調査研究は、過労死等防止対策推進法に規定されている。
4．○ 労働者に対する健康診断は、労働安全衛生法に規定されている。全労働者を対象とする一般健康診断と、有害業務に従事する者を対象とする特殊健康診断があり、事業主がその実施義務を負う。

正答 4

109回AM3：98.8％ □□□→□□□

226 介護保険の第2号被保険者は、（ ）歳以上65歳未満の医療保険加入者である。（ ）に入る数字はどれか。

1．30
2．40
3．50
4．60

解説 オープンセサミ⑤18

介護保険の第1号被保険者は65歳以上、第2号被保険者は40歳以上65歳未満の医療保険加入者である。

正答 2

112回AM5：91.8％ □□□→□□□

227 介護保険法における要支援および要介護認定の状態区分の数はどれか。

1．4
2．5
3．6
4．7

解説 オープンセサミ③78, ⑤19

介護保険法における要支援および要介護認定の状態区分は、要支援1・2、要介護1～5

に分けられ、合計7つに区分される。

正答　4

110回AM4：98.1％ □□□→□□□

228 要介護認定の申請先はどれか。

1．市町村
2．診療所
3．都道府県
4．介護保険審査会

解説　オープンセサミ⑤18〜19

1．○　要介護認定の申請先は市町村（保険者）である。市区町村に設置される介護認定審査会の審査・判定に基づき、市町村が認定を行う。

2．×　診療所は要介護認定の申請先ではない。

3．4．×　市町村の決定した要介護認定等に不服がある場合に、都道府県に設置される介護保険審査会に不服申し立てを行う。

正答　1

111回PM4：96.7％ □□□→□□□

229 介護保険における被保険者の要支援状態に関する保険給付はどれか。

1．医療給付
2．介護給付
3．年金給付
4．予防給付

解説　オープンセサミ⑤4，20

1．×　医療給付は、医療保険による給付のことで、職業や地域、年齢に応じて加入する保険が異なる。医療保険の被保険者が病気・けが・出産・死亡したときに、必要な医療の給付や手当金の支給などを行う。

2．×　介護保険による給付は、要介護1〜5と認定された者に支給される介護給付と、要支援1・2と認定された者に支給される予防給付、市町村が条例で個別に定める市町村特別給付に分けられる。

3．×　国民年金や厚生年金保険などによる給付である。

4．○　選択肢2の解説参照。

正答　4

113回AM4：76.4％ □□□→□□□

230 介護保険法の地域支援事業で正しいのはどれか。
1．保険給付である。
2．都道府県の事業である。
3．介護保険施設で実施される。
4．配食サービスは生活支援サービスの1つである。

解説 オープンセサミ⑤22

地域支援事業とは、介護保険法に基づき、被保険者が要介護状態等になることを予防するとともに、要介護状態になった場合においても、住み慣れた地域で自立した生活が維持できるように支援することを目的とし、市区町村が実施するサービス事業である。事業構成としては、「介護予防・日常生活支援総合事業」「包括的支援事業」「任意事業」の3つである。

1．× 地域支援事業は、市町村が、被保険者の介護予防や地域での自立した生活を支援するため、地域住民に対して介護予防サービスや相談支援などを提供する取り組みであり、保険給付ではない。

2．× 市区町村の事業である。

3．× この事業は、高齢者が住み慣れた地域で自立した生活ができることを目的とし、在宅者を対象としている。主に地域包括支援センターが中心となり援助が行われている。施設サービスは含まれない。

4．○ 配食サービスは、民間企業や地域ボランティアなどと連携して行う。介護予防・生活支援サービスに含まれる。

正答 4

113回PM4：92.7％ □□□→□□□

231 平成13年（2001年）の「身体拘束ゼロの手引き」において身体拘束の禁止対象となる行為はどれか。
1．L字バーを設置する。
2．離床センサーを設置する。
3．点滴ルートを服の下に通して視野に入らないようにする。
4．ベッドを柵（サイドレール）で囲んで降りられないようにする。

解説 オープンセサミ③221

身体拘束がもたらす弊害の例として、以下があげられる。

①身体的弊害：関節拘縮、筋力低下、褥瘡発生、食欲低下、心肺機能や感染症への抵抗力の低下などが起こる。

②精神的弊害：不安や怒り、屈辱、諦めといった精神的苦痛を与え、人間としての尊

厳を侵す。

③社会的弊害：身体拘束による心身機能の低下は、さらなる医療的処置を生じさせ、経済的にも影響をもたらす。また、看護・介護スタッフ自身の士気の低下を招き、介護保険施設等に対する社会的な不信・偏見を引き起こすおそれがある。

平成13年（2001年）の「身体拘束ゼロの手引き」における身体拘束の禁止対象となる行為は以下の通りである。

■身体拘束禁止の対象となる具体的な行為

① 徘徊しないように、車いすやいす、ベッドに体幹や四肢をひも等で縛る。
② 転落しないように、ベッドに体幹や四肢をひも等で縛る。
③ 自分で降りられないように、ベッドを柵（サイドレール）で囲む。
④ 点滴・経管栄養等のチューブを抜かないように、四肢をひも等で縛る。
⑤ 点滴・経管栄養等のチューブを抜かないように、又は皮膚をかきむしらないように、手指の機能を制限するミトン型の手袋等をつける。
⑥ 車いすやいすからずり落ちたり、立ち上がったりしないようにY 字型抑制帯や腰ベルト、車いすテーブルをつける。
⑦ 立ち上がる能力のある人の立ち上がりを妨げるような椅子を使用する。
⑧ 脱衣やおむつはずしを制限するために、介護衣（つなぎ服）を着せる。
⑨ 他人への迷惑行為を防ぐために、ベッドなどに体幹や四肢をひも等で縛る。
⑩ 行動を落ち着かせるために、向精神薬を過剰に服用させる。
⑪ 自分の意思で開けることのできない居室等に隔離する。

（「身体拘束ゼロへの手引き」より）

正答　4

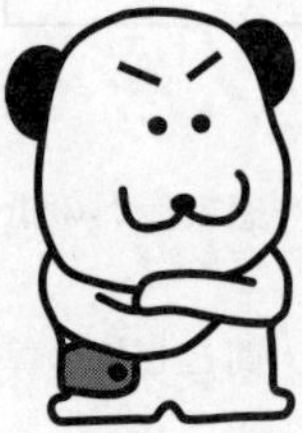

一般問題

血液・生体防御

110回PM73：86.8％ □□□→□□□

1　血漿蛋白質の大部分を合成しているのはどれか。

1．肺
2．肝臓
3．腎臓
4．膵臓
5．脾臓

解説　オープンセサミ①28

血漿蛋白質の大部分は肝臓で合成される。血漿蛋白質のおよそ60～70％はアルブミンで、次いでグロブリンが多く、少量のフィブリノゲンなどの血液凝固因子も含まれる。

アルブミンは肝臓で合成され、血漿膠質浸透圧の維持や無機イオン・脂溶性物質の輸送などに関与する。

グロブリンはα・β・γに分けられ、αとβは肝臓で合成され、物質輸送にはたらく。γグロブリンは免疫グロブリン（抗体）のことで、Bリンパ球から分化した形質細胞で産生される。

フィブリノゲンなどの血液凝固因子の多くも肝臓で合成される。

正答　2

111回AM28：90.8％ □□□→□□□

2　B細胞が抗原認識によって分化した抗体産生細胞はどれか。

1．マクロファージ
2．形質細胞
3．肥満細胞
4．T細胞

解説　オープンセサミ①34～35，②281

1．×　マクロファージは、主に貪食と抗原提示を行う。
2．○　抗原提示作用によってB細胞から分化し、抗体を産生する細胞は形質細胞である。
3．×　肥満細胞の細胞膜にはIgE受容体（Fcレセプター）が組み込まれており、Ⅰ型アレルギー反応に深く関与する。肥満細胞に結合したIgEに抗原（アレルゲン）が結合すると、ヒスタミンなどの化学伝達物質（ケミカルメディエーター）を放出し、喘息やアナフィラキシーなどのⅠ型アレルギー反応を引き起こす。
4．×　T細胞は、主に細胞性免疫に関与する。

細胞性免疫と液性免疫

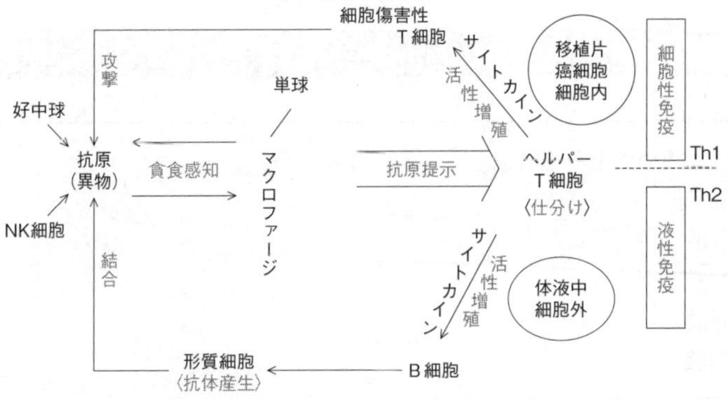

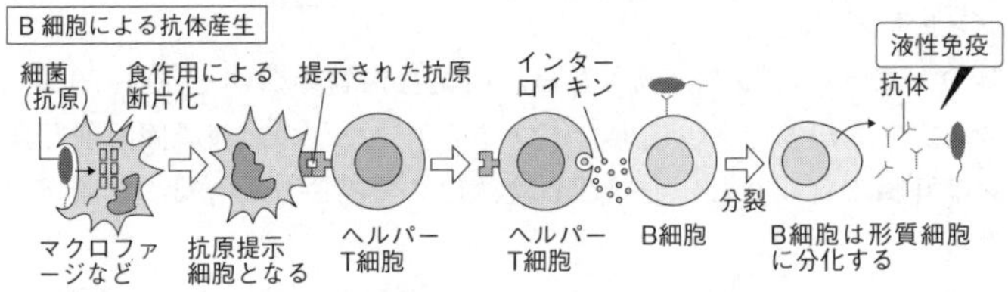

I型アレルギー反応

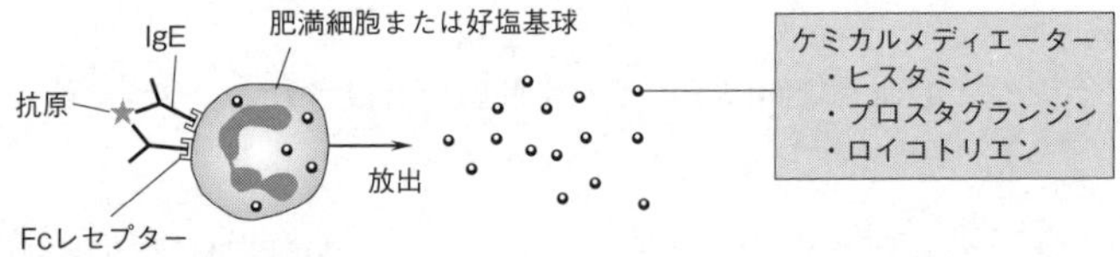

正答　2

111回PM57：93.2％ □□□→□□□

3　新生児や乳児が胎児期に母体から受け取った抗体は次のどれか。

1．IgA
2．IgD
3．IgG
4．IgM

解説　オープンセサミ①36, ④20

1．×　IgAは、胎盤を通過しにくい。IgAは、分泌型IgAという形で母乳（特に初乳）に多く含まれる。

2．×　IgDは、胎盤を通過しにくい。

3．○　IgGは胎盤を通過できるため、母体から胎児期に移行する。

4．×　IgMは、胎盤を通過しにくい。IgMは、子宮内感染がある場合に上昇し、出生時に存在している場合は、子宮内感染を意味する。

血清免疫グロブリン濃度の年齢による変化

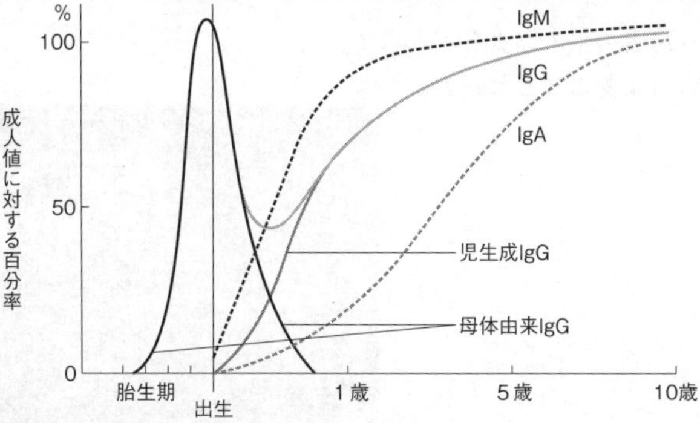

正答　3

113回PM38：77.0％ □□□→□□□

4　健康な成人の皮膚で正しいのはどれか。

1．垢として剥がれ落ちるのは基底層である。
2．外陰部にはアポクリン汗腺が存在する。
3．皮膚表面は弱アルカリ性である。
4．ケラチンは紫外線を吸収する。

解説　オープンセサミ①39～41

1．×　垢として剥がれ落ちるのは角質層である。
2．○　外陰部や腋窩にはアポクリン汗腺が分布する。
3．×　皮膚表面は弱酸性である。
4．×　メラニンは紫外線を吸収する。

正答　2

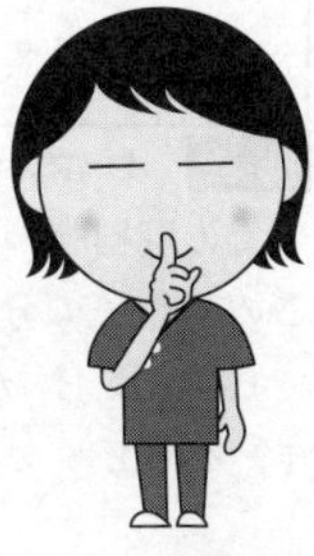

109回AM47：90.4％ □□□→□□□

5　貧血を伴う患者の爪の写真を下に示す。
欠乏している栄養素はどれか。

1．ビタミンB_{12}
2．ビタミンC
3．葉酸
4．鉄

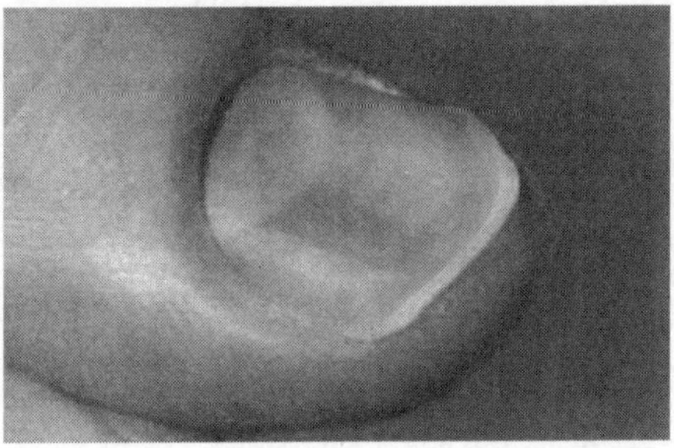

解説　オープンセサミ②136～137

写真はスプーン状爪である。主に手の爪が薄くなり、反り返った状態となる。

1．3．×　ビタミンB_{12}や葉酸はDNAの合成を促進している。これらが欠乏することにより、骨髄での造血機能（特に赤血球）に障害が起こり、巨赤芽球性貧血を起こす。貧血の他、食欲低下、体重減少、手足のしびれなどが起こる。スプーン状の爪はみられない。

2．×　ビタミンCは主に細胞内呼吸に触媒として作用する。欠乏すると血管腔がもろくなり、皮下出血（壊血病）を起こしたり、成長が遅れたりする。

4．○　爪は皮膚が変化したもので、皮膚と同様に酸素を必要とする。鉄が欠乏し、鉄欠乏性貧血を起こすと、酸素を運搬する赤血球中のヘモグロビンが減少し、爪が酸素や栄養の不足からスプーン状となる。

正答　4

113回PM78：93.6％ □□□→□□□

6　胃癌《gastric cancer》の胃切除術後5年ほどで欠乏し貧血を起こさせるのはどれか。

1．ビタミンA
2．ビタミンB_1
3．ビタミンB_{12}
4．ビタミンC
5．ビタミンK

解説　オープンセサミ②175

胃の壁細胞から、ビタミンB_{12}の吸収に関与する内因子が分泌される。胃切除術後には、この内因子の分泌がなくなるため、ビタミンB_{12}の吸収が不良となり、術後5～10年ほどでビタミンB_{12}が枯渇して巨赤芽球性貧血が起こる。

1．×　ビタミンAが欠乏すると、夜盲症や眼球乾燥症などの原因となる。

2．× ビタミンB_1が欠乏すると、脚気やWernicke〈ウェルニッケ〉脳症などの原因となる。

3．○ ビタミンB_{12}は、赤血球の成熟に関与する。

4．× ビタミンCが欠乏すると、壊血病などの原因となる。

5．× ビタミンKが欠乏すると、新生児メレナなど出血性疾患の原因となる。

正答 3

109回PM31：81.8％ □□□→□□□

7 急性骨髄性白血病《acute myelogeneous leukemia》の検査所見で正しいのはどれか。

1．赤血球数が増加する。

2．血小板数が増加する。

3．白血球分画に白血病裂孔を認める。

4．ミエロペルオキシダーゼ反応陽性が3％未満である。

解説 **オープンセサミ②140**

1．2．× 正常赤血球や血小板の合成も障害されるため、赤血球数も血小板数も減少する。

3．○ 白血病裂孔とは、末梢血において、幼若な白血病細胞と残存する成熟好中球の間に中間の成熟段階の細胞が認められない状態を指し、急性骨髄性白血病の検査所見の1つである。

4．× ミエロペルオキシダーゼ染色は、白血病細胞が骨髄系（顆粒球系、単球系）かリンパ系であるかを判定する検査である。ミエロペルオキシダーゼ反応陽性が3％以上を急性骨髄性白血病、3％未満を急性リンパ性白血病と分類する。

正答 3

111回PM46：96.9％ □□□→□□□

8 ヒト免疫不全ウイルス〈HIV〉感染症《human immunodeficiency virus infection》で正しいのはどれか。

1．空気感染する。

2．無症候期がある。

3．DNAウイルスによる。

4．血液中のBリンパ球に感染する。

解説 **オープンセサミ②301〜302**

1．× 主な感染経路は、血液を介した感染、性行為を介した感染、母子感染であり、血液・精液・腟分泌液・母乳などが感染源となる。

2．○ ヒト免疫不全ウイルス〈HIV〉に感染後、急性感染期・無症候期・AIDS期の3期をたどる。無症候期とは、血液検査において抗HIV抗体は陽性を示しているが、症状が現れていない期間のことで、無症候性キャリア期ともいう。ヒト免疫不全ウイルス感染症の無症候期は、数年から10年程あり、個人差が大きい。

3．✕　HIVはレトロウイルス科に属するRNAウイルスである。

4．✕　ヘルパーT細胞（CD4陽性T細胞）に感染する。

正答　2

109回AM45：94.6％ □□□→□□□

9 ヒト免疫不全ウイルス〈HIV〉に感染している患者で、後天性免疫不全症候群《acquired immunodeficiency syndorome》〈AIDS〉の状態にあると判断できる疾患はどれか。

1．季節性インフルエンザ《seasonal influenza》
2．ニューモシスチス肺炎《Pneumocystis pneumonia》
3．ノロウイルス性腸炎《norovirus enteriris》
4．単純性膀胱炎《uncomplicated cystitis》

解 説　オープンセサミ②301～302

ヒト免疫不全ウイルス〈HIV〉に感染後、ほとんど症状がみられない状態を無症候性キャリアという。長い無症候期を経て、HIVウイルスによりヘルパーT細胞（CD4陽性Tリンパ球）が破壊され、細胞性免疫・液性免疫が荒廃すると、後天性免疫不全症候群〈AIDS〉の状態となる。この状態の特徴である日和見感染は、通常は問題とならない常在菌や空気中に浮遊する真菌などにより、症状が起こるものである。

1．3．4．✕

2．○　ニューモシスチスは真菌の一種である。通常の免疫力をもつ人には症状が発現しないが、未熟児、悪性腫瘍患者、HIV感染者などに、日和見感染が起こる。

正答　2

109回PM50：83.4％ □□□→□□□

10　ラテックス製手袋を着用した直後に口唇・手足のしびれと喉頭の違和感を自覚した。

原因となる病態はどれか。

1．Ⅰ型アレルギー
2．Ⅱ型アレルギー
3．Ⅲ型アレルギー
4．Ⅳ型アレルギー

解 説　オープンセサミ①37，②281

ラテックスは医療用手袋などに使用されるゴムの成分であり、接触することで蕁麻疹や喘息発作、アナフィラキシーショックなどのⅠ型アレルギーを起こす可能性がある。

正答　1

11　抗原によって感作されたTリンパ球による細胞性免疫が主体となるのはどれか。

1．花粉症《pollinosis》
2．蕁麻疹
3．ツベルクリン反応
4．アナフィラキシーショック《anaphylactic shock》
5．インフルエンザ《influenza》の予防接種

解説　オープンセサミ①37，②281～283

免疫には、Bリンパ球が抗体を産生することにより行われる液性免疫と、抗体が関与せず、直接Tリンパ球により媒介される細胞性免疫がある。

1．2．4．**×**　花粉症、蕁麻疹、アナフィラキシーショックは、液性免疫に該当するⅠ型アレルギーである。Ⅰ型アレルギーを引き起こす抗原（花粉や卵など）が体内に侵入すると、抗原にIgE抗体が結合し、肥満細胞や好塩基球からヒスタミンなどの化学伝達物質が放出されて、組織に炎症反応が起こる。重篤な場合は、血圧低下や呼吸困難、意識障害などを伴うアナフィラキシーショックと呼ばれる状態を引き起こす。

3．**○**　結核感染の有無を調べるツベルクリン反応は、細胞性免疫に該当するⅣ型アレルギーである。Tリンパ球がサイトカインを分泌し、炎症細胞を集め、直接抗原を攻撃する。

5．**×**　インフルエンザの予防接種は、ワクチンの接種により自らの体内で免疫を獲得する能動免疫の一つである。

アレルギー反応の分類

	型	名称	主体	原因	疾患	皮膚反応
液性免疫	Ⅰ型	即時型 アナフィラキシー型	IgE	アレルゲン （外因）	気管支喘息、花粉症 アレルギー性鼻炎 アナフィラキシー 蕁麻疹 薬物アレルギーの一部	15～20分 発赤と膨疹
	Ⅱ型	細胞傷害型	IgG IgM	外因 内因 （細胞膜）	血液型不適合輸血 溶血性貧血 リウマチ熱 血小板減少症 グッドパスチャー症候群	数分～数時間
	Ⅲ型	アルサス型 免疫複合体型	IgG IgM	外因 内因	血清病、関節リウマチ 全身性エリテマトーデス 急性糸球体腎炎	3～8時間 紅斑と浮腫
細胞性免疫	Ⅳ型	ツベルクリン型 遅延型	Tリンパ球	外因 内因	移植による拒絶反応 接触性皮膚炎 ツベルクリン反応	24～72時間 紅斑と硬結

※薬物アレルギーは、実際にはいくつかのアレルギー型が関わっているものが多く、Ⅰ～Ⅳ型に分類することは困難である。

正答　3

113回AM43：73.3％ □□□→□□□

12　減感作療法を受ける患者への説明で適切なのはどれか。

1．「治療期間は1か月です」

2．「静脈内注射でアレルゲンを投与します」

3．「治療後はアレルゲンを気にせず生活できます」

4．「投与後30分はアナフィラキシー症状を観察します」

解説　オープンセサミ②78

減感作療法（アレルゲン免疫療法）は、アレルギー患者に対してアレルゲン（抗原）を投与することで、症状の軽減をはかる治療法である。少量のアレルゲン投与から開始し、繰り返し投与することで身体がアレルゲンに慣れ、アレルギー反応が起こりにくくなる。

1．×　3年以上は治療を継続することが望ましい。

2．×　舌下投与（舌下免疫療法）または皮下注射（皮下免疫療法）で行う。

3．×　根治率は10～20％程度である。減感作療法によりアレルギー症状の改善がみられても、引き続き抗アレルギー薬などの対症療法が必要な場合もある。

4．○　減感作療法にはアナフィラキシーのリスクがあり、投与後30分以内は特に注意が必要である。

正答　4

110回PM77：88.2％ □□□→□□□

13　関節リウマチ《rheumatoid arthritis》で起こる主な炎症はどれか。

1．滑膜炎

2．血管炎

3．骨髄炎

4．骨軟骨炎

5．関節周囲炎

解説　オープンセサミ②292～293

1．○　関節リウマチは、自己免疫により生じる関節滑膜の炎症を特徴とする全身の炎症性疾患である。炎症が進むと強い痛みが生じ、軟骨や骨が破壊されて関節が変形する。

2．×　既存の関節リウマチに、血管炎をはじめとする関節外症状をみとめ、難治性または重症な臨床病態を伴う場合に、悪性関節リウマチという。

3．×　骨髄炎は、骨髄に細菌が侵入し繁殖した病態である。

4．×　骨軟骨炎は、関節軟骨の亀裂や遊離によって生じる離断性骨軟骨炎が多く、成長期に好発する。

5．×　肩関節周囲炎は一般に五十肩、四十肩と呼ばれるもので、関節滑液包や関節包などの軟部組織の炎症と運動制限が特徴である。

正答　1

113回AM46：91.5％ □□□→□□□

14　自助具を図に示す。

関節リウマチ《rheumatoid arthritis》によって肩関節に痛みがある患者の関節への負担を軽減する自助具で適切なのはどれか。

1. 万能カフ

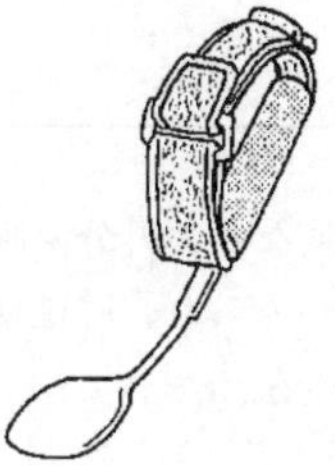

2. 長柄ブラシ

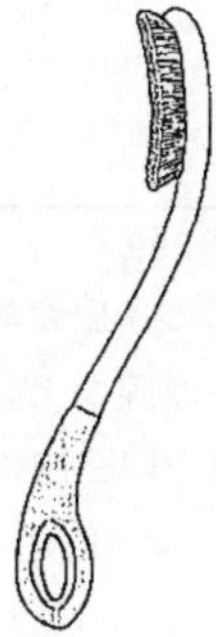

3. コップホルダー

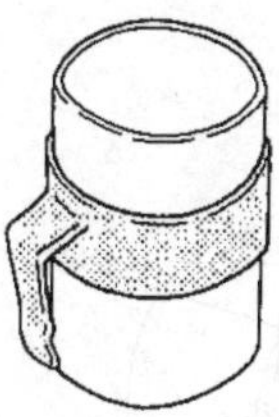

4. ボタンエイド

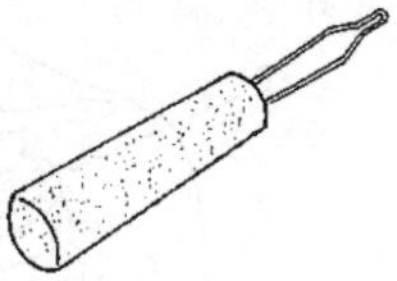

解説　**オープンセサミ②295**

1．3．×　手関節や手指の関節の可動性が制限される場合に適切な自助具である。

2．○　肩関節の痛みにより肩関節の挙上が制限される場合に適切な自助具である。

4．×　手指の関節の可動性が制限される場合に適切な自助具である。

正答　2

113回PM84：74.2％ □□□→□□□

15　Sjögren《Sjögren syndrome》〈シェーグレン〉症候群でリンパ球が浸潤して障害が起こるのはどれか。2つ選べ。

1．胸腺
2．涙腺
3．甲状腺
4．唾液腺
5．副甲状腺

解説　オープンセサミ②299

Sjögren〈シェーグレン〉症候群は、唾液腺や涙腺などの外分泌腺を標的とした自己免疫疾患である。唾液腺や涙腺などにリンパ球の浸潤がみられ、腺破壊により唾液・涙液などの分泌低下を来し、眼や口腔内の乾燥症状がみられる。

正答　2、4

循環

113回AM34：87.1％ □□□→□□□

16　成人の心音の聴取部位を図に示す。

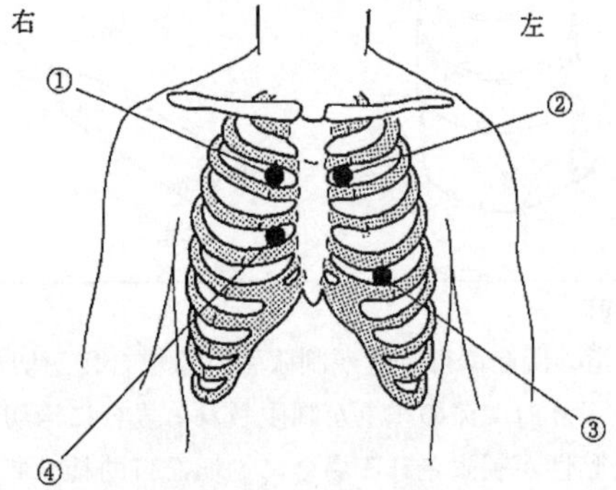

心音の聴診における、僧帽弁領域はどれか。
ただし、聴取部位は●で示す。

1．①
2．②
3．③
4．④

解説　オープンセサミ①48～49，②90

1．×　大動脈弁領域である。

2．× 肺動脈弁領域である。
3．○ 僧帽弁領域である。
4．× 心音の聴取部位ではない。

正答 3

109回AM43：90.2％ □□□→□□□

17 ペースメーカー植込みの有無を事前に確認すべき検査はどれか。
1．超音波検査
2．エックス線撮影
3．骨シンチグラフィ
4．磁気共鳴画像〈MRI〉

解説 オープンセサミ②126～127

ペースメーカーは、内蔵された電池を使って自動的に電気信号を発生し、洞結節に代わって適切な電気信号を心臓に与え続け、洞調律をコントロールするものである。したがって、外部から強力な電気や磁力が与えられると誤作動を起こす可能性がある。

1．2．3．×

4．○ 磁気共鳴画像〈MRI〉は強力な磁気を発生するため、ペースメーカーの作動に影響を与える。ただし、条件付きMRI対応ペースメーカーが普及しているため、対応機種か否かを確認する必要がある。対応機種でない場合は、MRI検査は施行できない。

正答 4

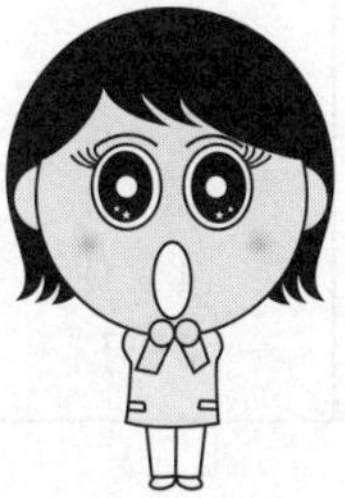

112回AM80：86.0％ □□□→□□□

18　検査の画像を下に示す。

狭心症《angina pectoris》の手術に最も重要な検査はどれか。

A.

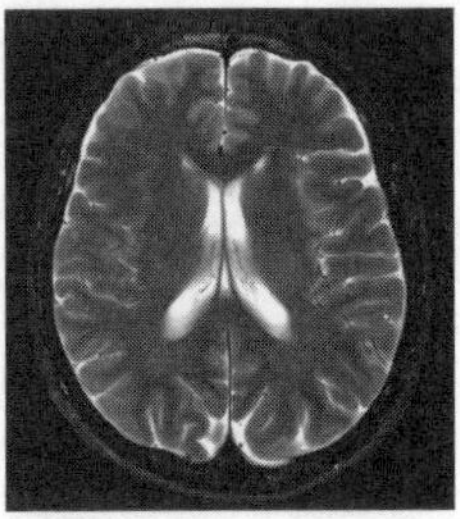

B.

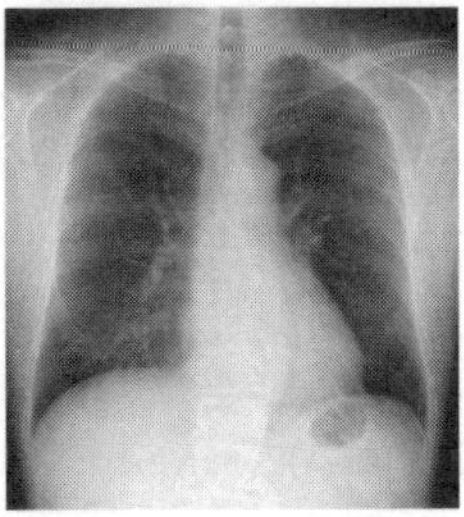

C.

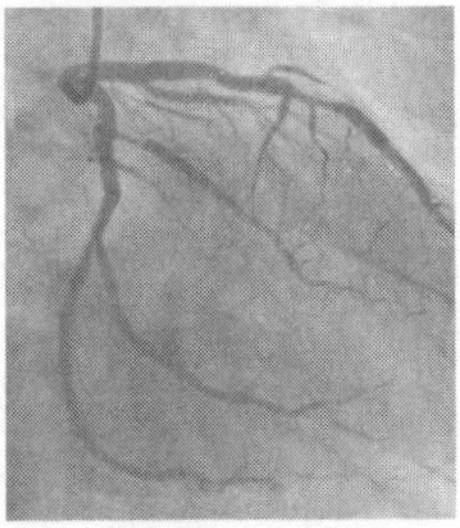

D.

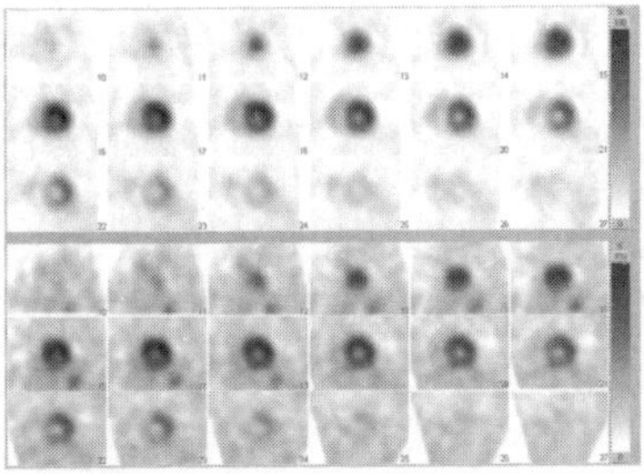

E.

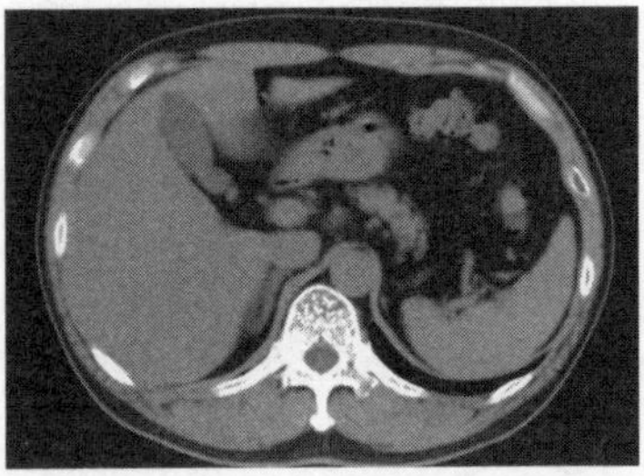

1．A
2．B
3．C
4．D
5．E

解説 オープンセサミ②103～107

1．× 脳のMRI検査画像である。MRI検査は、磁力と電磁波の力によって体の断層画像を撮影する検査である。

2．× 胸部エックス線検査画像である。

3．○ 心臓カテーテル検査画像であり、狭心症の手術に最も重要な検査である。

4．× 心臓のSPECT検査画像であり、血流や心機能の状態を検査する。

5．× 腹部CT検査画像である。

正答 3

110回PM41：75.2％ □□□→□□□

19 心原性ショックで現れる症状・徴候はどれか。

1．顔面の紅潮
2．胸部不快感
3．血圧の上昇
4．尿量の増加

解説 オープンセサミ①186

1．× 顔面の紅潮はみられない。

2．○ 心原性ショックは、心臓の虚血によるポンプ機能低下により心拍出量が減少して起こるショックである。胸部の不快感や動悸、ふらつき、チアノーゼ、尿量減少、血圧低下などが起こる。

3．× 血圧は低下する。

4．× 尿量は減少する。

正答 2

111回AM43：86.4％ □□□→□□□

20 解離性大動脈瘤《dissecting aortic aneurysm》の破裂直後に出血性ショック《hemorrhagic shock》となった患者の症状として正しいのはどれか。

1．黄疸
2．浮腫
3．顔面紅潮
4．呼吸不全

解説 オープンセサミ①185～186，②130

1．× 黄疸は、ビリルビン色素が血液中に増加し、全身の皮膚や粘膜に過剰に沈着するために生じる。ビリルビンは老廃赤血球から生成された後、肝臓で代謝され胆汁中に排泄されるため、溶血性疾患や肝機能障害、胆汁排泄障害により黄疸が出現する。

2．× 浮腫とは、間質液が異常に増加した状態である。浮腫の原因として、毛細血管圧の上昇、リンパ管への流入障害、膠質浸透圧の低下、血管透過性の亢進等が考えられる。

3．× 顔面紅潮とは、皮膚内の毛細血管が拡張し血液がうっ滞するために皮膚が赤く見える状態である。原因として自律神経失調や、甲状腺機能亢進症、カテコラミンの異常等が考えられる。

4．○ 出血性ショックとは、出血により循環血液量が減少し血圧が低下する状態である。心臓からの拍出量が減少するため、肺血流量も減少しガス換気能の低下が起こり呼吸不全となる。

正答 4

110回PM76：83.1％ □□□→□□□

21 閉塞性動脈硬化症《arteriosclerosis obliterans》〈ASO〉について正しいのはどれか。

1．橈骨動脈に好発する。
2．粥状硬化が原因である。
3．末梢血流量が増加する。
4．歩行によって痛みが改善する。
5．中小動脈の非化膿性炎症で生じる。

解説 オープンセサミ②128

1．× 下肢の動脈に好発する。

2．○ 閉塞性動脈硬化症は、動脈の粥状硬化（アテローム硬化）の進展により、血管に狭窄・閉塞が生じたもので、喫煙者、脂質異常症、糖尿病、高血圧などの動脈硬化を来しやすい症例に多くみられる。

3．× 血管に狭窄・閉塞が生じるため、末梢血流量は減少する。

4．× 一定の距離を歩くと、病変部の末梢が酸素不足等に陥り、疼痛、痺れが出現し、間欠性跛行（一定の距離を歩くと痛みが出現して歩けなくなるが、しばらく休むと痛みが改善して歩けるようになる状態）となる。症状が進行すると安静時でも疼痛が出現し、足趾の虚血性潰瘍や壊死に至る。

5．× 中小動脈の非化膿性炎症で生じるのは閉塞性血栓血管炎（バージャー病）である。

正答 2

112回AM79：72.1％ □□□→□□□

22 僧帽弁狭窄症《mitral stenosis》について正しいのはどれか。

1．弁口面積が拡大する。
2．左心房内圧が上昇する。
3．狭心痛を合併することが多い。
4．弁尖の先天的な3尖化が原因となる。
5．胸骨右縁第2肋間で心雑音を聴取する。

解説　オープンセサミ②115～116

1．×　僧帽弁口が狭くなる。

2．○　左心房から左心室への血流が阻害され、左心房内圧が上昇する。

3．×　狭心痛は狭心症における特徴的な症状である。僧房弁狭窄症の症状としては、労作時の呼吸困難や起坐呼吸などがみられる。

4．×　原因の多くは、A群β溶血性レンサ球菌によるリウマチ熱の後遺症によるものや、動脈硬化に起因するものである。

5．×　聴診所見として、狭窄した僧帽弁の弁尖が突然閉鎖することにより生じる大きなI音があり，心尖部で聴取される。

正答　2

111回AM82：85.8％ □□□→□□□

23　急性大動脈解離《acute aortic dissection》において緊急手術を行うかどうかの観点で用いる分類はどれか。

1．NYHA分類

2．スタンフォード分類

3．Killip〈キリップ〉分類

4．DeBakey〈ドベーキー〉分類

5．Forrester〈フォレスター〉分類

解説　オープンセサミ②98，130

大動脈壁の内膜に亀裂が生じ、中膜が2層に剥離し、動脈走行に沿って2腔になった状態を急性大動脈解離という。

1．×　NYHA分類は、日常生活動作時の自覚症状による心不全の重症度分類である。

心不全の重症度分類（NYHA分類）

重症度	分類	症状
Ⅰ度	心疾患を有するが、身体活動に制限はなく、通常の身体活動では疲労・動悸・呼吸困難・狭心痛を生じない。	階段・坂道を上がる、早歩き等で息切れがない。
Ⅱ度	心疾患のために、身体活動に少しの制限はあるが、安静にすると楽に生活できる。通常の身体活動で疲労・動悸・呼吸困難・狭心痛を生じる。	階段・坂道を上がる、早歩き等で息切れを感じる。
Ⅲ度	身体活動に強い制限のある患者であるが、安静にすると楽に生活できる。通常以下の身体活動で疲労・動悸・呼吸困難・狭心痛を生じる。	短い平地歩行、家の中の移動、軽い家事等でも息切れを感じる。
Ⅳ度	心疾患を有し、いかなる身体活動をするときにも苦痛を伴う。心不全・狭心症の徴候が安静時にもみとめられることがある。いかなる身体活動によっても苦痛が増強する。	常に息切れがある。発作性夜間呼吸困難

2．○　大動脈解離は、上行大動脈に解離があるスタンフォードA型と、上行大動脈に解離がないスタンフォードB型に分類され、緊急手術の適応の可否を判断する。心臓に近い上行大動脈が解離したスタンフォードA型は、大動脈破裂、心タンポナーデ、心筋梗塞、大動脈弁閉鎖不全などを合併する危険性があるため、緊急手術の適応となる。

3．✕　Killip〈キリップ〉分類は、急性心筋梗塞、急性心不全の重症度分類である。

Killip〈キリップ〉分類

クラス	症　状
Ⅰ	心不全の徴候なし
Ⅱ	軽～中等度の心不全（肺ラ音聴取域：全肺野の 50 %未満）
Ⅲ	肺水腫（肺ラ音聴取域：全肺野の 50 %以上）
Ⅳ	心原性ショック（血圧 90mmHg 未満、尿量減少、冷たく湿った皮膚、チアノーゼ、意識障害）

4．✕　DeBakey〈ドベーキー〉分類は、大動脈解離の解離範囲に加えて、エントリー（内膜亀裂の入口部）の位置で分類したものである。

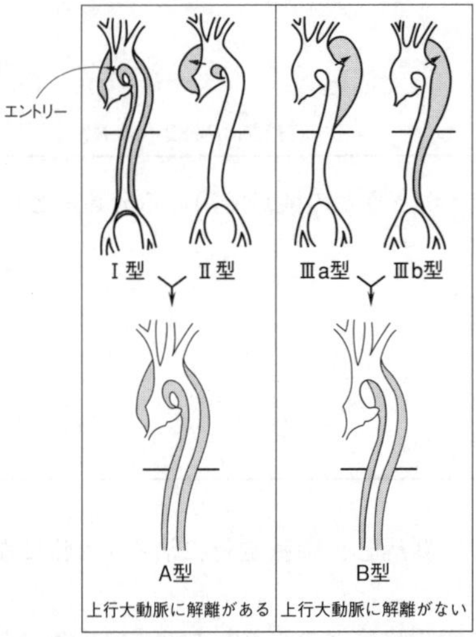

ドベーキー分類

Ⅰ型：解離が上行、弓部、下行、腹部の大動脈全体に及ぶ。
Ⅱ型：解離が上行、弓部に限局。
Ⅲ a 型：左鎖骨下動脈から胸部大動脈まで。
Ⅲ b 型：左鎖骨下動脈から腹部大動脈に及ぶ。

スタンフォード分類

A型：ドベーキー分類のⅠ型・Ⅱ型。
B型：ドベーキー分類のⅢ型。

5．✕　Forrester〈フォレスター〉分類は、血行動態指標による心不全の重症度分類である。急性心筋梗塞における急性心不全の予後を予測する目的で作成された分類である。

Forrester〈フォレスター〉分類

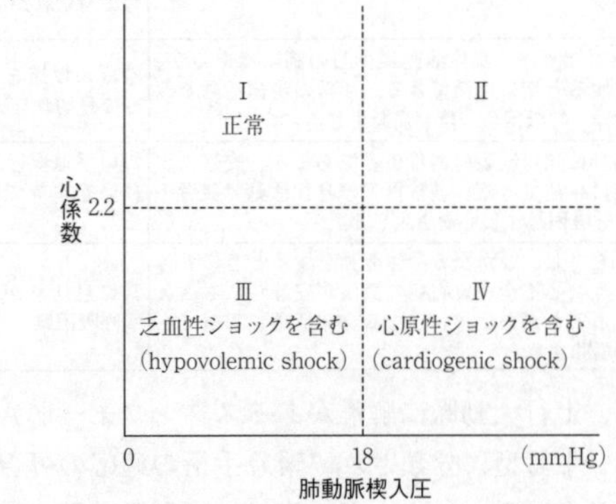

「急性・慢性心不全診療ガイドライン 2017 年改訂版」（日本心不全学会）

正答　2

神経系

113回PM81：94.9％ □□□→□□□

24　短期記憶と関係が深いのはどれか。

1．橋
2．海馬
3．脊髄
4．松果体
5．視床下部

解説　オープンセサミ①66～67, 69, ②129～130

1．×　橋は脳幹部にあり、呼吸や睡眠の中枢である。

2．○　海馬は記憶力に関係する脳の部位である。情報を短期記憶として保存し、長期記憶にしたい情報を大脳皮質に送る情報処理の役割を担っている。

3．×　脊髄は中枢神経であり、運動神経、感覚神経、自律神経などを脳と結ぶ伝導路となっている。

4．×　松果体はメラトニンなどのホルモンを分泌し、体内時計に関与している。

5．×　間脳には視床と視床下部がある。視床下部は自律神経の中枢で、体温調節中枢、性中枢、水代謝中枢や摂食中枢などがある。

正答　2

111回AM79：85.4％ □□□→□□□

25　咀嚼運動にかかわる脳神経はどれか。

1．嗅神経
2．滑車神経
3．三叉神経
4．動眼神経
5．内耳神経

解説　オープンセサミ①71

1．×　嗅覚神経は第Ⅰ脳神経であり、嗅覚に関与する。

2．×　滑車神経は第Ⅳ脳神経であり、上斜筋を支配し、眼球を内方回旋、下転、外転させる。

3．○　三叉神経は第Ⅴ脳神経であり、感覚神経として顔面の知覚を支配し、また運動神経として咀嚼筋の運動を支配する。

4．×　動眼神経は第Ⅲ脳神経であり、上眼瞼挙筋・上直筋・内側直筋・下直筋・下斜筋を支配して開眼と眼球運動に関与し、また瞳孔括約筋による瞳孔収縮と毛様体筋によるレンズ（水晶体）厚調整にも関与する。

5．× 内耳神経は第Ⅷ脳神経であり、聴覚と平衡覚に関与する。

脳神経の局在と神経の種類

脳神経	核の局在	運動神経性	感覚神経性	副交感神経性
Ⅰ 嗅神経	――	――	嗅覚	――
Ⅱ 視神経	――	――	視覚	――
Ⅲ 動眼神経	中脳	眼球運動、開眼	――	瞳孔収縮、レンズ厚調節
Ⅳ 滑車神経	中脳	眼球運動	――	――
Ⅴ 三叉神経	橋	咀嚼筋の運動を支配	顔面の知覚	――
Ⅵ 外転神経	橋	眼球運動	――	――
Ⅶ 顔面神経	橋	顔面表情筋の収縮、閉眼	味覚（舌の前2/3）	唾液、涙の分泌
Ⅷ 内耳神経	橋・延髄	――	聴覚、平衡覚	――
Ⅸ 舌咽神経	延髄	咽頭の筋の収縮	味覚（舌の後1/3）、舌・咽頭の感覚、頸動脈洞・頸動脈小体の感覚（血圧調節）	唾液の分泌
Ⅹ 迷走神経	延髄	嚥下運動、発声・構音	外耳道、鼓膜、耳介後部、軟口蓋の感覚	心臓（抑制）、気管・気管支（収縮）、消化管（促進）
Ⅺ 副神経	延髄	頭の捻転、肩甲骨挙上	――	――
Ⅻ 舌下神経	延髄	舌の運動	――	――

正答 3

113回PM26：93.0％ □□□→□□□

26 交感神経の興奮によって起こる眼の反応はどれか。

1．散瞳
2．流涙
3．明順応
4．対光反射

解説 オープンセサミ①73, 82, 85

交感神経の興奮は、ストレスに対応する反応（戦いと逃走）として起こる。

1．○ 瞳孔は、交感神経の興奮によって瞳孔散大筋が収縮し、虹彩が外側に引っ張られることで散瞳する。また、副交感神経（動眼神経）の興奮によって瞳孔括約筋が収縮し、虹彩が内側に引っ張られることで縮瞳する。

2．× 流涙とは、眼瞼の外にまで涙が溢れることをいい、涙の分泌過多や涙道の通過障害などにより生じる。涙の分泌は、その機能から、眼の表面を保護するための基礎分泌（交感神経が関与する）、異物などの刺激に対処する反射性分泌（三叉神経が関与する）、感情の高揚などに伴う情動性分泌（副交感神経が関与する）に分類される。涙の分泌過多に関与するのは、三叉神経もしくは副交感神経である。

3．× 明順応とは、暗所から明所に移ったとき、杆体細胞に含まれるロドプシン（主成分はビタミンA）が分解されることで光の感度が下がり、まぶしさに慣れていく過程をいう。逆に、明所から暗所に移ったときは、ロドプシンが合成されることで光の感度が上がり、暗所に慣れる反応（暗順応）が起こる。明順応は1分ほどで完了するのに対し、暗順応は30分ほどかかる。

4．× 光を瞳孔に当てると縮瞳する反応を対光反射という。縮瞳は副交感神経の興奮によって生じる。

散　瞳	縮　瞳
・暗い所 ・遠くを見る ・交感神経優位 ・アドレナリン作動薬 ・抗コリン薬 ・興味・関心あり	・明るい所 ・近くを見る ・副交感神経優位 ・抗アドレナリン作動薬 ・コリン作動薬 ・興味・関心なし

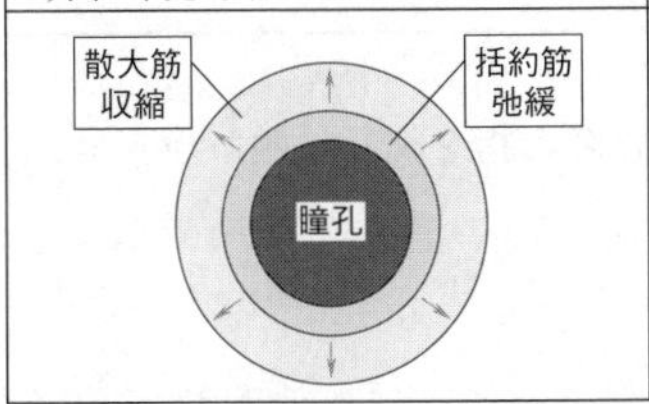

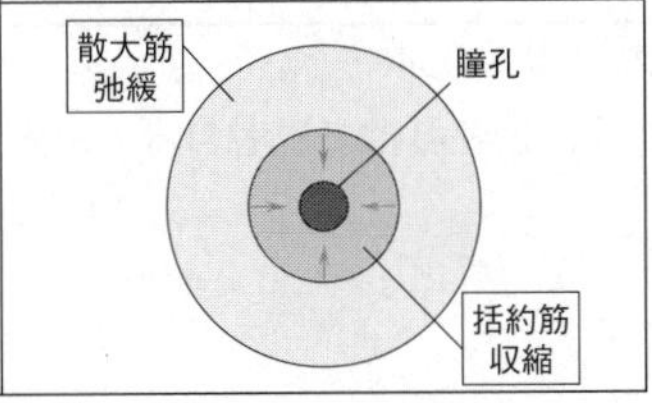

瞳孔収縮（縮瞳）2mm以下　　瞳孔散大（散瞳）5mm以上
瞳孔不同（左右差）0.5mm以上　　正常径3～4mm

正答　1

110回PM82：70.6％ □□□→□□□

27 副交感神経を含む脳神経はどれか。2つ選べ。

1．動眼神経
2．三叉神経
3．内耳神経
4．迷走神経
5．舌下神経

解説 オープンセサミ①71～72

問題25の解説の表参照。

自律神経には交感神経と副交感神経があるが、交感神経は胸髄・腰髄神経に含まれ走行する。副交感神経は、脳神経（動眼神経・顔面神経・舌咽神経・迷走神経）と仙髄に含まれ走行する。

1．○ 動眼神経は副交感神経を含み、瞳孔収縮、レンズ厚調節に関与する。また、開眼や眼球運動（上直筋、内側直筋、下直筋、下斜筋の収縮）などに関与する。

2．× 三叉神経は、顔面の知覚や咀嚼筋の運動を支配する。

3．× 内耳神経は、聴覚や平衡覚に関与する。

4．○ 迷走神経は副交感神経を含み、心機能の抑制、気管支平滑筋の収縮、消化管運動の促進などにはたらく。また、嚥下運動や発声・構音などに関与する。

5．× 舌下神経は、舌の運動に関与する。

正答　1、4

28　指鼻試験で評価するのはどれか。

1．視野
2．小脳機能
3．表在反射
4．複合知覚

解説　オープンセサミ②346

指鼻試験とは、患者の指で患者自身の鼻と検者の指を交互に触る検査で、小脳機能を評価する。

正答　2

113回PM33：79.9％ □□□→□□□

29　Broca〈ブローカ〉失語のある患者とのコミュニケーションで適切なのはどれか。

1．閉じた質問〈closed question〉を活用する。
2．大きな声で質問する。
3．単語で話しかける。
4．文字盤を用いる。

解説　オープンセサミ①268，②310～311

1．○　Broca〈ブローカ〉失語のある患者は流暢に話すことができないため、「はい」、「いいえ」で答えられる質問（閉じた質問）を活用する。
2．×　大きな声で話しかける必要はない。
3．×　言葉の理解が障害されている場合は単語を区切って話しかけることは有効だが、単語で話しかける必要はない。なお、Broca〈ブローカ〉失語のある患者は、言葉の理解は良好なことが多い。
4．×　言葉が思い浮かびにくくなるため、文字盤を使っても効果はない。

正答　1

111回AM47：92.8％ □□□→□□□

30　脳血管造影を行う患者の看護について適切なのはどれか。

1．前日に頭部の剃毛を行う。
2．検査中は患者に話しかけない。
3．穿刺部末梢側の動脈の拍動を確認する。
4．検査30分前まで食事摂取が可能である。

解説　オープンセサミ②315

脳血管造影とは、動脈内に挿入したカテーテルから脳血管にヨード造影剤を注入し、連続的にエックス線撮影をして血管の病変を調べる検査である。

1．× 大腿動脈、上腕動脈などからカテーテルを挿入するが、大腿動脈から挿入する場合は前日に穿刺する部位の剃毛を行う。

2．× 心電図モニター観察・バイタルサイン測定・声かけを頻回に行い異常の早期発見に努める。

3．○ 前日に穿刺部位より末梢側の動脈触知が確認できる場所にマジックで印をつけておき、検査中・検査後に拍動を確認する必要がある。これは、カテーテル操作により血栓が末梢血管を閉塞したり、穿刺したカテーテルにより血流が減少したりする可能性があるためである。

4．× 検査前の一食は絶食とする。

正答　3

内分泌

110回AM35：87.4％ □□□→□□□

31　成人の睡眠中に分泌が増加するホルモンはどれか。

1．アドレナリン
2．オキシトシン
3．成長ホルモン
4．甲状腺ホルモン

解説　**オープンセサミ①99**

1．× アドレナリンは、緊張・興奮状態になり交感神経が優位になると副腎髄質から分泌される。血圧上昇、心拍数増加の作用がある。睡眠中は副交感神経が優位になるため、分泌は減少する。

2．× オキシトシンは、下垂体後葉から分泌されるホルモンである。産褥期において児が乳頭部を吸啜することにより分泌量が増し、射乳・子宮収縮作用を起こす。最近では、抗ストレス・摂食抑制作用があると言われている。

3．○ 成長ホルモンは、下垂体前葉から分泌されるホルモンである。日内変動があり、特に入眠直後の深いノンレム睡眠中に多く分泌される。分泌量は年齢とともに減少する。

4．× 甲状腺ホルモンは、甲状腺から分泌されるホルモンで、代謝亢進作用がある。サイロキシン（T_4）とトリヨードサイロニン（T_3）の2種類があり、下垂体前葉から分泌される甲状腺刺激ホルモン〈TSH〉によって調節されている。

正答　3

113回PM73：97.7％ □□□→□□□

32　尿量の調節に深く関わるホルモンはどれか。

1．ガストリン
2．カルシトニン
3．グルカゴン
4．ソマトスタチン
5．バソプレシン

解説　**オープンセサミ①99，159，②274**

1．×　ガストリンは、胃の幽門腺に存在するG細胞から分泌され、胃酸の分泌を促進する。

2．×　カルシトニンは、血中カルシウム濃度の上昇に伴って甲状腺から分泌され、破骨細胞の活性を低下させて骨吸収を抑制する（間接的に骨形成は促進される）。また、腎臓に作用してカルシウムイオンの排泄を促進することにより、血中カルシウム濃度を低下させる。

3．×　グルカゴンは、血糖値が低下すると膵臓のランゲルハンス島α細胞から分泌され、肝臓のグリコーゲン分解や糖新生を促進してグルコースを血中に放出し、血糖値を上昇させる。

4．×　ソマトスタチンは、視床下部、膵臓、消化管などから分泌され、成長ホルモンやインスリン、グルカゴン、ガストリン、セクレチンなどのホルモン分泌を抑制する。

5．○　バソプレシン（抗利尿ホルモン、ADH）は、血漿浸透圧が上昇（水分の喪失等により血中の電解質濃度が上昇）すると下垂体後葉から分泌され、腎臓の集合管に作用して水の再吸収を促進し、尿量を低下させる。

正答　5

111回AM46：83.1％ □□□→□□□

33　血中濃度の測定にあたり食事の影響を考慮すべきホルモンはどれか。

1．グルカゴン
2．メラトニン
3．コルチゾール
4．バソプレシン

解説　**オープンセサミ①91，99**

食後、小腸から毛細血管にグルコースが吸収されると、膵臓のランゲルハンス島β細胞からインスリンが分泌される。インスリンは血中から細胞内へのグルコース取り込みを促進し、肝臓でのグリコーゲン合成を促すことで血糖値を下げる。逆に、血糖値が低下すると、膵臓のランゲルハンス島α細胞からグルカゴンが分泌される。グルカゴンは肝臓に作用し、グリコーゲンをグルコースに分解させ血糖値を上げる。

正答　1

109回PM29：88.5％ □□□→□□□

34 二次性高血圧症《secondary hypertension》の原因となるホルモンはどれか。

1．アルドステロン

2．ソマトスタチン

3．グルカゴン

4．メラトニン

解説 **オープンセサミ②271**

高血圧には、生活習慣や遺伝的な要因で高血圧となる本態性高血圧症（原因不明のものも含む）と、疾患や薬剤が原因で高血圧となる二次性高血圧症がある。

1．○ アルドステロンは副腎皮質から分泌され、遠位尿細管～集合管に作用する。ナトリウムの再吸収とカリウムの排泄を促進し、循環血液量が増加することで血圧が上昇する。アルドステロンが過剰に分泌される原発性アルドステロン症では、高血圧の症状を伴う。

2．× ソマトスタチンは膵臓のランゲルハンス島 δ 細胞などから分泌され、インスリン、グルカゴンなどの分泌を抑制する。高血圧とは直接に関係しない。

3．× グルカゴンは膵臓のランゲルハンス島 α 細胞から分泌され、血糖を上昇させる。高血圧とは直接に関係しない。

4．× メラトニンは松果体から分泌され、睡眠やサーカディアンリズム同調を促進する。高血圧とは直接に関係しない。

正答 1

110回AM43：74.9％ □□□→□□□

35 Cushing〈クッシング〉症候群《cushing syndrome》の成人女性患者にみられるのはどれか。

1．貧血

2．月経異常

3．体重減少

4．肝機能低下

解説 **オープンセサミ②272**

Cushing〈クッシング〉症候群とは、副腎皮質の腺腫・腫瘤・過形成による糖質コルチコイド（コルチゾル等）の慢性的過剰分泌が起こる病態をいう。

1．× Cushing〈クッシング〉症候群では、貧血は起こらない。

2．○ 副腎皮質ホルモンである糖質コルチコイドの分泌に対し、負のフィードバックにより、視床下部、下垂体ホルモン系の抑制が起こる。糖質コルチコイドの慢性的過剰分泌により性ホルモンの分泌が変化し、月経異常を来す。

3．× Cushing〈クッシング〉症候群では、糖質コルチコイドの作用過多による中心性肥満などの脂質代謝異常が生じる。

4．× Cushing〈クッシング〉症候群では、肝機能低下は起こらない。

正答　2

111回AM51：82.6％ □□□→□□□

> 36　Aさん(54歳、女性)は甲状腺機能亢進症《hyperthyroidism》と診断され、放射性ヨウ素内用療法を受けることとなった。
>
> 看護師の説明で正しいのはどれか。
>
> 1．「治療前1週間は海藻類を摂取しないでください」
> 2．「治療中は体を固定します」
> 3．「治療後の副作用に脱毛があります」
> 4．「治療後1週間は生野菜を摂取しないでください」

解説　**オープンセサミ②256**

甲状腺機能亢進症の治療には、抗甲状腺薬を用いた薬物療法・放射性ヨウ素内用療法・手術療法等がある。治療法にはそれぞれ利点と欠点があるため、病状・年齢・社会的状況などを考慮し患者に適したものを選択する必要がある。

放射性ヨウ素内用療法は、放射性ヨウ素のカプセルを内服し放射線の力で甲状腺細胞を減らし、甲状腺ホルモン量を減少させる治療法である。治療の1週間以上前から海藻類などのヨウ素を含む食品を制限する。

正答　1

110回PM46：90.2％ □□□→□□□

> 37　成人患者の甲状腺全摘出術後における合併症とその症状との組合せで正しいのはどれか。
>
> 1．乳び漏 ―――――――― 嘔気
> 2．術後出血 ――――――― ドレーン排液の白濁
> 3．反回神経麻痺 ――――― 口唇のしびれ
> 4．低カルシウム血症《hypocalcemia》 ――― テタニー

解説　**オープンセサミ②258**

1．× 乳び漏ではリンパ液の漏出が起こり、ドレーン排液の白濁がみられる。

2．× 術後出血では持続的な血性排液がみられる。

3．× 反回神経麻痺の症状には、嗄声や誤嚥、むせなどがある。

4．○ 甲状腺全摘出術の合併症として、副甲状腺機能低下が挙げられる。副甲状腺機能低下に伴う低カルシウム血症により、テタニー(低カルシウム血症による四肢の遠位筋の硬直性けいれん)が生じる。

正答　4

109回AM48：77.5％ □□□→□□□

38　手術後に無排卵になるのはどれか。

1．脳下垂体全摘出術
2．単純子宮摘出術
3．低位前方切除術
4．片側卵巣切除術

解説　オープンセサミ①170, ④133

1．○　無排卵の主な原因は、視床下部や下垂体の機能異常である。視床下部の性腺刺激ホルモン放出ホルモンにより、下垂体前葉からの性腺刺激ホルモン（ゴナドトロピン）の分泌が起こり、卵巣で卵胞の成熟が開始され、排卵が起こる。したがって、下垂体全摘手術後は、排卵は起こらず無排卵となる。

2．×　単純子宮全摘術は子宮のみを摘出する。両側の卵巣は残存しているため、排卵は継続される。なお、広汎子宮全摘出術（卵巣・卵管・リンパ節など切除）では無排卵となる。

3．×　低位前方切除術は大腸癌に対する術式である。開腹手術で直腸・S状結腸の切除を行い、肛門括約筋を温存する。排卵には影響を与えにくい。

4．×　片側卵巣切除術では、温存した健側の卵巣からの排卵は継続する。

正答　1

運動

109回PM27：71.4％ □□□→□□□

39　咀嚼筋はどれか。

1．頰筋
2．咬筋
3．口輪筋
4．胸鎖乳突筋

解説　オープンセサミ①113～114

咀嚼筋とは、顎を閉じたり歯をかみ合わせたりする筋肉群のことで、咬筋、側頭筋、外側翼突筋、内側翼突筋の4筋をいう。咀嚼筋は、下顎神経（三叉神経の第3枝）により支配されている。

1．×　頰筋は表情筋（顔面筋）で、頰部をつくる筋肉である。口角を外側に引く。

2．○　咬筋は最も浅層にある咀嚼筋で、下顎骨を引き上げて歯をかみ合わせる。

3．×　口輪筋は表情筋で、口の周囲を輪状に取り巻く筋肉である。閉口や口先をとがらせる。

4．× 胸鎖乳突筋は、側頸部の浅層を斜めに走る筋肉である。頭頸部を屈曲したり、横に曲げたりする。

頭頸部の筋

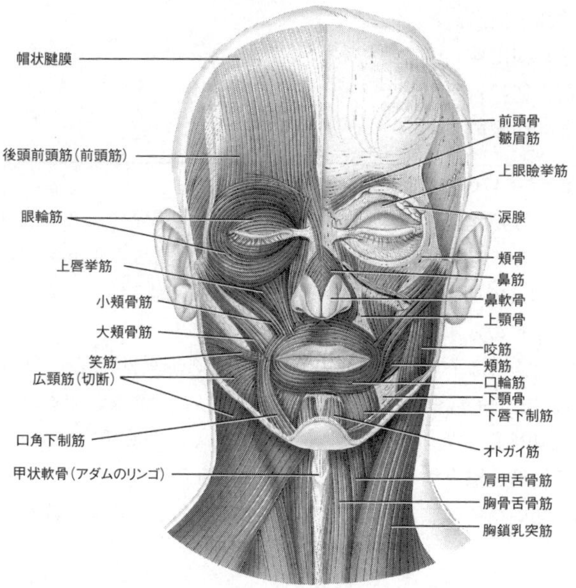

正答　2

112回AM26：87.2％ □□□→□□□

40 骨格筋の細胞膜には（　　　）に対する受容体がある。自己抗体がこの受容体の働きを阻害すると骨格筋は収縮できなくなる。

（　　　）に入る神経伝達物質として正しいのはどれか。

1．アセチルコリン
2．アドレナリン
3．ドパミン
4．ノルアドレナリン

解説 オープンセサミ①110, 208

1．○ 骨格筋の細胞膜には、神経伝達物質であるアセチルコリンに対する受容体が存在する。神経終末から放出されたアセチルコリンが筋細胞膜の受容体に結合することで生じた活動電位は、横行小管（Ｔ管）を通って筋線維内に伝えられる。アセチルコリン受容体に自己抗体が結合することで生じる疾患に重症筋無力症がある。

2．4．× アドレナリンとノルアドレナリンは副腎髄質から分泌されるホルモンであり、アドレナリン受容体α_1、α_2、β_1、β_2、β_3受容体に作用する。アドレナリンは主に心収縮力を増加させ、ノルアドレナリンは主に末梢循環抵抗を増加させる作用がある。

3．×　ドパミンは副腎髄質から分泌されるホルモンの一つであり、アドレナリンやノルアドレナリンを生成する前の前駆物質である。主に中枢神経に存在し、神経伝達物質として運動の調節、ホルモンや循環の調整、学習、意欲などに関係している。

正答　1

113回AM36：81.9％ □□□→□□□

41　仰臥位の患者の良肢位で正しいのはどれか。

1．肩関節外転90度
2．肘関節屈曲90度
3．膝関節屈曲90度
4．足関節底屈90度

解 説　オープンセサミ②371

良肢位は、日常生活を送るうえで、最も便利で関節の負荷が少ない肢位である。

1．×　肩関節の良肢位は、外転10～30度である。
2．○　肘関節の良肢位は、屈曲90度である。
3．×　膝関節の良肢位は、屈曲10度である。
4．×　足関節の良肢位は、背屈・底屈0度である。

正答　2

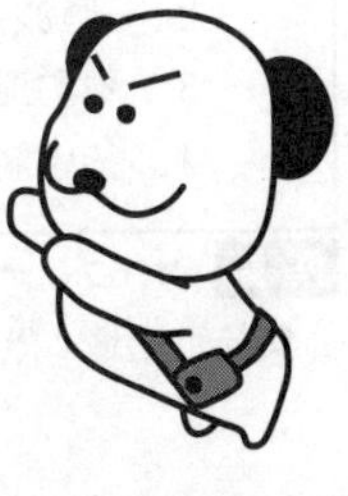

112回PM73：76.5％ □□□→□□□

42　上肢の運動を図に示す。

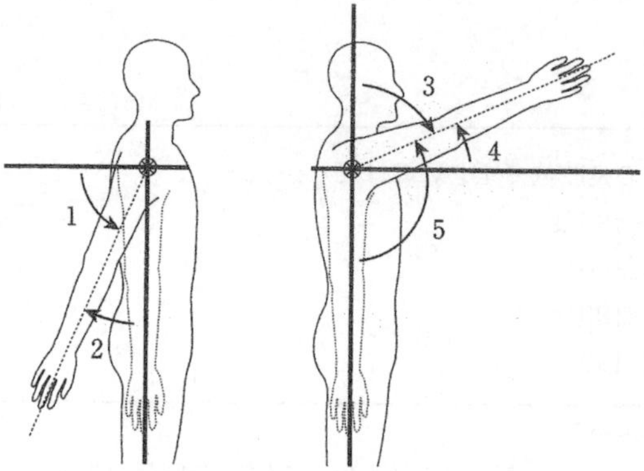

肩関節の屈曲の可動域測定で正しいのはどれか。

1．1
2．2
3．3
4．4
5．5

解説　オープンセサミ①107，②371

1．×　肩関節が伸展した状態からの屈曲であり、可動域測定ではない。
2．×　肩関節の伸展（後方挙上）の可動域測定である。正常可動域は50度である。
3．4．×　肩関節の可動域測定ではない。
5．○　肩関節の屈曲（前方挙上）の可動域測定である。基本軸は肩峰を通る床への垂直線（立位または坐位）、移動軸は上腕骨である。正常可動域は180度である。

正答　5

112回AM45：92.0％ □□□→□□□

43　関節拘縮の予防を目的とした関節可動域〈ROM〉訓練で正しいのはどれか。

1．関節を速く動かす。
2．運動麻痺がある場合は患側から行う。
3．他動運動は痛みが生じないように行う。
4．徒手筋力テストの結果が1以下の場合は自動運動を促す。

解説　オープンセサミ②378

関節可動域〈ROM〉訓練は、自力で身体を動かすのが難しい患者の関節拘縮や変形を予防する目的で実施される。訓練は「他動運動」、「自動介助運動」、「自動運動」に分けられる。
1．× 患者の関節可動域を評価し、無理に動かしたり、速く動かしたりしない。
2．× 先に健側から行い、関節の状態を把握する。
3．○ 他動運動は、患者の言動と表情から痛みの有無を確認し、痛みが生じない範囲で行う。
4．× 徒手筋力テストの結果が1の場合は、筋群を動かすことはできないが、筋収縮はみとめられる。徒手筋力テストの結果が0の場合、無活動状態となる。このことから、自動運動は不可能である。

正答 3

111回AM49：98.5％ □□□→□□□

44 幻肢痛について正しいのはどれか。
1．術前から発症する。
2．抗うつ薬は禁忌である。
3．細菌感染が原因である。
4．切断し喪失した部位に生じる。

解説 オープンセサミ②399

四肢切断、関節離断により存在しない四肢があるかのように感じることを幻肢という。幻肢痛は、怪我や病気により四肢を切断した患者の多くが体験する難治性の疼痛である。
1．× 切断の直後に強く出現し、時間とともに治まっていく。
2．× 痛みを軽減するために、鎮痛薬や抗うつ薬が使用される。
3．× 感染による疼痛ではない。
4．○ 上記の解説参照。

正答 4

111回PM48：76.0％ □□□→□□□

45 下腿の介達牽引を受けている患者が足背のしびれを訴えている。
看護師が確認すべき項目で優先度が高いのはどれか。
1．下肢の肢位
2．牽引の方向
3．重錘の重さ
4．弾性包帯のずれ

解説 オープンセサミ②376～378

介達牽引とは、皮膚を介して間接的に牽引する方法である。下肢の場合は、スピードトラック牽引が行われる。下肢の牽引では、外旋位になると腓骨頭部（膝外側）の圧迫による腓骨神経麻痺が生じやすいため、下肢の肢位には注意する。症状として、下腿の外側から足背にかけてのしびれや感覚が鈍麻し、放置すると下垂足となる。

正答　1

110回PM47：89.0％ □□□→□□□

46　Aさんは右側の人工股関節全置換術（後方アプローチ）を受けた。
Aさんへの脱臼予防の生活指導で適切なのはどれか。
1.「靴はしゃがんで履いてください」
2.「右側に身体をねじらないでください」
3.「椅子に座るときは足を組んでください」
4.「浴室の椅子は膝の高さより低いものを使ってください」

解説　オープンセサミ②385

1．4．×　しゃがむ、膝の高さより低い椅子に座る動作は、股関節が過屈曲になりやすく脱臼しやすいため、避けるよう指導する。

2．○　身体をねじると股関節も一緒にねじれ脱臼しやすいため、避けるよう指導する。

3．×　足を組むと股関節過屈曲を起こし脱臼の危険性があるため、極力避けるよう指導する。また日常生活において、家族の介助やソックスエイドを利用するなど、股関節が過屈曲にならないよう脱臼予防に努める。

正答　2

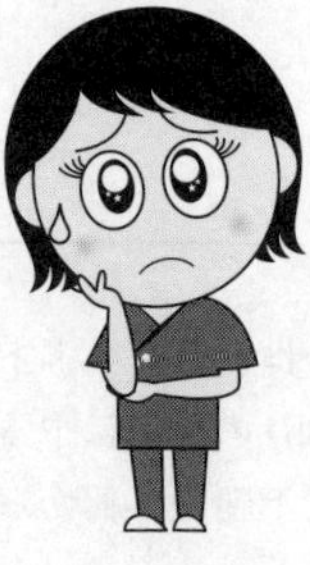

呼吸

109回PM80：81.0％ □□□→□□□

47 「安静時呼吸」、「深呼吸」、「徐々に深くなっていく呼吸」に伴う肺容量の変化を図に示す。

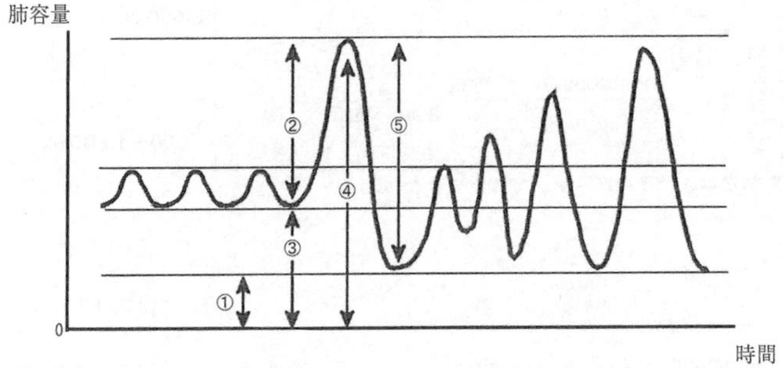

肺活量を示すのはどれか。

1．①
2．②
3．③
4．④
5．⑤

解説 オープンセサミ①125～126

1．× ①は残気量である。最大限に呼息しても肺内に残る空気があり、これを残気量という。成人男性で約1,000～1,200mLである。

2．× ②は最大吸気量（予備吸気量＋1回換気量）であり、約2,500mLである。

3．× ③は機能的残気量（残気量＋予備呼気量）であり、約2,000mLである。

4．× ④は全肺気量（肺活量＋残気量）であり、約4,500mLである。

5．○ ⑤は肺活量（予備吸気量＋1回換気量＋予備呼気量）である。成人男性で約3,000～4,000mL、成人女性で約2,000～3,000mLである。

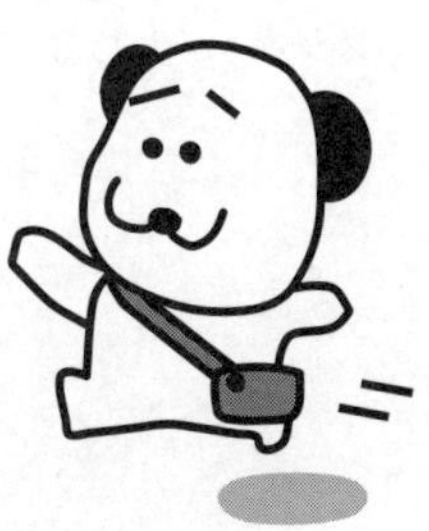

スパイログラム（呼吸曲線）

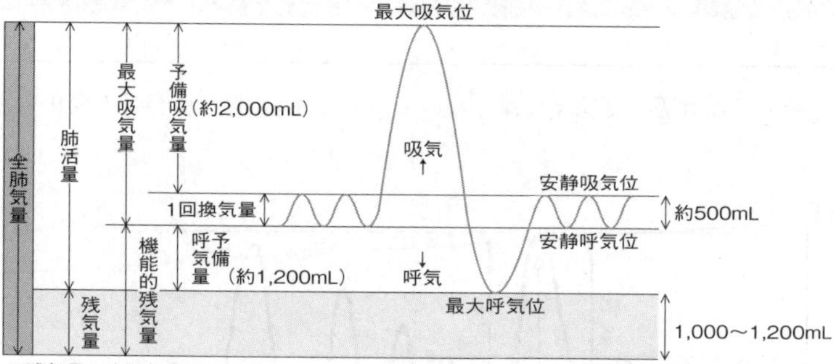

※残気量と全肺気量はスパイロメーターで測定できない。

正答　5

112回PM47：93.8％ □□□→□□□

48　成人の気管支喘息《bronchial asthma》に対する副腎皮質ステロイド薬の吸入で正しいのはどれか。

1．糖尿病《diabetes mellitus》の患者への投与は禁忌である。
2．副作用（有害事象）に不整脈がある。
3．重積発作の際に使用する。
4．吸入後は含嗽を促す。

解説　オープンセサミ②77〜80

1．×　副腎皮質ステロイド薬の主な成分は糖質コルチコイドである。糖質コルチコイドは、肝臓における糖新生を促進し、インスリンに対する感受性を低下させるインスリン拮抗ホルモンでもある。糖尿病の患者への投与は、禁忌ではないが血糖値を管理しながら慎重に行われる。

2．×　副腎皮質ステロイド薬の主な副作用（有害事象）には、高血糖・高血圧・体重増加・易感染・骨粗鬆症などがある。吸入薬の場合は、長期使用しても副作用が少ない。声がれ・口腔内カンジダなどがみられる場合があるが、不整脈はみられない。

3．×　副腎皮質ステロイド吸入薬は気管支喘息の初期治療から使用される。症状に合わせて低用量から中・高用量へと増やしていく。

4．○　薬が口腔内に残ると口腔粘膜の免疫を抑制し、口腔内感染（真菌の増殖によるカンジダ）が生じる可能性があるため、吸入後は含嗽を促す必要がある。

正答　4

110回PM44：89.7％ □□□→□□□

49　Aさん（34歳、女性）は、気管支喘息《bronchial asthma》で定期的に通院をしている。朝から喘息発作があり呼吸困難が生じたため、救急外来を受診した。

経皮的動脈血酸素飽和度〈SpO_2〉95％、動脈血液ガス分析（room air）で動脈血酸素分圧〈PaO_2〉90 Torr、動脈血二酸化炭素分圧〈$PaCO_2$〉55 Torr、pH7.30、HCO_3^- 25 mEq/Lであった。

Aさんの状態で考えられるのはどれか。

1．呼吸性アシドーシス
2．呼吸性アルカローシス
3．代謝性アシドーシス
4．代謝性アルカローシス

解 説　**オープンセサミ①17～18，②77～80**

気管支喘息による呼吸困難が生じ、動脈血二酸化炭素分圧〈$PaCO_2$〉55 Torr（基準値：36～46 Torr）と上昇、pH7.30（基準値：7.35～7.45）と酸性側に傾いていることから、呼吸性アシドーシスが生じていると考えられる。

正答　1

111回PM43：84.7％ □□□→□□□

50　Aさん（63歳、男性）は3年前から肺気腫《pulmonary emphysema》で定期受診を続けていた。最近、歩行時の息切れが強くなってきたことを自覚し、心配になったため受診した。受診時、呼吸数は34/分で、口唇のチアノーゼがみられた。

Aさんについて正しいのはどれか。

1．1回換気量が増加している。
2．呼気よりも吸気を促すと効果的である。
3．経皮的動脈血酸素飽和度〈SpO_2〉は上昇している。
4．病状が進行すると動脈血二酸化炭素分圧〈$PaCO_2$〉が上昇する。

解 説　**オープンセサミ②74～76**

1．×　1回換気量が減少し、残気量が増加する。
2．×　閉塞性肺疾患の症状として、呼気性呼吸困難がある。吸気より呼気を長くすることで、残気量を減少させる口すぼめ呼吸を勧める。
3．×　効果的な換気ができないため、経皮的動脈血酸素飽和度〈SpO_2〉は低下する。
4．○　病状が進行すると動脈血二酸化炭素分圧〈$PaCO_2$〉が上昇し、呼吸性アシドーシスとなる。

正答　4

112回AM47：87.6% □□□→□□□

51　Aさん（62歳、男性）は呼吸困難と咳嗽が増強したため外来を受診した。胸部エックス線写真と胸部CTによって特発性肺線維症《idiopathic pulmonary fibrosis》による間質性肺炎《interstitial pneumonia》と診断され、呼吸機能検査を受けた。

換気障害の分類を図に示す。

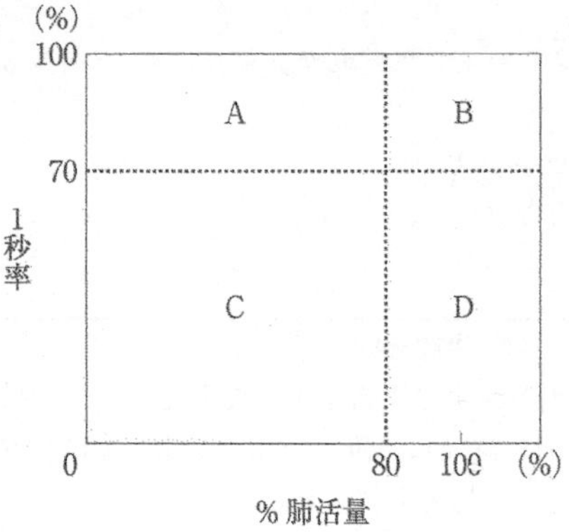

Aさんの換気障害の分類で当てはまるのはどれか。

1．A
2．B
3．C
4．D

解説　オープンセサミ①126，②60，63，70

特発性肺線維症による間質性肺炎という情報から、拘束性換気障害であることがわかる。拘束性換気障害では、肺胞の拡張が妨げられ、%肺活量が80%未満に低下する。

1．○　Aは1秒率70%以上、%肺活量80%未満を示しており、拘束性換気障害に該当する。
2．×　Bは1秒率70%以上、%肺活量80%以上を示しており、正常と評価される。
3．×　Cは1秒率70%未満、%肺活量80%未満を示しており、拘束性換気障害と閉塞性換気障害が併存する混合性換気障害に該当する。
4．×　Dは1秒率70%未満、%肺活量80%以上を示しており、閉塞性換気障害に該当する。

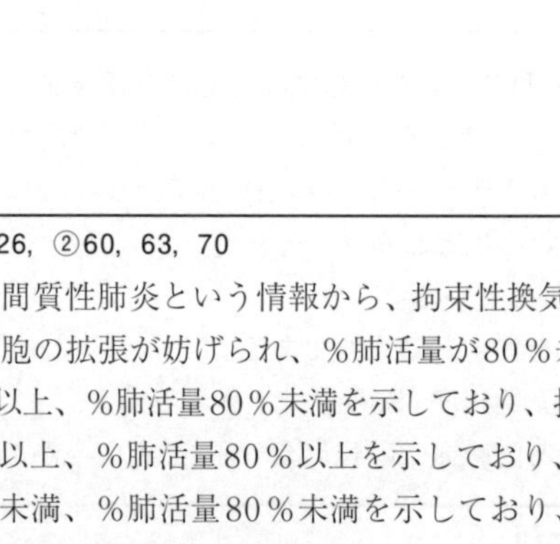

正答　1

112回AM48：93.7％ □□□→□□□

52　右肺尖部の肺癌《lung cancer》の胸壁への浸潤による症状はどれか。

1．散瞳

2．構音障害

3．閉眼困難

4．上肢の疼痛

解説　オープンセサミ②65

肺癌が肺尖部の胸壁に浸潤した場合、その部位にある上腕神経叢や頸部交感神経叢を侵し、上肢の痛みやしびれ感、縮瞳、眼瞼下垂、眼裂狭小など様々な症状が出現する。

正答　4

消化・栄養・代謝

111回PM84：77.1％ □□□→□□□

53　食物の嚥下において喉頭蓋が喉頭口を閉鎖する時期はどれか。

1．先行期

2．準備期

3．口腔期

4．咽頭期

5．食道期

解説　オープンセサミ①131

1．×　先行期（認知期）は、目や鼻で食物の性状（種類、大きさ、硬さ、温度、匂いなど）を認識する時期である。

2．×　準備期は、食物を口腔内に取り込み、すり潰して唾液と混ぜ合わせ、咀嚼して食塊を形成する時期である。

3．×　口腔期は、食塊を舌の運動によって咽頭部へ送り込む時期である。軟口蓋が後上方へと移動し、鼻腔への逆流を防ぐ。

4．○　咽頭期は、食塊が咽頭に触れることで嚥下反射が起こり、食塊が食道に送り込まれる時期である。喉頭蓋の下行によって喉頭口が閉鎖するのはこの時期であり、このとき呼吸は一時的に停止する。

5．×　食道期は、食道の蠕動運動と重力によって食塊が胃へ送られる時期である。

摂食・嚥下の過程

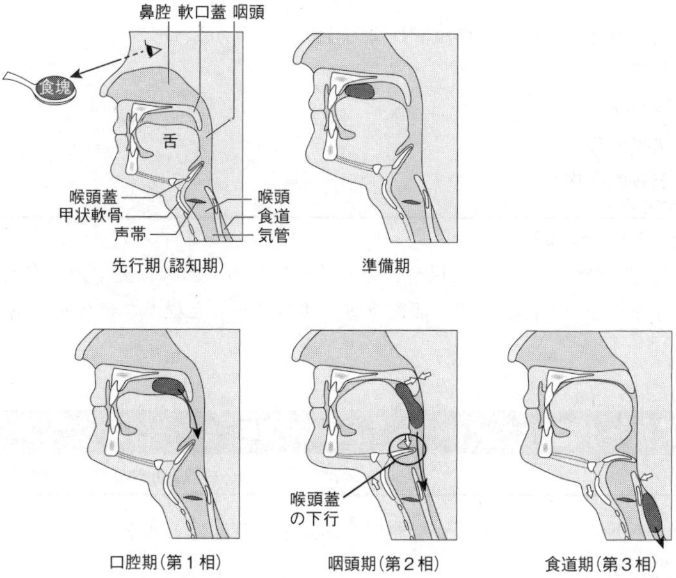

正答　4

111回PM26：77.1％ □□□→□□□

54　生体内でタンパク質が分解され、アミノ酸の代謝が進んで生じたアンモニアは肝臓で（　　）に変換される。
（　　）に入るのはどれか。
1．尿酸
2．尿素
3．亜硝酸
4．一酸化窒素

解説　オープンセサミ①145，150，②155

1．×　尿酸は、デオキシリボ核酸（DNA）・リボ核酸（RNA）の構成成分であるプリン体の最終代謝産物である。

2．○　アンモニアの分解産物は尿素である。食物中の蛋白質は消化酵素によって分解され、アミノ酸として吸収される。アミノ酸の代謝過程で生じるアンモニアには強い毒性があるため、肝臓のオルニチン回路（尿素回路）で毒性の低い尿素に変換されて腎臓に運ばれ、尿中に排泄される。

3．×　亜硝酸は弱酸性の物質で自然界に多く存在する。わが国では、食品衛生法に基づいて、食品添加物（加工肉の発色剤など）としての使用が認められている。

4．× 一酸化窒素は、ニトログリセリンの分解産物である。また、体内では、アミノ酸のアルギニンから産生され、強力な血管拡張作用をもつ。また、血小板凝集抑制作用、神経伝達作用などの多様な生理活性が報告されている。

正答 2

112回PM38：89.9％ □□□→□□□

55 便の性状と原因の組合せで正しいのはどれか。

1．灰白色便 ――――― Crohn《Crohn disease》〈クローン〉病
2．鮮紅色便 ――――― 鉄剤の内服
3．タール便 ――――― 上部消化管出血
4．米のとぎ汁様便 ―― 急性膵炎《acute pancreatitis》

解説 オープンセサミ①245, ②157, ④86, 88

1．× 灰白色便は、胆道閉鎖症やロタウイルス感染性胃腸炎などでみられる。Crohn〈クローン〉病では水様性下痢がみられる。

2．× 鮮紅色便は、下部消化管出血や痔核などでみられる。鉄剤内服時には胃酸で鉄が酸化され、黒色便がみられる。

3．○ タール便は上部消化管出血でみられる。

4．× 米のとぎ汁様便はコレラでみられる。急性膵炎では脂肪分解酵素の分泌低下により脂肪便がみられる。

正答 3

112回AM49：98.4％ □□□→□□□

56 胃切除術後のダンピング《dumping syndrome》症候群を予防するための食事指導で適切なのはどれか。

1．15分以内に食べる。
2．糖質の多い食事を摂る。
3．1回の摂取量を少なくする。
4．1日の食事回数を少なくする。

解説 オープンセサミ②175

胃切除術後は、胃の機能的喪失や消化管再建などに基づく変化により、様々な症状が出現する。代表的なものがダンピング症候群であり、食後30分前後に生じる早期ダンピング症候群と食後2～3時間後に生じる晩期ダンピング症候群に分類される。いずれも、胃切除により未消化の食物が小腸に急速に流れ込むために生じる。

1．× よく噛んで、ゆっくりと時間をかけて食べるように指導する。

2．× 血糖値が急激に上昇するのを予防する必要があるため、糖質の少ない食事にする。

3．○ 1回の食事量を減らし、1日の食事回数を増やすことで小腸の負担を軽減する。

4．× 選択肢3の解説参照。

正答 3

112回AM50：89.6％ □□□→□□□

57　重度の肝硬変《cirrhosis》で基準値よりも低い値を示す血液検査項目はどれか。

1．血清アルブミン〈Alb〉
2．血清ビリルビン〈Bil〉
3．血中アンモニア〈NH_3〉
4．プロトロンビン時間〈PT〉

解説　**オープンセサミ②199**

1．○　アルブミンの合成は肝臓で行われる。肝機能が障害されるとアルブミンの血中濃度は低下し、浮腫が生じる。

2．×　肝臓に運ばれた間接ビリルビンはグルクロン酸抱合を受け、直接ビリルビンになり、胆汁中に排出される。肝機能が障害されるとビリルビン値が上昇する。

3．×　肝臓にある尿素回路（オルニチン回路）により、有毒性のアンモニアは尿素に無毒化される。肝障害により尿素回路が機能しなくなり、血中にアンモニアが流出するため、血中アンモニア値は上昇する。

4．×　プロトロンビンやフィブリノゲンなどの凝固因子は肝臓で生成される。肝障害により血液凝固時間を示すプロトロンビン時間〈PT〉は延長するため、基準値より高い値を示す。

正答　1

110回AM42：88.1％ □□□→□□□

58　Aさん（50歳、男性）は肝硬変《cirrhosis》と診断され、腹水貯留と黄疸がみられる。
Aさんに指導する食事内容で適切なのはどれか。

1．塩分の少ない食事
2．脂肪分の多い食事
3．蛋白質の多い食事
4．食物繊維の少ない食事

解説　**オープンセサミ②199～200**

肝硬変とは、病理組織学的に規定された概念で、①肝臓全体に及ぶびまん性病変、②肉眼的結節の形成、③グリソン鞘と中心静脈間を結ぶ間質性隔壁の形成、④再生結節の形成による肝小葉構造の改築（偽小葉形成）などの所見がみられる。

肝硬変の身体所見

皮膚	色素沈着、**肝細胞性黄疸**※、**クモ状血管拡張**、手掌紅斑、脱毛
四肢	爪の変形、ばち状指、浮腫
腹部	肝脾腫、腹水、腹壁静脈怒張（メドゥサの頭）
神経	**肝性脳症による羽ばたき振戦**
その他	**女性化乳房**、精巣萎縮、直腸診による痔瘻および直腸静脈瘤

※肝細胞性黄疸：肝細胞の障害により、肝臓におけるビリルビンの取り込み、抱合に異常が生じて起こる黄疸。

1．○　浮腫、腹水がみられる場合は食塩制限などを行う。

2．×　胆汁生成機能や脂質代謝機能が低下しているため、脂質を制限する。

3．×　高アンモニア血症、肝性脳症がみられる場合は、アンモニアや芳香族アミノ酸の発生を抑制するため、蛋白質を制限する。

4．×　便秘は肝性脳症（アンモニア高値）を起こしやすくなるため、食物繊維を十分に摂取する。

正答　1

112回PM48：79.0％ □□□→□□□

59　Aさん（43歳、男性）は胆道狭窄のため内視鏡的逆行性胆管膵管造影〈ERCP〉検査を受けた。検査後に心窩部痛が出現したため血液検査を行い、禁食、抗菌薬および蛋白分解酵素阻害薬による治療を行うことになった。

血液検査の項目でAさんに生じた合併症を判断できるのはどれか。

1．アミラーゼ〈AMY〉
2．アルブミン〈Alb〉
3．カリウム〈K〉
4．クレアチンキナーゼ〈CK〉

解説　**オープンセサミ②190**

Aさんは、内視鏡的逆行性胆管膵管造影〈ERCP〉検査後の副作用である急性膵炎を合併したと考えられる。そのため、禁食、抗菌薬および蛋白分解酵素阻害薬による治療が行われている。

1．○　急性膵炎は最も高頻度にみられる合併症である。膵炎を発症していれば血中のアミラーゼ〈AMY〉値やリパーゼ値が上昇する。

2．×　アルブミン〈Alb〉値が低下する場合、栄養不良、肝機能障害、ネフローゼ症候群などが疑われる。

3．×　カリウム〈K〉値が上昇している場合、腎不全、クラッシュ症候群などが疑われる。

4．×　クレアチンキナーゼ〈CK〉が上昇している場合、心筋梗塞、クラッシュ症候群などが疑われる。

正答　1

110回PM80：92.8％ □□□→□□□

60　Aさん（48歳、男性、会社員）は、大量の飲酒の後、急激な上腹部痛と背部痛を訴え、救急外来を受診し、急性膵炎《acute pancreatitis》と診断された。

Aさんの救急外来受診時の血液検査結果で予測されるのはどれか。

1．血小板数の増加
2．血清LDH値の低下
3．血清γ－GTP値の低下
4．血清アミラーゼ値の上昇
5．血清カルシウム値の上昇

解説　**オープンセサミ②207～208**

1．×　急性膵炎では血小板数は減少する。
2．×　急性膵炎では血清LDH値は上昇する。
3．×　急性膵炎では血清γ－GTP値は上昇する。
4．○　急性膵炎では血清アミラーゼ値は上昇する。
5．×　急性膵炎では膵臓の消化酵素により脂肪組織が溶かされ、脂肪組織はトリグリセリドと遊離脂肪酸に分解される。トリグリセリドは血液中に吸収されるが、脂肪酸は血中のカルシウムと結合して塩となり組織に沈着する。そのため、血清カルシウム値は低下する。

正答　4

111回AM45：75.7％ □□□→□□□

61　慢性膵炎《chronic pancreatitis》患者の食事療法で制限が必要なのはどれか。

1．蛋白質
2．カリウム
3．食物繊維
4．アルコール

解説　**オープンセサミ②208**

1．×　蛋白質を制限するのは、肝臓疾患・腎臓疾患である。
2．×　カリウムを制限するのは、腎不全である。
3．×　食物繊維は消化・吸収されないことから、便通の改善を図るために摂取を勧めるが、消化管に炎症が生じている場合は避ける。
4．○　慢性膵炎の原因の大半を占めるのがアルコール飲料の多飲であり、それ以外の原因には、胆石やストレス等がある。治療として薬物療法と食事療法を行う。悪化予防のために、断酒・禁煙（喫煙は慢性膵炎を進行させる）とする。また、高脂肪食後に腹痛を伴う場合には、低脂肪食とすることもあるが、長期に行うと低栄養となるため注意が必要である。

正答　4

109回PM88：76.6％ □□□→□□□

62　胃食道逆流症《gastroesophageal reflux esophagitis》で正しいのはどれか。**2つ選べ。**

1．青年期に多い。
2．高脂肪食の摂取を勧める。
3．食後は左側臥位で休息する。
4．下部食道括約筋の弛緩が関与する。
5．H_2受容体拮抗薬によって自覚症状が緩和する。

解説　**オープンセサミ②169，③115～116**

1．× 胃食道逆流症は、高齢者や肥満体型の人に好発する。

2．× 高脂肪食は、胃酸の分泌を促進し、かつ胃内の滞留時間が長いため、制限する。また、過食やアルコールを避け、少量頻回食とする。

3．× 食後2～3時間は胃内容物の逆流を防ぐため横にならないようにする。また、就寝時も枕を少し高くし、半坐位にする。

4．○ 下部食道括約筋は、胃内容物の逆流防止に重要な役割を果たしている。下部食道括約筋の弛緩や下部食道括約筋圧の低下により、逆流が起こりやすくなる。他に、食道裂孔ヘルニア、腹圧の上昇なども逆流の要因となる。

5．○ 代表的な治療薬として、胃酸分泌を抑制するプロトンポンプ阻害薬とH_2受容体拮抗薬がある。

正答　4、5

109回AM83：75.5％ □□□→□□□

63　食道癌《esophageal carcinoma》で正しいのはどれか。**2つ選べ。**

1．女性に多い。
2．日本では腺癌が多い。
3．放射線感受性は低い。
4．飲酒は危険因子である。
5．胸部中部食道に好発する。

解説　**オープンセサミ②165**

1．× 食道癌の男女比は約6：1で、男性に多い。食道癌の発症は50歳代から増加し、70歳代で最も多くなる。

2．× 日本では、食道癌の約90％は扁平上皮癌である。

3．× 放射線感受性は高い。

4．○ アルコールの多飲や過度の喫煙、熱いものの飲食などが危険因子となる。

5．○ 食道は、頸部、胸部（上部、中部、下部）、腹部に分かれるが、食道癌は胸部中部食道に好発する。

正答　4、5

腎・泌尿器・体液

111回PM80：83.3％ □□□→□□□

64　糸球体濾過量の推定に用いられる生体内物質はどれか。

1．尿素
2．イヌリン
3．ビリルビン
4．クレアチニン
5．パラアミノ馬尿酸

解 説　**オープンセサミ①161**

1．×　蛋白質の代謝産物である尿素は腎臓から排出されるため、腎機能が低下すると血中尿素窒素（BUN）値が高値となる。また、高蛋白質の食事や消化管からの出血、脱水などでも高値となる。推算糸球体濾過量（eGFR）の算出には用いられない。

2．×　イヌリンは、キク科植物の球根などに含まれる多糖類であり、生体内には存在しない。イヌリンは糸球体で100％濾過された後、尿細管での再吸収も分泌も受けることなく、尿中にそのまま排泄されるので、イヌリンクリアランスは、糸球体濾過量を正確に測定するための国際的な標準検査である。腎移植ドナーなど正確な腎機能評価が必要な場合に実施する。手技が複雑であるため、推算糸球体濾過量（eGFR）の算出には用いられない。

3．×　ビリルビンは赤血球の代謝産物である。黄疸があると血清ビリルビン値が上昇する。推算糸球体濾過量（eGFR）の算出には用いられない。

4．○　クレアチニンは、エネルギー源であるクレアチンリン酸の構成成分であるクレアチンの最終代謝産物として生体内に存在する。糸球体で100％濾過された後、尿中にほぼそのまま排泄されるので、糸球体濾過量の推定に用いられる。一般に推算糸球体濾過量（eGFR）は、血清クレアチニン値、年齢、性別から算出する。

5．×　パラアミノ馬尿酸は、糸球体での濾過と近位尿細管での分泌により、1回の腎循環でほぼ100％が尿中に排泄されるので、パラアミノ馬尿酸クリアランスは腎血漿流量の指標とされる。

正答　4

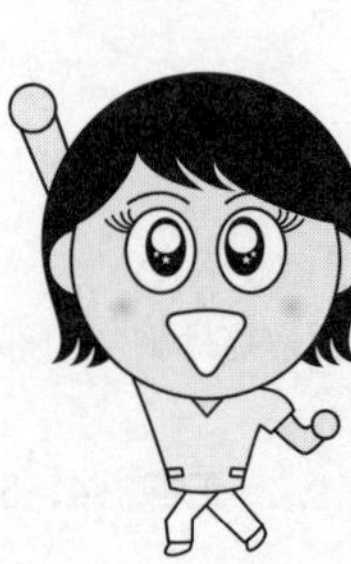

65　排尿時に収縮するのはどれか。

1．尿管
2．尿道
3．膀胱平滑筋
4．内尿道括約筋
5．外尿道括約筋

解説　オープンセサミ①162～163

1．×　尿管は、腎臓で生成された尿を膀胱まで送る長さ約25～30cmの管である。平滑筋から成り、蠕動運動によって常時尿を膀胱へ送っている。

2．×　尿道は、尿を膀胱から体外に排出する管である。その長さは男女で異なっており、男性は約16～18cm、女性は約3～4cmである。

3．○　膀胱は平滑筋から成り、内膜は移行上皮で形成されている。尿量に合わせて拡張する。排尿時は、骨盤内臓神経により収縮する。

4．×　内尿道括約筋は平滑筋から成り、排尿時には骨盤内臓神経により弛緩する。

5．×　外尿道括約筋は骨格筋から成り、排尿時には陰部神経が抑制されて弛緩する。

排尿のメカニズム

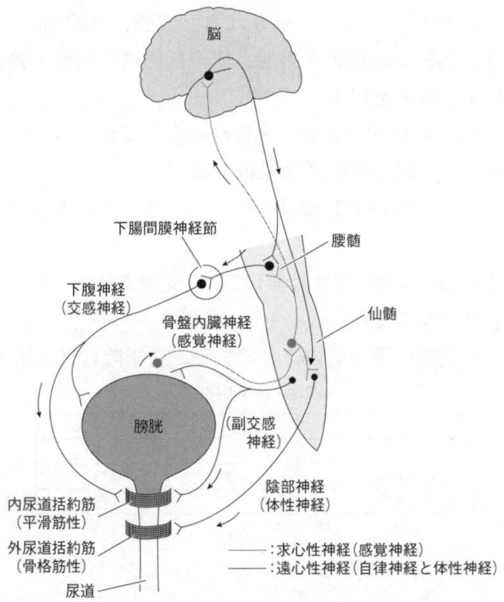

⊕興奮
⊖抑制

	受容器ー求心路	中枢	遠心路ー効果器（反応）
蓄尿	膀胱壁の 伸展受容器⊕—— 骨盤内臓神経	腰・仙髄	下腹神経 ⊕ < 膀胱（弛緩） 内尿道括約筋（収縮） 陰部神経 ⊕ —— 外尿道括約筋（収縮）
排尿	膀胱壁の 伸展受容器⊕—— 骨盤内臓神経	脳幹と 腰・仙髄	骨盤内臓神経⊕ < 膀胱（収縮） 内尿道括約筋（弛緩） 陰部神経 ⊖ —— 外尿道括約筋（弛緩）

※排尿中枢は大脳、脳幹（橋）、脊髄の３つにあるが、正常な状態では橋の排尿中枢が最も重要とされ、この中枢が膀胱の排尿筋の収縮と尿道括約筋の弛緩を協調させているとされる。

正答　3

112回PM75：80.5％ □□□→□□□

66　膀胱の蓄尿と排尿反射で正しいのはどれか。
　1．排尿中枢はホルモンによって制御される。
　2．排尿反射は交感神経を介して起こる。
　3．蓄尿時に内尿道括約筋は収縮する。
　4．排尿時に外尿道括約筋は収縮する。
　5．蓄尿時に排尿筋は収縮する。

解説　オープンセサミ①162～164

1．×　排尿中枢は自律神経によって制御される。大脳、脳幹（橋）、脊髄（腰・仙髄）に存在する排尿中枢は、排尿筋の収縮・弛緩、尿道括約筋の収縮・弛緩を行うことで、排尿と蓄尿という相反する機能を司る。

2．×　排尿反射は副交感神経性の骨盤内臓神経を介して起こる。副交感神経が興奮することで排尿筋は収縮し、内尿道括約筋は弛緩する。

3．○　蓄尿時には交感神経性の下腹神経が興奮し、排尿筋の弛緩と内尿道括約筋の収縮を引き起こす。

4．×　外尿道括約筋は陰部神経（体性神経）により支配される。排尿時は陰部神経が抑制され、外尿道括約筋は弛緩する。

5．×　排尿筋とは、膀胱壁の平滑筋のことである。蓄尿時に排尿筋は弛緩する。

蓄尿・排尿の機序

	蓄尿する	排尿する
排尿筋	弛緩	収縮
内尿道括約筋	収縮	弛緩
外尿道括約筋	収縮	弛緩

正答　3

113回PM47：80.7％ □□□→□□□

67　膀胱鏡による組織検査を受ける成人男性への説明で正しいのはどれか。

1．「検査前は膀胱に尿をためてください」

2．「尿道から内視鏡を挿入します」

3．「膀胱に二酸化炭素を注入します」

4．「検査後24時間はベッドで安静にします」

解説　オープンセサミ②242

1．×　検査前にトイレに行き膀胱を空にしてから行う。検査前に膀胱に尿をためておくのは腹部や膀胱、子宮、卵巣などの超音波検査である。

2．○　経尿道的に膀胱内へファイバースコープを挿入し、膀胱内の腫瘍などの組織の一部を採取する検査である。尿路感染予防のため無菌操作で行い、検査後は水分を多め（約2,000mL/日）に摂取するよう説明する。

3．×　膀胱内に灌流液（生理食塩水）を注入して行う。

4．×　検査後は、組織採取部からの出血を助長させるような激しい運動や飲酒を避ける必要はあるが、安静の必要はない。

正答　2

113回AM47：94.6％ □□□→□□□

68　Aさん（47歳、男性、会社員）は、尿管結石《ureterolithiasis》による疝痛発作で入院した。入院翌日、自然に排石され、疼痛は消失したものの、結石が残存している。入院前は、ほぼ毎日、飲酒を伴う外食をしていた。

Aさんへの退院指導で適切なのはどれか。

1．「シュウ酸を多く含む食品を摂取しましょう」

2．「1日2L程度の水分を摂取しましょう」

3．「排石までは安静にしましょう」

4．「飲酒量に制限はありません」

解説　オープンセサミ②240〜241

尿路結石は結石が存在する部位によって、腎結石、尿管結石、膀胱結石、尿道結石に分かれる。腎結石・尿管結石は、カルシウム結石（シュウ酸カルシウム、リン酸カルシウムの単独または混合結石）が全体の70〜80％を占める。

1．×　新たな結石の発生予防のため、シュウ酸の摂取を減らすことが重要である。シュウ酸は、緑茶、紅茶、コーヒーなどに多く含まれるため、摂取量に注意する。ホウレンソウにもシュウ酸が多く含まれるが、茹でておひたしにするなど、調理を工夫するとよい。

2．○　慢性的な脱水や水分摂取不足では尿路結石が発生しやすい。水分摂取により尿を希釈させると結石の再発予防となる。

3．× 特に安静の必要はない。長期の安静は骨吸収の促進により尿中カルシウム濃度が上昇し、カルシウム結石の発生リスクを増大させるため、適切ではない。

4．× アルコールの過剰摂取は高尿酸血症を引き起こし、尿路結石の発生リスクとなる。また、飲酒後は脱水状態になりやすいことからも飲酒量や飲酒時の水分摂取にも注意が必要である。1日のアルコール量を20g（ビールでは500mL）までに留めるよう指導する。

正答 2

112回PM79：87.0％ □□□→□□□

69 血液透析について正しいのはどれか。

1．合併症は腹膜炎《peritonitis》が多い。
2．食事はカルシウムを制限する。
3．導入初期には不均衡症候群《disequilibrium syndrome》が起こる。
4．導入の原因疾患はIgA腎症《IgA nephropathy》が最も多い。
5．透析に用いる半透膜はタンパク質が通過する。

解説 オープンセサミ②228～231

血液透析療法とは、血液を体外に循環させ、人工透析器（ダイアライザ）を介して血液中の水分と老廃物などを除去する方法である。

1．× 合併症で腹膜炎が起こりやすいのは、腹膜透析である。

2．× 血液透析を行っている患者への食事制限は、水分・塩分・蛋白質・カリウム・リンなどである。カルシウムに関しては、腎臓で活性型ビタミンDが作れないため、腸管から血中にカルシウムが取り込めず低カルシウム血症になる。そのため、活性型ビタミンDを服用する。

3．○ 血液透析により血液が急激に正常化されることで、血液と脳との間に浸透圧やpHの差が生じ、不均衡症候群が起こる。特に透析導入時に起こりやすく、症状として、脱力感、頭痛、嘔気、嘔吐、けいれんなどがある。

4．× 血液透析を導入する原因疾患で、最も多いのは糖尿病性腎症である。

5．× 血液透析に用いる半透膜は、腎臓の糸球体の役割を担うため、水と小分子（電解質・尿素・クレアチニンなど）は通すが、大分子（蛋白質・赤血球・脂肪など）は通さない。

正答 3

110回AM54：90.9％ □□□→□□□

70　Aちゃん（11歳、女児）は、5日前から両側の眼瞼浮腫と急な体重増加があり、尿量が少ないため来院した。高度の蛋白尿もみられたため入院し、ネフローゼ症候群《nephrotic syndrome》と診断されステロイド治療の方針となった。

現時点でのAちゃんへの看護で適切なのはどれか。

1．水分摂取を促す。

2．病院内を散歩して良いと伝える。

3．糖分の摂取制限があることを伝える。

4．一時的に満月様顔貌になることを説明する。

解説　オープンセサミ①223, ②236～238, ④102～103

1．×　Aちゃんには、眼瞼浮腫、急な体重増加、尿量減少がみられる。極端な水分制限は必要ないが、水分摂取を促すと病状の悪化を招く恐れがあるため行わない。水分出納の観察は必要である。

2．×　Aちゃんには、浮腫、高度の蛋白尿が出現している。腎血液量を保持するため安静となる。

3．×　食事制限としてナトリウムの制限、十分なエネルギーの補給が必要であるが、糖分の摂取制限は必要ない。

4．○　ステロイドホルモン剤の有害作用には、満月様顔貌、血糖値上昇、易感染状態などがある。Aちゃんには十分な説明が必要である。

正答　4

111回PM49：97.0％ □□□→□□□

71　前立腺癌《prostate cancer》について正しいのはどれか。

1．肺転移の頻度は低い。

2．血清PSA値が高値となる。

3．患者の多くは60歳未満である。

4．テストステロン補充療法が行われる。

解説　オープンセサミ②246

前立腺癌は、前立腺外腺に好発する悪性腫瘍である。男性の泌尿器悪性腫瘍の中では最も多い。原因として、遺伝、食生活、加齢等が関連していると考えられている。

1．×　リンパや血液により骨転移しやすいが、肝臓や肺に転移することもある。

2．○　血清PSA（前立腺特異抗原）は、前立腺癌の腫瘍マーカーである。PSAとは、前立腺の上皮細胞から分泌される糖蛋白質である。癌や炎症により前立腺組織が壊れると、PSAが血液中に増加する。

3．×　60歳以上に発症しやすい。

4．✕　前立腺は男性ホルモン依存性の臓器であるため、内分泌治療は抗男性ホルモン薬を用いる。テストステロン補充療法は、男性ホルモンを増加させるため逆効果となる。

正答　2

111回PM71：87.7％ □□□→□□□

72　Aさん（68歳、男性）は妻（68歳）と2人暮らし。膀胱癌《bladder cancer》で尿路ストーマを造設している。Aさんはストーマ装具の交換に慣れてきたため、妻と日帰りで近くの温泉地を旅行する計画を立てており、外来看護師に助言を求めた。

外来看護師がAさんに助言する内容で適切なのはどれか。

1．装具の交換に必要な物品一式を2回分持参する。
2．旅行中の水分摂取は1日1,000mL以内に控える。
3．他の入浴客がいなければ装具を外して入浴できる。
4．オストメイト対応のトイレがなければ旅行先を変更する。

解説　**オープンセサミ②246**

1．〇　想定外の出来事に備えて、装具の交換に必要な物品一式を2回分持参することで安心して旅行ができる。

2．✕　尿路ストーマに際し特別な合併症の設定もないため、水分制限は必要ない。水分を十分に摂取して1日の尿量を1,500～2,000mL程度に保ち、尿路感染を予防する。

3．✕　尿路ストーマに関しては尿の流出が続くため、装具は外さずに入浴する。

4．✕　オストメイト対応のトイレであれば便利であるが、オストメイト対応でなければ困る理由はないため旅行先の変更の必要はない。

正答　1

感覚

109回PM32：86.9％ □□□→□□□

73　Ménière《Ménière disease》〈メニエール〉病で正しいのはどれか。

1．伝音性難聴を伴う。
2．めまいは回転性である。
3．発作期に外科治療を行う。
4．蝸牛の機能は保たれている。

解説　**オープンセサミ②361～362**

1．✕　メニエール病は、低音型の感音性難聴を伴う。外耳・中耳の障害による難聴を伝音声難聴、内耳から奥の障害によるものを感音性難聴という。

2．〇　めまいは回転性で、10分程度から数時間続く。

3．✕　発作時には、めまい発作を軽減するための抗めまい薬、悪心・嘔吐などの自律神経症状を軽減するための制吐薬、発作に対する精神的不安、高ぶりを抑える鎮静薬などの薬物治療を行う。薬物治療に抵抗を示し、めまいが頻発し、難聴が進行する難治例に対しては、外科治療が検討される。

4．× メニエール病では、内耳(蝸牛を含む)の内リンパ水腫が生じる。 **正答 2**

110回PM88：89.6％ □□□→□□□

74 Aさん（53歳、男性、会社員）は、数日前から耳鳴、めまい、耳閉感が出現し、突発性難聴《sudden deafness》と診断され入院となった。副腎皮質ステロイド薬の投与で症状が改善したため退院することになった。入院前の生活習慣は、外食2回/週、飲酒（ビール700mL）/日、睡眠6時間/日、入浴1回/日、喫煙20本/日、散歩2回/週。

退院後の生活で、Aさんが控えるべき事項はどれか。**2つ選べ。**

1．飲酒
2．外食
3．喫煙
4．散歩
5．入浴

解説 オープンセサミ②361

1．○ 飲酒は突発性難聴の危険因子である。また、薬剤代謝を行う肝臓の酵素の機能に影響を与え、ステロイドの副作用が強く現れる危険性があるため、控えるよう指導する。

2．× 適度の外食であれば問題ない。

3．○ 喫煙は突発性難聴の危険因子である。末梢血管を収縮させ、血液循環を低下させるため、控えるよう指導する。

4．× 散歩など適度の運動はストレス解消になり、血液循環も増加させるため、控える必要はない。

5．× 入浴は突発性難聴に関与しない。

正答 1、3

111回PM47：91.9％ □□□→□□□

75 鼓室形成術を受けた患者の退院指導の内容で正しいのはどれか。

1．水泳は可能である。
2．耳垢はこまめに除去する。
3．鼻を強くかむことを禁じる。
4．エレベーターの使用を勧める。

解説 オープンセサミ②363～364

1．× 手術後しばらくは、耳に水が入らないように注意する必要がある。水泳の開始時期は医師と相談するように指導する。

2. × 医師が許可するまでは、自分で耳垢を除去しないように指導する。

3. ○ 鼻を強くかむと、鼓膜に圧がかかり痛みの原因になるため控えるよう指導する。

4. × 術後合併症として、内耳症状（耳鳴、めまい、難聴など）が出現しやすい。エレベーターや飛行機、登山など気圧の変化を伴うものはできるだけ避けた方がよい。

正答 3

111回AM48：97.0％ □□□→□□□

76 Aさん（32歳、男性）は慢性副鼻腔炎と診断され経過観察をしていたが、症状が改善せず手術を受けることになった。

Aさんへの術後の生活についての説明で適切なのはどれか。

1. 咽頭にたまった分泌物は飲み込んでも良い。
2. 物が二重に見えるときは看護師に伝える。
3. 手術当日から入浴が可能である。
4. 臥床時は頭部を低く保つ。

解説 オープンセサミ②364～365

慢性副鼻腔炎では、内服治療やネブライザー療法が行われるが、それでも完治しない場合、局所麻酔にて内視鏡下副鼻腔手術を行う。その後、2週間に1回程度の定期受診が2～3か月必要となる。

1. × 手術後は、鼻に出血予防のガーゼが挿入されるため、鼻閉感が増す。分泌液や血液が咽頭に貯留するが、飲み込まずに吐き出すよう説明する。

2. ○ 副鼻腔は眼と隣接するため、手術により眼の障害が生じる場合がある。複視、視力障害、眼球運動障害などの症状が出現した場合は、早期に看護師に報告するよう患者に説明しておく。

3. × 手術当日は出血しやすい状態であるため、入浴は禁止となる。

4. × 術後の出血と腫脹を抑制する目的で、臥床時は頭部を高くする。

正答 2

111回AM78：88.3％ □□□→□□□

77 眼の遠近調節を行う筋はどれか。

1. 下斜筋
2. 下直筋
3. 毛様体筋
4. 上眼瞼挙筋
5. 瞳孔括約筋

解説 オープンセサミ①83

1. × 下斜筋は、眼球を外方回旋、上転、外転させる。

2. × 下直筋は、眼球を下転、外方回旋、内転させる。

3．○　眼の遠近調整を行う筋は毛様体筋であり、近くを見る時は毛様体が収縮し、遠くを見るときは毛様体が弛緩する。毛様体筋の収縮と弛緩は毛様体小帯の緊張度を変え、これが遠近調節に応じて水晶体の厚さを変化させる。

4．×　上眼瞼挙筋は、上眼瞼を挙上することで眼を開眼させる。

5．×　虹彩にある瞳孔括約筋は、眼内に入る光の量を調整する筋肉で、強い光にさらされたときや近くのものを見るときに収縮し、瞳孔を縮小させる。

遠近調節

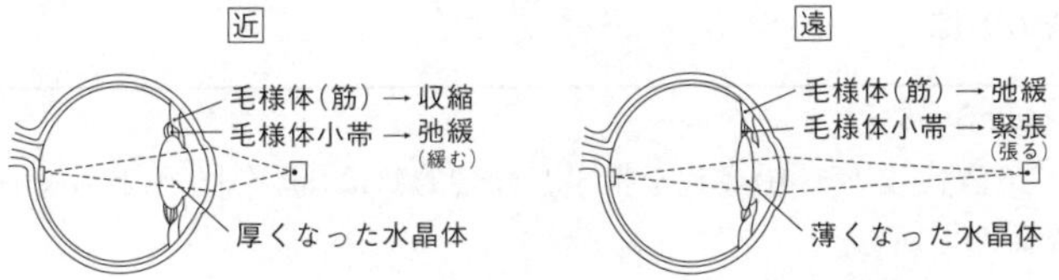

	近くを見る	遠くを見る
毛様体(筋)	収縮（前進）	弛緩（後退）
毛様体小帯（チン小帯）	弛緩（緩む）	緊張（張る）
水晶体	厚くなる	薄くなる
屈折率	大きい	小さい
虹彩	瞳孔括約筋収縮	瞳孔散大筋収縮
瞳孔	収縮	散大

正答　3

109回PM51：74.4％ □□□→□□□

78　Aさん（59歳、女性）は裂孔原性網膜剝離《rhegmatogenous retinal detachment》と診断され、硝子体手術の際に硝子体腔中にガス注入を受けた。

手術直後、病室での体位で適切なのはどれか。

1．坐位
2．腹臥位
3．仰臥位
4．側臥位

解説　オープンセサミ②359～361

網膜剝離治療の硝子体手術では、剝離の原因となる網膜を引っ張っている硝子体を除去し、空気やガスを注入する。術後は眼球内のガスを充填させ網膜を圧迫するため、腹臥位をとる必要がある。

正答　2

その他

109回AM40：74.3％ □□□→□□□

79　壮年期の身体的特徴で正しいのはどれか。
1．運動耐久力の向上
2．明暗順応の低下
3．持久力の向上
4．臓器の萎縮

解説　オープンセサミ②5

壮年期とは、20歳代後半～40歳代を指す。社会的には「働く」「子どもを育てる」など、極めて活動的な時期である。

1．3．×　身体機能は充実しているが、基礎代謝の低下とともに運動耐久力・持久力などは徐々に低下する。

2．○　40歳以降から水晶体の弾力が低下し、視力調整力や明暗順応の低下などを自覚するようになる。

4．×　臓器の萎縮は老年期の特徴である。

正答　2

113回PM32：92.8％ □□□→□□□

80　国際生活機能分類〈ICF〉で「生活機能」の構成要素に含まれるのはどれか。
1．活動
2．疾病
3．能力障害
4．社会的不利

解説　オープンセサミ③72

国際生活機能分類〈ICF〉は人間の生活機能と障害に関して分類するものであり、2001年に採択された。生活機能の構成要素は、心身機能・身体構造、活動、参加である。

正答　1

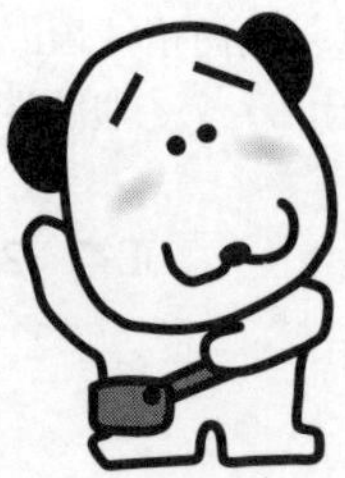

81　疾病の内因となるのはどれか。

1．免疫複合体
2．栄養素
3．温度
4．細菌
5．薬物

解説　**オープンセサミ②282**

疾病の原因となるもの（病因）には内因と外因がある。内因は、年齢や遺伝、内分泌障害、免疫異常など身体そのものに存在する因子で、外因は、ウイルスや細菌など外から身体の中に入り込んできたり、温度や圧力など直接的な影響を身体に与えたりする因子である。

1．○　免疫複合体は抗原抗体反応で形成される内因である。自己免疫疾患や膠原病の病因となる。
2．×　栄養素は外因である。不足や過剰が様々な疾患や症状を来す。
3．×　温度は外因である。熱中症や低体温症などの病因となる。
4．×　細菌は外因である。肺炎や食中毒など様々な感染症の病因となる。
5．×　薬物は外因である。中毒や、肝機能障害などの有害事象を来す。

病因

内因	遺伝子異常、染色体異常	
	内分泌異常	
	免疫異常：自己免疫疾患、アレルギーなど	
	素因：年齢、性別、人種、体質など	
外因	物理的因子	温度、圧力、放射線（皮膚癌、白血病）、紫外線（皮膚癌）など
	化学的因子	薬物、重金属、有機溶剤、タール（皮膚癌）、アスベスト（肺癌、中皮腫）、アニリン（膀胱癌）など
	生物学的因子	細菌、真菌、寄生虫、マイコプラズマ、リケッチア、EBウイルス（鼻咽頭癌、バーキットリンパ腫）、HTLV－1（成人T細胞白血病）、B・C型肝炎ウイルス（肝細胞癌）、ヒトパピローマウイルス（子宮頸癌）、ヒト免疫不全ウイルス（AIDS）など
	栄養障害	栄養素の過不足

正答　1

110回PM85：97.6％ □□□→□□□

82　炎症の4徴候に含まれるのはどれか。**2つ選べ。**

1．壊疽
2．腫脹
3．膿瘍
4．発赤
5．浮腫

解説　オープンセサミ①177

炎症とは、身体の細胞や組織が病的・傷害性の刺激を受けることで起こる生体の防御・修復反応である。組織が損傷を受けると、損傷した細胞から炎症を起こさせる化学伝達物質（ヒスタミン、ロイトコリエンなど）が放出される。ヒスタミンなどにより血管拡張が起こり、血流の増加から局所に発赤・発熱を生じる。さらに血管透過性の亢進が起こり、血液成分の血漿が漏れ出し組織間液が増加する。これにより局所の腫脹が生じる。また、ブラジキニンなどにより痛覚受容体が刺激され疼痛が引き起こされる。

1．×　壊疽とは、感染などによって壊死（細胞の死）組織に二次的に腐敗性の変化が加わった状態である。

2．4．○　腫脹・発赤・発熱・疼痛をケルススの4徴候という。さらに機能障害を加えて、ガレノスの5徴候という。

3．×　膿瘍とは、限られた組織間隙に、好中球や壊死物のかたまりである膿汁が貯留した状態である。

5．×　浮腫とは、細胞間あるいは体腔に異常な量の水が貯留した状態をいい、全身性と局所性がある。

正答　2、4

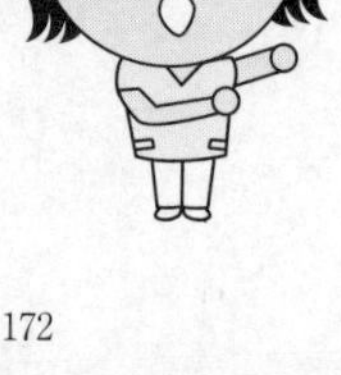

113回PM77：80.1％ □□□→□□□

83　外傷や風邪で発熱し、解熱するまでの体温のセットポイントと実際の体温（核心温度）の変化の例を図に示す。

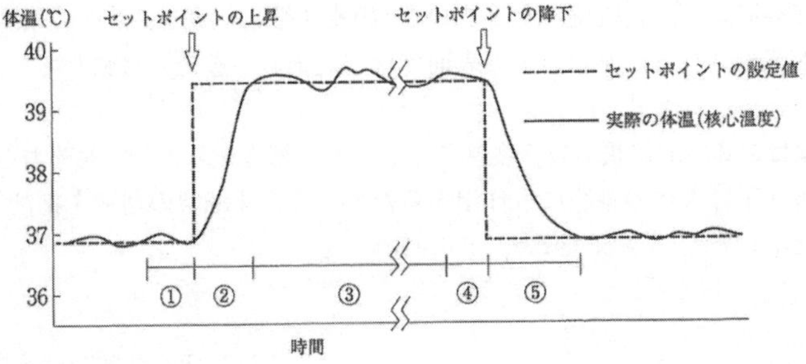

全身のふるえが起こるのはどれか。

1．①
2．②
3．③
4．④
5．⑤

解説　**オープンセサミ①21**

体温調節は視床下部にある体温調整中枢が行っており、自律神経とホルモンによって一定の基準値（セットポイント）になるように調節されている。図の②のようにセットポイントより実際の体温が低ければ、骨格筋を収縮させてふるえを起こして熱産生を増加させる一方で、皮膚血管収縮により血流を低下させて、熱放散を減少させる。対して、図の⑤のようにセットポイントより実際の体温が高ければ、皮膚血管拡張により血流を増加させたり、発汗を起こしたりすることで、熱放散を増加させる一方で、心臓や肝臓の働きを抑制し、熱産生を減少させる。

正答　2

110回AM82：87.0％ □□□→□□□

84　感染徴候のない創部の治癒を促進する要因はどれか。

1．圧迫
2．痂皮
3．湿潤
4．消毒
5．浮腫

解説 オープンセサミ①316～317

1．5．× 圧迫や浮腫は血液循環を阻害し、細胞の再生を遅延させる。

2．× 痂皮は、基底細胞の遊走・移動を妨げる障害物となるため、円滑な上皮化を阻害し、創傷治癒を遅延させる。

3．○ 創傷部を清潔な湿潤環境にすることで、線維芽細胞やコラーゲンの増生が起こり、良好な肉芽が形成される。また、その表面では基底細胞が遊走・移動して、円滑に上皮化が進行する。

4．× 消毒薬は、基本的に蛋白質を変性させることで細胞を障害し、殺菌力を発揮する。この細胞障害作用は人体の細胞にも作用するため、線維芽細胞の増殖を抑制し、創傷治癒を遅延させる。

正答 3

113回PM42：97.0％ □□□→□□□

85 術後の創傷治癒が遅延する因子となる検査値はどれか。

1．アルブミン2.2g/dL
2．推算糸球体濾過量〈eGFR〉62mL/分/1.73m^2
3．動脈血酸素分圧〈PaO_2〉88Torr（room air）
4．ヘモグロビンA1c〈HbA1c〉5.5％

解説 オープンセサミ①123，320，②222，265

1．○ アルブミン3.5g/dL未満は低栄養の状態である（基準値：4.0～5.0g/dL）。低栄養状態は創傷治癒を遅延させる。

2．× eGFRは濾過機能の指標である。濾過機能低下により尿毒素が増加し、創傷治癒を遅延させる可能性はあるが、eGFRだけでは判断できない。また、eGFR60mL/分/1.73m^2以上は軽度の低下であり、全身への影響は少ないと考えられる（基準値：90mL/分/1.73 m^2以上）。

3．× 酸素の供給量は創傷治癒にも影響するが、PaO_2 88Torrは正常範囲である（基準値：88～102Torr）。

4．× 糖尿病などで高血糖の状態にあると創傷治癒は遅延しやすいが、HbA1c 5.5％は正常である（基準値：4.6～6.2％）。

正答 1

109回 AM41：89.2％ □□□→□□□

86　急性期患者の生体反応で正しいのはどれか。

1．異化が亢進する。
2．症状の変化は緩やかである。
3．サイトカイン分泌が低下する。
4．副腎皮質ホルモンの分泌が低下する。

解説　オープンセサミ②17

1．○　異化とは、複雑な化合物が分解されて簡単な化合物になることで、この過程でエネルギーを放出する（エネルギーがつくられる）。急性期の患者では回復に必要なエネルギーを確保するため、異化は亢進する。

2．×　急性期は病気の進行が速く、症状の変化が著しいことが特徴である。

3．×　サイトカインは炎症や免疫に関する蛋白質の総称で、急性期では分泌が亢進する。

4．×　副腎皮質ホルモンのうち糖質コルチコイドは強い抗炎症作用をもつため、急性期では分泌が亢進する。

正答　1

111回 AM84：89.1％ □□□→□□□

87　安静臥床による廃用症候群《disuse syndrome》で生じるのはどれか。

1．1回換気量の増加
2．循環血液量の増加
3．基礎代謝の上昇
4．骨吸収の亢進
5．食欲の増進

解説　オープンセサミ②378, ③112

1．×　胸郭の拡張が妨げられ1回換気量は減少し、残気量が増加する。

2．×　臥床により、下肢から心臓への静脈還流が増加すると、人体は体液量の過剰状態と判断し、抗利尿ホルモンの分泌低下やレニン活性の低下などにより循環血液量を減少させる。

3．×　細胞の新陳代謝が低下するため、基礎代謝も低下する。

4．○　不動により骨吸収が亢進するため、続発性骨粗鬆症として骨萎縮が生じる。

5．×　食物の長時間停滞により、食欲低下、食事量減少が生じる。その結果、低栄養状態となり、筋萎縮と骨萎縮を助長する。

正答　4

110回PM42：82.3％ □□□→□□□

88 脳梗塞《cerebral infarction》による右片麻痺がある成人患者に用いる日常生活動作〈ADL〉の評価として適切なのはどれか。

1．NYHA分類
2．Borg〈ボルグ〉スケール
3．Barthel〈バーセル〉インデックス
4．主観的包括的アセスメント〈subjective global assessment〉

解説 **オープンセサミ②98，③73～74**

1．× NYHA分類は、心不全の重症度分類である。

2．× Borg〈ボルグ〉スケールは、自覚的運動強度を指す分類である。

3．○ Barthel〈バーセル〉インデックスは、日常生活動作〈ADL〉の評価指標である。他にKatz〈カッツ〉インデックスや機能的自立度評価表〈FIM〉がある。

4．× 主観的包括的アセスメント〈subjective global assessment〉は、検査データを用いず身体検査や問診で栄養評価を行う指標である。

正答 3

111回AM83：75.5％ □□□→□□□

89 タイムアウトによって予防できるのはどれか。

1．患者の誤認
2．抗癌薬の曝露
3．個人情報の漏洩
4．ベッドからの転落
5．血液を媒介とする感染

解説 **オープンセサミ②27**

タイムアウトとは、手術の前に、執刀医・麻酔科医・看護師・その他すべての関係者が一斉に手を止めて、患者氏名・左右を含む手術部位・術式等を確認することである。これにより患者の誤認や手術部位間違いなどを予防できる。

正答 1

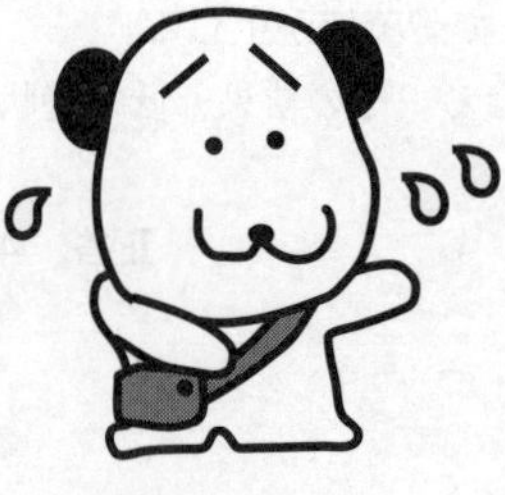

110回AM38：90.2％ □□□→□□□

90　生体検査はどれか。
　1．喀痰検査
　2．脳波検査
　3．便潜血検査
　4．血液培養検査

解説　オープンセサミ①301～303，③209

臨床検査は、病気の診断、治療、健診に用いる検査であり、生体検査と検体検査に大別される。生体検査には、画像診断、心電図検査、内視鏡検査、脳波検査、超音波検査、呼吸機能検査などが含まれる。一方、検体検査には、免疫血清検査、生化学検査、血液検査、微生物検査、遺伝子検査、尿・糞便検査、喀痰検査、病理検査などが含まれる。

1．3．4．×　喀痰検査、便潜血検査、血液培養検査は検体検査である。

2．○　脳波検査は生体検査である。

正答　2

112回AM46：91.3％ □□□→□□□

91　放射線治療で人体の吸収線量を表す単位はどれか。
　1．Bq
　2．eV
　3．Gy
　4．Sv

解説　オープンセサミ②40

放射線療法とは、生体の深部まで到達する電離放射線（電磁放射線）を用いて、がん細胞を消滅させる治療法をいう。

1．×　Bq（ベクレル）とは、放射能の強さを表す単位である。

2．×　eV（エレクトロンボルト）とは、電磁波を持つ放射線（X線、γ線）の強さを表す単位である。

3．○　Gy（グレイ）とは、放射線の吸収線量を表す単位である。

4．×　Sv（シーベルト）とは、放射線被曝の程度を表す単位である。

正答　3

110回AM51：96.1％ □□□→□□□

92　高齢者がMRI検査を受ける前に、看護師が確認する内容で適切なのはどれか。

1．「夜はよく眠れますか」
2．「義歯を装着していますか」
3．「呼吸が苦しいことはありますか」
4．「水を飲むときにむせることはありますか」

解説　オープンセサミ①307

MRI検査とは、磁気共鳴画像診断装置という磁石でできている筒の中に入り、磁気の力を利用して体内の臓器や血管を撮影する検査である。そのため、金属を身体に着けていると、画像が乱れ検査に支障を来すだけでなく、装置の磁力に金属が引っ張られる危険性がある。この検査を受ける前に、看護師は患者に、義歯、時計、アクセサリー、磁気カードなどを装着していないか、また、マスカラなどの化粧品の一部にも金属の顔料が使用されている場合があるので、化粧を落としているかを確認する。

正答　2

112回AM43：97.5％ □□□→□□□

93　MRI検査室に持ち込んでよいのはどれか。

1．耳栓
2．携帯電話
3．使い捨てカイロ
4．キャッシュカード

解説　オープンセサミ①307

MRIは、磁石による磁場と電波を用いて身体の断層画像を撮影する装置である。

1．○　MRI装置内の傾斜磁場コイルが振動することで強力な電磁場を作るため、検査時には大きな音が発生する。耳の保護のため、耳栓やヘッドホンを使用する。

2．3．4．×　検査室に金属類を持ち込むとMRIの損傷や人身事故に発展する危険がある。時計や補聴器、携帯電話などの電子機器、カイロ、キャッシュカード、アクセサリーなどは持ち込まないよう注意する。

正答　1

113回AM48：85.1％ □□□→□□□

94　マンモグラフィを受ける成人女性への説明で適切なのはどれか。

1.「仰臥位で行います」
2.「検査前は絶食です」
3.「造影剤を使います」
4.「二方向から撮影します」

解説　オープンセサミ②419

1．×　立位で行う。

2．×　食事制限はない。

3．×　造影剤を使用しないエックス線撮影である。

4．○　撮影方向は二方向(内外斜位方向と頭尾方向)で、乳房を板で挟んで圧迫し、薄く伸ばした状態で撮影する。

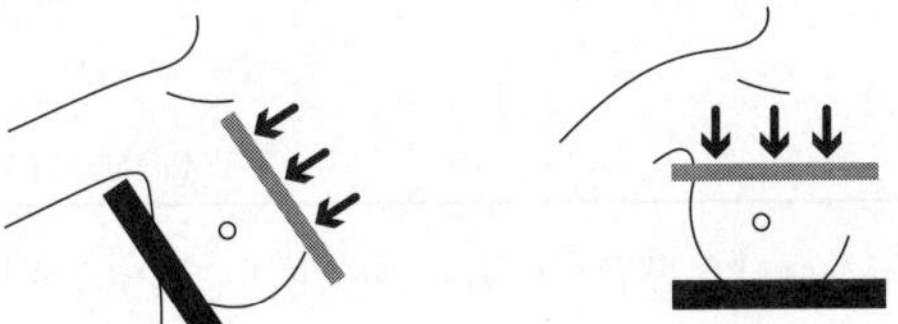

内外斜位方向　　頭尾方向

正答　4

112回PM29：76.6％ □□□→□□□

95　歯周病《periodontal disease》について正しいのはどれか。

1．原因はウイルス感染が多い。
2．発症の直接因子として飲酒がある。
3．真性ポケットが形成される歯周炎《periodontitis》を含む。
4．破壊が歯槽骨まで及んでいるのは歯肉炎《gingivitis》である。

解説　オープンセサミ③39

1．×　歯周病とは、細菌の感染によって引き起こされる炎症性疾患で、歯肉炎と歯周炎の総称である。

2．×　発症の直接因子は歯垢の蓄積である。飲酒や喫煙は歯周病の危険因子である。

3．○　歯と歯肉にある溝(スペース)のことを歯肉溝といい、歯肉溝が深くなった状態をポケットという。歯肉炎による歯肉の腫脹によって生じるものを歯肉(仮性)ポケットといい、歯周炎で歯肉が歯の表面から剝がれることによって生じるものを歯周(真性)ポケットという。歯周ポケットが形成された歯周炎は、歯槽骨や歯根膜などにまで進行し、歯を失う原因となる。

4．× 歯肉炎は歯肉に限局した炎症をいう。歯根膜や歯槽骨の破壊を生じたものは歯周炎である。

正答 3

113回AM81：74.0％ □□□→□□□

96 転移性脳腫瘍《metastatic brain tumor》の原発巣で最も多いのはどれか。

1．胃癌《gastric cancer》
2．乳癌《breast cancer》
3．肺癌《lung cancer》
4．大腸癌《colon cancer》
5．子宮頸癌《cancer of the uterine cervix》

解説 オープンセサミ②332

脳腫瘍とは頭蓋骨の中に発生した腫瘍のことである。脳の実質あるいは髄膜に発生する。転移性脳腫瘍の原発巣は、肺癌が約半数を占める。このほか、乳癌や大腸癌の頻度が高い。

正答 3

112回AM52：79.1％ □□□→□□□

97 広汎子宮全摘出術を受けた患者への退院後の生活に関する説明で正しいのはどれか。

1．「術後2週から性交は可能です」
2．「定期的に排尿を試みてください」
3．「調理のときは手袋をしてください」
4．「退院当日から浴槽の湯に浸かることができます」

解説 オープンセサミ②411～412

広汎子宮全摘出術には、腹腔鏡下手術と開腹術とがある。この出題は、開腹術と仮定して解説する。

1．× 性行為が可能かどうかは、次回受診時に医師が判断する。通常、手術後1～2か月である（腹腔鏡下手術の場合、手術後1週間で許可される場合がある）。

2．○ 手術操作により、骨盤内臓神経の機能が低下する可能性がある。定期的に排尿を試みるように指導し、膀胱炎を予防する。

3．× 調理の時に手袋をつける必要はない。

4．× 入浴が可能かどうかは、次回受診時に医師が判断する。それまでは、シャワー浴にする（腹腔鏡下手術の場合、手術後1週間で許可される場合がある）。

正答 2

112回PM45：97.0％ □□□→□□□

98　Aさん（58歳）は筋萎縮性側索硬化症《amyotrophic lateral sclerosis》〈ALS〉で在宅療養をしている。嚥下機能の低下が進行したため入院し、胃瘻の造設が検討されているが、経口摂取の継続を希望している。

看護師が連携する職種で優先度が高いのはどれか。

1．言語聴覚士
2．作業療法士
3．理学療法士
4．介護支援専門員

解説　オープンセサミ⑤19，149～150

嚥下機能低下の患者に、嚥下訓練を指導するのは言語聴覚士である。言語聴覚士は、医師から嚥下訓練が必要と判断された患者に対して、食の安全と楽しみを目標に嚥下機能評価を行い、患者に合った嚥下訓練を実施する。

正答　1

110回PM43：70.9％ □□□→□□□

99　現在の日本の終末期医療において、患者の将来の自己決定能力の低下に備えて、患者・家族と医療者が今後の治療・療養についての気がかりや価値観を定期的に話し合って共有し、患者の意向に沿った医療を提供することが望ましいとされている。

この内容を示すのはどれか。

1．グリーフケア
2．代理意思決定の支援
3．アドバンス・ケア・プランニング
4．アドバンスディレクティブ〈事前指示〉の支援

解説　オープンセサミ②47，③47，110

1．×　グリーフケアとは、患者が家族に対して十分にケアをしたという実感がもて、悲しみを吐き出せるよう、そして悲しみの後にその人らしく生きていけるように援助することである。

2．×　代理意思決定の支援は、患者又は利用者等の事前意思の確認ができない場合に行うものである。

3．○　アドバンス・ケア・プランニングとは、「将来の意思決定能力の低下に備えて、今後の治療・療養について患者・家族とあらかじめ話し合うプロセス」と定義され、患者の意思を最期まで尊重しようという取り組みである。

4．×　アドバンスディレクティブ〈事前指示〉とは、意思決定が十分であるうちに、自分の病態が終末期になったときの医療行為に対する意向を、前もって意思表示しておくことである。アドバンス・ケア・プランニングの中に、アドバンスディレクティブやリビ

ングウィルなども含まれる。

正答　3

111回AM73：98.4％ □□□→□□□

100 多発性骨転移がある終末期の大腸癌《colon cancer》患者（53歳、女性）が、外科病棟から緩和ケア病棟に夫に付き添われ転棟してきた。
　転棟時の申し送りについて、緩和ケア病棟の看護師が外科病棟の看護師から収集する情報で最も優先すべきなのはどれか。

1．疼痛コントロールの状況
2．自宅の居住環境
3．大腸癌《colon cancer》の術式
4．夫の面会頻度

解説　オープンセサミ②47～48

1．○　緩和ケアでは、患者のQOLの低下を可能な限り防ぎ、よりよい状態を維持することが重要であるため、疼痛コントロールの状況の情報を知ることが優先される。

2．×　外科病棟から緩和ケア病棟への転棟であるため、自宅の居住環境に関する情報は優先度が低い。

3．×　終末期の患者であるため、大腸癌の術式に関する情報は優先度が低い。

4．×　家族のサポートは患者にとって有意義であるが、緩和ケア病棟の看護師が必要な情報としては、疼痛コントロールの状況が優先される。

正答　1

112回PM68：98.3％ □□□→□□□

101 Aさん（63歳、男性）は妻と2人暮らしで、肺癌《lung cancer》の終末期で在宅医療を受けて医療用麻薬を使用中である。看護師が訪問したとき、Aさんは椅子に座って咳をしながら苦痛に耐えている様子であった。妻は「レスキュー薬が効くまでは苦しそうなので、何か私にできることはありますか」と訪問看護師に尋ねた。
　このときの訪問看護師の妻への対応で適切なのはどれか。

1．救急車を要請するよう提案する。
2．Aさんを仰臥位にする介助方法を指導する。
3．Aさんの背中をさすりながら傍にいるよう勧める。
4．一度に2倍量のレスキュー薬の服用を試すよう説明する。

解説　オープンセサミ②49～50

1．×　妻の発言への対応として、救急車を要請するよう提案することは適切ではない。

2．×　仰臥位にすることで苦痛が緩和されるわけではない。また、Aさんは肺癌の終末期であり、咳をしていることからも呼吸困難があると考えられる。呼吸困難がある場合は、横隔膜が下降し胸部が広がりやすい起坐位が適している。

3．○　Aさんの背中をさすりながら傍にいることは、タッチングの効果により、苦痛の緩和や不安の軽減につながる。妻に勧める対応として、最も適切である。

4．×　一度に2倍量のレスキュー薬を服用することは、吐き気やせん妄、呼吸抑制を招く危険性がある。レスキュー薬の効果が不十分な場合は、医師に相談する。

正答　3

111回PM42：98.6％ □□□→□□□

102 Aさん（55歳、男性、会社員）は胃癌《gastric cancer》の終末期である。
Aさんの訴えのうちスピリチュアルペインの表出はどれか。

1．「腹痛がずっと続いています」
2．「吐き気が続くと思うと不安です」
3．「今後の生活にかかるお金が心配です」
4．「これまでの自分の人生が意味のないものに思えます」

解説　オープンセサミ②51

スピリチュアルペインには複数の定義が提案されているが、国内では主に「自分の存在と意味がなくなることから生じる苦痛」としている。具体的には、「自分の人生は何だったのか」「今こうしていることに意味があるのか」「なぜこんなに苦しまなくてはならないのか」など、受け入れがたい生命危機に直面した者であれば誰にでも起こりうる苦痛である。

正答　4

112回AM36：88.6％ □□□→□□□

103 臨死期の身体的変化はどれか。

1．尿量が増加する。
2．全身の筋肉が硬直する。
3．不規則な呼吸が出現する。
4．頸動脈が触れなくなった後、橈骨動脈が触れなくなる。

解説　オープンセサミ②53

1．×　臨死期には、腎機能の低下などにより、尿量は減少する。

2．×　臨死期には、筋肉の弾力性や緊張性が低下し、弛緩する。

3．○　臨死期には、呼吸は浅く不規則となり、鼻翼呼吸や下顎呼吸、死前喘鳴などがみられる。

4．×　臨死期には、循環機能の低下により、末梢の動脈から触知不能となる。

臨死期の患者の状態

呼吸	浅く不規則となり、鼻翼呼吸や下顎呼吸となる。しばしば呼吸困難を呈する。
循環	循環機能の低下により、脈拍は頻脈で微弱となり、橈骨動脈では触知不能となる。血圧は下降し、皮膚色は蒼白土色になり、口唇や爪にチアノーゼが現れる。
筋肉	弾力性・緊張性の低下により、眼瞼下垂、下顎下垂、口唇の弛緩や便・尿失禁がみられる。
反射	対光反射、角膜反射、嚥下反射が低下する。

正答　3

くすり

109回 AM39：88.1％ □□□→□□□

104 薬の内服方法における頓用で正しいのはどれか。

1．週に1回服用する。
2．食事の前に服用する。
3．指定された時間に服用する。
4．症状が現れたときに服用する。

解説　オープンセサミ①321

1．2．3．×
4．○　頓服薬には、鎮痛・解熱薬などがある。

経口与薬の種類

	服用時間	目的・薬物の種類など
起床時薬	起床時すぐ	
食前薬	食前30分、食直前	空腹時のため、速やかに全身作用が現れることを期待する薬物（制吐薬・駆虫薬・鎮咳薬・食欲増進薬など）
食間薬	食後2～3時間後	胃腸を刺激しにくい薬物 胃腸壁に直接作用させたい薬物 など
食後薬	食後30分、食直後	胃腸を刺激しやすい薬物 消化吸収を助ける薬物 定期的に服用したい薬物（鎮痛薬・鉄剤など）
時間薬	定時、定間隔	血中の薬物濃度を一定に保ち、作用させたい場合（麻薬・気管支拡張薬・ピルなど）
就寝前薬	就寝前	眠るため、もしくは明朝に向け効果を期待する薬物（睡眠薬・鎮静薬・下剤など）
頓服	症状出現時	痛み止め・解熱薬など

正答　4

112回AM78：91.6％ □□□→□□□

105 インスリンを過剰に投与したときに現れる症候で正しいのはどれか。

1．発熱
2．浮腫
3．口渇感
4．顔面紅潮
5．手足のふるえ

解説 オープンセサミ①195, 220, ②268

インスリンは、膵臓ランゲルハンス島β細胞から分泌されるホルモンである。血中グルコースの細胞への取り込みを促進させる等の作用により血糖値を低下させる。インスリンを過剰投与した場合、血糖値が正常範囲以下まで下がり、低血糖症状が出現する。

1．× 低血糖状態で熱感や悪寒が出現する場合があるが、発熱は起こらない。

2．× 浮腫とは、組織間隙に正常以上に水が貯留した状態であり、血管からの濾出の増加(毛細血管圧上昇または膠質浸透圧低下)、またはリンパ管への流出減少により生じる。低血糖症状ではみられない。

3．× 血糖値が上昇して高浸透圧の状態になると、口渇、多飲、多尿が生じる。これは糖尿病の典型的症状であり、低血糖症状ではない。

4．× 顔面紅潮は顔面の毛細血管の拡張などが原因で生じる。更年期のホルモンバランスの変化や天候、気温、ストレスによる影響などでもみられる。低血糖症状ではない。

5．○ 低血糖症状には個人差があるが、一般的に手足のふるえ、動悸、発汗、空腹感、頭痛などの症状が出現する。

正答 5

113回PM87：83.1％ □□□→□□□

106 成人の糖尿病《diabetes mellitus》患者に対するペン型インスリン自己注射の指導で正しいのはどれか。**2つ選べ。**

1．「ブドウ糖を携帯してください」
2．「注射部位は毎回変えてください」
3．「注射をした後は注射部位をよくもんでください」
4．「針は皮膚に対して30度の角度で刺してください」
5．「未使用のインスリンは冷凍庫で保管してください」

解説 オープンセサミ②268

1．○ インスリン注射の副作用で血糖値が低下することがある。低血糖の際にブドウ糖を服用できるよう携帯する。

2．○ 毎回の注射部位は、前回の部位から2cm程度離して注射するよう指導する。

3．× もむことで吸収が速くなり低血糖を起こしやすい。絶対にもまないよう指導する。

4．× インスリン自己注射用の注射針は皮膚に対して90度で刺す。針先が筋層に達しないよう、皮下脂肪をつまんで注射する。

5．× 未使用のインスリンは冷所（冷蔵庫）で保管する。また、開封後のインスリンは常温で保管できる。

正答 1、2

111回AM44：96.5％ □□□→□□□

107 Aさん（60歳、男性）は大動脈弁置換術を受け、ワルファリンの内服を開始することになった。

Aさんが摂取を避けるべき食品はどれか。

1．海藻
2．牛乳
3．納豆
4．グレープフルーツ

解説 オープンセサミ①228

1．× 海藻は、ヨウ素（ヨード）を多く含んでおり、ヨウ素は甲状腺ホルモンの主原料である。これを利用したアイソトープ（放射性ヨウ素）検査・治療をする場合には、ヨウ素を含む食品を控える。

2．× 牛乳には、カルシウムが含まれているため薬の成分と結合し、薬効を低下させる作用がある。抗菌薬（ニューキノロン系・テトラサイクリン系・セフェム系）等では、服用後、2時間程度は避けることが望ましい。また、高カルシウム血症の副作用が発現する、消化性潰瘍薬・骨粗鬆症薬等では、牛乳の大量摂取を避ける。

3．○ 血液凝固因子のうち、プロトロンビンなどの合成にはビタミンKが必要である。ワルファリンはビタミンKの働きを阻害することで血栓を防止するため、心筋梗塞・脳梗塞・人工弁置換術の手術後等に内服治療として用いられる。納豆・青汁・クロレラなどはビタミンKを多く含み、薬効を減弱させるため避けるように指導する。

4．× グレープフルーツには、薬物の代謝を阻害する成分が含まれている。この作用により、薬物の血中濃度が上昇し、通常より強い作用が出現する。注意する薬剤として、カルシウム拮抗薬（アムロジピン・ニフェジピン・ニカルジピン塩酸塩）、免疫抑制薬（シクロスポリン）等がある。

正答 3

109回PM52：95.1％ □□□→□□□

108 散瞳薬を用いて眼底検査を受ける成人患者への対応で適切なのはどれか。

1．検査中は室内を明るくする。

2．散瞳薬の点眼は検査直前に行う。

3．検査前に緑内障《glaucoma》の有無を確認する。

4．検査後1時間で自動車の運転が可能になると説明する。

解説 オープンセサミ②352

1．× 眼底に光を当てて検査をするため、検査室内は暗くする必要がある。

2．× 散瞳薬の点眼は検査直前ではなく、検査15～30分前に行う。

3．○ 散瞳することで隅角の狭窄が起こり、房水の流出が妨げられ、眼圧が上昇する。閉塞隅角緑内障には禁忌である。

4．× 散瞳薬の効果は3～6時間持続する。散瞳している間は運転を控える。

正答 3

111回PM50：90.2％ □□□→□□□

109 乳癌《breast cancer》の患者に対する抗エストロゲン薬の副作用はどれか。

1．低血糖

2．ほてり

3．肺線維症《pulmonary fibrosis》

4．末梢神経障害

解説 オープンセサミ②420～421，④145～146

乳癌の治療には、手術療法、放射線療法、薬物療法がある。薬物療法には化学療法、ホルモン療法、分子標的薬療法があり、術前・術後に他の治療法と併用することもある。ホルモン治療薬として使用される抗エストロゲン薬は女性ホルモンを抑制するため、副作用として更年期症状（顔のほてり、発汗、のぼせなど）が出現する。

正答 2

112回PM85：81.1％ □□□→□□□

110 薬物血中濃度モニタリング〈TDM〉の実施が必要な薬物はどれか。2つ選べ。

1．ヘパリン

2．インスリン

3．ジギタリス

4．炭酸リチウム

5．ニトログリセリン

解説　オープンセサミ①204

血中濃度モニタリングは、有効な血中濃度と重篤な副作用が発現する域（安全域・治療係数）が狭い薬剤や、与薬量と血中濃度の上昇が比例しない薬剤などで行われる。

ジギタリス、炭酸リチウムなどは、有効な血中濃度と重篤な副作用が発現する域（安全域・治療係数）が狭い薬剤であり、血中濃度モニタリングが必要である。

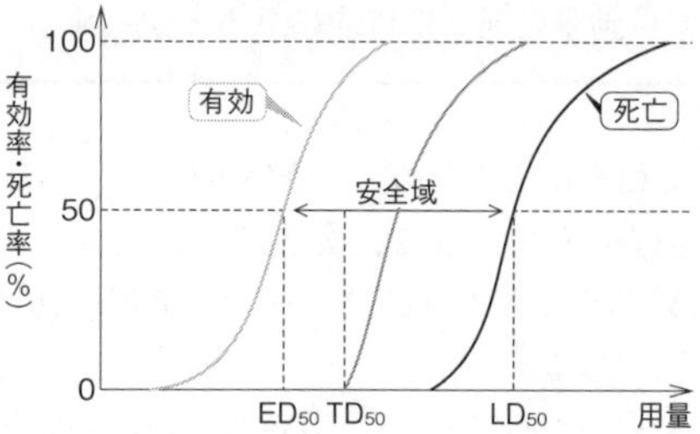

正答　3、4

基礎看護（理論・看護過程）・カタカナキーワード

111回PM34：95.9％ □□□→□□□

111 クリティカル・シンキングで適切なのはどれか。

1．物事を否定的にみる。
2．根拠に基づいて考える。
3．主観的な情報を重視する。
4．直感的に状況を判断する。

解説　オープンセサミ①267

クリティカル・シンキングは、直訳すると「批判的思考」となる。

1．×　否定的にみるのではなく、根拠に基づき厳密に判断する。
2．○　批判的思考によって根拠の明確性に疑問視する姿勢をもち、より厳密に判断する。
3．4．×　主観的・直感的な情報ではなく、科学的根拠をもつ客観的な情報に基づき厳密に判断する。

正答　2

109回AM31：94.8％ □□□→□□□

112 患者と看護師の間の専門的な援助関係で適切なのはどれか。

1．自然発生的に成立する。
2．援助方法は看護師に一任される。
3．患者のニーズに焦点がおかれる。
4．日常的な会話を中心に展開する。

解説 オープンセサミ①268

1. × 自然発生的ではなく、看護師はコミュニケーションを基本として探究的なアプローチが必要である。
2. × 患者のニーズを把握し、患者と看護師がともに問題解決を目指す。看護師に一任されるものではない。
3. ○ 選択肢2の解説参照。
4. × 患者は心身も含めさまざまな切実な問題を抱えている。その内容を把握するため、傾聴・共感するという基本的なコミュニケーションが優先される。日常的な会話を中心に展開することは適切ではない。

正答 3

110回AM32：99.2％ □□□→□□□

113 看護過程における情報収集で適切なのはどれか。

1. 既往歴は情報に含めない。
2. 看護計画立案後も情報収集を継続する。
3. 看護問題を特定してから情報収集を開始する。
4. 不安の内容はclosed question〈閉じた質問〉で情報収集する。

解説 オープンセサミ①265～266

看護過程における情報は、主観的情報と客観的情報に大別される。主観的情報とは、対象自身から発せられた情報であり、客観的情報は、看護師の観察によって得られた所見や検査データなどの情報である。

1. × 既往歴は客観的情報として必要な情報の一つである。
2. ○ 看護計画立案後も情報の収集・分析を行い、よりよい看護計画へと変更していく必要がある。
3. × 看護過程は、情報収集→情報分析→看護問題の特定→計画立案→介入実施→評価のフィードバックシステムとして機能する。
4. × 不安の内容は、open-ended question〈開かれた質問〉の方が話しやすく、より詳細な情報が得られる。

正答 2

109回PM39：86.4％ □□□→□□□

114 看護過程における情報の分析はどれか。

1. 脱水状態である。
2. 尿比重は1.030である。
3. 痛みは1～10の尺度で8である。
4. 左腓骨骨折によるシーネ固定をしている。

解説　オープンセサミ①265～266

看護過程とは、適切な看護を行うための工程（ステップ）である。この過程は、アセスメント・看護診断・計画・実施・評価で組み立てられている。この第一段階のアセスメントに必要なのが情報収集と分析である。

1．○　患者の状態から脱水だと分析している。

2．×　尿比重の数値は客観的データである。尿比重の基準値は、1.006～1.030である。

3．×　痛みは患者の主観的データである。痛みを数字で評価するための指標がNRS（Numerical Rating Scale）であり、痛みの状態を0はなし、1～3は軽度、4～6は中等度、7～10は強度と評価する。

4．×　シーネ固定をしているという内容は、客観的データである。

正答　1

111回PM36：99.0％ □□□→□□□

115 看護過程において評価する項目はどれか。

1．看護技術の習得度
2．看護教育の活用度
3．看護記録の完成度
4．看護目標の達成度

解説　オープンセサミ①265～266

看護過程とは、高度な専門知識・技術と訓練された判断力を用いて個々の看護の対象を把握し、どのような看護が必要であるかを決定、最も適切な方法で看護を実施し、実施した看護を評価するといった一連の過程をいう。

1．2．3．×　これらは看護過程における評価項目には当てはまらない。

4．○　看護の評価では、目標の達成度を判定し、結果をもとに計画の再査定を行う。

看護過程の構成要素

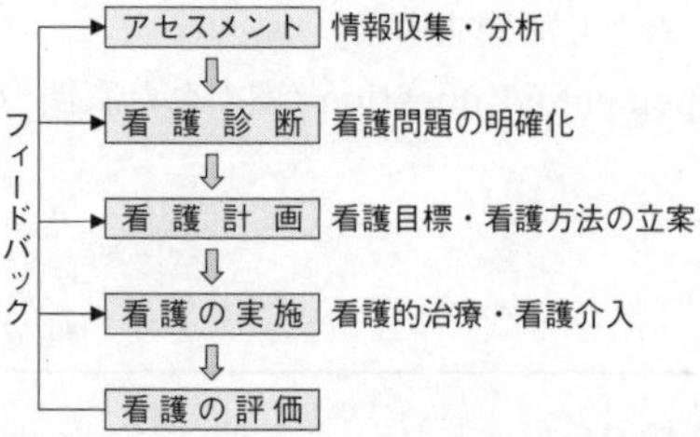

正答　4

109回PM46：91.8％ □□□→□□□

116 医療施設において、患者の入院から退院までの看護を1人の看護師が継続して責任をもつことを重視した看護体制はどれか。

1．機能別看護方式
2．患者受け持ち方式
3．チームナーシングシステム
4．プライマリナーシングシステム

解説 オープンセサミ①338～339

1．× 機能別看護方式とは、毎日行われる基本的看護業務を分類し、各業務の担当を決めて業務を行う方式である。例として、検温、与薬、検査、処置などを担当別に実施する。

2．× 患者受け持ち方式とは、勤務時間帯のみ患者を固定して受け持つ方式である。

3．× チームナーシングシステムとは、チームリーダーを中心にチーム全体で患者のニーズを把握し、看護計画を立てて看護を実践する方式である。

4．○ プライマリナーシングシステムとは、患者の入院から退院まで継続して1人の看護師が責任を持って受け持つ方式である。

正答 4

111回PM73：97.8％ □□□→□□□

117 機能別看護方式の説明で正しいのはどれか。

1．勤務帯ごとに各看護師が担当する患者を決めて受け持つ。
2．内容別に分類した看護業務を複数の看護師が分担して実施する。
3．1人の看護師が1人の患者を入院から退院まで継続して受け持つ。
4．患者を複数のグループに分け、各グループを専属の看護師チームが受け持つ。

解説 オープンセサミ①338

1．× 患者受け持ち方式である。患者受け持ち方式とは、1人の看護師が、1人または特定の患者を受け持ち、1勤務帯において受け持ち患者のケアなどを行う方式である。

2．○

3．× プライマリーナーシングである。プライマリーナーシングとは、1人の看護師が、患者の入院から退院までを一貫して担当し、担当患者のすべての看護に責任をもつ方式である。

4．× チームナーシングである。チームナーシングとは、チーム全体で患者のニードを把握し、看護計画を立てて看護を実施する方式である。

正答 2

110回AM70：93.8％ □□□→□□□

118 プリセプターシップの説明で正しいのはどれか。

1．仕事と生活の調和を図ること

2．主体的に自らのキャリアを計画し組み立てること

3．チームリーダーのもとに看護ケアを提供すること

4．経験のある看護師が新人看護師を1対1で指導・助言すること

解説 オープンセサミ①371，⑤133

1．× ワークライフバランスのことである。仕事だけでなくプライベートも充実させ、調和のとれた生活を送ることである。

2．× キャリアプランのことである。与えられた仕事だけをするのではなく、自分自身の将来を主体的に組み立て、企業はそれをサポートすることにより、双方が成長していくことである。

3．× 看護方式のチームナーシングのことである。

4．○ プリセプターシップは、一般的には1年間である。 **正答 4**

109回PM38：98.7％ □□□→□□□

119 判断能力のある成人患者へのインフォームド・コンセントにおける看護師の対応で適切なのはどれか。

1．患者の疑問には専門用語を用いて回答する。

2．今後の治療に関しては医療者に任せるように話す。

3．治療方針への同意は撤回できないことを説明する。

4．納得ができるまで医師からの説明が受けられることを伝える。

解説 オープンセサミ①264

インフォームド・コンセントとは、患者が治療等の医療行為の内容について、十分な説明を受け理解した上で、その行為について同意することである。説明の内容としては、現在の状態、今後実施される検査・治療・処置等の目的・内容・効果・危険性、予後についてなどである。

看護師は医師が患者に説明を行うときには同席し、説明内容を把握するとともに、患者・家族の表情や反応を観察し、今後の患者・家族の援助に役立てる必要がある。

1．× 専門用語で説明すると、患者に内容が上手く伝わらないため使用しない。

2．× 今後の治療に関しては、医師の説明を十分聞いた上で患者自身が選択する。

3．× 一度同意した事柄についても、今後変更可能であることを説明する。

4．○ 患者・家族は医師から病名を告げられ動揺することが多い。医師および看護師は、時間をおいてから、再度、説明を加えたり、質問を受けたりする機会を設ける等の配慮が必要である。

正答 4

110回AM31：96.5％ □□□→□□□

120 ソーシャルサポートのうち、情緒的サポートはどれか。

1．傾聴する。

2．情報提供する。

3．外出に付き添う。

4．経済的支援をする。

解説 オープンセサミ③77

ソーシャルサポートとは社会的支援のことであり、①情緒的サポート、②情報的サポート、③道具的サポート、④評価的サポートの4つに分類される。

1．○ 情緒的サポートとは、相手の気分を安定させたり、やる気を起こさせたりすることであり、傾聴、励まし、慰め、見守り等がある。

2．× 情報的サポートである。相手の問題解決に有効な情報を与えることであり、知識の提供、助言、専門家の紹介等がある。

3．4．× 道具的サポートである。相手の問題解決のための手助けを行うことであり、作業協力、金銭的援助等がある。

正答 1

109回PM48：96.0％ □□□→□□□

121 慢性疾患をもつ成人の自己管理を促進する援助はどれか。

1．行動の習慣化を促す。

2．医療者が患者の目標を設定する。

3．結果を優先して評価することを促す。

4．うまくいかない行動に目を向けるよう促す。

解説 オープンセサミ②32～34

慢性疾患とは、治療や経過が長期に及ぶ疾患をいう。

1．○ 習慣化されることは自己管理の促進につながる。

2．× 患者自身が目標を設定できるよう援助する。

3．× 結果よりも過程に着目して評価する。

4．× うまくいった行動（成功体験）に目を向けることで、自己効力感や自信につながる。

正答 1

109回PM41：93.7％ □□□→□□□

122 成人のセルフケア行動に関する学習を促進するのはどれか。

1．自己効力感
2．パターナリズム
3．プレパレーション
4．ノンコンプライアンス

解説 オープンセサミ②32～34, ④52

セルフケア行動とは、自分にとってどうしたら健康維持ができるのかを正しく判断し、行動することである。セルフケア行動に関する学習意欲を高めるのは、成功体験からくる自信である。

1．○ 自己効力感とは、何らかの課題に直面した際に自分ならできるという可能性を認識することである。これは、成功体験を積み重ねることにより増強していく。
2．× パターナリズムとは、強い立場にある人が、弱い立場にある人の意思を問わずに、一方的に介入・干渉・支援することである。
3．× プレパレーションとは、患児に今後実施される検査や治療について正しい知識を提供することにより、患児の不安や恐怖心を緩和し、患児の対処能力を引き出すための心理的準備である。
4．× ノンコンプライアンスとは、患者が医療従事者の指示を守らないことをいう。

正答 1

113回PM86：96.6％ □□□→□□□

123 Aさん（55歳、男性、会社員）は30年の喫煙歴がある。会社の健康診断で高血圧を指摘されて生活習慣の改善を勧められたが「週末にスポーツジムで運動するようになったけれど、仕事が忙しくてこれ以上生活を変える自信はありません」と述べた。

Aさんの自己効力感を高める支援はどれか。**2つ選べ。**

1．Aさんの運動への取り組みを評価する。
2．Aさんの職場の上司に配置転換を依頼する。
3．Aさんが取り組めそうな目標を一緒に設定する。
4．Aさんが生活習慣を改善する気持ちになるまで待つ。
5．Aさんが脳血管疾患《cerebrovascular disease》になる危険性が高いことを説明する。

解説 オープンセサミ②32

自己効力感とは、自分には目標や課題を達成する力があると感じることであり、行動を起こすための原動力となる。自己効力感の認識に与える情報源として①遂行行動の成功体験、②代理的経験（モデリング）、③言語的説得、④生理的・情動的状態がある。

1．○　運動をするようになったことをＡさん自身が成功体験として認識することで自己効力感が高まる。また、すでに取り組んでいることを肯定的に評価することは、言語的説得にも当てはまり自己効力感を高めることにつながる。

2．×　Ａさん自身が生活習慣を改善できると思えることが重要であり、勝手に環境を変えることは自己効力感を高めることにはつながらない。

3．○　「自分にもできそうだ」と思えることで自己効力感は高まる。

4．×　Ａさんの気持ちが変わるのを待つだけでは自己効力感は高まらない。

5．×　高血圧によるリスクを説明するだけでは自己効力感を高めることにはつながらない。

自己効力に影響する４つの情報と方略

	自己効力を高める情報	自己効力を下げる情報	方　略
遂行行動の成功体験	①自分で行動し、達成できたという成功体験の累積。	①失敗体験の累積 ②学習性無力感	①行動形成（シェイピング法） ②ステップバイステップ法
代理的経験（モデリング）	①自分と同じ状況で、同じ目標をもっている人の成功体験や問題解決法を学ぶ。	①条件の揃っている人ができているのを見聞きする。	①モデリングの対象を選ぶ。 ②方法論を教える。
言語的説得	①専門性に優れた魅力的な人から、励まされたり褒められたりする。 ②きちんと評価される。 ③言葉や態度で支援され、「信じられている」「認められている」と感じる。 ④課題となっている行動を推奨する文化（社会的雰囲気）がある。 ⑤自己暗示をかける。	①やっていることを認めてもらえない。 ②一方的に叱責される。 ③無関心を示されたり、無視されたりする。	①契約書（相互契約の確認書）を取り交わす。 ②患者自身がアクションプランを立てるのを援助する。 ③アドボカシー ④自己強化
生理的・情動的状態	①課題を遂行したときに、生理的・情動的に良好な反応が起こり、それを自覚する。 ②「できない」という思い込みから解き放たれる。	①疲労、不安、痛み、緊張、空腹 ②マイナスの思い込み	①気づきを高める。 ②思い込みを論破する。 ③リラクゼーション ④ポジティブシンキング ⑤リフレイミング

正答　1、3

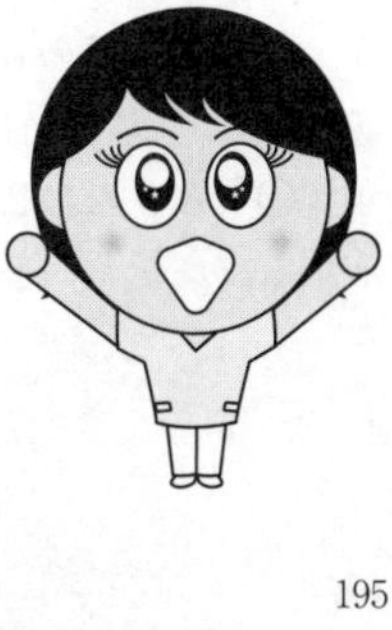

109回PM70：94.6％ □□□→□□□

124 Aさん（55歳、男性）は、妻と2人暮らし。建築士として主にデスクワークの仕事を行っていた。脊髄損傷《spinal cord injury》のため下半身の不完全麻痺となり、リハビリテーション専門の病院へ転院した。電動車椅子を用いて室内の動作は自立できるようになった。退院調整部門の看護師との面接でAさんから「元の職場に戻りたい」と話があった。

Aさんの自己決定を支援する看護師の助言で適切なのはどれか。

1.「元の職場の仕事を在宅勤務に変更しましょう」
2.「デスクワークなので職場復帰は可能と思います」
3.「職場復帰にあたりAさんが課題と思うことを整理しましょう」
4.「元の職場にこだわらずAさんの障害にあった職場を探しましょう」

解説 **オープンセサミ②394～395**

1．2．4．× 看護師の意見であり、Aさんの自己決定を支援する助言ではない。

3．○ 職場復帰のための課題が何であるかをAさん自身が考え、その課題に対する解決策や、それに対して必要なものを導き出すプロセスにおいて支援することが必要である。

正答 3

110回AM73：98.4％ □□□→□□□

125 Aさん（52歳、男性）は、49歳から高血圧症《hypertension》で内服治療と食事や運動に関する生活指導を受けている。2か月間の予定で開発途上国に出張することになり、予防接種を受ける目的で渡航外来を受診した。Aさんから「渡航にあたって何か注意することはありますか」と質問があった。

Aさんへの看護師の説明で適切なのはどれか。

1.「出張中は、減塩の必要はありません」
2.「出張先では有酸素運動は控えましょう」
3.「現地に到着してから健康診断を受診しましょう」
4.「持参する高血圧症《hypertension》の薬について、かかりつけ医に相談しましょう」

解説

1．2．× Aさんは、既に高血圧症で内服治療と食事、運動に関する指導を受けているため、出張中でも減塩食や有酸素運動等のセルフケア行動は必要である。

3．× 現地での体調不良があれば受診の必要性はあるが、健康診断の受診をする必要はない。

4．○ Aさんは2か月の開発途上国への出張であり、現在の内服治療薬の相談は必要である。

正答 4

111回AM36：80.7％ □□□→□□□

126 集団指導が望ましいのはどれか。

1．胃全摘出術後の患者への退院指導
2．1型糖尿病《type1 diabetes mellitus》の学童を対象とした療養指導
3．子宮頸癌《cancer of the uterine cervix》の術後の神経因性膀胱の患者への間欠的自己導尿の指導
4．ヒト免疫不全ウイルス〈HIV〉感染《human immunodeficiency virus infection》者への生活指導

解説

1．4．× 胃全摘出術後の患者への退院指導や、ヒト免疫不全ウイルス〈HIV〉感染者への生活指導では、患者の仕事や環境、生活パターンの個別性に合わせた指導が必要となるため、集団指導より個別指導の方が望ましい。

2．○ 1型糖尿病の学童を対象とした療養指導では、個別指導よりもサマーキャンプなどを通した集団指導の方が望ましい。

3．× 子宮頸癌の術後の神経因性膀胱の患者への間欠的自己導尿の指導では、プライバシーを配慮した指導が必要となるため、集団指導より個別指導の方が望ましい。

正答 2

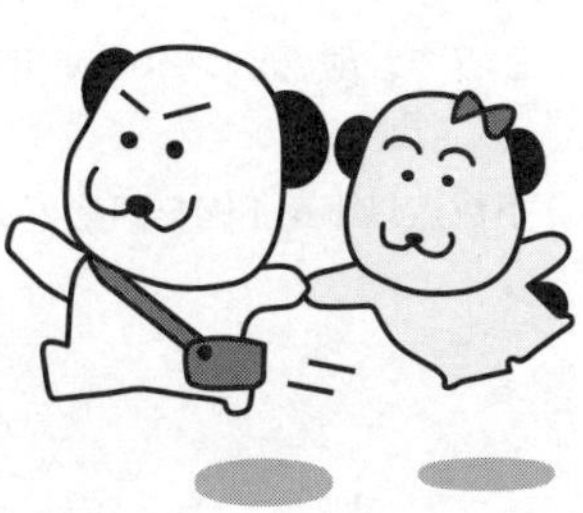

看護技術

112回PM90：78.5％ □□□→□□□

127 500Lの酸素ボンベ（14.7MPa充塡）の内圧が10MPaを示している。この酸素ボンベを用いて3L/分で酸素吸入を行う。

使用可能な時間は何分か。

ただし、小数点以下の数値が得られた場合は、小数点以下第1位を四捨五入すること。

解答：①②③ 分

①	②	③
0	0	0
1	1	1
2	2	2
3	3	3
4	4	4
5	5	5
6	6	6
7	7	7
8	8	8
9	9	9

解説　**オープンセサミ①340**

酸素ボンベの使用可能時間（分）は、酸素ボンベの残量（L）÷指示流量（L/分）で求められる。

酸素ボンベの残量（L）は、$\dfrac{\text{酸素ボンベの容量（L）} \times \text{現在の圧力計の値（MPa）}}{\text{充塡圧力（MPa）}}$で求められるため、

$$\text{酸素ボンベの残量（L）} = \frac{500 \times 10}{14.7} = 340.1\cdots \fallingdotseq 340$$

よって、$\text{酸素ボンベの使用可能時間（分）} = 340 \div 3 = 113.3\cdots$

小数点以下第1位を四捨五入して、使用可能な時間は113分となる。

正答　①1、②1、③3

128 100mg/5mLと表記された注射薬を75mg与薬するのに必要な薬液量を求めよ。ただし、小数点以下第2位を四捨五入すること。

解答：[①].[②] mL

①	②
0	0
1	1
2	2
3	3
4	4
5	5
6	6
7	7
8	8
9	9

解説 **オープンセサミ①340**

100mg/5mLと表記された注射薬を75mg与薬するのに必要な薬液量xは、以下の計算式で求められる。

$100 : 5 = 75 : x$

$100x = 375$

$x = 3.75$

となり、小数点以下第2位を四捨五入すると

$x = 3.8$（mL）

正答　①3、②8

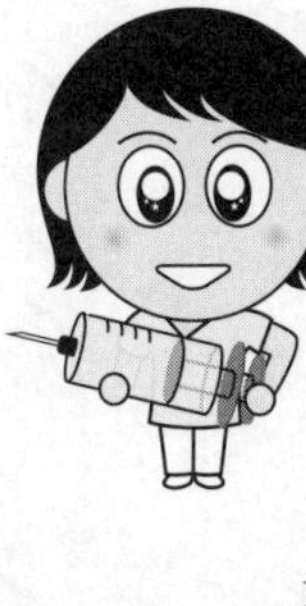

110回PM90：83.3% □□□→□□□

129 6％の次亜塩素酸ナトリウム液を用いて0.1％次亜塩素酸ナトリウム液を1,000mL作るために必要な6％次亜塩素酸ナトリウム液の量を求めよ。

ただし、小数点以下の数値が得られた場合には、小数点以下第1位を四捨五入すること。

解答：①② mL

①	②
0	0
1	1
2	2
3	3
4	4
5	5
6	6
7	7
8	8
9	9

解説 オープンセサミ①340

まずは、0.1％次亜塩素酸ナトリウム液1,000mLに含まれる次亜塩素酸ナトリウムの量を求める。含まれる薬剤量は$\dfrac{\text{薬液濃度（\%）}}{100}\times\text{薬液量（mL）}$で計算できるため、$\dfrac{0.1}{100}\times 1{,}000=1$

次に、必要な6％次亜塩素酸ナトリウム液の量をx（mL）とする。6％次亜塩素酸ナトリウム液と0.1％次亜塩素酸ナトリウム液1,000mLに含まれる次亜塩素酸ナトリウムの量は同じため、

$\dfrac{6}{100}\times x=1$　となり、$x=16.6\cdots$

小数点第1位を四捨五入し、17mLが答えとなる。

＜別解＞

$$\text{必要な薬液量（mL）}=\frac{\text{作りたい薬液濃度（\%）}\times\text{作りたい量（mL）}}{\text{使用する薬剤濃度（\%）}}$$

$$=\frac{0.1\times 1{,}000}{6}=16.6\cdots$$　小数点第1位を四捨五入し、17mL。

正答　①1、②7

130 1,500mLの輸液を朝9時からその日の17時にかけて点滴静脈内注射で実施する。
20滴で1mLの輸液セットを用いた場合の1分間の滴下数を求めよ。
ただし、小数点以下の数値が得られた場合には、小数点以下第1位を四捨五入すること。

解答：①②滴/分

①	②
0	0
1	1
2	2
3	3
4	4
5	5
6	6
7	7
8	8
9	9

解説 オープンセサミ①341

1,500mLを8時間かけて滴下する。使用する輸液セットは20滴＝1mLである。

① 1,500mLを滴数に換算する。　1,500×20滴＝30,000滴
② 8時間を分に換算する。　8×60分＝480分
③ 滴数を滴下したい分で割る。　30,000滴÷480分＝62.5滴/分
④ 小数点第一位を四捨五入すると　63滴/分となる。

正答　①6、②3

131 20滴で1mLの輸液セットを用いて500mLの輸液を3時間30分かけて実施する場合の1分間の滴下数を求めよ。

ただし、小数点以下の数値が得られた場合には、小数点以下第1位を四捨五入すること。

解答：①②滴

①	②
0	0
1	1
2	2
3	3
4	4
5	5
6	6
7	7
8	8
9	9

解説　オープンセサミ①341

$$1分間の滴下数 = \frac{1\,\mathrm{mL}の滴下数 \times 必要時間の輸液量(\mathrm{mL})}{必要時間(分)}$$

(20滴×500mL)÷(60分×3時間＋30分)＝47.61…
＝48滴

正答　①4、②8

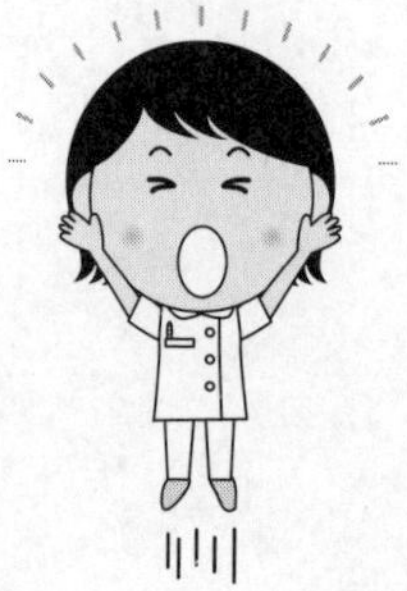

132 出生体重3,100gの新生児。日齢3の体重は3,000gである。
このときの体重減少率を求めよ。
ただし、小数点以下第2位を四捨五入すること。
解答：①.② ％

①	②
0	0
1	1
2	2
3	3
4	4
5	5
6	6
7	7
8	8
9	9

解説 オープンセサミ④10

体重減少率（％）は、以下の計算式で求められる。

体重減少率＝（出生体重－現体重）÷出生体重×100
＝（3,100－3,000）÷3,100×100
＝100÷3,100×100
＝3.225…

小数点以下第2位を四捨五入して、体重減少率は3.2％となる。

正答　①3、②2

133 カウンセリングの基本的態度で適切なのはどれか。
1．査定
2．指示
3．受容
4．同化
5．評価

解説 オープンセサミ①268, ③206

カウンセリングとは、心理療法の一つで、面接により、カウンセラーがクライエントの人格を尊重しながら個人の心理上・性格上の諸問題を理解・分析し、その解決や適応、人格的成長を援助することである。クライエントに安心感を与え、心を開いて相談してもらえるようにするために、カウンセラーの基本的態度として、受容・共感・傾聴等が求められる。

正答　3

113回AM33：92.4％ □□□→□□□

134 入院中のAさんの親族と名乗る者から「急用があるためAさんと話をさせてほしい」と病棟に電話があった。
看護師の対応で正しいのはどれか。
1.「用件を教えてください」
2.「このままおつなぎします」
3.「Aさんにかけ直してもらいます」
4.「Aさんという方が入院中かどうかはお答えできません」

解説　オープンセサミ⑤140

看護師には、保健師助産師看護師法によって守秘義務がある。Aさんの同意なしに他者にAさんについての情報を提供してはならない。

正答　4

110回PM31：84.5％ □□□→□□□

135 診療記録で正しいのはどれか。
1. 看護記録が含まれる。
2. 開示は保健所長が行う。
3. 1年間の保存義務がある。
4. 閲覧は患者本人に限られる。

解説　オープンセサミ⑤144, 155

1. ○　厚生労働省「診療情報の提供等に関する指針」において、診療記録とは、診療録、処方箋、手術記録、看護記録、検査所見記録、エックス線写真、紹介状、退院した患者に係る入院期間中の診療経過の要約その他の診療の過程で患者の身体状況、病状、治療等について作成、記録又は保存された書類、画像等の記録をいうと定義されている。
2. ×　選択肢1解説の指針において、医療従事者等は患者等が患者の診療記録の開示を求めた場合には、原則としてこれに応じなければならないとしている。開示を決定し行うのは、各医療機関の管理者である。
3. ×　記録の種類および法規によって保存期間は異なる。医療法および同法施行規則において、診療に関する諸記録は2年間保存することとされている。また、診療録については、医師法で5年間の保存が定められている。
4. ×　選択肢1解説の指針において、診療記録の開示の請求は原則として患者本人であるが、患者本人以外（法定代理人・任意後見人・患者本人から代理権を与えられた親族およびこれに準ずる者・患者が成人で判断能力に疑義がある場合、現実に患者の世話をしている親族およびこれに準ずる者）も開示を請求することができるとしている。

正答　1

113回PM71：91.3％ □□□→□□□

136 診療情報について適切なのはどれか。

1．診療情報の開示請求は患者本人に限られる。

2．2類感染症の罹患情報は市区町村長に届け出る。

3．医療者は患者が「知りたくない」と拒否した場合でも病状を説明する。

4．他院へのセカンドオピニオンを希望する患者に診療情報提供書を作成する。

解説　**オープンセサミ⑤155**

1．× 診療情報の開示は患者、利用者、遺族など、必要に応じ個人情報の保護に関する法律や、診療情報の提供等に関する指針に基づいて提供する。

2．× 1～4類感染症、新型インフルエンザ等感染症、新感染症、指定感染症を診断した医師は、直ちに最寄りの保健所長を経由して都道府県知事に届けなければならない。

3．× 個人情報の保護に関する法律では、開示することで患者本人の心身の状況を著しく損なうおそれがあるときは、診療情報の一部または全部を提供しないことができるとされている。

4．○ 他院へのセカンドオピニオンを希望する患者には、診療情報提供書を作成する。

正答　4

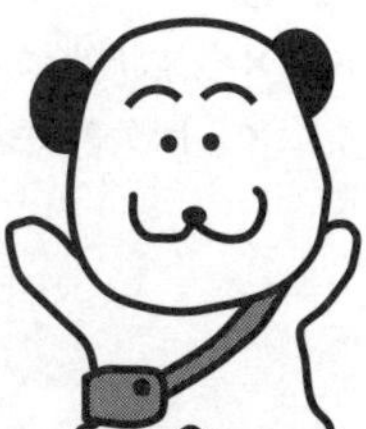

109回AM38：76.9％ □□□→□□□

137 熱型を図に示す。

A

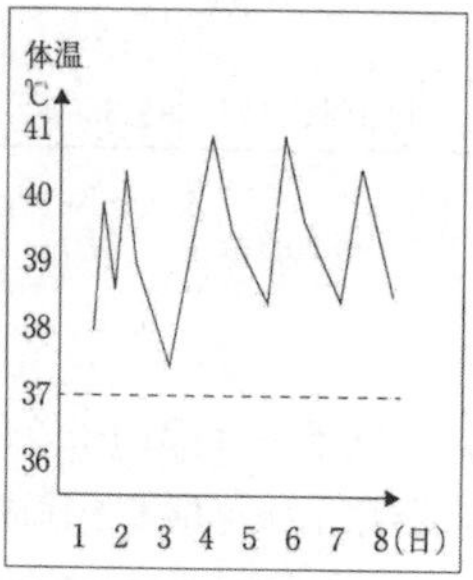

B

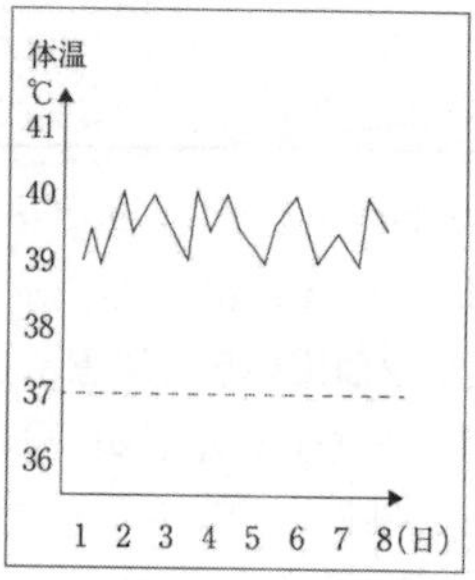

C

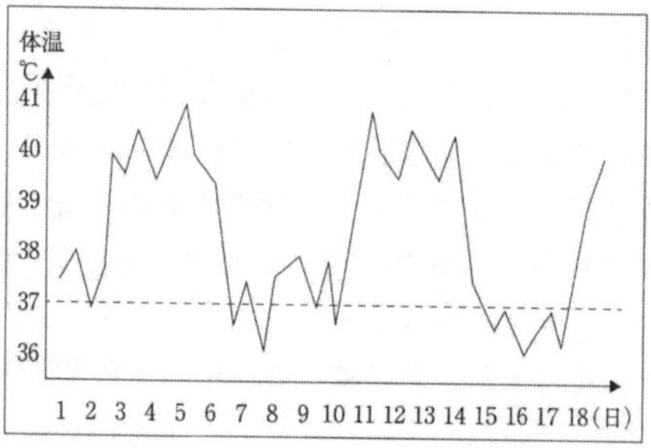

D

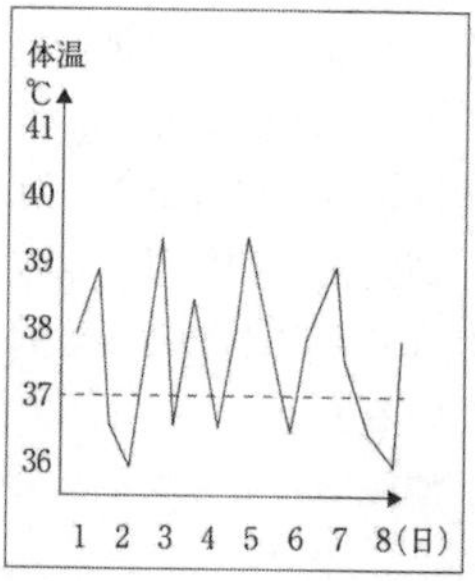

熱型の種類と図の組合せで正しいのはどれか。

1．間欠熱 ―――― A
2．稽留熱 ―――― B
3．弛張熱 ―――― C
4．波状熱 ―――― D

解説 オープンセサミ①279

1．× 弛張熱である。
2．〇
3．× 波状熱である。
4．× 間欠熱である。

発熱および解熱の型

発熱	稽留熱	高熱で１日の体温差が１℃以内	肺炎・腸チフス・髄膜炎等
	弛張熱	１日の体温差が１℃以上、低いときでも平熱にならない。	化膿性疾患・敗血症・結核の末期等
	間欠熱	高熱と平熱の状態が数時間から数日の間隔で繰り返される。	マラリア・回帰熱等
	周期熱	規則的な周期で発熱を繰り返す。	３日熱マラリア
	波状熱	有熱期と無熱期が不規則に繰り返される。	ペルーエプスタイン熱型＝ホジキン病・悪性リンパ腫等
解熱	分利	高熱が数時間以内に急激に下降し、正常体温まで下がる。発汗を伴うことが多い。	クループ症候群等
	渙散	高熱が数日かかって徐々に下降する。 ※ほとんどの熱性疾患の解熱の過程	猩紅熱等

正答　2

110回AM81：93.0％ □□□→□□□

138 成人の人体図を下に示す。

意識清明で不整脈《arrhythmia》のある成人の脈拍測定時に一般的に使われる部位はどれか。

1．A
2．B
3．C
4．D
5．E

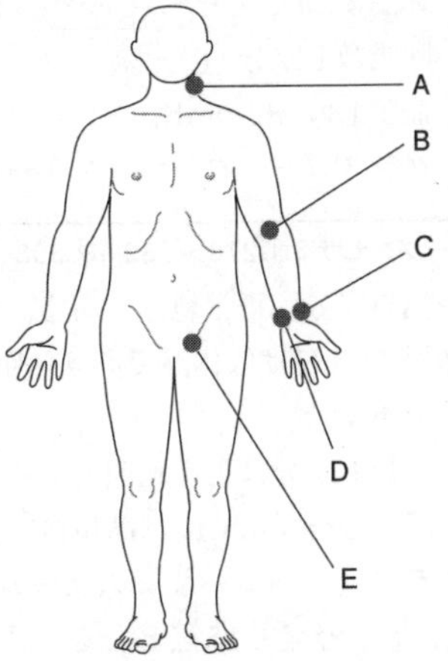

解説　オープンセサミ①280

意識清明の場合、橈骨動脈を第一選択で触知する。

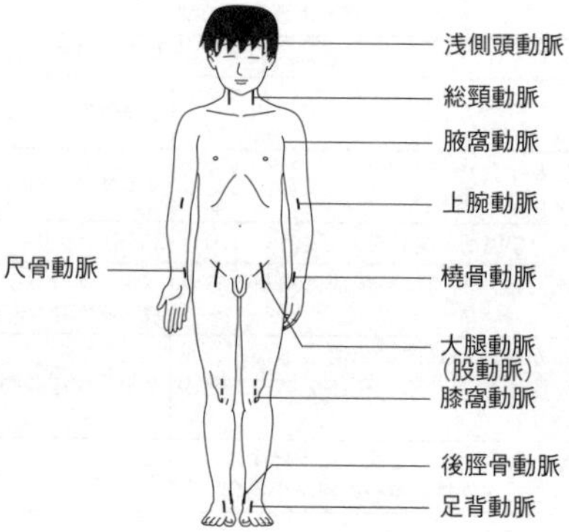

正答　3

112回AM83：96.9％ □□□→□□□

139 成人におけるバイタルサインで緊急に対応が必要なのはどれか。

1．脈拍70/分
2．体温34.4℃
3．呼吸数14/分
4．血圧130/80mmHg
5．グラスゴー・コーマ・スケール〈GCS〉15点

解説　オープンセサミ①278～282, ②308

1．×　脈拍70/分は正常範囲である。

2．○　体温34.4℃は低体温であり、嗜眠、見当識障害などの症状が出現する。緊急に対応が必要である。

3．×　呼吸数14/分は正常範囲である。

4．×　血圧130/80mmHgは高値血圧であり、緊急性は低い。

5．×　グラスゴー・コーマ・スケール〈GCS〉は意識レベルの評価指標であり、最も重症で3点、最も軽症で15点となる。緊急性は低い。

低体温の症状

35℃	意識混濁、末梢血管収縮、血圧上昇、頻脈、分時換気量増加、シバリング※
32℃	上室性不整脈出現の危険性
30℃	意識レベルJCSⅡ群、上室性不整脈、分時換気量減少、嘔吐・咳嗽反射減弱、シバリング～筋硬直
28℃	徐脈(心房細動、心房粗動)、心室細動の危険性、筋硬直
25℃	意識レベルJCSⅢ群、心室細動の危険性大、嘔吐反射消失、筋硬直
20℃	心停止(心室細動)、無呼吸、筋硬直
15℃	心停止(心静止)、無呼吸、筋硬直

※シバリング：体温低下時に筋肉を動かして熱を発生させ、体温を保とうとする生理現象(身震いなど)。

正答　2

109回AM35：81.1％ □□□→□□□

140 成人の睡眠で正しいのはどれか。
　1．レム睡眠中は骨格筋が弛緩する。
　2．入眠前の喫煙は睡眠導入時間を短くする。
　3．ノンレム睡眠中はエネルギー代謝が亢進する。
　4．睡眠周期は90分のレム睡眠と数分のノンレム睡眠を繰り返す。

解説　オープンセサミ①22〜23

1．○

2．×　煙草《たばこ》に含まれるニコチンがアドレナリンの分泌を増加させ、交感神経が興奮し、脳が覚醒となり、睡眠導入時間が長くなり、不眠の原因となる。

3．×　ノンレム睡眠は脳の眠りで、エネルギー保存の眠りである。

4．×　個人差はあるが、ノンレム睡眠・レム睡眠は1サイクル約90分の周期の中で、ノンレム睡眠とレム睡眠を繰り返している。ノンレム睡眠は以下の図のように、1〜4段階の深さがあり、一晩の睡眠に占める割合は成人で8割程度である。（レム睡眠は約2割）。

睡眠の周期

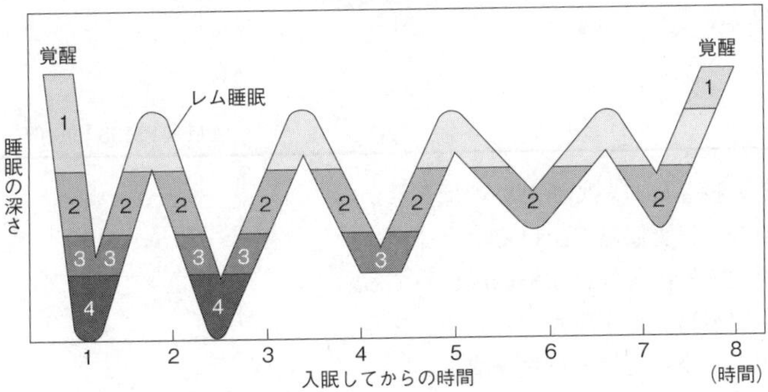

※1〜4の数字はノンレム睡眠の段階を示している。

ノンレム睡眠（non − rapid eye movement）	レム睡眠（rapid eye movement）
徐波脳波（ゆったりとした脳波）	賦活（逆説）脳波（覚醒時と似た脳波）
睡眠周期の前半	睡眠周期の後半
脳の眠り、4段階の深さ	身体の眠り
水平眼振なし	水平眼振・急速眼球運動あり
成長ホルモン・性腺刺激ホルモン分泌	夢をみる、陰茎の勃起
中枢は前脳基底部	中枢は中脳・橋・延髄
発汗・寝返りが起こる	骨格筋の弛緩（呼吸・血圧・脈拍は変動）
エネルギー保存の眠り	加齢とともに減少

※約90分周期で一晩に4〜5回繰り返す。

正答　1

141 全介助が必要な臥床患者の口腔ケアで適切なのはどれか。
1．スポンジブラシは水を含ませた後、絞って使用する。
2．頸部を後屈した体位で実施する。
3．終了後は口腔内を乾燥させる。
4．舌苔は強くこすって除去する。

解説 オープンセサミ①287，295～296

1．○ スポンジブラシは、口腔粘膜の汚れを傷つけずに取り除くことができるもので、水に湿らせた状態で使用する。乾いたままでは口腔粘膜を傷つける危険があり、また、水を絞らずに使用すると口腔粘膜の汚れを十分に取り除くことができないほか、誤嚥の危険がある。

2．× 誤嚥防止のため、頸部を前屈した体位で実施する。

3．× 終了後は、口腔粘膜の乾燥予防のためうがいを行う。乾燥の度合いに応じて、適宜口腔内保湿剤などを使用する。

4．× 強くこすると傷つける危険がある。舌ブラシや口腔ウエッティー等を使用し、舌苔を取り除く。

正答 1

111回PM38：96.6％ □□□→□□□

142 点眼薬の投与について正しいのはどれか。
1．点眼時は上眼瞼を上げる。
2．点眼容器の先端は眼瞼結膜に当てる。
3．点眼後は眼球を圧迫する。
4．眼から溢れた薬液は拭き取る。

解説 オープンセサミ②359

1．× 点眼時は下眼瞼を拭き綿で軽く下に引く。

2．× 点眼容器の先端が睫毛や下眼瞼に触れないようにする。

3．× 点眼後は軽く閉眼し、余分な点眼薬を拭き取り、涙嚢部を軽く圧迫して涙小管内への薬液の流出を最小限にする。

4．○ 選択肢3の解説参照。

正答 4

112回PM41：89.9％ □□□→□□□

143 成人への与薬方法で正しいのはどれか。

1．筋肉内注射は大殿筋に行う。

2．坐薬は肛門から1cm挿入する。

3．バッカル錠は、かんでから飲み込む。

4．点眼薬は下眼瞼結膜の中央に滴下する。

解説 オープンセサミ①322～323，②359

1．× 筋肉内注射は三角筋、中殿筋に行う。

2．× 坐薬は肛門から4～5cm挿入する。

3．× バッカル錠は、歯茎と頬の間に挟み、口腔粘膜から吸収させる薬剤である。飲み込んだりかみ砕いたりすると、薬剤の作用が低下する。

4．○ 点眼薬は下眼瞼を軽く下に引き、結膜嚢に滴下する。

正答 4

110回AM36：88.2％ □□□→□□□

144 患者の状態と寝衣の特徴との組合せで適切なのはどれか。

1．発熱がある患者 ——— 防水性のもの

2．開腹術直後の患者 ——— 上着とズボンに分かれたもの

3．意識障害のある患者 ——— 前開きのもの

4．下肢に浮腫のある患者 ——— 足首にゴムが入っているもの

解説

1．× 発熱がある患者の場合、発汗やその他の排泄物を皮膚から吸着する吸水性と、体熱を放散する通気性が寝衣に求められる。

2．× 開腹術直後の患者の場合、上着とズボンが分かれた寝衣にすると、創部にズボンのゴムが接触し圧迫される。創部の保護や観察、寝衣交換が行いやすい前開きの寝衣が適切である。

3．○ 意識障害のある患者の場合、全身の観察や寝衣交換が行いやすい前開きの寝衣が適切である。

4．× 下肢に浮腫のある患者の場合、足首にゴムが入っている寝衣は血液やリンパの循環を悪化させる可能性がある。浮腫により皮膚が傷付きやすいため、柔らかい素材でゆったりとした寝衣を選択する。

正答 3

111回PM35：94.3％ □□□→□□□

145 構音障害がある成人患者への対応で適切なのはどれか。

1．手話で説明する。

2．筆談を提案する。

3．耳元で話しかける。

4．不明瞭な言語は繰り返し聞き直す。

解説 オープンセサミ②310～311

構音障害とは、口や舌、声帯など発声するために重要な部位に障害があり、発声がうまくできない状態をいう。

1．3．× 構音障害では、聴力に問題はないため、手話での説明や耳元で話しかける必要はない。

2．○ うまく発声ができないため、筆談を使用してコミュニケーションをはかる。

4．× 繰り返し聞き直すことで患者の負担・ストレスが増大し、さらに構音障害が強く出る可能性がある。

正答 2

111回AM71：90.6％ □□□→□□□

146 チューブ型の胃瘻の管理について、介護する家族に看護師が指導する内容で正しいのはどれか。

1．「栄養剤の注入後に白湯を注入してください」

2．「胃瘻のチューブはご家族で交換してください」

3．「胃瘻のチューブは同じ位置に固定してください」

4．「下痢のときは栄養剤の注入速度を速めてください」

解説 オープンセサミ①287～288, ③56～58

胃瘻のカテーテルは、カテーテル本体の脱落防止のため内部（胃内）ストッパーがある。内部ストッパーには、「バルーン型」と「バンパー型」がある。また体外部分は「ボタン型」と「チューブ型」がある。それぞれに利点と欠点があり、患者の状況を加味して決定される。

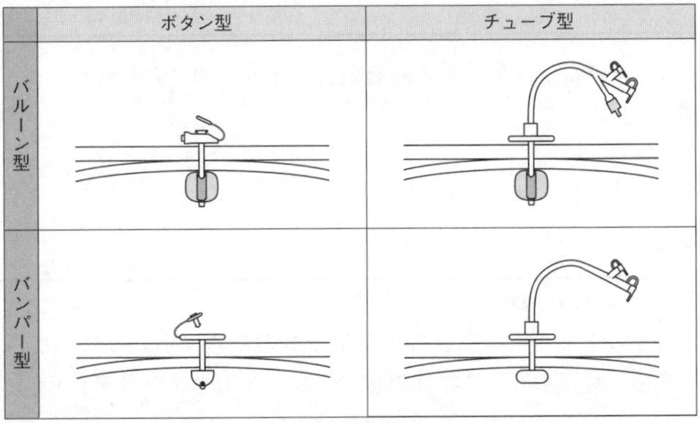

胃瘻部は清潔に保ち、皮膚の状態（発赤・腫脹、肉芽・出血・滲出液の有無、注入物の漏れ等）を毎日観察する。瘻孔が安定すれば入浴の制限はない。胃瘻のカテーテルが抜けてしまった場合には、胃瘻孔は比較的短時間（2～6時間）で閉鎖する場合もあるので、すぐに主治医か訪問看護師に連絡するよう指導する。

1．○　栄養剤の注入後は白湯を注入し、チューブ内の腐敗やつまりを防ぐ。

2．×　胃瘻のチューブの交換は、医師が行う。

3．×　胃瘻のチューブはバルーンなどで固定されているため、皮膚表面に出ているチューブは皮膚損傷が起こらないように同じ位置に固定しないようにする。

4．×　下痢のときは栄養剤の管理方法を再確認する。下痢の原因として、注入速度が速い、注入セットの汚れ、栄養剤の温度が低い、栄養剤の腐敗、栄養剤が合わない等が考えられる。対処しても改善しなければ医師に相談する。

正答　1

110回PM36：99.2％ □□□→□□□

147 エアマットレスの使用目的で適切なのはどれか。

1．体圧分散
2．体温管理
3．関節拘縮の予防
4．末梢循環の促進

解説　**オープンセサミ①319**

1．○　エアマットレスは体圧を分散させ、褥瘡の発生を予防する。

2．×　体温管理の方法は、手術中または病室など状況に応じて変化するが、一般病室であれば病室の温度や患者の衣服、温罨法によって管理を行う。

3．×　関節拘縮の予防には、計画的なリハビリが必要である。

4．×　末梢循環を促進させる方法として足浴やマッサージ等が挙げられる。老廃物の排泄が促進され、浮腫の軽減にも効果がある。

正答　1

109回PM45：94.2％ □□□→□□□

148 Braden〈ブレーデン〉スケールの評価項目で正しいのはどれか。

1．湿潤
2．循環
3．体圧
4．年齢

解説 オープンセサミ①318～319

Braden〈ブレーデン〉スケールは、褥瘡発生予測のために用いられるリスクアセスメント・スケールである。以下の6つの評価項目により、アセスメントを行う。

ブレーデンスケール

	1点	2点	3点	4点
①知覚の認知	全く知覚なし	重度の障害あり	軽度の障害あり	障害なし
②湿　　潤	常に湿っている	たいてい湿っている	ときどき湿っている	めったに湿っていない
③活 動 性	臥　　床	坐位可能	ときどき歩行可能	歩行可能
④可 動 性	全く体動なし	非常に限られる	やや限られる	自由に体動する
⑤栄養状態	不　　良	やや不良	良　　好	非常に良好
⑥摩擦とずれ	問題あり	潜在的に問題あり	問題なし	－

※①～⑤は1点（最も悪い）～4点（最も良い）で、⑥は1～3点で採点。最低6点～最高23点まで。

正答　1

110回PM70：98.0％ □□□→□□□

149 仙骨部に皮下組織に達する褥瘡がある患者が入院となった。患者は車椅子の利用を主治医に許可されている。

この患者に対する多職種で行う褥瘡ケアにおいて、受け持ち看護師が担う役割で適切なのはどれか。

1．薬剤師に外用薬の処方を依頼する。
2．事務職員に汚染ガーゼの廃棄を依頼する。
3．介護職員にドレッシング材の選択を依頼する。
4．理学療法士と車椅子乗車時の除圧方法を検討する。

解説 オープンセサミ①317～320

1．× 外用薬に限らず薬剤の処方は医師によって行われるものであり、薬剤師の役割ではない。

2．× 汚染ガーゼの廃棄は院内感染防止の観点からも、看護師が担う役割である。

3．× 設問文中に皮下組織に達する褥瘡があるとの記載があり、ドレッシング材は保存的治療の一つであることから主治医にドレッシング材の選択を依頼する。

4．○ 理学療法士と連携をとることにより、基本的動作能力の回復をはかる。仙骨部にできている褥瘡の悪化防止と治癒の促進を目指すと同時に、新たな褥瘡を作らないため

にも大切である。　**正答　4**

113回PM39：71.2％ □□□→□□□

150 創傷処置について適切なのはどれか。
1．ドレッシング材は創部の辺縁に合わせて貼付する。
2．肉芽形成の時期は強い水圧をかけて洗浄する。
3．感染徴候のない創傷の消毒は不要である。
4．テープは皮膚から垂直方向に剝がす。

解 説　**オープンセサミ①316～317**

1．× ドレッシング材は創部の辺縁より約3cm外側まで覆うように貼付する。
2．× 肉芽形成の時期は肉芽を損傷しないよう水圧は弱くして洗浄する。
3．○
4．× テープは皮膚に沿って平行に剝がす。　**正答　3**

110回PM37：89.5％ □□□→□□□

151 車椅子による移送で正しいのはどれか。
1．坂を上るときは、背もたれ側から進む。
2．段差を上るときは、小車輪を浮かせる。
3．方向転換をするときは、小車輪を支点にする。
4．乗り降りをするときは、フットレストを下げる。

解 説　**オープンセサミ①299～300**

1．× 坂を上るときは、患者の足側から進む。
2．○ 段差を上るときは、患者の重心を背もたれ（後ろ）に移し、小車輪を浮かせる。
3．× 方向転換をするときは、後輪（大車輪）を支点にする。
4．× 乗り降りをするときは、フットレストを上げる。　**正答　2**

111回AM39：97.4％ □□□→□□□

152 Aさん（24歳、男性）は急性虫垂炎《acute appendicitis》の術後1日で、ベッド上で仰臥位になり右前腕から点滴静脈内注射が行われている。Aさんは左利きである。
病室外のトイレまでAさんが移動するための適切な療養環境はどれか。
1．履物はAさんの左手側に置く。
2．ベッド柵はAさんの右手側に設置する。
3．輸液スタンドはAさんの左手側に置く。
4．ベッドは端座位時にAさんの足底が床につく高さにする。

解説

1．3．✕　右前腕に点滴が行われているため、輸液スタンドはAさんの右手側に置き、ベッドの右側から立ち座りの動作を行う。そのため、履物もAさんの右手側に置く。

2．✕　右前腕に点滴が行われているため、左手側のベッド柵を左手でつかみ、立ち座りの動作を行う。

4．○　転倒・転落防止のため、ベッドは端座位時にAさんの両足底が床につく高さにする。

正答　4

110回AM37：88.2％ □□□→□□□

153 成人の前腕に静脈留置針を穿刺するときの刺入角度で適切なのはどれか。

1．10～20度

2．30～40度

3．50～60度

4．70～80度

解説　**オープンセサミ①323**

成人の前腕に静脈留置針を穿刺するときの刺入角度は10～20度が適切である。刺入時はしびれの有無を尋ね、神経を損傷していないことを確認する。なお、皮内注射の場合は皮膚に対してほぼ平行、皮下注射の場合は皮膚をつまみ上げて10～30度の角度、筋肉内注射の場合は45～90度の角度でそれぞれ刺入する。

正答　1

109回PM43：86.3％ □□□→□□□

154 中心静脈栄養法〈TPN〉で高カロリー輸液を用いる際に、起こりやすい合併症はどれか。

1．高血圧

2．高血糖

3．末梢静脈炎

4．正中神経麻痺

解説　**オープンセサミ③58**

中心静脈栄養法〈TPN〉の適応患者は、経口・経腸栄養補給が不能または不十分な状態である。主な合併症として、①カテーテル挿入・留置に関するもの（気胸・血胸・カテーテル閉塞・血栓・感染など）、②代謝に関するもの（高血糖・低血糖・肝機能障害・腎機能障害・ビタミンB_1不足による代謝性アシドーシスなど）、③消化管に関するもの（腸粘膜防御機能の破綻など）があげられる。

1．× 投与する薬剤によっては、アナフィラキシーショックが生じる可能性があり、その場合は血圧が低下する。
2．○ 高濃度のブドウ糖を含んでいるため、尿糖や血糖を定期的にチェックし、高血糖症状である口渇、多飲、多尿などの有無を観察する。
3．× 中心静脈栄養法〈TPN〉は、高濃度の栄養剤であるため末梢静脈に注入すると静脈炎を起こす。そのため、中心静脈（上大静脈・下大静脈）内にカテーテルを挿入する。
4．× 中心静脈栄養法〈TPN〉ではなく、末梢静脈からの採血や点滴を行う場合に、正中神経麻痺を起こすことがある。

正答 2

111回PM44：81.0％ □□□→□□□

155 中心静脈栄養法を受けている患者の看護について適切なのはどれか。
1．カテーテルの刺入部は見えないように覆う。
2．カテーテル刺入部を定期的に消毒する。
3．カテーテルの固定位置を毎日確認する。
4．予防的に抗菌薬の投与を行う。

解説 オープンセサミ①288

中心静脈栄養法とは、経口摂取が困難な場合や、消化管機能が低下している場合などに、内頸静脈・鎖骨下静脈・大腿静脈等の太い静脈にカテーテルを刺入して行われる、高カロリー輸液のことである。
1．× カテーテル刺入部の皮膚を観察する必要があるため、滅菌透明フィルムドレッシング材を用いる。
2．× カテーテル留置部位のドレッシング材が湿った場合や緩んだ場合、目に見えて汚れた場合などドレッシング材を交換する際に消毒する。消毒には0.5％以上のクロルヘキシジンアルコール製剤を用いる。
3．○ カテーテルの刺入部と固定位置を毎日観察し、刺入部の出血、感染の徴候、カテーテルが抜けかけている等の異常がみられた場合は、速やかに医師に報告する。
4．× 抗菌薬の予防投与は行わない。

正答 3

112回AM41：96.2％ □□□→□□□

156 輸血用血液製剤と保存温度の組合せで正しいのはどれか。

1．血小板成分製剤 ― 2～6℃

2．赤血球成分製剤 ― 2～6℃

3．血漿成分製剤 ―― 20～24℃

4．全血製剤 ――― 20～24℃

解説 オープンセサミ②147

1．× 血小板成分製剤は20～24℃で振盪保存を行う。

2．○ 赤血球成分製剤は2～6℃で保存を行う。

3．× 血漿成分製剤は－20℃以下で冷凍保存を行う。

4．× 全血製剤は2～6℃で保存を行う。

成分製剤の種類

種類	保存・有効期限
赤血球製剤	2～6℃。採血後28日間（洗浄赤血球、合成血液の場合は製造後48時間、解凍赤血球の場合は製造後4日間）。
血小板製剤	20～24℃で振盪保存。採血後4日間
血漿製剤	－20℃以下。採血後約1年間。

※上記の他に、血漿から特定の蛋白質を分離・精製した血漿分画製剤（アルブミン製剤、免疫グロブリン製剤、凝固因子製剤など）がある。

正答 2

112回PM43：98.5％ □□□→□□□

157 経皮的動脈血酸素飽和度〈SpO_2〉の測定値に影響を及ぼすのはどれか。

1．頻脈

2．高血圧

3．高体温

4．末梢循環不全

解説 オープンセサミ①124

動脈血中のヘモグロビンの何％が酸素と結合しているかを動脈血酸素飽和度〈SaO_2〉といい、パルスオキシメーターで測定した酸素飽和度を経皮的動脈血酸素飽和度〈SpO_2〉という。

1．2．3．×

4．○ 末梢循環不全では、パルスオキシメーターの光センサーが動脈の拍動を正しく検出できず、正確な値が得られなくなる。

正答 4

109回AM37：86.9％ □□□→□□□

158 クリップ式のプローブを用いて手指で経皮的動脈血酸素飽和度〈SpO_2〉を測定する方法で適切なのはどれか。

1．同じ指で24時間連続で測定する。
2．マニキュアをしたままで測定する。
3．装着部位に冷感がある場合は温める。
4．指を挟んだプローブはテープで固定する。

解説 オープンセサミ②61

1．× プローブの装着部位の低温熱傷が報告されているため、同一部位や長時間の装着は避ける。テープで巻きつけて使用できる機種であっても4～8時間を限度とし、装着部位の観察は怠らないようにする。
2．× プローブからLED光が組織を透過し測定しているため、マニキュアをしたままでは正しく測定できない場合がある。
3．○ 末梢に循環不全がある場合、脈波を正しく測定できないため、温めてから測定する。
4．× クリップ式で測定する場合、通常テープ固定は行わない。

正答 3

111回AM69：98.2％ □□□→□□□

159 Aさん（73歳、男性）は慢性閉塞性肺疾患《chronic obstructive pulmonary disease》で在宅酸素療法〈HOT〉を受けている。受診時にAさんが「1人でお風呂に入っているが、息切れが強い」と訴えたため、外来看護師は入浴時の具体的な状況を確認した。

外来看護師がAさんに確認した内容で、息切れの原因と考えられるのはどれか。

1．入浴はシャワー浴にしている。
2．椅子に座って更衣を行っている。
3．洗髪時に鼻カニューレを外している。
4．浴室の扉を開けたまま入浴している。

解説 オープンセサミ③50～52

Aさんは息切れを訴えていることから、酸素の供給量に対し、消費量が上回っている場面があると思われる。

1．× 入浴をシャワー浴にしていることで、酸素の消費量が過度になることは考えにくい。
2．× 椅子に座って更衣をすることで、酸素の消費量が過度になることは考えにくい。
3．○ 洗髪時に酸素を使用していないことが、息切れの原因になっていると考えられる。
4．× 浴室の扉を開けたまま入浴していることで、酸素の消費量が過度になることは考えにくい。

正答 3

113回PM85：95.3％ □□□→□□□

160 成人の気管内吸引の方法で適切なのはどれか。**2つ選べ**。

1．実施前に咽頭部の分泌物を吸引する。
2．吸引圧は－40kPa（300mmHg）に調整する。
3．気管チューブと同じ内径のカテーテルを用いる。
4．カテーテルは気管分岐部にあたらないように挿入する。
5．カテーテルの挿入開始から終了まで30秒で行う。

解説 オープンセサミ①313～314

1．○ 実施前に咽頭部の分泌物を吸引し誤嚥を防ぐ。
2．× 吸引圧は－20kPa（150mmHg）を超えないようにする。
3．× カテーテルは、気管チューブの内径1/2以下の太さが適切である。
4．○ カテーテルは気管分岐部にあたらないよう挿入する。
5．× 挿入開始から終了まで15秒以内で行う。

正答 1、4

109回AM80：89.2％ □□□→□□□

161 成人の気管内吸引の方法で適切なのはどれか。

1．実施前に咽頭部の分泌物を吸引する。
2．吸引圧は－40kPa（－300mmHg）に調整する。
3．気管チューブと同じ内径のカテーテルを用いる。
4．カテーテルの挿入開始から終了まで30秒で行う。
5．カテーテルは気管分岐部より深い位置まで挿入する。

解説 オープンセサミ①313～314

1．○ 気道は鼻腔、咽頭、喉頭、気管の順であるため、咽頭の分泌物を吸引し取り除かなければ気管内吸引はできない。
2．× 吸引圧は－20kPa（－150mmHg）を超えないようにする。
3．× 気管チューブの内径の1/2以下のカテーテルを用いる。気管チューブ内にカテーテルを挿入するため、同じ内径だと挿入できない。
4．× 1回の操作での吸引は10秒以内、挿入から終了までを15秒以内とする。
5．× カテーテルを気管分岐部より深い位置まで挿入すると、気管壁を損傷する恐れがある。カテーテル先端が気管支分岐部に当たらない位置まで挿入する。

正答 1

109回PM42：85.5％ □□□→□□□

162 成人女性に膀胱留置カテーテルを挿入する方法で適切なのはどれか。
1．水溶性の滅菌潤滑剤を用いる。
2．カテーテルは外尿道口から15cm挿入する。
3．固定用バルーンを膨らませた後、尿の流出を確認する。
4．固定用バルーンにはクロルヘキシジングルコン酸塩液を注入する。

解説 オープンセサミ①292

1．○ カテーテルの先端から5cmの部分に水溶性の滅菌潤滑剤（グリセリン等）を塗布する。

2．3．4．× 女性は、尿道の長さが3～5cmのため、5～7cm（尿道の長さ＋2cm）挿入するとカテーテルから尿の流出がみられる。尿の流出後、さらに2～3cm挿入することで固定用バルーンを膀胱内に入れ、滅菌蒸留水を注入して膨らませる。尿流出を確認しないまま滅菌蒸留水を注入することによる尿道損傷事故が多発しているため、必ず尿の流出確認後に滅菌蒸留水を注入する。その後、カテーテルを軽く引いて抜けないことを確認し、1～2cm膀胱内にカテーテルを戻して、大腿部に固定する（男性は下腹部に固定）。カテーテル挿入が長すぎると、カテーテル先端が膀胱壁に当たり損傷する恐れがあるため、女性では10cm以上挿入しない。

正答 1

113回AM38：90.4％ □□□→□□□

163 成人男性への膀胱留置カテーテルの挿入で適切なのはどれか。
1．挿入時は腹圧をかけるように促す。
2．カテーテルを挿入する長さの目安は12～14cmである。
3．尿の流出の開始と同時に固定用バルーンを膨らませる。
4．陰茎を頭側に向け、カテーテルを下腹部に固定する。

解説 オープンセサミ①292

1．× 挿入時は、腹圧をかけないようにする。

2．× 男性のカテーテル挿入の長さの目安は18～20cmである。

3．× カテーテル挿入後の尿の流出を確認してからバルーンが完全に膀胱内に入るまで更にカテーテルを進め、バルーンを膨らませる。

4．○ 男性の膀胱留置カテーテルは、下腹部に固定する。

正答 4

112回 AM37：94.5％ □□□→□□□

164 成人女性に対するベッド上での排泄援助とその目的の組合せで適切なのはどれか。

1．窓を開ける。 ―――――――――――――― 寒冷刺激による排尿促進

2．上半身を挙上する。 ――――――――――― 腹圧のかけやすさによる排泄促進

3．外陰部にトイレットペーパーを当てる。 ―― 尿臭の防止

4．便器の底にトイレットペーパーを敷く。 ―― 寝具の汚染防止

解説 オープンセサミ①290

1．× 窓を開けるのは、排泄臭が病室にこもらないように換気するためである。

2．○ 上半身を挙上することで腹圧がかけやすくなり、また、背部への尿の漏れを防ぐことができる。

3．× 外陰部にトイレットペーパーを当てるのは、尿の飛散防止のためである。

4．× 便器の底にトイレットペーパーを敷くのは、便器の汚れを最小限にし、また便器の洗浄をしやすくするためである。

正答 2

113回 AM39：94.2％ □□□→□□□

165 排痰を促す目的で行うのはどれか。

1．タッチング

2．スクイージング

3．漸進的筋弛緩法

4．持続的気道陽圧〈CPAP〉療法

解説 オープンセサミ①326，②84

1．× タッチングは非言語的コミュニケーションの一つで、触れたりさすったりすることをいう。

2．○ スクイージングは、呼気に合わせて痰の貯留部位を中枢気道に向かって絞り込むように圧迫する排痰方法である。

3．× 漸進的筋弛緩法は、骨格筋の緊張と弛緩を繰り返すことでリラックスを得る方法である。

4．× 持続的気道陽圧〈CPAP〉療法は圧力をかけた空気を気道に送り込み、気道を広げる治療法である。

正答 2

113回AM40：80.3％ □□□→□□□

166 鼻中隔前方からの出血への対応で正しいのはどれか。

1．仰臥位にする。

2．Bellocq〈ベロック〉タンポンを挿入する。

3．Kiesselbach〈キーゼルバッハ〉部位を圧迫する。

4．咽頭に流れてきた血液は飲み込むよう説明する。

解説 オープンセサミ①88

1．× 血液が咽頭部に流れるのを防ぐため、座位や起座位をとる。

2．× 前方の圧迫だけで止まらない場合には後方からの圧迫も必要となり、ベロックタンポンが使用される。

3．○ 鼻翼をつまんでキーゼルバッハ部位（鼻中隔前方）を圧迫し、止血をはかる。

4．× 血液を飲み込むと嘔吐の原因となる。飲み込まず、吐き出すように促す。

正答 3

111回PM40：98.3％ □□□→□□□

167 四肢の動脈性外出血に対する止血法で適切なのはどれか。

1．出血部位を心臓より高く保つ。

2．止血帯は幅1cm未満を用いる。

3．止血帯は連続して4時間使用する。

4．出血部位を動脈圧より低い圧で圧迫する。

解説 オープンセサミ①333

1．○ 出血部位を心臓より高く保つことで、出血を抑えることができる。

2．× 止血帯の幅が狭いと、圧迫が不十分であるほか、局所に圧が集中するため、神経や血管を損傷する危険性がある。止血帯は幅の広いもの（3cm以上）を使用する。

3．× 長時間の止血はうっ血や組織の壊死、神経麻痺などを招く。連続して止血が必要な場合は、30分に1回圧迫を解除し1～2分間血流再開をはかる。なお、専用の止血帯を用いれば2時間は圧迫を継続してよいが、再出血や血流の再開による不整脈のおそれがあるため、圧迫の解除は医師立ち合いのもとで行う。

4．× 動脈圧より強い圧で圧迫する。

正答 1

168 成人に対する自動体外式除細動器〈AED〉の使用で正しいのはどれか。

1．胸部が濡れている場合は電極パッドを貼る前に拭き取る。

2．電極パッドは左前胸部に並べて貼る。

3．心電図の解析中にも胸骨圧迫を継続する。

4．心拍が再開されたら電極パッドを直ちにはがす。

解説 オープンセサミ①331～332

自動体外式除細動器〈AED：Automated External Defibrillator〉は、心電図を自動的に解析し、除細動のための電気的なショックを供給する必要の有無を判定し、ショックを供給すべき場合に使用者に知らせ、使用者が通電ボタンを押すことで除細動が行われる医療機器である。

1．○　胸部が濡れていると電流が水を伝わり流れてしまうため、効果的な除細動が行えない。胸部が濡れている場合は、乾いたタオルなどで拭き取ってから電極パッドを貼る。

2．×　電極パッドは、心臓を挟むように第2または第3肋間胸骨右縁付近と第5肋間中腋窩線付近に貼付する。

3．×　心電図の解析中は患者に触れないように離れる。

4．×　心拍が再開されても不整脈が続いている場合があるため、電極パッドははがさずに心電図の確認を継続する。

〈直流除細動器の使用〉（カッコ内はAEDの場合を示す）

①　除細動器の電源コードを入れ、除細動器の電源をONにする。（機器の電源を入れる）

②　通電量を設定し、充電する。（機器の音声指示に従う）

③　患者の前胸部に伝導用パットを貼付する。

④　除細動器のパドルを伝導用パットの上に乗せる。（シールを貼り付ける）

⑤　施行者と介助者は、患者に触れないように離れる。（機器が解析し必要なら指示が出る）

⑥　充電ができたらパドルに付いているスイッチを押し、放電する。（機器のスイッチを押す）

⑦　不整脈の改善がなければ通電量を上げ、再度放電する。（再度スイッチを押す）

⑧　除細動終了後、放電した皮膚に保護用クリームを塗る。

注：部位が濡れていれば拭き、シールがあればはがしてから行う。

電極パッドの貼付位置

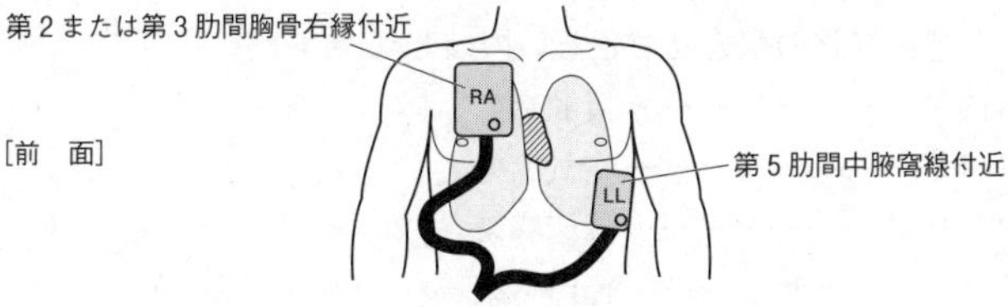

正答　1

109回PM44：98.5％ □□□→□□□

169 成人に自動体外式除細動器〈AED〉を使用する際の電極パッドの貼付で正しいのはどれか。

1．小児用電極パッドが代用できる。
2．右前胸部に縦に並べて貼付する。
3．貼付部の発汗は貼付前に拭き取る。
4．経皮吸収型テープ剤の上に貼付する。

解説　オープンセサミ①332

1．×　6歳（小学生）未満の場合は小児用電極パッドを、それ以上の場合は成人用電極パッドを用いる。

2．×　電極パッドは心臓を挟むように右胸または右肩と左脇腹に貼付する。

3．○　電極パッドを貼付する位置の皮膚が濡れている場合は、電極パッドが皮膚に密着するように水分を拭いてから貼る。

4．×　経皮吸収型テープ剤を使用している場合は、テープ剤をはがしてから電極パッドを貼付する。

正答　3

感染・感染予防

110回PM30：96.0％ □□□→□□□

170 感染症と感染経路の組合せで正しいのはどれか。

1．結核《tuberculosis》 ――――――― 接触感染
2．麻疹《measles》 ――――――― 空気感染
3．マラリア《malaria》 ――――― 飛沫感染
4．インフルエンザ《influenza》 ―― 経口感染

解説 オープンセサミ①243～244

感染源が人や物から広がる水平感染の感染経路は、主に①接触感染、②飛沫感染、③空気感染（飛沫核感染）、④媒介物感染に分類される。

①接触感染とは、皮膚と粘膜、創の直接的な接触、あるいは中間に介在する環境等による間接的な接触によるもの（経口・粘膜・性行為感染等）を指す。

②飛沫感染とは、病原体を含んだ大きな粒子（5μmより大きい飛沫）が飛散し、他の人の鼻や口の粘膜あるいは結膜に接触することによる感染を指す。飛沫は空気中で短距離（1～2m）しか到達しない。

③空気感染（飛沫核感染）とは、病原体を含む小さな粒子（5μm以下の飛沫核）が拡散され、これを吸い込むことによる感染を指す。飛沫核は空気中に浮遊するため、感染を予防するためには特殊な換気（陰圧室等）が必要となる。

④媒介物感染とは、病原体に汚染された食品や水、血液、昆虫、ネズミなどを介して感染する。

1．× 結核は空気感染である。
2．○ 麻疹は空気感染のほか、飛沫感染、接触感染でも感染する。
3．× マラリアはマラリア原虫を持つ蚊（ハマダラカ）に刺されることで感染し、媒介物感染である。
4．× インフルエンザは主に飛沫感染である。

正答 2

113回PM35：73.7％ □□□→□□□

171 マイコプラズマ肺炎《mycoplasma pneumonia》の感染経路はどれか。

1．空気感染
2．血液感染
3．飛沫感染
4．媒介物感染

解説 オープンセサミ①239

マイコプラズマ肺炎は肺炎マイコプラズマという細菌に感染することによって起こる呼吸器感染症で、飛沫感染によって感染する。

正答　3

109回PM77：91.7％ □□□→□□□

172 Aさん(28歳、男性)。海外出張で訪れたアフリカ地域から帰国後1週に39℃の発熱と解熱を繰り返すため外来を受診した。腹部症状は特にない。

予測される感染症はどれか。

1．マラリア《malaria》
2．コレラ《cholera》
3．赤痢《amebiasis》
4．破傷風《tetanus》

解説 オープンセサミ①237～238, 245, 247～248, 279

1．○　Aさんは、39℃の発熱と解熱を繰り返す症状がみられており、マラリアによる間欠熱であると考えられる。

2．×　コレラは、嘔吐や米のとぎ汁様下痢などがみられる。Aさんに腹部症状は特にない、とのことからコレラではない。

3．×　赤痢は、保菌者の便に汚染された手指、食料、水などを介して発症し、しぶり腹、膿粘血便などがみられる。

4．×　破傷風は、外毒素を産生し、開口障害や呼吸筋麻痺などの症状が出現する。

正答　1

113回AM83：73.1% □□□→□□□

173 肺結核《pulmonary tuberculosis》について正しいのはどれか。**2つ選べ。**

1. 結核《tuberculosis》の10％程度である。
2. 感染経路は接触感染である。
3. 肺アスペルギルス症《pulmonary aspergillosis》と同じ原因菌である。
4. 二次性の発症は過去の感染の再活性化による。
5. DOTS〈Directly Observed Treatment, Short-course〉が推奨される。

解説 **オープンセサミ①214, ②71～73**

1．× 結核全体の約80％を占める。

2．× 感染経路は空気感染（飛沫核感染）である。

3．× 肺結核の原因菌は、結核菌である。なお、肺アスペルギルス症の原因菌は、真菌のアスペルギルスである。

4．○ 初感染巣が沈静化すると、結核菌は免疫により休止状態となる。しかし、患者の免疫能が低下すると、結核菌が再び活性化（再燃）してくることがある。初感染時の一連の病態を一次結核症といい、再燃した場合を二次結核症という。

5．○ DOTS（直接服薬確認療法）は、世界保健機関〈WHO〉が結核の早期制圧を目指して提唱した包括的な治療戦略である。日本においても、平成15年（2003年）に厚生労働省がWHOの「DOTS戦略」の利点を取り入れ、日本の実情に合わせた「日本版21世紀型DOTS戦略」を発表し、現在まで改訂を重ねながら推奨している。

正答 4、5

110回AM28：77.3% □□□→□□□

174 成人の敗血症《sepsis》について正しいのはどれか。

1. 徐脈となる。
2. 高血圧となる。
3. 血管透過性が低下する。
4. 全身炎症性反応を認める。

解説 **オープンセサミ①185～186**

敗血症は、「感染症に対する制御不能な宿主反応に起因した生命を脅かす臓器障害」と定義され、SOFAスコアで臓器障害を判定する。

1．× 早期は頻脈・頻呼吸となる。

2．× 重症化すると血圧低下や体温低下を来し、ショック状態となる。

3．× 炎症により血管壁透過性は亢進する。

4．○ 敗血症では、さまざまな全身炎症性症状があらわれる。

正答 4

110回AM30：79.8％ □□□→□□□

175 食中毒予防の原則である「中心温度75℃以上1分以上の加熱」が有効なのはどれか。

1．フグ毒
2．毒キノコ
3．黄色ブドウ球菌
4．サルモネラ属菌

解説 オープンセサミ①246

厚生省生活衛生局食品保健課「食中毒予防のための家庭用マニュアル」において、食中毒予防の三原則は、食中毒菌を「付けない、増やさない、殺す」としている。具体的には、食品を清潔に取り扱うこと、迅速に調理・冷却すること、十分に加熱することを意味しており、加熱は「中心温度75℃以上で1分以上」としている。

1．× フグ毒の原因物質はテトロドトキシンと呼ばれ、主にフグの肝臓・卵巣・皮に含まれている。加熱しても毒性成分は分解されない。

2．× 毒キノコ中毒は、ツキヨタケやクサウラベニタケ等の毒によって引き起こされる。加熱しても毒性成分は分解されない。

3．× 黄色ブドウ球菌は、皮膚や傷口、鼻咽頭などに存在し、おにぎりや弁当等が食中毒原因食品としてあげられる。この菌に含まれる毒素（エンテロトキシン）は、100℃で30分加熱しても分解されない。

4．○ サルモネラ属菌は、牛・豚・鶏等の動物が保菌している。また、卵の殻にも付着している。卵や肉類の加熱を徹底（中心温度75℃以上で1分以上）することで死滅する。

正答 4

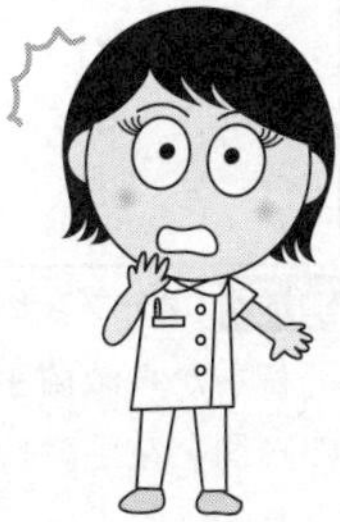

176 小学校の児童が石けんと流水を用いた手指衛生の手技を習得するために最も適切な学習方法はどれか。

1．動画を視聴する。
2．友人と話し合う。
3．手洗い場で体験する。
4．養護教諭の話を聞く。

解 説

1．4．× 手指衛生の手技を習得する方法として、動画の視聴や養護教諭の話を聞くことも適切であるが、これに加え選択肢3のように、実際に手洗い場で体験した方が更に理解しやすい。

2．× 友人と話し合う学習方法では、間違った手技を覚える可能性があり、最も適切とは言えない。

3．○ 石けんの使用の仕方、手の洗い方の順番など、実際に手指衛生の手技を体験することで正しい手技を覚えやすくなる。

正答 3

113回AM35：96.7％ □□□→□□□

177 滅菌手袋を図に示す。

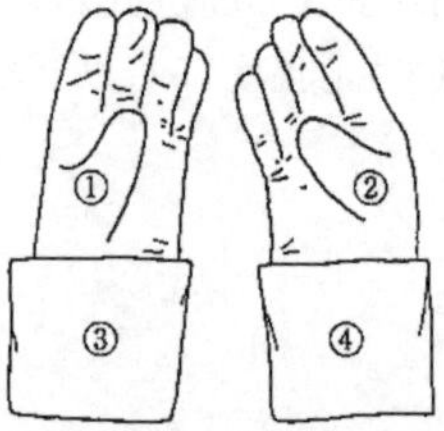

右手から装着する場合に、左手の母指と示指でつかんで持ち上げる位置で適切なのはどれか。

1．①
2．②
3．③
4．④

解 説 オープンセサミ①272

右手から滅菌手袋を装着する場合、手袋を装着していない左手は不潔であるため、手袋の内側を左手で持ち上げて右手に装着する。

正答 4

111回PM69：91.6％ □□□→□□□

178 感染徴候のない在宅療養者に対する床上での排便の援助において、訪問看護師が行う感染対策で適切なのはどれか。

1．援助時には使い捨てのエプロンを着用する。
2．使用済みのオムツは感染性廃棄物として処分する。
3．使用済みの寝衣は次亜塩素酸ナトリウム液に浸す。
4．陰部洗浄で使用したボトルの洗浄に中性洗剤は用いない。

解説 オープンセサミ①274～275

1．○ 使い捨てエプロンは、個人用防護具（PPE；personal protective equipment）として用いる。個人用防護具は、スタンダードプリコーションに基づき、湿性生体物質（血液、汗を除く分泌物、排泄物、傷のある皮膚、粘膜）に触れる可能性のある場合に、皮膚や、眼・鼻・口の粘膜、着衣を保護するためのものである。排便の援助では、手袋、エプロン、マスク、ゴーグルやフェイスシールドなどを個人用防護具として使用する。

2．× 在宅療養者のため、使用済みのおむつは一般廃棄物として処理する。

3．× 感染徴候のない在宅療養者のため、使用済みの寝衣は普通の洗濯をする。次亜塩素酸ナトリウムの使用は、ノロウイルスやロタウイルスに感染している場合などに使用する。

4．× 陰部洗浄で使用したボトルの洗浄に、中性洗剤を用いることは可能である。中性洗剤には界面活性剤が含まれ、水と油を混ぜ合わせる働きがあるため、食器洗いや、洗濯剤、風呂釜やトイレの洗剤にも使用されるものである。

正答 1

112回AM35：93.1％ □□□→□□□

179 ノロウイルス感染症に罹患した患者の嘔吐物が床に飛び散っている。
この処理に使用する消毒薬で適切なのはどれか。

1．70％エタノール
2．ポビドンヨード
3．塩化ベンザルコニウム
4．次亜塩素酸ナトリウム

解説 オープンセサミ①246

1．× ノロウイルスにアルコールは無効である。

2．× ノロウイルスにポビドンヨードは無効である。

3．× ノロウイルスに塩化ベンザルコニウムは無効である。

4．○ ノロウイルスを完全に死活化する方法として、次亜塩素酸ナトリウムによる処理の他、亜鉛素酸水や加熱による処理がある。

ウイルス性食中毒

原因ウイルス	潜伏期	ウイルスの特徴	主な原因食品	症状
ノロウイルス	24～48時間	・ヒトの腸管内でしか増殖できず、食品中では増殖しない ・ヒトからヒトへ感染する ・食中毒は秋～冬期に多発する ・次亜塩素酸ナトリウムが消毒に有効	二枚貝(特に生ガキ) ※それを食べることで便口感染する	嘔吐、下痢

正答　4

109回AM30：89.5％ □□□→□□□

180 廃棄する物とその区分との組合せで正しいのはどれか。

1．滅菌パックの袋 ―――――――― 産業廃棄物
2．エックス線フィルム ――――――― 一般廃棄物
3．血液の付着したメスの刃 ――――― 感染性産業廃棄物
4．pH12.5以上のアルカリ性の廃液 ―― 感染性一般廃棄物

解説　オープンセサミ⑤96～97

1．×　滅菌パックの袋は一般廃棄物である。
2．×　エックス線フィルムには微量の銀が含まれているため、産業廃棄物である。
3．○　血液の付着したメスの刃は感染性産業廃棄物である。
4．×　pH12.5以上のアルカリ性の廃液は産業廃棄物である。

正答　3

113回PM30：97.2％ □□□→□□□

181 医療機関の廃棄物とバイオハザードマークの色の組合せで正しいのはどれか。

1．固体状の放射性廃棄物 ―――――― 黒色
2．注射針などの鋭利な廃棄物 ―――― 赤色
3．血液などの液状、泥状の廃棄物 ――― 黄色
4．血液の付着したガーゼの廃棄物 ――― 橙色

解説　オープンセサミ①303

1．×　バイオハザードマークは、感染性廃棄物を表すマークであり、放射性廃棄物のマークではない。固体状の放射性廃棄物は放射性物質の種類などに応じて処理・処分を行う。
2．×　注射針などの鋭利な廃棄物は黄色のバイオハザードマークのついた容器に廃棄する。
3．×　血液などの液状、泥状の廃棄物は赤色のバイオハザードマークのついた容器に廃棄する。
4．○　血液の付着したガーゼの廃棄物は橙色のバイオハザードマークのついた容器に廃棄する。

正答　4

看護の統合と実践

111回PM74：94.1％ □□□→□□□

182 看護におけるクリニカルラダーについて正しいのはどれか。

1．病院に導入が義務付けられている。

2．ワーク・ライフ・バランスを目指すものである。

3．臨床実践に必要な能力が段階的に表現されている。

4．全国の病院で共通のクリニカルラダーが使用されている。

解説 オープンセサミ①267，⑤132

1．× 病院に導入の義務付けはない。

2．× 日本看護協会が看護師の能力開発・評価のシステムの一つとして作成したツールである。ワーク・ライフ・バランスを目指すものではない。

3．○ ラダー（Ladder）とは、段階・はしご等の意味で、看護師の看護実践能力を段階的に表し、各段階において期待される能力を示し、到達度によって看護師の能力が示されるシステムである。

4．× 日本看護協会が作成したクリニカルラダーを基に、各病院や施設にあった内容へ修正し活用する。

正答 3

109回PM78：90.2％ □□□→□□□

183 看護師の特定行為で正しいのはどれか。

1．診療の補助である。

2．医師法に基づいている。

3．手順書は看護師が作成する。

4．特定行為を指示する者に歯科医師は含まれない。

解説 オープンセサミ①354，⑤141

1．○ 特定行為とは、特定行為研修を受けた看護師が、インスリン投与量の調節など診療の補助を行うことである。

2．× 保健師助産師看護師法に規定される。

3．× 手順書は、医師又は歯科医師が看護師に診療の補助を行わせるため、その指示として作成する文書である。

4．× 特定行為を指示する者に歯科医師も含まれる。

正答 1

112回PM69：96.3％ □□□→□□□

184 A病院の組織図を示す。

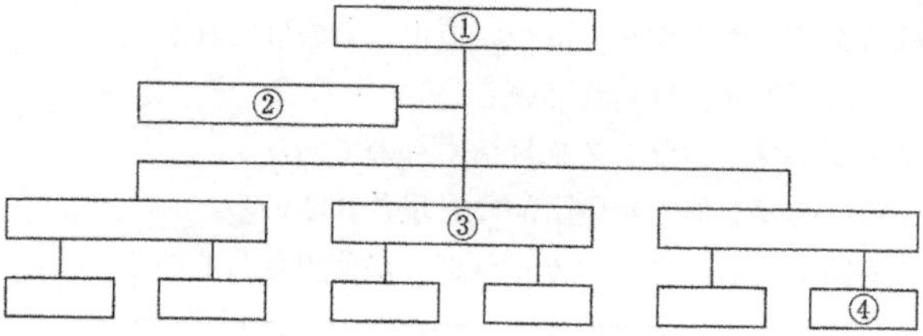

医療安全管理を担う部門が横断的に活動する位置はどれか。

1．①

2．②

3．③

4．④

解説

1．× ①は組織の管理者を表すものであり、組織の統括を行う。

2．○ ②は①から③④等への縦断的活動に対して横断的に活動する。

3．× ③は①から縦断した指示を受けて活動している。

4．× ④は上からの指示を受けて、さらに小規模の単位で活動するものであり、横断的に活動していない。

正答 2

111回AM72：86.6％ □□□→□□□

185 病棟で患者の口腔ケア改善に取り組むために担当チームを作った。

これは看護管理のプロセスのどれか。

1．計画

2．指揮

3．統制

4．組織化

解説 オープンセサミ①345

看護管理のプロセスには、計画、組織化、指揮、統制の4つの機能がある。

1．× 計画は、仕事の目的や目標の設定と、それを実現するための具体的な計画を示す。

2．× 指揮は、目的・目標を遂行するための命令・指揮・働きかけを示す。

3．× 統制は、設定した計画によって遂行された活動や、その結果に対する検証・評価を示す。

4．○　組織化は、計画の実現のための人員配置を示す。担当チームの作成は組織化にあたる。

看護管理のプロセス

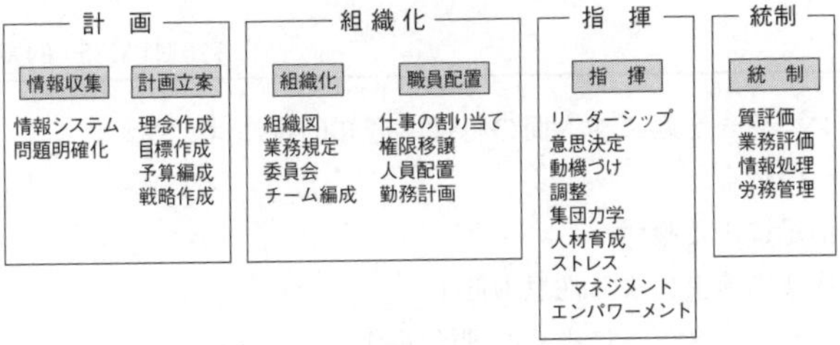

正答　4

109回AM34：78.1％ □□□→□□□

186 インシデントレポートで適切なのはどれか。
1．責任追及のためには使用されない。
2．インシデントの発生から1か月後に提出する。
3．主な記述内容はインシデントの再発防止策である。
4．実施前に発見されたインシデントの報告は不要である。

解説　オープンセサミ①352

インシデントレポートの目的は、同様の事故の防止であるため、起こった事象を正確に記入し、速やかに報告、情報を共有することである。個人の責任追及ではなく、ミスが起こった内容を検討し、新たに安全な手順をシステム化するために使用される。

正答　1

113回PM89：96.3％ □□□→□□□

187 インシデントレポートについて適切なのはどれか。2つ選べ。
1．法令で書式が統一されている。
2．責任追及のためには使用されない。
3．インシデントの発生から1か月後に提出する。
4．分析結果は他職種を含めて組織全体で共有する。
5．医療に誤りがあったが、患者に実施される前に発見された事例の報告は不要である。

解説　オープンセサミ①352

1．×　法令で書式の統一はされていない。
2．○　原因究明、再発防止の目的であり、個人を責めるものであってはいけない。
3．×　逐次の記録と提出が必要である。
4．○　多職種を含めて共有し、チームで共通認識していくことが再発防止に有効である。

5．✕　実施される前に発見されたことでも、再発防止のためには報告が有効である。

正答　2、4

110回PM35：84.0％ □□□→□□□

188 ヒューマンエラーを起こす人間の特性で認知的特性はどれか。

1．同僚への依存
2．睡眠不足による疲労
3．同じ作業の連続による注意力低下
4．パワーハラスメントによる心理的圧迫

解説　オープンセサミ①351

ヒューマンエラーの原因は、人間を取り巻く環境によるものと人間の特性によるものに大別される。

人間の特性による原因には、①生理的身体的特性：加齢や疲労、眠気、②認知的特性：都合よく解釈する、物事を見間違えたり忘れたりする、③集団心理的特性：誰かがやってくれるだろうという依存、権威勾配（上司に逆らえない）、同調行動（みんなが言うことに従う）などが挙げられる。

1．4．✕　同僚への依存、パワーハラスメントによる心理的圧迫は、集団心理的特性に該当する。

2．✕　睡眠不足による疲労は、生理的身体的特性に該当する。

3．○　同じ作業の連続による注意力低下は、認知的特性に該当する。

正答　3

110回AM69：99.2％ □□□→□□□

189 病院における医療安全文化の醸成につながる行動はどれか。

1．食事介助は30分以内で行うルールを決める。
2．他の病棟で起こったインシデントについて学ぶ。
3．薬剤を間違えても影響がない場合は患者に説明しない。
4．水薬の内服時にこぼれた量が少ない場合はそのままとする。

解説　オープンセサミ①352

1．✕　患者の状態に合わせた看護が基本であり、例えば、嚥下困難の患者の状態で食事介助30分以内というルールは、誤嚥を招く危険性があり、不適切である。

2．○　「人間はエラーを起こす」ことを前提とした、リスクマネジメントの考え方がある。インシデントを学ぶことにより、同様の事故を防ぐと同時に仕事のやり方を見直し、医療安全文化の醸成につながる。

3．✕　薬剤を間違えてしまった場合、事実確認と患者や家族への謝罪、再発防止としてインシデント・レポートの作成は必要である。

4．× 薬剤の投与量が正確でなければ、微量であっても身体への影響が多大な場合もある。正確な量が投与できなかった場合も報告することにより、再発防止につながり、医療安全文化の醸成につながる。

正答 2

112回AM89：96.7％ □□□→□□□

190 クリニカルパスについて正しいのはどれか。**2つ選べ。**

1．在宅療養には適用できない。
2．医療者と患者が治療計画を共有できる。
3．バリアンス発生の判断は退院日に行う。
4．多職種間のコミュニケーションが不要になる。
5．一定の質を保った治療と看護ケアの提供につながる。

解説 **オープンセサミ①348，③29**

1．× クリニカルパスは、医療機関で使用するクリニカルパスと、地域の複数の医療機関で共有し在宅へつなげる地域連携クリニカルパスがある。地域連携クリニカルパスは急性期から回復期、さらには在宅までの切れ目のない円滑な医療提供体制の実現を目指して、治療を受けるすべての医療機関で共有する治療計画である。

2．5．○ クリニカルパスの利点は以下のものがある。

①患者が退院までの医療や看護内容を書面で見ることができ、理解しやすい。
②アウトカム（結果・成果目標）を定め、コストの削減、在院日数の短縮に役立つ。
③標準な治療ケア計画を示すものであるため、計画漏れを防ぐことができる。
④標準計画があると、看護師の経験による計画の差が少ない看護が提供できる。
⑤患者の回復状態と計画されたスケジュールを一目で把握できる。

3．× バリアンスとは、パスから逸脱するような予測できなかった現象である。バリアンスは入院中のパスの遂行に基づき発生するため、退院日に判断はしない。

4．× 医療の質の保証・向上を図りながら効率的かつ十分なケアを提供するため、医療の標準化を目的としたのがクリニカルパスであり、多職種間のコミュニケーションは必要である。

正答 2、5

110回AM68：95.0％ □□□→□□□

191 夜勤帯に、A看護師がスタッフステーションで抗菌薬の点滴静脈内注射を準備しているときに、発汗した患者から寝衣交換の依頼があり、別の患者から口渇で飲水したいという希望があった。直後に患者に装着されている人工呼吸器のアラームが鳴った。他の看護師は別の病室で重症者のケアをしている。
A看護師が最も優先すべきなのはどれか。
1．点滴静脈内注射の準備
2．発汗した患者の寝衣交換
3．飲水を希望する患者への対応
4．人工呼吸器を装着している患者の観察

解説

設問文から緊急度の高いものを選択する。人工呼吸器を装着している患者にとって、器械の不具合は生命維持に直結する。1～3の選択肢と比較して、最も早急に対応するものとなる。

正答　4

109回PM74：90.4％ □□□→□□□

192 与薬の事故防止に取り組んでいる病院の医療安全管理者が行う対策で適切なのはどれか。
1．与薬の業務プロセスを見直す。
2．医師に口頭での与薬指示を依頼する。
3．病棟ごとに与薬マニュアルを作成する。
4．インシデントを起こした職員の研修会を企画する。

解説　オープンセサミ①350～353

1．○　処方指示が出てから患者に与薬されるまでの業務の流れの見直しは、与薬の事故防止に有効である。
2．×　医師の口頭での指示は不確かであるため、事故を招く危険性がある。
3．×　病棟ごとのマニュアルではなく、どの診療科も同じマニュアルが必要である。
4．×　インシデントを起こした職員だけではなく、全体の問題として捉える。

正答　1

113回PM70：97.4％ □□□→□□□

193 Aさん（55歳、虚血性心疾患《ischemic heart disease》）は4人部屋に入院している。Aさんは緊急で心臓カテーテル検査を行うことになった。日勤の担当看護師がAさんの検査のために訪室すると、同室の右片麻痺のあるBさん（60歳、脳出血《cerebral hemorrhage》）からトイレに行きたいと声をかけられた。

このときの看護師の行動で適切なのはどれか。

1．ナースステーションに戻り、リーダーに相談する。
2．Aさんに待つよう説明し、Bさんのトイレ介助を行う。
3．Bさんに待つよう説明し、Aさんを検査室に移送する。
4．その場から離れずに別の看護師を呼び、Bさんのトイレ介助を依頼する。

解説

看護師はAさん、Bさんのどちらのそばも離れない方がよい。同時進行しなければならないため、スタッフの応援を呼び、どちらも安全安楽、スムーズに実行できるよう行動する。

正答　4

113回AM90：87.0％ □□□→□□□

194 薬剤投与に関する重大な医療事故が発生した。

このときの看護師の対応で適切なのはどれか。**2つ選べ。**

1．患者の状況を確認して安全を確保する。
2．事故発生状況の詳細を看護記録に残す。
3．薬剤投与に使用した物品は直ちに処分する。
4．患者の容態が落ち着いてから上司に報告する。
5．患者および家族に事故状況を説明するのは、原因が判明した後にする。

解説　オープンセサミ①350～353

1．○　事故発生時は、患者の状況を確認して安全を確保することが優先される。
2．○　看護記録には、事故発生状況の詳細を記載する。
3．×　使用した物品は、事故原因が人的か、機械的なものかなどの究明や確認のためにも残す。
4．×　発生後即時に報告し、必要な連絡と相談を行う。
5．×　どの時点で事故原因が判明するかはわからない。タイミングを逃さないように患者および家族に説明する。重要なことは強い不安や不信感を与えない配慮である。

正答　1、2

111回PM75：89.4％ □□□→□□□

195 災害拠点病院の説明で正しいのはどれか。

1．国が指定する。

2．災害発生時に指定される。

3．広域搬送の体制を備えている。

4．地域災害拠点病院は各都道府県に1か所設置される。

解説　オープンセサミ①357

1．× 都道府県が指定する。

2．× 平常時から災害対策基本法に基づき、都道府県・市町村の支援体制が整備されている。

3．○

4．× 災害拠点病院は、基幹災害拠点病院と地域災害拠点病院に分けられる。基幹災害拠点病院は、原則として各都道府県に1か所以上、地域災害拠点病院は、原則として二次医療圏に1か所以上設置される。

災害拠点病院に求められている機能

①多発外傷、挫滅症候群、広範囲熱傷などの災害時に多発する重篤救命患者の救命医療を行うための高度診療機能。
②患者の受け入れ、および搬出を行う広域搬送への対応機能。
③自己完結型の医療救護チームの派遣機能。
④地域医療機関への応急用資器材の貸出機能。

医療圏の設定

医療圏	区　域	内　容	定めている基準病床数
一次医療圏	規定なし	プライマリケア、通常の傷病の外来診断、治療、健康管理等	－
二次医療圏	広域市町村	一般の主要医療（入院医療）、特殊外来医療	一般病床、療養病床
三次医療圏	都道府県（北海道のみ複数医療圏）	特殊な医療需要、先進的・高度専門的医療、特殊医療機器の配備	結核病床、精神病床 感染症病床

正答　3

109回AM64：89.9％ □□□→□□□

196 災害派遣精神医療チーム〈DPAT〉で正しいのはどれか。

1．厚生労働省が組織する。

2．被災地域の精神科医療機関と連携する。

3．発災1か月後に最初のチームを派遣する。

4．派遣チームの食事は被災自治体が用意する。

解説　オープンセサミ①358

DPATは、災害発生時、被災地域に入り、精神医療や精神保健活動の支援を行う専門的なチームである。

1．× 都道府県及び政令指定都市によって組織される。
2．○ 被災地域の精神科医療機関と連携をとり活動を行う。
3．× 発災から概ね48時間以内に最初のチームを派遣する。
4．× 派遣チームの食事、移動手段、宿泊場所などは被災自治体が用意するのではなく、DPATが自立して活動を行う。

正答 2

112回PM71：85.4％ □□□→□□□

197 災害時の医療を支える体制で正しいのはどれか。
1．地域災害拠点病院は市町村が指定する。
2．災害対策基本法に防災計画の作成が規定されている。
3．トリアージは救命困難な患者の治療を優先するために行う。
4．災害派遣医療チーム〈DMAT〉は被災地域の精神科医療および精神保健活動を専門的に行う。

解説 オープンセサミ①334, 356～358
1．× 地域災害拠点病院は都道府県が指定する。
2．○ 防災対策計画の作成は、災害対策基本法第34条第1項に規定されている。
3．× トリアージは直ちに処置を必要とする者を優先するために行う。
4．× 被災地域の精神科医療および精神保健活動を専門的に行うのは、災害派遣精神医療チーム〈DPAT〉である。災害派遣医療チーム〈DMAT〉は、災害急性期に広域医療搬送、臨時医療拠点、病院支援、現場活動等の医療支援活動を行う。

正答 2

113回PM72：70.7％ □□□→□□□

198 サイコロジカルファーストエイド〈Psychological First Aid：PFA〉について正しいのはどれか。
1．活動の原則は、見る、聞く、つなぐである。
2．災害発生から1週間経過してから活動する。
3．被災都道府県からの派遣要請に基づき活動する。
4．苦痛の原因となった出来事を詳細に話すことを促す。

解説
サイコロジカルファーストエイド〈Psychological First Aid：PFA〉とは、事故や災害などの危機的出来事に見舞われた人々に対し心理的支援や社会的支援を提供する活動で、心理的応急処置ともいう。活動の原則は、見る、聞く、つなぐである。

正答 1

109回PM76：88.0％ □□□→□□□

199 朝9時に大規模地震が発生した。病棟の患者と職員の安全は確認できた。病棟内の壁や天井に破損はなかったが、病院は、停電によって自家発電装置が作動した。

病棟の看護師長が行う対応で適切なのはどれか。

1．災害対策本部を設置する。
2．災害時マニュアルを整備する。
3．隣接する病棟に支援を要請する。
4．スタッフに避難経路の安全確認を指示する。

解説 オープンセサミ①359～360

1．× 災害対策本部は、都道府県知事または市町村長が設置する。
2．× 災害時マニュアルは、災害の発生前に作成しておくべきものである。
3．× 隣接病棟も被害に遭っている可能性が高く、選択肢4の対応の方が適切である。
4．○ 再び地震が起こる可能性もあるため、避難経路の安全確認を行うことが適切である。

正答 4

109回PM75：70.1％ □□□→□□□

200 Aさん(55歳、女性)は、1人暮らし。Aさんには視覚障害があり、光と輪郭がぼんやりわかる程度である。食事の準備や室内の移動は自立している。震度6の地震が発生した。Aさんは、避難所に指定されたバリアフリーの公民館に近所のBさんと避難した。公民館には複数の部屋がある。避難所の開設初日に医療救護班として看護師が派遣された。

避難所生活を開始するAさんへの看護師の対応で適切なのはどれか。

1．BさんをAさんの介助者とする。
2．Aさんの肩に触れてから声をかける。
3．Aさんにはトイレに近い部屋を割りあてる。
4．移動するときはAさんの手を引っ張って誘導する。

解説 オープンセサミ①360～361

1．× 近所のBさんをAさんの介助者とするのではなく、看護師等が介助を行う。
2．× Aさんの肩に手を触れてから声をかけるのではなく、Aさんが驚かないよう声を先にかける方がよい。
3．○ 慣れない避難所で優先される項目の一つとして、トイレの場所がある。高齢者やAさんのような視覚障害がある場合、トイレの場所から近くの部屋にするなど配慮が必要である。
4．× 誘導する人の肘を握ってもらい移動する。

正答 3

112回PM62：98.4％ □□□→□□□

201 大規模災害が発生し、被災した住民は自治体が設置した避難所に集まり避難生活を始めた。発災3日、自治体から派遣された看護師は避難所の片隅で涙ぐんでいるAさんへの関わりを始めた。Aさんは「悲しい気持ちが止まりません」と話している。

このときのAさんへの看護師の発言で適切なのはどれか。

1.「災害以外のことを何か考えましょう」
2.「あなたの悲しい気持ちは乗り越えられるものですよ」
3.「悲しい気持ちが止まらないのは異常なことではないですよ」
4.「みんなが大変なのですからAさんも元気を出してください」

解説 **オープンセサミ①361～363**

災害急性期における心のケアは、心理的応急処置（PFA/サイコロジカル・ファーストエイド）と呼ばれる。安全や基本的ニーズを確認し、相手の話を聞き、受け止め、適切な対処方法を伝え、社会的支援につなげる援助をいう。

1．× つらい体験を無理に語らせることは適切ではないが、話をしてはいけないわけではなく、相手が話したいことを受け止めることが適切である。

2．4．× 安易な励ましは適切ではない。受容、共感、傾聴の態度で、側面的支援をしていく。

3．○ Aさんの気持ちを受け止め、尊重し、思いやる発言として適切である。

正答 3

113回AM73：92.4％ □□□→□□□

202 発災直後、自家用車に泊まり生活を始めた避難者に発生しやすいのはどれか。

1．生活不活発病《disuse syndrome》
2．静脈血栓塞栓症《venous thromboembolism》
3．圧挫症候群〈クラッシュ症候群〉《crush syndrome》
4．心的外傷後ストレス障害〈PTSD〉《posttraumatic stress disorder》

解説 **オープンセサミ①19, ③188**

1．× 生活不活発病とは「動かない」（生活が不活発な）状態が続くことにより、心身の機能が低下して、「動けなくなる」ことをいう。動かないことで動きにくくなる悪循環が起こる。

2．○ 静脈血栓塞栓症は車中泊により限られた体位を持続し、下肢の血行障害から発生しやすい。下肢の静脈に血栓が形成され、肺動脈に閉塞したものは、肺血栓塞栓症と呼ばれる。

3．× 圧挫症候群〈クラッシュ症候群〉は、重量物に挟まれ臀部や脚などを長時間圧迫されたあと、解放されることで発症する。挫滅症候群ともいわれる。

4．× 心的外傷後ストレス障害〈PTSD〉は、衝撃的なトラウマを経験した後、急性ストレス障害が1か月以上持続している場合に診断される。

正答 2

110回PM72：96.2％ □□□→□□□

203 国際機関と事業内容の組合せで正しいのはどれか。

1．国際労働機関〈ILO〉———— 難民の帰還支援
2．世界保健機関〈WHO〉———— 保健分野における研究の促進
3．国連人口基金〈UNFPA〉——— 平和維持活動
4．国連世界食糧計画〈WFP〉—— 二国間の国際保健医療協力

解説 オープンセサミ①367

1．× 国際労働機関〈ILO〉は、1日の労働時間、児童の労働、職場の安全、母性保護など世界の労働者の労働条件と生活水準の改善を目的としている機関である。

2．○ 世界保健機関〈WHO〉は、保健医療分野の国連機関である。

3．× 国連人口基金〈UNFPA〉は、国際連合機関の補助機関である。開発途上国や経済移行国に対して人口関連の援助を行っている。

4．× 国連世界食糧計画〈WFP〉は、国連唯一の食糧支援機関である。

正答 2

109回AM90：76.4％ □□□→□□□

204 世界保健機関〈WHO〉の主要な活動はどれか。**2つ選べ。**

1．児童労働の撲滅
2．保健事業の技術的協力
3．人類の飢餓からの解放
4．感染症の撲滅事業の促進
5．労働者の労働条件の改善

解説 オープンセサミ⑤61

1．× 児童労働の撲滅を推進しているのは、国際労働機関〈ILO〉である。

2．○ 保健事業の技術的協力は、世界保健機関〈WHO〉の活動である。（世界保健機関憲章第2条）

3．× 人類の飢餓からの解放を推進しているのは、国連食糧農業機関〈FAO〉である。

4．○ 感染症の撲滅事業の促進は、世界保健機関〈WHO〉の活動である。（世界保健機関憲章第2条）

5．× 労働者の労働条件の改善を推進しているのは、国際労働機関〈ILO〉である。

正答 2、4

111回AM76：89.7％ □□□→□□□

205 日本の政府開発援助〈ODA〉の実施機関はどれか。

1．世界保健機関〈WHO〉
2．国際協力機構〈JICA〉
3．国連開発計画〈UNDP〉
4．赤十字国際委員会〈ICRC〉

解説 オープンセサミ①366

政府開発援助〈ODA〉とは、国際協力の中で行う政府または政府の実施機関により、開発途上国、または国際機関に供与される資金、技術提供による協力をいう。

1．× 世界保健機関〈WHO〉は、国際連合機関の専門機関である。

2．○ 国際協力機構〈JICA〉は、政府開発援助〈ODA〉の実施機関として開発途上国への国際協力を行っている。政府開発援助〈ODA〉は、2国間協力と多国間協力に分けられ、国際協力機構〈JICA〉は、このうち2国間協力の技術などを担っている。

3．× 国連開発計画〈UNDP〉は、国際連合機関の補助機関である。

4．× 赤十字国際委員会〈ICRC〉は、国際赤十字・赤新月運動に含まれる人道支援機関である。

国際協力の仕組み

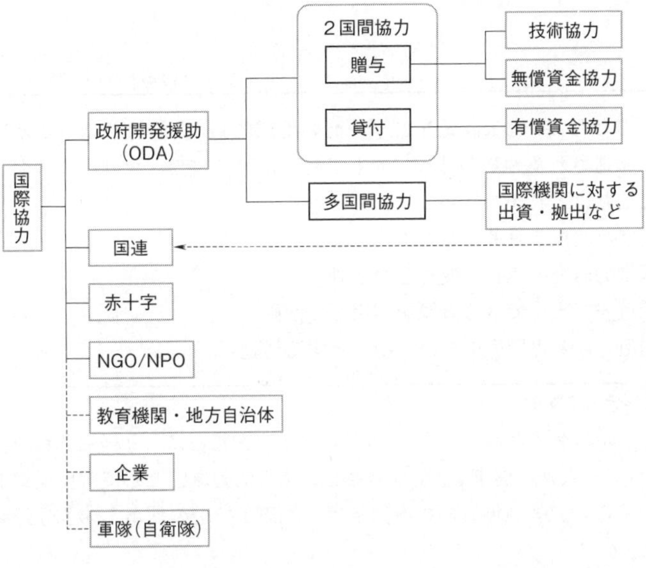

正答 2

110回AM72：88.3％ □□□→□□□

206 国際連合〈UN〉で採択された2016年から2030年までの開発に関する世界的な取り組みはどれか。

1．持続可能な開発目標〈Sustainable Development Goals：SDGs〉
2．ミレニアム開発目標〈Millennium Development Goals：MDGs〉
3．プライマリヘルスケア
4．政府開発援助〈ODA〉

解説 オープンセサミ①366, 368

1．○ SDGsはすべての国の取り組みであり、2030年までに格差をなくす（誰一人として取り残さない）ことを柱とし、17項目の目標を掲げている。

2．× MDGsは2000年に採択された国連ミレニアム宣言を基にまとめられた、開発途上国の貧困削減など、2015年までに達成すべき8つの開発目標である。

3．× プライマリヘルスケアは、すべての人々が最高の健康を達成することを目的として、1978年にWHOのアルマ・アタ宣言で提唱された概念である。

4．× ODAは政府または政府の実施機関による、開発途上国に対する資金や技術の提供といった協力のことである。日本と被援国の2国間協力を担っているのは、日本国際協力機構〈JICA〉や外務省、厚生労働省などである。

正答 1

112回AM74：84.1％ □□□→□□□

207 国際協力として5歳未満児死亡率の高い地域に1年間派遣されることになった看護師が、派遣される地域の住民に対して行う活動でプライマリヘルスケアの原則に基づいた活動はどれか。

1．高度な治療を目的とした活動
2．医学的研究の遂行を優先した活動
3．派遣先で入手できる資源を利用した活動
4．派遣される専門家チームを中心とする活動

解説 オープンセサミ⑤61

プライマリヘルスケアとは、1978年のアルマ・アタ宣言により提唱された保健医療活動をいう。「すべての人々に健康を」を目標とし、その活動原則として①住民参加、②住民のニーズに基づくこと、③地域資源の有効活用、④適正技術の使用、⑤多分野間の協調と統合が挙げられている。

1．2．4．× プライマリヘルスケアの原則に基づいた活動に当てはまらない。

3．○ プライマリヘルスケアの原則に基づいた活動である。

正答 3

112回PM72：98.0％ □□□→□□□

208 Aさん（58歳、男性）は外国籍の妻（40歳）と10年前に結婚し、2人で暮らしている。虚血性心疾患《ischemic heart disease》と診断され、外来看護師による生活指導を妻と一緒に受けることになった。初回の面談で、Aさんは「10年間で体重が10kg増えました。妻の母国の習慣で味が濃いおかずや揚げ物とご飯を1日に何度も食べています。最近、2人とも運動をしなくなりました」と話した。

このときの外来看護師のAさんと妻への最初の対応で適切なのはどれか。

1．生活習慣の改善についてAさんと妻に考えを聞く。
2．食事は1日3回までにするよう指導する。
3．毎日1時間のウォーキングを提案する。
4．料理教室に通うことを勧める。

解説

1．○　10年前に外国籍の妻と結婚し、10年間で体重が10kg増え、Aさんからも「妻の国の習慣で味が濃いおかずや揚げ物を1日に何度も食べている」「最近運動をしていない」との発言がある。Aさんと生活をしている妻と一緒に、改善について考えを聞くことが大切である。

2．×　食事を1日3回に制限しても、その食事の内容が味の濃いものや揚げ物ばかりでは改善されない。

3．×　虚血性心疾患と診断され、体重も10年前に比べ10kg増えていることから、1時間のウォーキングが生活指導の効果をもたらすとは考えにくい。

4．×　料理教室に通うことを勧める前に、まずAさんと妻の考えを聞き、どのようなサポートが必要かをアセスメントするべきである。

正答　1

113回AM74：90.7％ □□□→□□□

209 Aちゃん（3歳）は、両親（外国籍）と3人で暮らしている。来日して1か月が経った。2日前に急性胃腸炎《acute gastroenteritis》で個室に入院した。症状が改善し、経口での食事を再開することになった。看護師が訪室すると、香辛料の香りが部屋に充満しており、唐辛子の入った肉などのたくさんの料理が並べられていた。母親は看護師に気付くと「Aは日本食には慣れておらず、食べられないので家で作ってきました」と話した。

このときの母親への看護師の対応で適切なのはどれか。

1．普段のAちゃんの食事の内容を尋ねる。
2．栄養指導を受けるまで食事の持ち込みはできないと説明する。
3．たくさん食べさせてAちゃんの体力を回復させるよう伝える。
4．病院食を完食するまで、持ち込み食は食べさせないよう伝える。

解説

1．○　Ａちゃんの普段の食生活に配慮した食事を考えるためにも、情報を収集する。

2．3．4．×　病院だから、規則だからと禁止するのではなく、家族には家族の持つ価値観や考えがある。外国籍の場合は人種や文化背景にも配慮する必要があるため、選択肢1の対応が適切である。

正答　1

老年

113回PM50：93.8％ □□□→□□□

210 高齢という理由で高齢者を画一的に捉え、差別することを意味するのはどれか。

1．エイジズム
2．アディクション
3．パターナリズム
4．アンチエイジング

解説　オープンセサミ③88

1．○　エイジズムとは、ある年齢集団に対する偏見や差別をいうが、高齢者を役に立たない者と画一的にとらえ差別することを意味することが多い。

2．×　アディクション（嗜癖）とは、ある物質や一定の行為にのめり込み、日常生活に害があると分かっていながら自分ではコントロールできない状態（依存症）をいう。

3．×　パターナリズム（父権主義）とは、強い立場にある者が、弱い立場にある者の利益のためだとして、本人の意志は問わずに介入・干渉・支援することをいう。

4．×　アンチエイジング（抗老化）は、老化を遅らせ、健康寿命を延ばすことを目標とする。アンチエイジング医療とは、生活習慣病の改善、老化のメカニズム解明、各科に渡る全身医療などを含む。

正答　1

109回PM56：95.6％ □□□→□□□

211 高齢者に対するエイジズムの説明で適切なのはどれか。

1．年齢にとらわれないこと
2．加齢に伴う心身機能の変化
3．高齢という理由で不当な扱いをすること
4．老化に関連した遺伝子によって引き起こされる現象

解説　オープンセサミ③88

エイジズムとは、高齢者差別である。高齢者に対し、一方的に偏見をもち、劣ったもの、無価値なもの、知能が衰退していると差別することである。

正答　3

113回AM49：94.3％ □□□→□□□

212 Aさん（86歳、女性）は、生まれ育った地域で、近所に住む友人と交流しながら1人で暮らしていた。買い物へ行く途中に転倒し、腰椎圧迫骨折《lumbar compression fracture》で入院治療を受けた。退院後は他県に住む長女夫婦と同居している。暮らし始めて間もなく、Aさんは「私はここで暮らして、新しい友人ができるかしら」と長女に訴えるようになり、徐々に口数が少なくなった。

このときのAさんの状況はどれか。

1．閉じこもり
2．廃用症候群《disuse syndrome》
3．セルフ・ネグレクト
4．リロケーションダメージ

解説　オープンセサミ③8

1．× 閉じこもりとは、寝たきりなどでないにもかかわらず、家からほとんど外出せずに過ごしている状態のことである。Aさんの状況を示す言葉ではない。

2．× 廃用症候群とは、過度の安静や活動量が低下したことによって生じる状態を指す。Aさんの状況ではない。

3．× セルフ・ネグレクトとは、自分への関心がなくなり、日常生活や自分のケアがおろそかになってしまう状態をいう。Aさんの状況ではない。

4．○ リロケーションダメージとは、住み慣れた環境から新しい環境に転居するなど、環境が変化することで生じる心身への弊害をいう。特に高齢者が転居、施設入所、入院をする際などにおこりやすい。生まれ育った地域から離れて、新しい友人ができるか心配しているAさんの状況に該当する。

正答　4

111回AM55：98.2％ □□□→□□□

213 高齢者の健康障害の特徴で正しいのはどれか。

1．症状の出現は定型である。
2．治療の効果が現れやすい。
3．疾患の発生に心理的要因の影響は少ない。
4．薬物の副作用〈有害事象〉が発生しやすい。

解説 オープンセサミ③89, 106

1．× 高齢者は、複数の疾患に罹患することも多く、症状や障害は個人差が大きく、非定型的であることが多い。

2．× 薬物代謝が低く、吸収や排泄がゆるやかであるため、治療の効果が顕著に現れにくい。

3．× 疾患の発生に心理的要因の影響は大きい。特に、高齢者の場合、喪失体験などが疾患の発生に大きな影響を与える。

4．○ 肝機能の低下、腎機能の低下、体内水分量の減少により水溶性薬物の血中濃度は上昇しやすく、内臓脂肪の増加により脂溶性薬物が体内に蓄積されるため、副作用が発生しやすい。

正答 4

113回AM89：97.1％ □□□→□□□

214 高齢者の健康障害の特徴はどれか。２つ選べ。

1．原因を特定しやすい。

2．症候が定型的である。

3．若年者と比較して個人差は少ない。

4．薬物による有害事象が出現しやすい。

5．原疾患とは関連のない老年症候群が発生しやすい。

解説 オープンセサミ③89～90

1．× 高齢者は複数の疾患に罹患している場合が多く、原因の特定が難しいことがある。

2．× 加齢により生理機能・予備能力・恒常性の低下などがみられ、症候が非定型的であることが多い。

3．× 環境の変化による影響などを受けやすく、若年者と比較して個人差が大きくなる。

4．○ 老化に伴う肝機能低下による薬の代謝能力の低下、腎機能低下による薬の排泄能力の低下などにより、薬物による有害事象は出現しやすい。

5．○ 老年症候群とは、加齢による身体的・精神的諸症状の総称である。治療と同時に介護が重要な問題となる。原疾患とは関係なく発生することがある。

正答 4、5

110回AM47：97.1％ □□□→□□□

215 加齢の影響を受けにくく、高齢になっても維持されやすい認知機能はどれか。

1．感覚記憶

2．短期記憶

3．結晶性知能

4．流動性知能

解説 オープンセサミ③95

1．× 感覚器管から取り込んだ情報をすばやく認識する感覚記憶は低下する。

2．× 一時的に情報を保持することができる短期記憶は低下する。

3．○ 結晶性知能とは、経験や学習などから獲得していく知能で、言語能力、理解力、判断力などが該当する。この知能は、年齢とともに上昇し高齢者になっても維持される。

4．× 流動性知能とは、新しい情報をスピーディーに処理・加工・操作する知能で、計算力、記銘力、想起力、環境適応能力などが該当する。この知能は、青年期をピークとして年齢とともに低下する。

正答 3

111回PM53：82.9％ □□□→□□□

216 結晶性知能はどれか。

1．よく利用するスーパーマーケットから自宅までの近道を考える。
2．パソコン教室で操作方法を覚える。
3．携帯電話に電話番号を登録する。
4．外国語の単語を暗記する。

解説 オープンセサミ③95

結晶性知能：経験によって得られた判断力で、社会的事柄に対処していく能力。日常生活の知恵や知識を含むもの。(例) 判断力、言語能力、理解力、思慮分別など。

流動性知能：情報をキャッチし処理する能力で、新しい場面への適応の際に発揮される。正確さや迅速さが要求される。(例) 記銘力、想起力、環境適応能力など。

1．○ 経験によって得られた判断力なので、結晶性知能である。

2．× 新しい情報をキャッチし処理する能力なので、流動性知能である。

3．× 新しい場面への適応の際に発揮するので、流動性知能である。

4．× 日常的に利用しない新しい事を覚えるもので、流動性知能である。

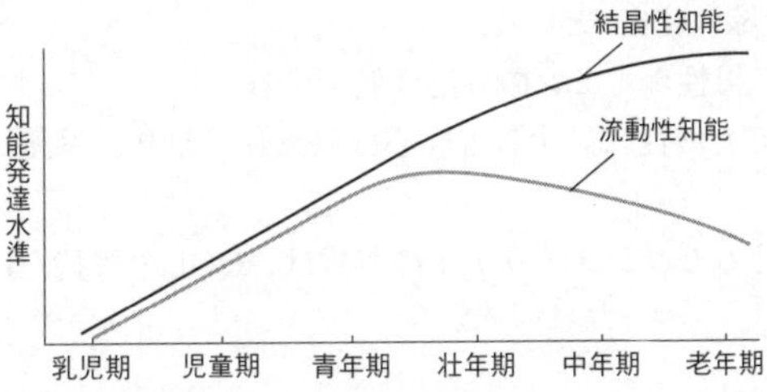

正答 1

113回AM52：73.3％ □□□→□□□

217 高齢者のコミュニケーション障害の要因と状態の組合せで正しいのはどれか。
1．歯牙の欠損 ―――――― 言葉が出てこない。
2．耳垢の蓄積 ―――――― 音が小さく聞こえる。
3．想起能力の低下 ――― 相手の表情が読み取れない。
4．語音弁別能の低下 ―― はっきり発音できない。

解説 オープンセサミ②310，③90～91

1．× 歯牙の欠損があると正しく発音しにくくなる。言葉が出てこない運動性失語症は、脳の運動性（ブローカ）言語中枢に障害を受けた場合などにおこりやすい。

2．○ 耳垢が蓄積すると耳垢栓塞となり、音が小さく聞こえることがある。

3．× 記憶には記銘・保持・想起の段階がある。記銘は新しい情報を覚える力、保持は覚えた情報を保つ力、想起は保持している情報を思い出す力である。加齢による記憶障害は主に想起機能低下によるものと言われる。相手の表情が読み取れない状態ではない。

4．× 語音の弁別能力の低下は、音は聞こえているが言葉の内容が理解しにくいものである。特に集団生活では会話を聞き取りにくくなるが、発音に問題は生じない。

正答 2

109回AM51：95.6％ □□□→□□□

218 高齢者の性について正しいのはどれか。
1．女性の性交痛は起こりにくくなる。
2．男性は性ホルモンの分泌量が保たれる。
3．高齢になると異性に対する羞恥心は減退する。
4．セクシュアリティの尊重はQOLの維持に影響する。

解説 オープンセサミ③93，104～105

1．× 老化に伴い腟と周囲組織が萎縮し、性交痛を起こしやすくなる。腟萎縮に伴う炎症を老人性腟炎（萎縮性腟炎）という。

2．× 老化に伴い、男性ホルモンの分泌は低下する。

3．× 高齢になっても異性に対する羞恥心は保たれており、看護、介護の場面でも配慮すべきである。

4．○ 高齢者におけるセクシュアリティの尊重は、QOLの維持だけでなく心理的安定にも影響する。

正答 4

112回AM56：98.6％ □□□→□□□

219 入院中の高齢者への看護師の対応で適切なのはどれか。

1．入院当日から複数の看護師が関わる。
2．1回の訪室で多くの情報を聴取する。
3．1日のスケジュールは口頭で説明する。
4．退院後の生活を予測して情報収集する。

解説 オープンセサミ③110

この問題の内容はすべての患者に対して必要とされる対応であるが、特に高齢者には配慮が必要である。

1．× 複数の看護師が対応することは、混乱しやすいだけでなく、信頼関係の構築にも影響を及ぼす。
2．× 多くの情報の聴取や、多くの説明などは病者にとって負担を感じる。
3．× いつでも確認できるよう、パンフレットやリーフレットを使用して説明する。
4．○ どの患者においても退院後の生活を予測して対応にあたることは重要である。

正答 4

112回AM54：96.5％ □□□→□□□

220 高齢者の身体拘束に関する説明で適切なのはどれか。

1．身体拘束の実施は担当看護師が決定する。
2．ミトン型の手袋の使用は身体拘束ではない。
3．本人が身体拘束に同意していれば家族への説明は不要である。
4．切迫性、非代替性および一時性の全てを満たしている場合に検討される。

解説 オープンセサミ③86, 219～221

1．3．× 身体拘束の実施は担当看護師が決定するのではなく、利用者本人と保護者に対して、身体拘束を行う旨の文書を提示し、その内容の説明を行い、同意を得た上で行われる。
2．× ミトンや抑制帯、介護衣（つなぎ服）、Y字型抑制帯、腰ベルト等だけでなく、以下にあるものはすべて厚生労働省が定める介護保険指定基準において禁止されている身体拘束である。

① 徘徊しないように、車椅子や椅子、ベッドに体幹や四肢をひも等で縛る。
② 転落しないように、ベッドに体幹や四肢をひも等で縛る。
③ 自分で降りられないように、ベッドを柵（サイドレール）で囲む。
④ 点滴・経管栄養等のチューブを抜かないように、四肢をひも等で縛る。
⑤ 点滴・経管栄養等のチューブを抜かないように、または皮膚をかきむしらないように、手指の機能を制限するミトン型の手袋等をつける。
⑥ 車椅子や椅子からずり落ちたり、立ち上がったりしないように、Y字型抑制帯や腰ベルト、車椅子テーブルをつける。
⑦ 立ち上がる能力のある人の立ち上がりを妨げるような椅子を使用する。
⑧ 脱衣やおむつはずしを制限するために、介護衣（つなぎ服）を着せる。
⑨ 他人への迷惑行為を防ぐために、ベッドなどに体幹や四肢をひも等で縛る。
⑩ 行動を落ち着かせるために、向精神薬を過剰に服用させる。
⑪ 自分の意思で開けることのできない居室等に隔離する。

（「身体拘束ゼロへの手引き」より）

4．○　平成12年の介護保険制度の施行時から、入所者の「生命又は身体を保護するため緊急やむを得ない場合を除き」身体拘束を行ってはならないとされており、原則として禁止されている。ここでいう「緊急やむを得ない場合」とは、「切迫性」「非代替性」「一時性」の3つの要件を満たし、かつ、それらの要件の確認等の手続きが極めて慎重に実施されているケースを意味している。

切迫性	利用者本人又は他の利用者等の生命又は身体が危険にさらされる可能性が著しく高いこと。
非代替性	身体拘束その他の行動制限を行う以外に代替する介護方法がないこと。
一時性	身体拘束その他の行動制限が一時的なものであること。

正答　4

110回AM90：79.3％ □□□→□□□

221 身体的フレイルの評価基準はどれか。**2つ選べ。**

1．視力低下
2．体重減少
3．聴力低下
4．歩行速度の低下
5．腸蠕動運動の低下

解説　**オープンセサミ③90**

フレイルとは、「Fraily（虚弱）」の日本語訳で2014年（平成26年）に日本老年医学会において提唱された概念である。フレイルは、健康な状態と要介護状態の中間に位置し、身体的機能や認知機能の低下がみられる状態のことを指し、早期に評価することで、適切な治療や予防が可能となり要介護状態に進まずにすむとされている。フレイルを構成する要素として、身体的、精神・心理的、社会的の3側面があげられ、これらが相互に影響を与えていると考えられている。

一般的に用いられている身体的フレイルの評価基準項目として①体重減少、②疲労感、③身体活動の低下、④歩行速度の低下、⑤筋力（握力）の低下があげられている。このうち3項目以上該当した場合をフレイル、1～2項目該当した場合を前フレイル（プレフレイル）、該当項目0の場合を健常とする。

正答　2、4

113回PM52：80.4％ □□□→□□□

222 高齢者のサルコペニアの予防に関する指導内容で適切なのはどれか。

1．読書をする。
2．飲酒をやめる。
3．塩分を制限する。
4．筋肉に負荷をかける運動をする。

解説 オープンセサミ③91

1．× サルコペニア（加齢性筋肉減少症）とは、筋量と筋肉の進行性かつ全身性の減少に特徴づけられる症候群である。座って行う読書では予防効果はない。

2．× 中年期や老年初期における大量飲酒はサルコペニアのリスク増加をもたらす可能性があることを示唆した研究はあるが、適度な飲酒はやめる必要はないと言われている。

3．× サルコペニア予防のためには十分なエネルギー量の摂取が必要である。ただし慢性腎臓病の合併がある場合は、食塩の摂取量を6g/日未満とする。

4．○ サルコペニア予防のため、筋肉に負荷をかけるレジスタンス運動が効果的である。高齢者の場合、体重を利用したスクワットや軽めのダンベル運動などを、週に2～3回程度行うことが推奨されている。

正答 4

109回PM55：78.6％ □□□→□□□

223 老化によって減少または低下するのはどれか。

1．重心の動揺
2．糸球体の数
3．嗅覚の閾値
4．前立腺の重量

解説 オープンセサミ③91～92, 94

1．× 老化に伴う筋力低下、平衡感覚の低下により、重心の動揺が大きくなる。

2．○ 老化に伴い糸球体数が減少し、濾過・排泄作用が低下する。

3．× 嗅細胞の減少や嗅覚中枢系の老化等により、嗅覚の閾値（反応が起こる最小値）が上昇する。このため、食品の腐敗などがわかりにくくなり、食中毒を起こしやすくなったり、濃い味付けになったりする。

4．× 前立腺は60歳以降肥大傾向になる。

正答 2

112回AM53：79.9％ □□□→□□□

224 老化に伴う血液・造血器系の変化で適切なのはどれか。

1．エリスロポエチンが増加する。

2．黄色骨髄が減少する。

3．顆粒球数が増加する。

4．赤血球数が減少する。

解説 オープンセサミ③92～93

1．× 腎機能の低下に伴い、エリスロポエチンは減少する。

2．× 新生児では全ての骨髄で造血機能のある赤色骨髄であったものが、加齢に伴い胸骨などの太い骨以外は、脂肪髄ともいわれる黄色骨髄に変化する。

3．× 骨髄の造血機能が低下し顆粒球（好酸球・好中球・好塩基球）数は減少する。

4．○ 骨髄の造血機能が低下し、赤血球数は減少する。

正答 4

111回PM52：74.7％ □□□→□□□

225 加齢に伴う高齢者の循環器系の変化で正しいのはどれか。

1．運動時の心拍出量が増大する。

2．拡張期血圧が上昇する。

3．心室壁が厚くなる。

4．脈圧が狭小化する。

解説 オープンセサミ③92

1．× 運動時の心拍出量は減少する。加齢により動脈の弾力が低下し、心臓が血液を送り出すときに素早く拡張できなくなるため、心拍出量は減少し、運動量が少なくても動悸や息切れ、ふらつきやめまい、疲労が起こりやすい。

2．× 加齢に伴い、血管壁は動脈血管内膜の石灰化により肥厚し、弾性が低下し、硬くなる。その結果、収縮期血圧は上昇し、拡張期血圧は低下する。

3．○ 加齢により弾力性が低下した心筋を用いて、抵抗性の増した血管へ血液を送り出すために、心室壁が厚くなる。

4．× 収縮期血圧は上昇し、拡張期血圧は低下するため、脈圧は開大する。

正答 3

111回PM51：95.0％ □□□→□□□

226 高齢者が術後に呼吸器合併症を発症しやすい理由はどれか。

1．1秒率の減少
2．残気量の減少
3．嚥下反射の亢進
4．気道の線毛運動の亢進

解説 オープンセサミ③92

1．○ 肺の弾力性の低下や呼吸筋の筋力低下、胸郭運動の低下により、1秒率は減少する。

2．× 加齢によって肺活量が低下し、吐ききれる呼気量が低下するため、残気量は増大する。

3．× 加齢による嚥下反射の低下や、咳嗽反射の低下が誤嚥の原因となる。

4．× 加齢により、気道の線毛運動が低下するため、気道浄化能力（クリアランス）が低下し、分泌物が溜まりやすく、炎症を起こしやすくなる。

正答 1

112回AM84：91.2％ □□□→□□□

227 老化による尿の生成と排尿機能の変化はどれか。

1．排尿回数の減少
2．膀胱容量の増加
3．夜間尿量の減少
4．残尿量の増加
5．尿比重の上昇

解説 オープンセサミ③92

1．3．5．× 腎臓の尿濃縮機能が低下することで、排尿回数や夜間尿量は増加し、尿比重は低下する。

2．× 膀胱平滑筋の弾力性の低下により、膀胱容量は減少する。

4．○ 膀胱平滑筋の収縮力の低下により、残尿量は増加する。

正答 4

112回PM86：90.1％ □□□→□□□

228 高齢者の睡眠で正しいのはどれか。2つ選べ。
1．単相性の睡眠になる。
2．浅い眠りが少なくなる。
3．総睡眠時間が延長する。
4．中途覚醒の回数が増加する。
5．入眠するまでに時間がかかる。

解説 オープンセサミ③123～124

1．× 1日に複数回睡眠をとることを多相性睡眠という。乳幼児や高齢者の睡眠のタイプである。

2．× 深い眠りが少なく、浅い眠りが多くなり、中途覚醒しやすい。

3．× 高齢者は若年時に比べて、総睡眠時間が短縮する。

年齢（歳）	乳児	幼児	学童	成人	高齢者
睡眠時間	18～22	12～14	10	7～8	5～7

4．○ 高齢者になると深いノンレム睡眠が少なくなり、中途覚醒や早朝覚醒が起こりやすくなる。

5．○ 高齢者になると寝付くまでに長い時間を要する入眠障害がみられやすい。

正答 4、5

113回PM51：92.3％ □□□→□□□

229 高齢者の不眠の要因はどれか。
1．午前中に日光浴をする。
2．昼食後に30分程度の午睡をする。
3．就寝直前に42℃以上の風呂に入る。
4．就寝前に100mL程度のホットミルクを飲む。

解説 オープンセサミ③123～124

1．× 睡眠と覚醒のリズムには太陽光が大きく影響している。午前中の日光浴は、朝に目覚め夜は眠るというリズム作りに良い影響を与える。不眠の要因とはならない。

2．× 昼食後に30分程度の午睡をすることで午後の活動性を高め、夜間睡眠の質を向上させることができる。

3．○ 就寝直前に42℃という熱い湯での入浴は、交感神経を刺激するため不眠の要因となる。上昇した深部体温が下がる時に入眠が誘導されるため、就寝1～2時間前に38～40℃のぬるめの湯温での入浴が推奨される。

4．× 就寝前にコップ一杯のホットミルクを飲むのは良い睡眠に役立つ。また就寝前にはカフェインやアルコールの摂取を控えるとよい。

正答 3

111回PM27：93.0％ □□□→□□□

230 若年者よりも高齢者が熱中症を起こしやすい理由はどれか。

1．熱産生量の増加

2．熱放散量の増加

3．自律性体温調節反応の低下

4．視床下部の体温調節中枢のセットポイントの低下

解説 オープンセサミ②22, ③93

体温調節は間脳の視床下部に存在する体温調節中枢が行い、主に自律神経とホルモンによって、外気温が大きく変化しても体温を一定に保つように調節されている。

1．× 外気温が低い場合、交感神経が興奮して、心臓や肝臓の働きを促進するとともに、筋肉を収縮させて熱産生量を増加させる。高齢者ではこの反応が低下する。

2．× 外気温が高い場合、皮膚血管を拡張させて体熱の放散量を増加させる。高齢者ではこの反応が低下する。

3．○ 外気温が高い場合、副交感神経が興奮して心臓や肝臓の働きを抑制することで、体内発熱量を減少させるが、高齢者はこれらの自律性体温調節反応が低下するため、若年者よりも熱中症を起こしやすい。

4．× 視床下部の体温調節中枢で調整されている体温の基準値をセットポイントという。感染症などで免疫を活性化する必要がある場合はセットポイントを上昇させて体温を上げ、炎症が鎮静化するとセットポイントを低下させて平熱に戻す。熱中症ではセットポイントは変化しない。

正答 3

112回AM87：76.7％ □□□→□□□

231 高齢者に脱水が起こりやすくなる要因はどれか。**2つ選べ。**

1．骨量の減少

2．筋肉量の減少

3．細胞内液量の減少

4．渇中枢の感受性の亢進

5．抗利尿ホルモンの反応性の亢進

解説 オープンセサミ③113～115

1．× 骨量の低下は起こるが、脱水には直接影響を及ぼさない。

2．○ 筋肉量の減少により細胞内液が減少し、貯蔵する水分量が減少して、脱水が起こりやすくなる。

3．○ 高齢者の体重に占める水分の比率は、細胞外液20％、細胞内液30～35％となり、全体液量は50～55％となる。

	新生児	3か月乳児	1年→成人	高齢者
全体液量	80%	70%	60%	50～55%
細胞外液	45%	30%	20%	20%
細胞内液	35%	40%	40%	30～35%

4．× 渇中枢の感受性の低下により、口渇を感じにくくなり、脱水が起こりやすくなる。

5．× 抗利尿ホルモンの反応性が低下し、腎臓の水吸収能の低下により、体に水分を保持しにくくなる。

正答 2、3

109回AM70：70.9% □□□→□□□

232 Aさん(85歳、女性)は、要支援1で介護予防通所リハビリテーションを月2回利用している。Aさんから「最近排便が3～4日に1回しかなくて、お腹が張って困っている」と通所施設の看護師に相談があった。

看護師が行うAさんへの便秘に対する助言で適切なのはどれか。

1．毎日、朝食後に便座に座る。
2．就寝前に水を500mL飲む。
3．1日1万歩を目標に歩く。
4．蛋白質を多めに摂る。

解説 オープンセサミ③34～35, 121～122

1．○ 排便習慣をつけることや正しい姿勢で便座に座ることは、便秘の改善や予防となる。

2．× 就寝前に水を多量に飲むと、夜間排尿や睡眠の質の低下につながる。便秘の予防には、起床後に水を飲むと良い。

3．× Aさんは要支援1であり、歩行に問題はないため適度な運動は望ましいが、1日1万歩は負担となることが考えられる。健康日本21(第三次)では、1日の歩数の目標値を7,100歩としている。

4．× 肉類などの蛋白質は便の量を減らし、便秘の悪化につながる。食物繊維を多く含む野菜、豆類をバランスよく摂取するようにする。

正答 1

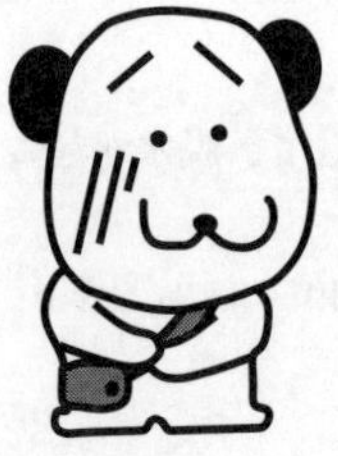

110回AM48：70.8％ □□□→□□□

233 Aさん（80歳、男性）は、1人暮らし。高血圧症《hypertension》で内服治療をしているが健康状態や認知機能に問題はなく、日常生活動作〈ADL〉は自立している。毎朝30分の散歩と買い物を日課とし、週1回は老人クラブでゲートボールをしている。Aさんは受診の際に看護師に「最近、昼食後に居眠りをしてしまう。今は大丈夫だが、このままだと夜眠れなくなるのではないか」と話した。

Aさんへの対応で最も適切なのはどれか。

1．昼食後にも散歩を促す。

2．主治医に相談するよう勧める。

3．老人クラブの参加回数を増やすよう勧める。

4．30分程度の昼寝は夜の睡眠に影響はないと伝える。

解説　オープンセサミ①23

高齢者の睡眠は、成人期の単相性の睡眠から多相性睡眠に変化する。そのため、1日の総睡眠時間数には変化はないものの、熟睡感に関係するとされるレム睡眠も、脳神経系の疲労回復に関係するノンレム睡眠も減少する。今回のように1人暮らしの高齢者は、日中活動性が低下し臥床しがちとなり夜間不眠を訴える場合が多い。このようなAさんへの対応として、昼寝は30分程度であれば夕方からの活動性が高まり、夜間の睡眠には影響を与えないと伝えるとよい。

正答　4

110回PM49：98.8％ □□□→□□□

234 認知症高齢者とのコミュニケーションで適切なのはどれか。

1．説得するように話す。

2．作話があっても話を聞く。

3．一度に多くの情報を伝える。

4．同じ内容を繰り返している場合は会話を終了する。

解説　オープンセサミ③133

1．×　認知症高齢者に十分に説明しても、理解は不可能である。説得するより、今伝えたいことが、本人にとって納得できるように話す。

2．○　作話とわかっていても、認知症高齢者のテンポにあわせ、せきたてることなく聞く。

3．×　一度に複数の情報を伝えると、頭の中で整理することができない。また、話の内容が複雑すぎたり、抽象的表現にならないようにする。

4．×　同じ内容を繰り返すのは、認知症高齢者の特徴である。それを理解した上で、ゆったりとした気持ちで接する。

正答　2

110回AM65：98.7% □□□→□□□

235 Aさん（75歳、男性）は妻（66歳）と2人暮らし。3か月前に認知症《dementia》の診断を受けた。妻から訪問看護師に「夫は通所介護のときは穏やかに過ごしていると聞いているが、家では興奮することが多く、どう対応すればよいかわからない」と相談があった。

このときの妻に対する訪問看護師の最初の対応で適切なのはどれか。

1．主治医に相談するよう勧める。
2．Aさんと散歩に出かけることを勧める。
3．通所介護の頻度を増やすことを提案する。
4．Aさんが興奮する状況を妻と一緒に振り返る。

解説　オープンセサミ③134

1．× まずは、どのような状況で興奮するのか情報を収集し、そこから対応策を検討していく。

2．3．× 興奮しているAさんにどう接したらよいのかという妻の相談への解決方法にはならない。

4．○ 選択肢1の解説参照。

正答　4

111回PM83：88.2% □□□→□□□

236 Alzheimer〈アルツハイマー〉病で正しいのはどれか。

1．基礎疾患として高血圧症《hypertension》が多い。
2．アミロイドβタンパクが蓄積する。
3．初期には記銘力障害はみられない。
4．MRI所見では前頭葉の萎縮が特徴的である。
5．脳血流シンチグラフィ所見では頭頂葉の血流増加がある。

解説　オープンセサミ③129

1．× 高血圧症が原因となる認知症は、血管性認知症（脳血管性認知症）である。

2．○ Alzheimer〈アルツハイマー〉病では、アミロイドβタンパクやタウタンパクが脳内に異常蓄積しており、これが神経細胞死や神経細胞の減少につながると考えられている。

3．4．× アルツハイマー病のMRI所見では、海馬を中心とする側頭葉内側部の萎縮が特徴的である。海馬は記憶の形成に重要な役割を果たすため、初期より記銘力障害がみられる。

5．× アルツハイマー病の脳血流シンチグラフィ（SPECT）所見では、側頭葉や頭頂葉の血流低下をみとめる。

主な認知症の種類と特徴

	アルツハイマー型認知症 （アルツハイマー病）	血管性認知症 （脳血管性認知症）	レビー小体型認知症	前頭側頭型認知症 （ピック病）
好発年齢	70歳くらいからが多い	50歳くらいからが多い	50歳以降	50～60歳代に多い
性　別	女性に多い	男性に多い	男性に多い	性差なし
経　過	徐々に進行	発症は急速で、進行は段階的	徐々に進行	徐々に発症し、急速に進行
初発症状	著明な記銘力障害、記憶障害、言語理解低下	頭痛、めまい、しびれ感、不眠、抑うつ、物忘れ	睡眠時の異常行動（レム睡眠行動障害）、睡眠障害、抑うつ	著明な人格崩壊、反社会的行動（衝動的行動、窃盗、虚言など）、常同行動（繰り返しの散歩など）
病理所見	側頭葉内側の萎縮（海馬の萎縮が著明）から始まる、脳室拡大、脳溝開大、神経原線維と老人斑出現	脳血管性動脈硬化、多発性脳梗塞（ラクナ梗塞）	大脳皮質周辺に多数のレビー小体の出現、神経細胞の脱落	大脳皮質（前頭葉、側頭葉）の限局萎縮、ピック細胞の出現
病　識	早期から欠如	晩期まである程度保持	早期から欠如	初期から全く欠如
精神症状	全般性認知症、性格変化、見当識障害、保続、物盗られ妄想、被害妄想	まだら認知症、夜間せん妄、記銘力障害	せん妄、人格変化、幻覚（特に幻視）、錯乱	滞続言語（同一語句の反復）、人格変化、記憶障害、考え無精、時刻表的行動
感　情	多幸、平坦化、鈍化	感情失禁、易変化	無気力、興奮、錯乱を繰り返す日内変動が激しい	感情鈍麻、うつ傾向、無関心
合併症状	人物誤認などの失見当識、失語、失認、失行	脳血管障害による片麻痺、運動麻痺、けいれん発作、失語、失認、失行	パーキンソン症候群、自律神経障害（起立性低血圧など）、失語、失行	脳血管障害の既往はない、失語、錐体外路障害

正答　2

110回PM52：88.7％ □□□→□□□

237 高齢者のうつ病《depression》の症状はどれか。

1．意識障害
2．知能低下
3．歩行障害
4．強い不安感

解説 オープンセサミ③137～138

高齢者は、役割の喪失、権威の喪失、経済的自立の喪失、健康の喪失、配偶者・親族・友人などとの死別、死への恐怖などが心理的ストレスとなり、うつ病になる可能性が高い。

1．×　意識障害は生じないが、物事への興味や意欲が低下する。

2．×　知能低下はみられないが、認知機能低下がみられる。特に注意力が散漫になったり、近時記憶に問題を生じる。

3．✕　運動機能障害は認めないが、意欲の低下により外出を避けるようになるため、筋力の低下に注意が必要である。

4．○　高齢者のうつ病は、気分の落ち込みより、強い不安が目立つことが多い。これらの精神症状により不眠や食欲低下を招き、長期化すると自殺企図へとつながる危険性がある。

正答　4

113回AM53：97.1％ □□□→□□□

238 Aさん（92歳、女性）は重度の障害のため体を動かすことができないが、表情などで意思表示はできる。Aさんは食べることが好きで「最期まで口から食べたい」と言っていた。最近は誤嚥性肺炎《aspiration pneumonia》で入退院を繰り返しており、現在は入院中で終末期である。同居している家族は積極的な治療をしないことを希望し、自宅でAさんを看取ることを決めた。

家族への退院時の指導で適切なのはどれか。

1．「24時間付き添ってあげましょう」
2．「オムツの重さで尿量を測定しましょう」
3．「Aさんの息が苦しそうになったら救急車を呼びましょう」
4．「Aさんが食べたいと望めば、口から食べさせてあげましょう」

解説　オープンセサミ③46, 111

1．✕　家族にも家族の生活がある。自宅で看取ることを決めたとはいえ、24時間付き添うように求めるのは適切ではない。

2．✕　終末期で自宅で看取る状態で、正確な尿量測定は家族の負担を増やすので適切とはいえない。

3．✕　自宅での見取りを希望する場合は、退院前に在宅療養支援診療所による訪問診療を検討し、急変時の対応などについて前もって話し合っておく。急変した場合には救急車は呼ばず、まず在宅療養支援診療所に連絡をするように指導する。

4．○　自分らしい生活を最後まで続けることができるようにするため、Aさんが食べたいと望めば、誤嚥に注意しながら、口から食べられるよう援助することが望ましい。

正答　4

地域・在宅

111回AM35：94.3％ □□□→□□□

239 地域連携クリニカルパスの目的はどれか。

1．医療機関から在宅までの医療の継続的な提供

2．地域包括支援センターと地域住民との連携

3．地域医療を担う医療専門職の資質向上

4．患者が活用できる社会資源の紹介

解説 オープンセサミ③29

地域連携クリニカルパスとは、急性期病院から回復期病院を経て、早期に自宅に帰ることができるような診療計画を作成し、治療を受ける全ての医療機関で共有して用いるものである。診療にあたる複数の医療機関が、役割分担を含め、あらかじめ診療内容を患者に提示・説明することにより、患者が安心して医療を受けることができるようにするものである。

正答 1

113回AM69：86.2％ □□□→□□□

240 Aさん（82歳、女性、要介護1）は1人で暮らしている。認知症《dementia》と診断され、週1回の訪問看護を利用することになった。訪問看護師は、Aさんが調理できなくなったので、配食サービスを導入したと介護支援専門員から情報を得た。初回訪問時に、Aさんは季節外れの服を着ており、今日の日付を答えられなかった。トイレで排泄できている。

訪問看護師が収集した情報のうち、手段的日常生活動作〈IADL〉はどれか。

1．調理ができない。

2．季節外れの服を着ている。

3．トイレで排泄できている。

4．今日の日付を答えられない。

解説 オープンセサミ③72

食事や更衣など身の回りの日常生活動作を基本的日常生活動作〈BADL〉という。料理、洗濯、買い物など複雑で高度な動作は手段的日常生活動作〈IADL〉という。

1．○ IADLに該当する。

2．3．× BADLに該当する。

4．× 見当識障害の症状である。

BADLとIADL

BADL	食事、排泄、更衣、整容、入浴、起居移動
IADL	電話を使用する能力、買い物、食事の準備、家事、洗濯、移送の形式、自分の服薬管理、財産取り扱い能力

正答 1

112回PM89：94.0％ □□□→□□□

241 Aちゃん（小学4年生、女児）は父親（40歳、会社員）、母親（40歳、会社員）、弟（小学2年生）と4人で暮らしている。交通事故で頸髄損傷となり、訪問看護を利用して在宅療養を開始した。Aちゃんはこれまで通っていた小学校に継続して通学することを希望している。

Aちゃんの家族への看護師の対応で適切なのはどれか。**2つ選べ。**

1．特別支援学校に転校するよう勧める。
2．弟の退行現象に注意するよう説明する。
3．Aちゃんが利用できる社会資源を紹介する。
4．Aちゃんのケアは主に母親が行うよう助言する。
5．事故については家族の間で話題にしないよう指導する。

解説 **オープンセサミ③8, 16**

1．× Aちゃんはこれまで通っていた小学校に継続して通学することを希望している。特別支援学校に転校することも選択肢の一つとしては考えられるが、どこに通学するかは本人と保護者が決めることであり、対象者の思いに添った対応ではなく、適切ではない。

2．○ 在宅療養を開始すると、家族がAちゃんのケアに要する時間が増加することが考えられる。弟は小学校2年生であり、退行現象が起こることは十分考えられる。

3．○ レスパイト（休息）ケアも考慮しながら、Aちゃんが今後利用できる社会資源を紹介する。

4．× Aちゃんのケアをどのように分担していくかは、家族が社会資源を導入しながら考えることである。また、特定の一人に負担が偏ることは望ましくない。

5．× 設問で事故の経緯等は明らかにされていないが、家族の間で話題にしてはいけない理由は読み取れない。

正答 2、3

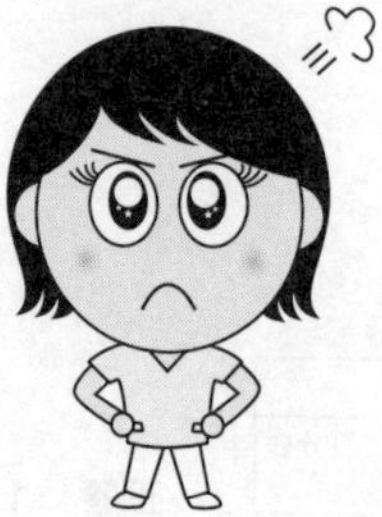

113回AM67：96.2％ □□□→□□□

242 Aさん（55歳、男性）は筋萎縮性側索硬化症《amyotrophic lateral sclerosis》〈ALS〉で、経口摂取と胃瘻による経管栄養を併用し、在宅療養することになった。

Aさんと家族介護者への指導内容で適切なのはどれか。

1．水分は経口による摂取とする。

2．経口摂取中は頸部前屈位とする。

3．経管栄養剤以外の注入を禁止する。

4．注入時間に合わせて生活パターンを変更する。

解説 オープンセサミ②342～343

筋萎縮性側索硬化症〈ALS〉では、球麻痺による延髄の障害が発症し、嚥下障害・構音障害などがみられる。

1．× 水分は誤嚥が起こりやすいので、経口ではなく胃瘻から注入した方が望ましい。

2．○ 食物を嚥下する際は、誤嚥を予防するために頸部は前屈位とする。

3．× 胃瘻からの注入は、経管栄養剤以外にも一般的な食物をミキサーにかけて注入することが可能である。

4．× 生活パターンに合わせて注入時間を考慮する。

正答 2

110回AM66：76.0％ □□□→□□□

243 Aさん（83歳、女性）は1人暮らし。誤嚥性肺炎《aspiration pneumonia》で入退院を繰り返していた。今回の退院後に、訪問看護が導入されることになり、退院前カンファレンスが行われた。

誤嚥性肺炎《aspiration pneumonia》の再発を予防するために病棟看護師が訪問看護師に情報提供する内容で優先されるのはどれか。

1．嚥下機能検査の判定結果

2．栄養状態を示す検査データ

3．入院中の日常生活動作〈ADL〉

4．誤嚥性肺炎《aspiration pneumonia》の治療に用いられた薬剤

解説 オープンセサミ③117

1．○ 誤嚥性肺炎の大きな原因は、嚥下機能の低下であるため、誤嚥性肺炎の再発予防のために最も優先される情報である。

2．3．× 栄養状態を示すデータや入院中の日常生活動作〈ADL〉は、食事摂取状況の評価には必要であるが、誤嚥性肺炎の再発予防のために優先される情報とはいえない。

4．× 誤嚥性肺炎の治療に使用された薬剤は、退院後の誤嚥性肺炎の再発予防のために優先される情報とはいえない。

正答 1

111回AM68：97.3％ □□□→□□□

244 Aさん（80歳、女性）は1人暮らし。要介護2の認定を受け、長男（50歳、会社員）、長男の妻（45歳、会社員）、孫（大学生、男性）と同居することになった。長男の家の間取りは、洋室5部屋、リビング、台所である。Aさんは同居後に訪問看護を利用する予定である。訪問看護を利用するにあたりAさんの家族から「在宅介護は初めての経験なのでどうすればよいですか」と訪問看護師に相談があった。

訪問看護師の説明で最も適切なのはどれか。

1.「Aさんの介護用ベッドはリビングに置きましょう」
2.「Aさんの介護に家族の生活リズムを合わせましょう」
3.「活用できる在宅サービスをできる限り多く利用しましょう」
4.「特定の同居家族に介護負担が集中しないように家族で話し合いましょう」

解説　オープンセサミ③16

1．×　介護用ベッドは洋室に置くことが望ましいが、1日の過ごし方や介護者の動線などから、家族が決めることである。
2．×　家族の生活リズムに介護を合わせ、長期に介護が無理なく行えるようにすることが望ましい。また、生活リズムをどちらに合わせるかは、家族が決めることである。
3．×　活用できる在宅サービスの中から、Aさんに必要なものを考えて利用する。支給限度額の範囲で、家族が介護支援専門員と決めることである。
4．○　在宅介護は初めての経験であるため、家族で今後の方向性を話し合うことは重要である。

正答　4

110回AM64：99.2％ □□□→□□□

245 筋力低下のある在宅療養者の家屋環境において転倒するリスクが最も高いのはどれか。

1．深い浴槽
2．段差がない床
3．整理整頓された部屋
4．足元灯を設置した廊下

解説　オープンセサミ③100～101

1．○　浴室は床が滑りやすく、また筋力低下のある在宅療養者は深い浴槽をまたぐ動作で転倒するリスクが高い。
2．×　筋力低下のある在宅療養者は、つま先が上がりにくいすり足歩行になりやすく、小さな段差でも転倒するリスクとなる。
3．×　整理整頓されていない、物が床に散乱している状態では、つまずきやすく転倒するリスクとなる。

4．× 暗い場所では段差や物などを認知しにくく、転倒するリスクとなる。

正答 1

112回AM71：92.7％ □□□→□□□

246 Aさん（70歳、男性、要介護1）は脳梗塞《cerebral infarction》の後遺症で左不全麻痺がある。家屋内は杖を使用して移動が可能である。Aさんから「入浴が不安なので安全な方法を教えてほしい」と訪問看護師に相談があった。

Aさんへの助言で適切なのはどれか。

1．手すりは左手で持つ。

2．左足から浴槽に入る。

3．浴室内を杖で移動する。

4．浴槽から出るときは入浴台〈バスボード〉を使う。

解説 オープンセサミ③37

1．× Aさんは左不全麻痺があるため、手すりは健側の右手で持つ。

2．× 浴槽内は特にすべりやすく、転倒の危険があるため、浴槽に入るときは、健側→麻痺側の順に足を入れる。Aさんは左不全麻痺があるため、健側の右足から浴槽に入る。また、麻痺側は皮膚感覚が低下しているため、やけどの危険性がある。

3．× 浴室内は床が濡れているため、杖での移動は転倒の危険がある。手すりなど固定された安定感のあるものに掴まり移動する。

4．○ 浴槽に出入りするときは、入浴台〈バスボード〉を使うと転倒のリスクが下がる。

正答 4

110回PM67：97.2％ □□□→□□□

247 Aさん（82歳、女性）は、脳梗塞《cerebral infarction》の既往があり、要介護2で、夫（85歳）と2人暮らし。訪問看護師の訪問時、Aさんは体温37.0℃、脈拍62/分、血圧100/50mmHg、少し汗をかいており、唇の乾燥がみられた。訪問看護師は、翌日予定されている訪問介護の担当者とAさんの援助の方向性について共有することにした。

共有する内容で適切なのはどれか。

1．ポータブルトイレでの排泄に変更する。

2．水分を多めに摂取するよう促す。

3．頻繁に寝衣を交換する。

4．入浴介助を中止する。

解説 オープンセサミ③113～115

1．× 排尿回数や排便状況についての情報はないため、ポータブルトイレへの変更が適切とはいえない。

2．○　Aさんは微熱と発汗や唇の乾燥がみられ、脱水が考えられる。翌日担当の介護担当者と水分摂取を促すことなどを情報共有することが適切である。

3．×　発汗がみられるが、頻繁に寝衣を交換する必要はない。

4．×　現在の状況で入浴介助の中止を判断するのが適切とはいえない。

正答　2

110回PM65：97.3％ □□□→□□□

248 Aさん（79歳、男性）は、1人暮らし。要介護2の認定を受け、訪問看護を利用することになった。初回の訪問時、Aさんは敷いたままの布団の上に座っており「便利だから生活に必要なものを手の届くところに置いているんだよ」と話した。

Aさんの生活様式を尊重した訪問看護師のこのときの声かけで適切なのはどれか。

1．「外に出て気分転換しませんか」
2．「昼間は布団をたたみましょう」
3．「介護保険でベッドの貸与を受けましょう」
4．「必要なものを身近に置いているのですね」

解説

1．2．3．×

4．○　初回訪問では、利用者との信頼関係を築くことを中心に、必要な情報を収集する。Aさんの生活様式を尊重した声かけとして最も適切である。

正答　4

112回PM54：99.3％ □□□→□□□

249 Aさん（80歳、女性）は脳梗塞《cerebral infarction》の後遺症のため要介護5と認定され、治療を終えて退院することになった。Aさんの息子の妻が「義母が退院したら同居して、私が初めて介護することになります」と不安そうに看護師に話しかけてきた。

このときの看護師の対応で適切なのはどれか。

1．「介護は楽しいですよ」
2．「介護にはすぐに慣れますよ」
3．「家族で介護できるよう頑張りましょう」
4．「介護についてどのような思いがありますか」

解説　オープンセサミ③16

1．2．×　介護が楽しいかどうか、介護にすぐ慣れるかどうかは他者の視点で決めるものではない。

3．×　家族だけで介護するのではなく、フォーマルサポートやインフォーマルサポートも活用できるよう援助する。

4．○　Aさんの息子の妻に介護についての思いを聞くことが優先される。

正答　4

113回AM70：77.9％ □□□→□□□

250 Aさん（90歳、男性）は要介護3となり、長男（60歳）と同居することになった。長男は「親を介護することがこんなに大変だとは思わなかった。親が衰えてつらいと感じるのは自分だけだろうか」と訪問看護師に話した。

訪問看護師の対応で最も適切なのはどれか。

1．高齢者の介護方法について説明する。
2．訪問看護の時間中に長男に外出を促す。
3．Aさんの短期入所サービスの利用を勧める。
4．親の介護をしている介護者の了解を得て長男に紹介する。

解説

1．×　介護方法について理解していないわけではない。

2．×　長男に外出を促し気分転換を図ることは大切であるが、「親が衰えてつらい」との言動への対応として適切ではない。

3．×　短期入所サービスの利用はレスパイトケアとして活用できるが、長男の訴えに沿う対応ではない。

4．○　同じような境遇にある家族と話しをすることで、お互いに共有できることがあるため、適切な対応である。

正答　4

109回AM68：95.6％ □□□→□□□

251 Aさん（82歳、女性）は、要支援2である。

Aさんの屋内での転倒予防と自立の促進のため、自宅で介護する家族への指導で適切なのはどれか。

1．車椅子での移動とする。
2．移動時にスリッパを使用する。
3．手すりがない場所での歩行を避ける。
4．移動の前に立ちくらみの有無を確認する。

解説　オープンセサミ③100～101

1．×　Aさんは要支援2であり、ADLは自立しているため、車椅子は不要である。また、介護保険制度の介護予防福祉用具貸与では、原則として要介護1までは車椅子は給付対象とはならない。

2．×　スリッパは脱げやすく、転倒の原因になる。

3．× 転倒予防のために、手すりの有無や段差など家屋の構造を確認し、必要であれば手すりの設置や貸与を検討する。手すりがない場所での歩行を避ける必要はない。

4．○ 転倒予防のために、立ちくらみがないか確認してから歩行や移動を開始する。

正答 4

113回PM66：98.0％ □□□→□□□

252 Aさん（73歳、女性、要介護1）は1人で暮らしている。室内の家具や手すりなどの、左右にあるものにうまくつかまりながら、バランスをとって移動している。Aさんは「腕の力も足の力も落ちてきた。両手を使って体を支えるものがないと屋外の移動は不安だが、足の筋力が落ちないように近所の散歩を始めたい」と訪問看護師に相談があった。Aさんの住居の廊下や玄関に段差はなく、住居周辺には坂や段差のない舗装された歩道がある。

福祉用具を図に示す。

訪問看護師がAさんに勧める福祉用具で適切なのはどれか。

1. 三点杖

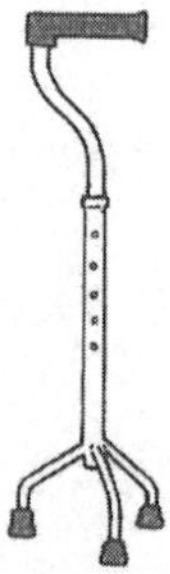

2. 松葉杖

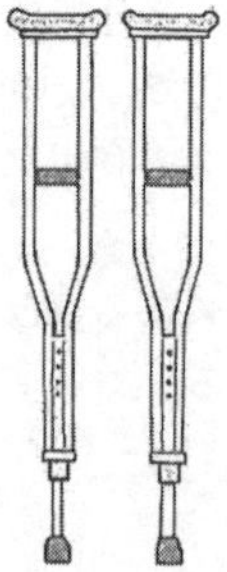

3. 自走用標準型車椅子

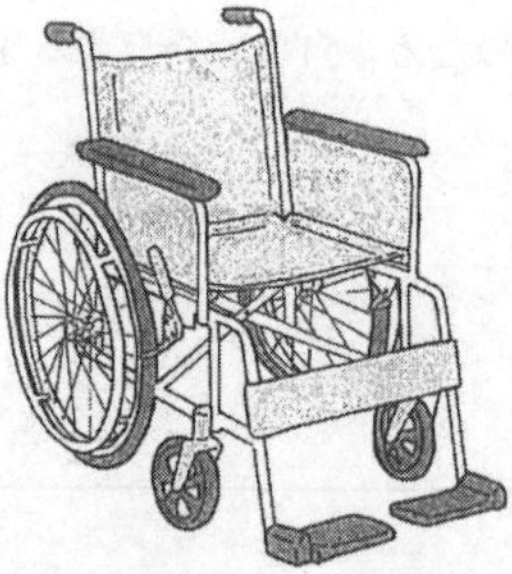

4. 車輪付きの歩行器＜歩行車＞

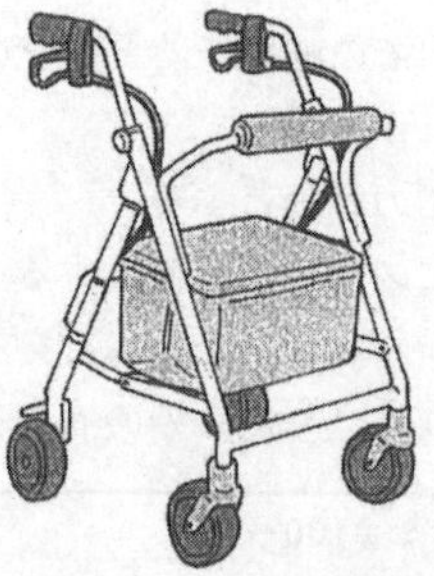

解説

1．× Aさんは「両手を使って体を支えるものがないと屋外の移動は不安」と言っていることから、片手でグリップを把持する三点杖は不向きである。

2．× 松葉杖は腕の力を必要とするため、Aさんには不向きである。

3．× Aさんは、「足の筋力が落ちないよう近所の散歩を始めたい」と話しており、自走用標準型車椅子は不向きである。

4．○ 車輪付きの歩行器は、両手で押しながら歩行ができるため安定性があり、Aさんの歩行訓練に適切である。

正答 4

112回PM65：82.1％ □□□→□□□

253 Aさん（70歳、男性）は神経因性膀胱《neurogenic bladder》のため、膀胱留置カテーテルを挿入し在宅療養を開始することになった。

Aさんが行う膀胱留置カテーテルの管理で適切なのはどれか。

1．外出前に蓄尿バッグの尿を廃棄する。

2．カテーテルは大腿の内側に固定する。

3．蓄尿バッグに遮光カバーをかぶせる。

4．カテーテルと蓄尿バッグの接続は外さない。

解説 オープンセサミ③55〜56

1．○ 尿が溜まった状態の蓄尿バッグは重さがあり、持ち運びにくい。外出前には蓄尿バッグの尿を廃棄する。外出時等の蓄尿バッグとして、足に固定するタイプや、ポシェットに入れるタイプなどがある。

2．× カテーテルの固定位置は性別によって異なる。男性の場合、尿道の瘻孔形成を避けるため、陰茎をまっすぐに持ち上げて下腹部に固定する。大腿の内側に固定するのは女性の場合である。

3．× 外出時などは溜まっている尿が見えないようカバーをすることもあるが、遮光カバーをかぶせる必要はない。

4．× カテーテルと蓄尿バッグの接続は、必要時には外すこともできる。なお、接続部は尿路感染症などの感染経路となるため、直接触れないよう注意し、外した場合は消毒する。

正答 1

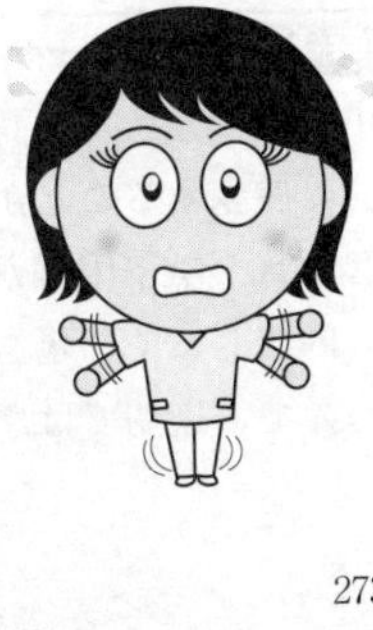

109回AM71：91.8％ □□□→□□□

254 Aさん（88歳、男性）は、長女（60歳、無職）と2人暮らし。障害高齢者の日常生活自立度判定基準ランクC2。仙骨部の褥瘡の治療のため、膀胱留置カテーテルを挿入することになった。

膀胱留置カテーテルを挿入中のAさんを介護する長女に対して、訪問看護師が指導する内容で適切なのはどれか。

1．「褥瘡が治癒するまでおしりは洗浄しないでください」
2．「体位変換ごとに蓄尿バッグを空にしてください」
3．「カテーテルは太ももに固定してください」
4．「尿に浮遊物がないか確認してください」

解説 オープンセサミ①292, ③55～56

1．× 仙骨部の褥瘡は排泄物などで汚染されやすいため、適宜洗浄するよう指導する。
2．× 体位交換毎に蓄尿バッグを空にする必要はない。体位変換時には、チューブが身体の下になり、屈曲しやすいため、注意をするよう指導する。
3．× 男性の膀胱留置カテーテルは、瘻孔予防のため下腹部に固定するよう指導する。
4．○ 尿の浮遊物や量・色等を確認し、異常がみられる場合は、尿路感染症の可能性があるため、廃棄する前に医師や看護師に相談するよう指導する。

正答 4

113回PM67：86.9％ □□□→□□□

255 Aさん（78歳、女性、要支援1）は1人で暮らしており、認知機能や嚥下機能の低下はない。訪問看護師は、内科と整形外科から朝2種類、夕3種類の合計5種類の内服薬が処方されていることを確認し、夕方に飲む薬だけが減っていることに気付いた。

訪問看護師のAさんへの対応で最も適切なのはどれか。

1．どの薬を何時に内服しているのかを聞く。
2．服薬用のゼリーを用いて内服することを勧める。
3．1日に5種類の薬を内服する必要があることを説明する。
4．介護予防訪問介護を利用して服薬の介助を依頼することを勧める。

解説 オープンセサミ③49

1．○ Aさんは認知機能の低下がみられないので、どの薬をいつ内服しているかAさんに確認することができる。
2．× 嚥下困難がみられる、内服薬の種類が多く内服しにくい、散剤が口腔内に付着し内服しにくい場合に服薬用ゼリーの使用は有効である。Aさんは嚥下機能の低下はないので、適切ではない。

3．× 5種類の薬をいつ、どのように内服しているかが重要である。まずは、選択肢1のAさんに日頃の内服の様子を聞いてみることが対応として適切である。

4．× 介護予防訪問介護は、要支援1・2に認定された者を対象に、利用者が困難な入浴、排泄、食事の準備などを行うサービスである。Aさんは一人で内服が可能な状態であり適切ではない。

正答 1

113回PM69：99.4％ □□□→□□□

256 Aさん（65歳、男性）はうっ血性心不全《congestive heart failure》の急性増悪で入院し、治療を受けて自宅に退院した。退院後は月1回の外来通院、週1回の訪問看護で生活指導を受け、血圧、体重、労作時の自覚症状について日誌に記録することになった。初回訪問時、Aさんは訪問看護師に「庭で野菜を作るのが趣味です。野菜作りの作業をしていると夢中になって時間を忘れてしまいます」と話した。

訪問看護師のAさんへの助言で適切なのはどれか。

1．「室内で安静に過ごしましょう」
2．「野菜を作るのはやめて他の趣味を見つけましょう」
3．「作業の後は30分以内に2L以上の水分を補給しましょう」
4．「日誌の記録をもとに自分で作業量を調整できるようにしましょう」

解説

1．× 病状が安定していれば、室内で安静にしている必要性はない。

2．× 過度の負担がなければ、野菜作りは継続して構わない。

3．× Aさんは心不全で退院したばかりであり、急激な多量の飲水は心臓に負荷をかけてしまう。

4．○ 血圧、体重、野菜作りなどの労作時の自覚症状などを記録することにより、作業量の調整ができるようになることが望ましい。

正答 4

112回AM69：89.9％ □□□→□□□

257 Aさん（80歳、女性）は1人暮らしで、在宅酸素療法〈HOT〉を受けている。訪問看護師はAさんに停電時を想定した避難行動の指導を行うことにした。

Aさんの停電時の避難行動で優先度が高いのはどれか。

1．電気のブレーカーを落とす。
2．玄関の扉を開けて出口を確保する。
3．訪問看護ステーションに連絡をする。
4．酸素濃縮器から酸素ボンベに切り替える。

解説 オープンセサミ③50〜53

1．× 停電復旧後の事故を防ぐため、避難時には電気のブレーカーを落とすことが推奨されるが、選択肢4と比べると優先度は低い。

2．× 停電時において、玄関の扉を開けて出口を確保することの優先度は低い。地震の際に必要となる避難行動である。

3．× 訪問看護ステーションに連絡をすることも必要ではあるが、選択肢4と比べると優先度は低い。

4．○ 酸素濃縮器は電源を必要とするため、停電時には速やかに酸素ボンベに切り替える必要がある。

正答 4

111回AM70：75.2％ □□□→□□□

258 気管切開下で人工呼吸器を装着している利用者に対して、訪問看護事業所が災害に備えて行うことで適切なのはどれか。

1．人工呼吸器の予備の回路を預かる。
2．災害時の個別支援マニュアルを作成する。
3．医療機関から非常用の人工呼吸器を借りる。
4．事業所内に利用者が避難できる場所を確保する。

解説 オープンセサミ③53〜54

1．× 人工呼吸器の予備の回路は、利用者が自宅で保管しておくものである。

2．○ 人工呼吸器のタイプ、外部バッテリー等の有無、介護者の状況などによって、災害時の支援方法が異なるため、訪問看護事業所で個別に災害に備えたマニュアルを作成する。

3．× 訪問看護事業所で担当する人工呼吸器を使用している利用者は複数いるため、人数分の人工呼吸器を借りることは不可能である。

4．× 災害時には市町村に福祉避難所が設けられる。福祉避難所とは、要配慮者を受け入れる設備を備えた避難所施設である。医療機器使用者は、災害対策基本法第8条第2項15号に規定する要配慮者であり、同法第49条の10に規定する避難行動要支援者である。なお、市町村には避難行動要支援者名簿の作成が義務づけられている。

正答 2

112回AM68：79.2％ □□□→□□□

259 Aさん（85歳、男性）は1人暮らしで判断能力が不十分である。4親等以内の親族はいない。

訪問看護事業所におけるAさんの情報管理で適切なのはどれか。

1．成年後見人にAさんの訪問看護計画を説明する。

2．地域の民生委員にAさんの経済状況を知らせる。

3．Aさんの訪問記録を電子メールに添付して援助者間で共有する。

4．新たなサービスの利用を検討する他の利用者にAさんのケアプランを見せる。

解説 オープンセサミ⑤51

1．○ Aさんは判断能力が不十分なため、成年後見人に訪問看護計画を説明する必要がある。

2．× 保健師、看護師または准看護師は、正当な理由がなく、その業務上知り得た人の秘密を漏らしてはならないと規定されている（保健師助産師看護師法第42条の2）。

3．× Aさんの訪問記録を援助者間で共有することは必要だが、電子メールでの共有は情報漏えいの危険性があり、適切ではない。

4．× ケアプランも個人情報に含まれる。原則として、あらかじめAさん本人の同意を得なければ、個人データを第三者に提供してはならない。

正答 1

110回PM66：98.7％ □□□→□□□

260 Aさん（69歳、女性）は、主治医、訪問看護師とともに、母（91歳）を自宅で看取った。死亡確認の直後、Aさんは涙ぐみながら「母のためにもっとできることがあったのではないかと申し訳なく思います」と話した。

このときに訪問看護師が行うAさんへの対応で最も適切なのはどれか。

1．遺族の会を紹介する。

2．母への思いを傾聴する。

3．遺品を整理することを勧める。

4．新たなことに取りかかるよう促す。

解説 オープンセサミ③47, 111

グリーフケアとは、患者と死別した家族に対して、悲しみを吐き出すことができ、その後の人生を過ごすことができるよう援助することを指す。

1．3．4．× Aさんは母を看取った直後であり、現時点での対応で適切とはいえない。

2．○ 想いを傾聴し、そばに寄り添う。

正答 2

113回AM64：77.0％ □□□→□□□

261 患者とその家族や医療者が患者にとって望ましい治療を探り、お互いが納得する治療を選択できるようにしていくのはどれか。

1．心理教育
2．共同意思決定
3．ストレングス
4．アドヒアランス

解説 オープンセサミ③106，207，213

1．× 心理教育は、患者やその家族が精神疾患や心理的な問題について理解を深めるための教育プログラムをいう。

2．○ 共同意思決定は、患者の意見や選択肢を尊重し、医療の質と満足度を向上させる。

3．× ストレングスとは、個人が持つ能力や優れた特性、長所などを指し、自分自身や他者との関わりの中で成功を収めるために利用できる資源や能力のことである。

4．× アドヒアランスとは、医療や健康管理において、患者が医療従事者から指示された治療やケア計画に従うだけでなく、患者自身がより主体的、能動的な行動をとることである。

正答 2

113回PM61：96.1％ □□□→□□□

262 看護師のメンタルヘルスに関する対応で一次予防はどれか。

1．入職時のストレスマネジメントに関する研修
2．精神的不調が生じた看護師への公認心理師による相談
3．精神的不調で休職している看護師への復職支援プランの作成
4．精神的負荷がかかっている可能性のある看護師への産業保健師による面談

解説 オープンセサミ③147

1．○ これは一次予防である。

2．4．× これらは二次予防である。

3．× これは三次予防である。

精神障害の予防概念とその例

	概念	例
一次予防	精神障害の発生を防ぐために、地域の精神保健に関わる環境を整備する。 精神障害の正しい知識の普及・啓発活動、心の健康づくりのための健康教育・教室活動の環境等を整備する。	○地域の住民を対象にストレスマネジメントの講習会を行う。 ○地域の子育てサークルを支援する。 ○企業内でメンタルヘルス講座を開催する。 ○災害時のメンタルサポートのためのボランティアを育成する。
二次予防	精神障害の早期発見と早期治療をはかる。	○会社の健康診断でうつ傾向があると判定された人に面接を行う。 ○学校を長期間欠席している児童に対して家庭訪問する。 ○乳幼児健診で子育てに不安を抱いていると訴えた母親を継続的に支援する。 ○ひきこもりや自殺に関する電話相談を設ける。
三次予防	入院している精神障害者の二次的障害（施設病）の防止、退院および社会参加を促すためのリハビリテーション、疾患の再発防止を行う。	○精神科病院で統合失調症患者に作業療法を行う。 ○精神疾患患者に再燃を予防するための教育を行う。 ○精神科デイケアで社会生活技能訓練（SST）を行う。 ○休職中のうつ病患者へ復職支援を行う。

正答　1

111回AM65：97.3％ □□□→□□□

263 精神保健における一次予防はどれか。

1．職場でうつ病《depression》患者を早期発見する。
2．自殺企図者に精神科医療機関への受療を促す。
3．統合失調症《schizophrenia》患者の社会参加のための支援を行う。
4．ストレスとその対処法に関する知識の啓発活動を行う。

解説　オープンセサミ③147

1．× うつ病患者の早期発見は二次予防である。
2．× 自殺企図者に精神科医療機関への受療を促すのは二次予防である。
3．× 統合失調症患者の社会参加のための支援は三次予防である。
4．○ ストレスとその対処法に関する知識の啓発活動は一次予防である。

精神障害の予防概念とその例

	概念	例
一次予防	精神障害の発生を防ぐために、地域の精神保健に関わる環境を整備する。 精神障害の正しい知識の普及・啓発活動、心の健康づくりのための健康教育・教室活動の環境等を整備する。	○地域の住民を対象にストレスマネジメントの講習会を行う。 ○地域の子育てサークルを支援する。 ○企業内でメンタルヘルス講座を開催する。 ○災害時のメンタルサポートのためのボランティアを育成する。
二次予防	精神障害の早期発見と早期治療をはかる。	○会社の健康診断でうつ傾向があると判定された人に面接を行う。 ○学校を長期間欠席している児童に対して家庭訪問する。 ○乳幼児健診で子育てに不安を抱いていると訴えた母親を継続的に支援する。 ○ひきこもりや自殺に関する電話相談を設ける。
三次予防	入院している精神障害者の二次的障害（施設病）の防止、退院および社会参加を促すためのリハビリテーション、疾患の再発防止を行う。	○精神科病院で統合失調症患者に作業療法を行う。 ○精神疾患患者に再燃を予防するための教育を行う。 ○精神科デイケアで社会生活技能訓練（SST）を行う。 ○休職中のうつ病患者へ復職支援を行う。

正答　4

109回AM87：83.6％ □□□→□□□

264 アルコール依存症《alcohol dependence syndrome》の一次予防はどれか。**2つ選べ。**

1．年齢確認による入手経路の制限
2．スクリーニングテストの実施
3．精神科デイケアへの参加
4．小学生への健康教育
5．患者会への参加

解説　**オープンセサミ③147**

問題263の解説の表参照。

1．○　未成年者飲酒禁止法により、満20歳未満の飲酒は禁じられている。アルコール類を購入する場合、年齢確認が行われる。

2．×　二次予防である。

3．×　三次予防である。

4．○　我が国では、学習指導要領に基づき、小学校、中学校、高等学校において、「喫煙、飲酒、薬物乱用防止」に関する教育が行われている。

5．×　三次予防である。

正答　1、4

109回PM67：97.3％ □□□→□□□

265 精神障害の三次予防の内容で適切なのはどれか。

1．うつ病《depression》患者の復職支援
2．住民同士のつながりの強化
3．精神保健に関する問題の早期発見
4．ストレス関連障害の発症予防に関する知識の提供

解説　オープンセサミ③147

問題263の解説の表参照。

1．○

2．4．×　一次予防である。

3．×　二次予防である。

正答　1

113回PM62：84.3％ □□□→□□□

266 人を援助する過程で自分の職務に対して継続して努力したが、満足感や達成感が得られず、うつ症状や社会機能の低下を生じるのはどれか。

1．悪性症候群《malignant syndrome》
2．空の巣症候群
3．緊張病症候群《catatonia syndrome》
4．燃え尽き症候群

解説　オープンセサミ③157, 174

1．×　悪性症候群は抗精神病薬等の副作用であり、高熱、筋固縮、意識障害などを来す。重篤な副作用で、早急な処置が必要である。

2．×　空の巣症候群は子育ての終わった主婦が一人取り残されることで、空虚感や喪失感を持ち、心身不調に陥ることをいう。悪化すると、神経症、うつ病、アルコール依存症などに発展する場合もある。

3．×　緊張病（カタトニア）症候群はカタレプシー（同じ姿勢の固持）、反響現象（相手の言葉や動作の反復）、常同症（同じ動作の反復）、昏迷（意欲の障害）などの特徴的な症状を呈する精神運動の障害である。

4．○　燃え尽き症候群（バーンアウト）は、医療職や教育職、スポーツ選手などに見られやすい。

正答　4

109回AM66：87.8％ □□□→□□□

267 Aさん（25歳、男性）は、統合失調症《schizophrenia》と診断された。抗精神病薬の内服を開始した2日後、Aさんはそわそわして落ち着かず「足がムズムズする」と歩き回るようになった。

Aさんにみられている状態はどれか。

1．アカシジア

2．ジストニア

3．ジスキネジア

4．ミオクローヌス

解説　**オープンセサミ③174**

抗精神病薬の副作用として、大脳の基底核にあるドーパミン受容体の阻害による錐体外路症状が出現することがある。主な症状は次の4つである。

パーキンソン症候群	筋強直、振戦、前屈姿勢、仮面様顔貌、流涎等。
アカシジア（静座不能）	じっと座っていられず、歩き回ったりする。
急性ジストニア	異常な筋緊張により奇妙な姿勢になる。頸部が側方や後方に突っ張ったり、舌が突出したりする。眼球上転、眼瞼けいれんなどもみられる。
遅発性ジスキネジア	口をもぐもぐさせたりする無目的で不規則な異常不随意運動（一般に、長期服用の場合）。

1．○　表参照。

2．3．×　表参照。

4．×　ミオクローヌスとは、自分の意思とは無関係な行動を起こしてしまう不随意運動の一種である。てんかん発作の症状の一つであるが、肝不全、腎不全、頭部外傷、ウイルス性脳疾患、クロイツフェルト・ヤコブ病などでもみられる。

正答　1

111回AM85：82.9％ □□□→□□□

268 Aさんは職場の上司に不満をぶつけたいと考えているが、それができないので、不満をぶつけやすい対象である後輩を叱責している。

Aさんの防衛機制で正しいのはどれか。

1．解離

2．昇華

3．合理化

4．置き換え

5．反動形成

解説　**オープンセサミ③149**

1．×　解離は、内なる感情とその表現とがまったく切り離されてしまう状態をいう。

2．×　昇華は、満たされない欲求や願望を社会的に受け入れられる行動様式に変えることをいう。

3．× 合理化は、自分の行動や態度に対して、理屈や適当な理由をつけて正当化することをいう。

4．○ 置き換え（転換）は、欲求の対象を他に置き換えたり、別の表現形に転換したりすることをいう。

5．× 反動形成は、無意識のうちに本来の感情と相反する行動や態度を誇張して示すことをいう。

防衛機制の種類

抑圧	不安・葛藤・不快なことなどを無意識的に排除すること。 意識的に排除する場合は「抑制」と呼ばれる。
否認	現実を認めようとせず否定した行動をとること。 （例）糖尿病の患者が「自分は糖尿病ではない」と甘いものを制限せずに食べている。
逃避	困難な状況から逃げることによって不安から逃れようとすること。
置き換え（転換）	欲求の対象を他に置き換えたり、別の表現形に転換したりすること。 （例）上司への怒りを上司には向けず部下に向ける。
反動形成	本来の感情とは逆の感情を意識化せずに誇張して示す。 （例）嫌いな人に過剰に優しく振る舞う。
合理化	自分の行動・態度に対して、他人から非難されないような理由をつける。 （例）「テストの点が悪いのは実習が忙しかったせいだ」と思う。
退行	発達段階を逆行し子どもがえりする。具体的行動としてはわがままや甘えなどがある。
投影（投射）	認めたくない自分の欠点や弱点などを、他人が持っていると考えること。 （例）自分が嫌いな相手に対して「あの人は私のことを嫌っている」と思う。
昇華	満たされない欲求や願望を社会的に受け入れられる行動様式に変える。 （例）攻撃欲求を格闘技などのスポーツで発散する。
同一化（取り込み）	他人の意見や価値観・考えなどを自分の中に無意識に取り込む。 （例）子どもが親の要求を自分の要求とみなして期待通りの振る舞いをする。
知性化	問題を知的に処理することにより、自意識の安定化をはかろうとする。 （例）難病患者が自分の病気について学ぶことで不安を解消しようとする。
補償	ある面における自己の不満を補うために、他の面で努力を払って満足を得ること。 （例）身体上の問題で異性からの評価を得られない男性が、学問に打ち込んでよい業績をあげる。
攻撃	破壊的行動や反抗的態度により欲求不満を解消する機制のこと。特定の人物を罵倒したり、物に八つ当たりしたりする場合もあれば、自傷行為などのように攻撃が自己に向けられる場合もある。 （例）長く待たされた受診の不満を医師や看護師に向けてぶつける。

正答 4

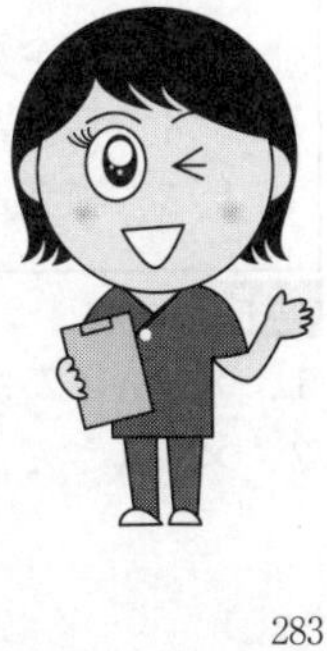

111回PM67：80.2％ □□□→□□□

269 母親がAさん（27歳、統合失調症《schizophrenia》）に対して「親に甘えてはいけない」と言いながら、過度にAさんの世話をすることで、Aさんが混乱していた。
この親子関係を示すのはどれか。
1．共依存
2．同一視
3．ネグレクト
4．二重拘束〈ダブルバインド〉

解説

1．× 共依存は、特定の対象との関係が極端に依存しあっている状態をいう。自己決定ができず、対象の意見に振り回されたり、過度に世話を焼くことなどで自己が喪失されたりする。

2．× 同一視は、防衛機制の一つで、他人の意見や価値観・考えなどを自己のものとして取り込んでしまうことをいう。

3．× ネグレクトは養育放棄のことで、必要な世話や援助を怠ることをいう。

4．○ 二重拘束〈ダブルバインド〉は、矛盾した意見や指示を出し、受け取る側が混乱する状態を指す。「親に甘えてはいけない」と言いながら過度に世話をするAさんの母親の言動からは、矛盾した意見・行動がみられる。母親の言動により、Aさんは混乱している状態である。

正答 4

112回PM84：71.0％ □□□→□□□

270 Aさん（25歳、女性）は統合失調症《schizophrenia》と診断され、入院2か月が経過した。食事や水分の摂取、トイレ歩行は1人でできる。歯磨き、入浴への関心はあまりない。幻聴が聞こえると突然走り出し、壁に頭をぶつけている。日中はホールで過ごし、自分から他の患者と交流はしない。
Aさんのセルフケアのアセスメントで優先度が高いのはどれか。
1．排泄
2．個人衛生
3．安全を保つ能力
4．活動と休息のバランス
5．孤独と付き合いのバランス

解説

1．× Aさんは、トイレ歩行は自立しており、優先度が高いとはいえない。

2．× Aさんは、歯磨きや入浴への関心が低下しており、個人衛生のアセスメントは必要であるが、優先度が高いとはいえない。

3. ○　Aさんは、統合失調症の急性期で、陽性症状（幻覚）などから身体の安全確保が困難な状況であり、安全を保つ能力のアセスメントが最も優先される。

4. ×　Aさんは、日中ホールで過ごしているという情報のみでは判断できない。

5. ×　Aさんは、自分から他の患者との交流はしない状態であり、孤独と付き合いのバランスのアセスメントは必要であるが、優先度が高いとはいえない。

正答　3

112回AM65：72.8％ □□□→□□□

271 小児期から青年期に発症し、運動性チック、音声チック及び汚言の乱用を伴うのはどれか。

1. Down〈ダウン〉症候群
   Down's syndrome
2. Tourette〈トゥレット〉障害
   Tourette's disorder
3. 注意欠如・多動性障害〈ADHD〉
   attention-deficit/hyperactivity disorder
4. Lennox-Gastaut〈レノックス・ガストー〉症候群
   Lennox-Gastaut syndrome

解説　オープンセサミ③199, 201, 202, ④63

突発的に起こる素早い身体の動きや発声をチックといい、身体の動きとして現れるものを運動性チック、発声や咳払いなどが現れるものを音声チックという。

1. ×　Down〈ダウン〉症候群は、常染色体異常で21番目の染色体が1本多い（21トリソミー）。筋緊張の低下、知的障害などがみられる。

2. ○　Tourette〈トゥレット〉障害は、小児期から青年期に発症する。反復的な上下肢の運動などの運動性チックと、反復的な発声や咳払いなどの音声チック及び禁忌語などを発する汚言の乱用を特徴とする。

3. ×　注意欠如・多動性障害〈ADHD〉は、不注意、多動性、衝動性の3つが主な症状である。12歳以前に症状がみとめられることが多い。

4. ×　Lennox－Gastaut〈レノックス・ガストー〉症候群は、幼児期から小児期に様々なてんかん発作を来す。

正答　2

111回PM66：91.1％ □□□→□□□

272 長期に大量飲酒をした後で、急に断酒した際にみられるのはどれか。

1. 病的酩酊
   pathological intoxication
2. 振戦せん妄
   delirium tremens
3. アルコール性認知症
   alcohol-related dementia
4. Korsakoff〈コルサコフ〉症候群
   Korsakoff syndrome

解説　オープンセサミ③167

1．× 病的酩酊は、飲酒により意識や知覚に一過性の障害が起こることをいう。

2．○ 振戦せん妄は、アルコール離脱症状の一つで、手指振戦、妄想や幻覚などの症状がみられる。長期間の飲酒歴のあるアルコール依存症患者が、突然飲酒を中断または減量した際に生じる。

3．4．× アルコール性認知症は、アルコールの大量摂取が原因と考えられる、認知機能の低下や認知症をいう。広義にはWernicke〈ウェルニッケ〉脳症やKorsakoff〈コルサコフ〉症候群も含まれる。

正答　2

113回AM65：93.0％ □□□→□□□

273 Aさん（30歳、男性）は、昼間の過剰な眠気を主訴に来院した。会社の会議ではいつも寝てしまい、居眠り運転で交通事故を起こしたこともある。笑ったときに脱力してしまうことや、入眠時に誰もいないのに人影が見えたり、睡眠と覚醒の移行期に体を動かせなくなることがある。

最も考えられる疾患はどれか。

1．ナルコレプシー
narcolepsy
2．レム睡眠行動障害
REM sleep behavior disorder
3．睡眠時無呼吸症候群
sleep apnea syndrome
4．レストレスレッグス症候群〈むずむず脚症候群〉
restless legs syndrome

解説　オープンセサミ③194

1．○ 睡眠発作・情動脱力発作・睡眠麻痺・入眠時幻覚を4主徴とする。

2．× レム睡眠行動障害は、睡眠時の異常行動の一形態であり、レム睡眠中に身体が動いたり、発声したりすることがある。Parkinson〈パーキンソン〉病やLewy〈レビー〉小体型認知症などでみられる。

3．× 睡眠時無呼吸症候群は、10秒以上持続する無呼吸が睡眠時のみ繰り返し現れて、睡眠を障害する病態である。

4．× レストレスレッグス症候群〈むずむず脚症候群〉は、主に下肢に不快な感覚を伴う神経学的な障害で、足を動かしたくなる強い衝動やむずむず感が生じる。特に夜間に深刻化する傾向がある。

正答　1

110回AM60：96.3％ □□□→□□□

274 都道府県知事の任命を受けて、精神保健福祉センターで精神障害者や家族の相談を行うのはどれか。

1．ゲートキーパー
2．ピアサポーター
3．精神保健福祉相談員
4．退院後生活環境相談員

解説 オープンセサミ③218, 223

1．× ゲートキーパーとは、自殺の危険を示すサインに気づき適切な対応を図れる人のことである。「自殺総合対策大綱」では、かかりつけの医師、教職員、保健師、看護師、ケアマネジャー、民生委員、児童委員、各種相談窓口担当者などに、ゲートキーパーになるよう研修等を行うことが規定されている。

2．× 自らも精神障害や疾病等の経験を持ち、障害がある仲間（ピア）のために支援やサービスを提供する者をピアサポーターと呼ぶ。

3．○ 精神保健福祉相談員とは、都道府県及び市町村が、保健所や精神保健福祉センターに配置し、精神障害者や家族の相談に応じる職員である。

4．× 退院後生活環境相談員は、医療保護入院者に対し、可能な限り早期に退院できるよう退院支援のための取組において中心的役割を果たす。

正答 3

110回AM63：84.3％ □□□→□□□

275 精神保健指定医について正しいのはどれか。

1．医療法で規定されている。
2．都道府県知事が指定する。
3．障害年金の支給判定を行う。
4．精神科病院入院患者の行動制限にかかわる医学的判定を行う。

解説 オープンセサミ③229

1．× 精神保健指定医は、精神保健福祉法に規定されている。

2．× 厚生労働大臣が指定する。

3．× 精神科病院への医療保護入院などの入院の要否や一定の行動制限の要否の判断、公務員としての措置入院の要否の判断などを行う。障害年金の支給判定は、日本年金機構が行う。

4．○ 選択肢3の解説参照。

正答 4

111回AM66：95.2％ □□□→□□□

276 認知行動療法で患者に期待できる効果はどれか。

1．物事の捉え方のゆがみが修正される。

2．自ら催眠状態に導くことができるようになる。

3．過去の自分の態度についての自己洞察が深まる。

4．自分の状態をあるがままに受け入れることができるようになる。

解説 オープンセサミ③213

1．〇 認知行動療法における効果である。

2．× 自律訓練法における効果である。

3．× マインドフルネス認知療法（自己洞察瞑想療法）における効果である。

4．× 森田療法における効果である。

精神療法の種類

種類	概要	適応疾患
精神分析療法	フロイトにより創始。心に浮かんだことをそのまま話させる自由連想法を手技とする。患者の示す問題を防御機制から理解し、治療中に患者－治療者間に起こる転移感情等の分析を行う。	神経症性障害など
行動療法 系統的脱感作療法	恐怖や不安を感じたときにリラックスをして、それらを克服する。	社会不安障害など
行動療法 曝露法	恐怖や不安をかきたてる状況に敢えて直面させることにより、その状況に慣れさせて不安を軽減させる治療。	強迫性障害など
認知行動療法	情緒・行動の障害を起こす認知のゆがみや偏りを患者自身に気づかせ、修正していく治療。	うつ病・パニック障害・PTSD・摂食障害など
森田療法	ありのままの不安を受け入れ、不安による悪循環を絶つ。入院を基本としているが、現在は外来でも行われている。 1期：絶対臥褥期　2期：軽作業期　3期：（重）作業期　4期：生活訓練期に向けて治療が進められる。	全般性不安障害・強迫性障害など
自律訓練法	シュルツにより考案され、リラックスした状態で、自律神経系の機能を自己暗示によってコントロールする治療法。疑い深い人には向かない。	心身症・自律神経失調症・神経症性障害など
芸術（表現）療法	創作的・構成的作業を中心とする療法。	統合失調症など
集団精神療法	数人から十数人の患者グループで精神療法を行い、自分の心の問題を客観的に認識し、考えられるようにする。集団力動を用いた治療。「断酒会」もその一つ。	アルコール依存症・摂食障害・薬物依存症など
家族療法	家族の対人関係プロセスに焦点を当て、直面している問題を自分たちで解決していく方法を家族全体で学ぶ。	摂食障害・統合失調症などの他、家庭内暴力や不登校などにも用いられる。
カタルシス	浄化を意味するギリシャ語。抑圧されている感情を、自分の言語、動作、創作などで表現することによって外部に放出させていく。	

正答　1

109回AM67：95.5％ □□□→□□□

277 精神保健及び精神障害者福祉に関する法律〈精神保健福祉法〉に定められている隔離について正しいのはどれか。

1．隔離の理由は解除する時に患者に説明する。

2．開始した日時とその理由を診療録に記載する。

3．隔離室には同時に2人の患者まで入室可能である。

4．行動制限最小化委員会で開始の必要性を判断する。

解説 オープンセサミ③219～220

精神科において患者の隔離は、精神保健及び精神障害者福祉に関する法律〈精神保健福祉法〉第36条第3項に基づく場合と、第37条に基づく場合と、患者本人からの申し出による場合がある。第36条第3項による場合は、精神保健指定医の診察・判断により行われ、時間制限が無い。しかし、第37条による場合は、精神保健指定医以外の医師の診察・判断により行われ、12時間までの制限がある。なお、本人の申し出による場合は、本人の申し出により退出できる。

1．× 隔離を行う理由を患者に知らせてから実施する。

2．○ 隔離を行った旨及びその理由並びに隔離を開始した日時および解除した日時を診療録に記載する。

3．× すでに患者が入室している部屋に、他の患者を入室させてはならない。

4．× 行動制限最小化委員会とは、入院患者の人権の尊重、行動制限の必要性の検討、行動制限の最小化を目的として病院内に設置されるものである。12時間を超えない隔離であれば、隔離開始の判断を医師が行ってもよいが、それ以上の隔離が必要な場合は、精神保健指定医が判断する。

正答 2

113回AM66：92.4％ □□□→□□□

278 Aさん（43歳、男性）は統合失調症《schizophrenia》で通院していたが、服薬中断によって幻覚妄想状態が続いていた。ある日、Aさんの父親に対する被害妄想が強くなり、父親へ殴りかかろうとしたところを母親に制止された。その後、Aさんは母親に促されて精神科病院を受診し「薬は飲みたくないけど、父親が嫌がらせをするので、すぐに入院して家から離れたい」と訴えた。母親も入院治療を強く希望している。

Aさんの入院形態はどれか。

1．応急入院

2．措置入院

3．任意入院

4．医療保護入院

解説 オープンセサミ③229

1．× 応急入院は、急を要する場合で家族等の同意を得られない場合、精神保健指定医の診察により72時間を限度に行われる。

2．× 措置入院は、自傷他害のおそれが著しい場合に、精神保健指定医2名以上の判断により行われる。

3．○ 任意入院は、本人の同意のもとに行われる。

4．× 医療保護入院は、患者本人の同意がなくても、精神保健指定医の診察結果と家族等の同意により行われる。

正答 3

110回PM81：85.3％ □□□→□□□

279 精神保健及び精神障害者福祉に関する法律〈精神保健福祉法〉に規定された入院形態で、精神保健指定医2名以上により、精神障害者であり、かつ、医療及び保護のために入院させなければその精神障害のために自身を傷つけ又は他人に害を及ぼすおそれがあると診察の結果が一致した場合に適用されるのはどれか。

1．応急入院
2．措置入院
3．任意入院
4．医療保護入院
5．緊急措置入院

解説 オープンセサミ③229

1．× 応急入院は、患者や家族の同意がなくても、精神保健指定医が緊急の入院が必要と判断し、72時間を限度に行われる。

2．○ 措置入院は、自傷他害のおそれがあり、2名以上の精神保健指定医の診察の結果が一致した場合、都道府県知事の命令により行われる。

3．× 任意入院は、本人の同意のもとに行われる。

4．× 医療保護入院は、患者本人の同意がなくても、精神保健指定医の診察結果と家族の同意により行われる。

5．× 緊急措置入院は、自傷他害のおそれがあり、急を要するが精神保健指定医が1人しかいない場合、72時間を限度に都道府県知事の命令により行われる。

入院形態

入院形態	任意入院	医療保護入院	措置入院	緊急措置入院	応急入院
入院要件	本人の同意	①自傷他害のおそれなし ②家族等の同意	自傷他害のおそれ	①自傷他害のおそれ ②急を要する	①急を要する ②家族等の同意を得られない
入院時の医師	医師	指定医１人※	指定医２人以上	指定医１人	指定医１人※
入院期限	制限なし	6か月	制限なし	72時間	72時間
入院時届出の要否期間	指定なし	要（10日以内）	指定なし	指定なし	直ちに
制限その他	自らの申し出による退院。ただし指定医が診察の結果、入院継続が必要と認めたときは72時間の退院制限可			72時間以内に ①措置入院の診察実施 ②他入院形態へ切替え ③退院	72時間以内に ①他入院形態へ切替え ②退院 応急指定病院のみ可

※特定医師の診察も可。特定医師とは、医籍登録後４年以上、精神科での臨床経験を２年以上もつ特定病院の医師である。指定医が不在の場合、特定医師の診察で12時間に限った任意入院患者の退院制限、医療保護入院、応急入院ができる。

正答　2

109回PM69：90.4％ □□□→□□□

280 医療保護入院で正しいのはどれか。

1．入院の期間は72時間に限られる。

2．患者の家族等の同意で入院させることができる。

3．2人以上の精神保健指定医による診察の結果で入院となる。

4．精神障害のために他人に害を及ぼすおそれが明らかな者が対象である。

解説　オープンセサミ③229

問題279の解説の表参照。精神障害者の入院形態は、精神保健及び精神障害者福祉に関する法律〈精神保健福祉法〉により定められている。

1．×　入院期間に72時間の制限がついているのは、緊急措置入院と応急入院である。

2．○　医療保護入院は、精神保健指定医1人の診察及び家族等の同意が必要である。

3．×　2人以上の精神保健指定医の診察が必要なのは、措置入院である。

4．×　自傷他害のおそれがある場合は、緊急措置入院又は措置入院となる。

正答　2

113回PM64：79.5％ □□□→□□□

281 都道府県知事に対し、精神科病院に医療保護入院となっている患者の退院請求をすることができるのはどれか。

1．警察官
2．検察官
3．患者本人
4．精神保健福祉士

解説 オープンセサミ③228～229

1．2．4．×

3．○　精神科病院に入院中の患者から都道府県知事に対して退院や処遇改善の請求があった場合、精神医療審査会はその者について入院の必要性があるかどうか、処遇が適当であるかどうかに関して審査を行い、その結果を都道府県知事に通知する。

正答　3

109回AM65：73.7％ □□□→□□□

282 平成16年（2004年）に示された精神保健医療福祉の改革ビジョンの内容で正しいのはどれか。

1．地域生活支援の強化
2．任意入院制度の新設
3．医療保護入院の明確化
4．精神障害者の定義の見直し

解説 オープンセサミ③225～226

1．○

2．×　任意入院制度は、昭和62年（1987年）精神保健法（現：精神保健福祉法）の改正において新設された。

3．×　医療保護入院は、平成11年（1999年）精神保健及び精神障害福祉に関する法律〈精神保健福祉法〉の改正において明確化された。

4．×　平成25年（2013年）に、精神保健福祉法の改正により、精神障害者とは「統合失調症、精神作用物質による急性中毒又はその依存症、知的障害、精神病質その他の精神疾患を有する者」と定義が直された。

正答　1

110回AM61：83.5％ □□□→□□□

283 Aさん（57歳、女性）は1人暮らし。統合失調症《schizophrenia》で精神科病院への入退院を繰り返しており、今回は入院してから1年が経過している。日常生活動作〈ADL〉はほぼ自立し、服薬の自己管理ができるようになってきた。

Aさんが退院に向けて利用するサービスとして適切なのはどれか。

1．療養介護
2．施設入所支援
3．地域移行支援
4．自立訓練としての機能訓練

解説 オープンセサミ③217～218，231

1．× 療養介護とは、病院に長期間入院している障害者などに対し、リハビリ、療養上の管理、看護、医学的管理の下における介護及び日常生活上の世話などを行うものである。

2．× 施設入所支援とは、施設に入所した障害者に対し、主に夜間において入浴、排泄、食事の介護などの支援を行うものである。

3．○ 地域移行支援とは、障害者支援施設等に入所、または精神科病院に入院している精神障害者に対し、退所・退院にあたり住居の確保や地域生活に移行するための活動に関する相談、地域移行に当たっての障害福祉サービスの体験的な利用支援などを行うものである。

4．× 自立訓練としての機能訓練は、障害者支援施設や障害福祉サービス事業所に通所している障害者などに対し、理学療法や作業療法、生活に関する相談等を行うものである。

正答 3

111回AM67：96.4％ □□□→□□□

284 Aさん（22歳、統合失調症《schizophrenia》）は父親、母親、妹との4人暮らし。高校卒業後、アルバイトをしていたが、症状の悪化によって初めて精神科病院に入院した。退院後に一般企業で働きたいと希望している。

看護師がAさんに提案するサービスで適切なのはどれか。

1．行動援護
2．就労移行支援
3．自立生活援助
4．地域定着支援

解説 オープンセサミ③231

1．× 行動援護は、知的障害または精神障害により行動上著しい困難を有する障害者等を対象に、行動する際に生じ得る危険を回避するために必要な援護、外出時における移動中の介護等を行う。

2．○　就労移行支援は、就労を希望する障害者であって、通常の事業所に雇用されることが可能と見込まれる者を対象に、就労に必要な知識および能力の向上のために必要な訓練、求職活動に関する支援等を行う。Aさんは一般企業で働きたいと希望しているため、最も適切である。

3．×　自立生活援助は、居宅において単身等で生活する障害者を対象に、定期的な巡回訪問や相談対応等により、自立した日常生活を営む上での問題を把握し、必要な情報の提供および助言、相談等の援助を行う。

4．×　地域定着支援は、居宅において単身等で生活する障害者を対象に、常時の連絡体制を確保し、緊急事態時の相談などの必要な支援を行う。

正答　2

112回PM64：86.6％ □□□→□□□

285 一般の事業所や企業に就労を希望する精神障害者に対して行う支援で、24か月間を原則として就職に必要な訓練や求職活動を行うのはどれか。

1．就労移行支援
2．自立生活援助
3．ピアサポート
4．就労継続支援A型

解説　オープンセサミ③218, 231

1．○　就労移行支援は、一般企業等への就労を希望する人に、一定期間（原則2年間）、就労に必要な知識及び能力の向上のために必要な訓練を行う。

2．×　自立生活援助は、ひとり暮らしに必要な理解力、生活力などを補うため、定期的な居宅訪問などによる支援を行う。

3．×　ピアサポートは、ピア（仲間）によるサポートで、同じ問題を抱えた当事者同士が互いに助け合うセルフヘルプグループである。

4．×　就労継続支援は、一般企業等での就労が困難な人に、働く場を提供し必要な訓練を行う。雇用契約を結ぶA型と、雇用契約を結ばないB型がある。

正答　1

小児

113回AM54：75.2％ □□□→□□□

286 Bowlby〈ボウルビィ〉が提唱したアタッチメントの記述で正しいのはどれか。

1．人見知りは6、7か月の乳児に出現する。

2．安全基地は家の中での子どもの居場所のことである。

3．子どもと不特定の他者との間に築かれる情緒的な結びつきである。

4．愛着対象との分離で生じる子どもの行動の第一段階は「絶望の段階」である。

解説 オープンセサミ④189

ボウルビィは、ある人物への接近と接触を求める強い傾向があることを愛着（アタッチメント）と表現し、乳幼児と親の精神的なきずなについて説明している。

1．○ 生後6～7か月ごろには、特定の人と見知らぬ人を識別するようになる。そのため、見知らぬ人に対して恐れを抱き、激しく泣くなどの人見知りが始まる。

2．× 安全基地とは、単に家の中での子どもの居場所のことではなく、愛着（アタッチメント）が形成されている親や家族の存在のことをいう。

3．× アタッチメントとは、親などある特定の人物との間に形成される情緒的な結びつきである。

4．× 愛着対象との分離で生じる三段階は、第一段階「反抗の段階」、第二段階「絶望の段階」、第三段階「脱愛着の段階」である。

正答 1

110回PM54：87.7％ □□□→□□□

287 健康な小児の成長・発達で正しいのはどれか。

1．情緒は快から不快が分化する。

2．発達とともにレム睡眠の割合は増える。

3．体重は出生後1年で出生時の約4倍になる。

4．身長は出生後1年で出生時の約1.5倍になる。

解説 オープンセサミ④9～10, 23～24, 41

1．× 情緒の分化は、生後3か月頃になると快・不快の区別がつき、不快の情緒は生後6か月頃に、快の情緒は1歳頃に分化する。不快の情緒の方が早く分化する。

2．× 新生児のレム睡眠は全睡眠の50％を占めるが、乳児は40％、幼児は20～25％と中枢神経系の成熟に伴ってレム睡眠の割合が減少する。

3．× 体重は出生後1年で出生時の約3倍になる。

4．○ 身長は出生後1年で出生時の約1.5倍になる。

小児の体重増加の目安

月・年齢	生後3～4か月	1歳頃	2歳半頃	4歳頃
体重の変化	出生体重の2倍（約6kg）	3倍（約9kg）	4倍（約12kg）	5倍（約15kg）

※思春期では女子の成長が男子に比べて早い。

小児の身長増加の目安

年齢	出生時	1歳	3歳半～4歳	13～15歳
身長の変化	1 約50cm	1.5倍 約75cm	2倍 約100cm	3倍 約150cm

※思春期では女子の成長が男子に比べて早い時期に起こる。
※身長の発育速度は乳児期が最大である。

正答　4

112回PM55：88.4％ □□□→□□□

288 子どもの発達で正しいのはどれか。
　1．発達は急速な時期と緩慢な時期がある。
　2．原始反射は生後6～12か月にみられる。
　3．基本的な運動発達は脚部から上方へ向かう。
　4．新生児期は遺伝よりも環境因子の影響が大きい。

解説　オープンセサミ④8，18～19

1．○　子どもの発達は連続的であるが、均一な現象ではなく、急速な時期と緩慢な時期がある。

2．×　原始反射は、出生直後～乳児期早期にみられるものが多い。

3．×　基本的な運動発達は、頭部から脚部の下方へ向かう。

4．×　新生児期は、遺伝の影響が大きい。環境因子が大きく関与してくるのは、幼児期ころからである。

正答　1

113回PM53：89.2％ □□□→□□□

289 新生児マススクリーニング検査（先天性代謝異常等検査）で正しいのはどれか。
　1．対象疾患数は5である。
　2．唾液を用いた検査である。
　3．早期新生児期に実施される。
　4．治療法が確立していない疾患を対象とする。

解説　オープンセサミ④195～197

1．×　2014年（平成26年）までに、タンデムマス法（タンデムマスという機器を用いることにより、1回の分析で多くの疾患を調べることができる方法）による新生児マススクリーニングが全国で導入されている。2018年度（平成30年度）時点で、20疾患が対象とされている。

2．× 血液を用いた検査である。足底を穿刺（ヒールカット）して、専用の濾紙に血液を染み込ませ、乾燥させた後に検査機関に送付する。

3．○ 早期新生児とは生後7日未満をいう。新生児マススクリーニングは、原則生後4～6日の早期新生児に実施される。

4．× 新生児マススクリーニングは、早期に発見し治療を行い、障害の発生を予防することを目的としている。治療法が確立していない疾患を対象としているのではない。

正答 3

110回AM59：79.2％ □□□→□□□

290 早期新生児の生理的黄疸で正しいのはどれか。
1．生後24時間以内に出現し始める。
2．皮膚の黄染は、腹部から始まる。
3．生後4、5日でピークとなる。
4．便が灰白色になる。

解説 オープンセサミ④230

1．× 生理的黄疸は、生後2～3日頃から出現し始める。生後24時間以内に発症するのは早発黄疸である。

2．× 皮膚の黄染は、顔面から始まり胸部、腹部、四肢末端へと順に広がっていく。

3．○ 生理的黄疸は生後4、5日でピークとなる。

4．× 便が灰白色になるのは胆道閉鎖症の徴候である。

正答 3

111回AM58：76.7％ □□□→□□□

291 新生児の出血性疾患で正しいのはどれか。
1．生後48時間以内には発症しない。
2．母乳栄養児は発症のリスクが高い。
3．予防としてカルシウムを内服する。
4．早期に現われる所見に蕁麻疹《urticaria》がある。

解説 オープンセサミ④232

1．× 新生児は生理的にビタミンK欠乏状態にある生後2～5日頃、ビタミンKに依存する血液凝固因子が一過性に減少し、吐血や下血を起こすことがある。

2．○ 母乳にはビタミンKが少ないこと、新生児は腸内細菌叢によってビタミンKが産出されないことから、生後1か月前後の母乳栄養児に頭蓋内出血が起こることがある。

3．× 予防として投与されるのは、ビタミンK（ビタミンK_2シロップ）である。

4．× 根拠はない。

正答 2

112回AM64：84.4% □□□→□□□

292 新生児の呼吸窮迫症候群《respiratory distress syndrome》〈RDS〉で正しいのはどれか。

1．呼吸数が減少する。

2．過期産児に発症しやすい。

3．生後24時間ころから発症する。

4．肺サーファクタントの欠乏が原因で生じる。

解 説　**オープンセサミ④229**

1．×　呼吸数は増加する。

2．×　肺サーファクタントが完成する前の在胎34週未満の早産児に発症しやすい。

3．×　出生直後ないし数時間以内に呻吟、チアノーゼ、多呼吸、陥没呼吸などの呼吸障害が生じる。

4．○　早産による出生、母体の糖尿病などは発症のリスクが高い。

正答　4

109回PM64：90.4% □□□→□□□

293 新生児の反応の図を示す。

Moro〈モロー〉反射はどれか。

1．

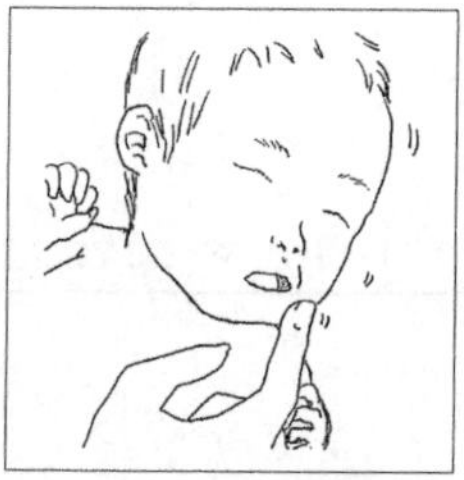

2．

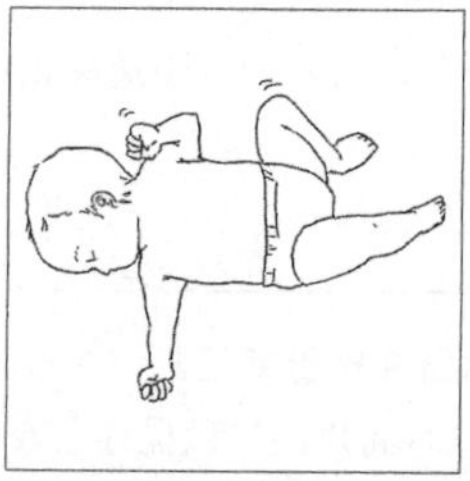

3．

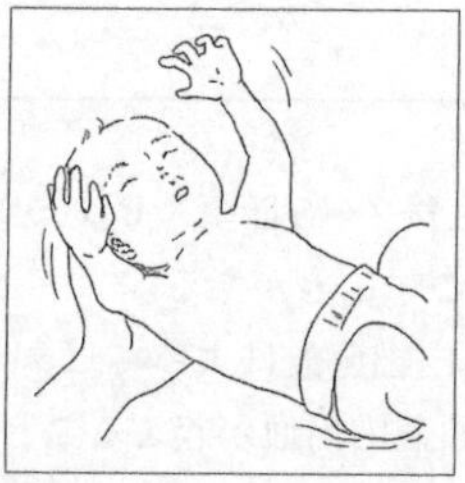

4．

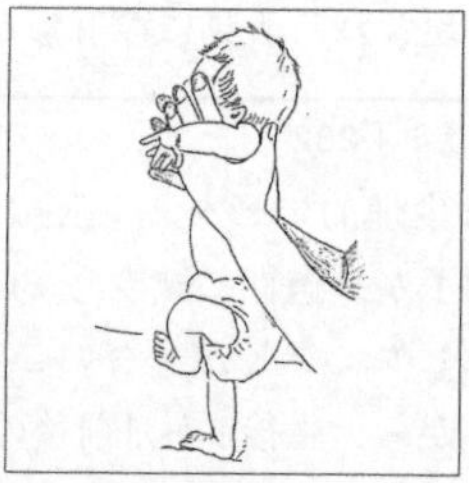

解 説　オープンセサミ④19

1．×　ルーティング反射である。児の頬に指で軽く圧を加えると、児は刺激の方に頬を回転し、口を開く。

2．×　緊張性頸反射である。仰臥位で児の頭を一側に回したとき、顔を向けた側の上下肢が伸展、他側の上下肢が屈曲する。

3．○　モロー反射である。仰臥位にさせ、後頭部を検者の手で2～3cm高く支えてその手を急に下げると、児の上肢は伸展して外転し、次いで抱きしめるように内転する。

4．×　自動歩行反射（原始歩行反射）である。児の腋窩を支えて床に立たせたときに、下肢を歩行運動のように交互に屈伸させる。

正答　3

110回PM55：83.9％ □□□→□□□

294 生後10か月の健康な乳児にみられる神経反射はどれか。

1．吸啜反射
2．Moro〈モロー〉反射
3．Landau〈ランドー〉反射
4．探索〈ルーティング〉反射

解 説　オープンセサミ④19

1．×　吸啜反射は、生後4～5か月頃に消失する。

2．×　Moro〈モロー〉反射は、生後3～4か月頃に消失する。

3．○　Landau〈ランドー〉反射は、2歳頃に消失する。

4．×　探索〈ルーティング〉反射は、生後4～5か月頃に消失する。

新生児期・乳児期にみられる反射

反射の種類		出現時期	消失時期（目安）
吸啜反射	乳児の口の中に乳首または指を入れると、吸い込む動作（吸啜運動）を起こす。	出生時	4～5か月頃
モロー反射	乳児を仰臥位にさせ、後頭部を検者の手で2～3cm高く支えてその手を急に下げたり、あるいは乳児の手を持って背中を床面から少し離し急に手を放したりすると、乳児の上肢は伸展して外転し、次いで抱きしめるように内転する。	出生時	3～4か月頃
ランドー反射	児の腹部を支えて頭を後屈させると体幹・下肢が伸展し、頭を前屈させると体幹・下肢が屈曲する。	3～6か月	2歳頃
ルーティング反射	新生児の頬に指で軽く圧を加えると、児は刺激の方に顔を回転し、口を開く。	出生時	4～5か月頃

正答　3

112回PM82：75.9％ □□□→□□□

295 標準的な成長をしている正期産児の身長が出生時の約2倍になるのはどれか。

1．生後6か月
2．生後12か月
3．2歳
4．4歳
5．6歳

解説 オープンセサミ④10

出生時の身長の中央値は、約50cmである。

1．× 生後6か月では、約65～70cmである。
2．× 生後12か月では、出生時の1.5倍となり、約75cmである。
3．× 2歳では、約80～85cmである
4．○ 4歳では、出生時の2倍となり、約100cmである。
5．× 6歳では、約110～115cmである。

年齢	出生時	1歳	3歳半～4歳	13～15歳
身長の変化	1 約50cm	1.5倍 約75cm	2倍 約100cm	3倍 約150cm

正答 4

113回AM78：82.1％ □□□→□□□

296 出生後の成長で、最も早く成人の大きさに達するのはどれか。

1．脳
2．肺
3．肝臓
4．心臓
5．脊柱

解説 オープンセサミ④8

1．○ 神経系の発達が最も早く、中枢神経は12歳前後で成人とほぼ同じ大きさになる。
2．3．4．5．× 肺、肝臓、心臓、脊柱は一般型の発育を示す。一般型は乳幼児期に急速に発達した後、一旦緩やかになり、思春期ごろより再び急激に発育していく。

Scammonの発育曲線

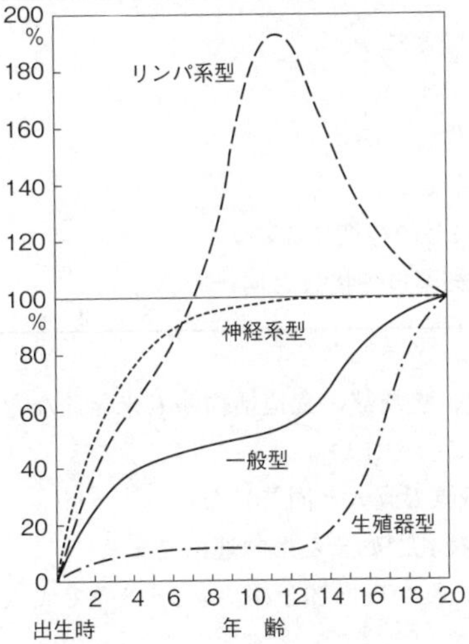

一　般　型：全身の外形計測値（頭径を除く）、呼吸器、消化器、腎、心、大動脈、脾、筋全体、骨全体、血液量
神経系型：脳、脊髄、視覚器、頭径
生殖器型：精巣、卵巣、精巣上体、子宮、前立腺等
リンパ系型：胸腺、扁桃、リンパ節、間質性リンパ組織
（※グラフは20歳の発育を100とする）

正答　1

109回PM58：84.2％ □□□→□□□

297 乳児の安静時におけるバイタルサインで基準値から逸脱しているのはどれか。

1．体温　37.0℃
2．呼吸数　35/分
3．心拍数　60/分
4．血圧　88/60mmHg

解説　オープンセサミ④13, 15～16

乳児のバイタルサインの基準値は、以下の通りである。

1．×　体温は、36.5～37.0℃である（腋窩温）。直腸温は、これより0.5～1.0℃高い。
2．×　呼吸数は、30～40/分である。
3．○　心拍数は、110～130/分である。
4．×　血圧は、80～90/60mmHgである。

正答　3

110回AM83：94.1％ □□□→□□□

298 小児期における消化器の特徴で正しいのはどれか。

1．新生児期は胃内容物が食道に逆流しやすい。

2．乳児期のリパーゼの活性は成人と同程度である。

3．ラクターゼの活性は1歳以降急速に高まる。

4．アミラーゼの活性は12～13歳で成人と同程度になる。

5．出生直後の腸内細菌叢は母親の腸内細菌叢の構成と同一である。

解説 オープンセサミ④17

1．○ 新生児の胃の形は成人に比べて縦型で、噴門部の食道括約筋も未発達なため胃内容物が食道に逆流しやすく、吐乳や溢乳を起こしやすい。

2．× 乳児期のリパーゼの活性は低く、2～3歳で成人と同じになる。

3．× 乳糖分解酵素のラクターゼの活性は、授乳が始まると急速に高まる。

4．× アミラーゼの活性は、生後2～3か月ごろから増加し始め、2～3歳で成人と同程度になる。

5．× 出生直後の新生児の腸内には細菌が存在していない。新生児の腸内細菌叢は、母親と接することや、母乳や人工乳を摂取することにより形成される。

正答 1

112回AM58：90.1％ □□□→□□□

299 幼児期の心理社会的特徴はどれか。

1．自己中心性

2．心理的離乳

3．ギャングエイジ

4．ボディイメージの変容

解説 オープンセサミ④23～27

1．○ 自己中心性とは幼児期の思考の特徴で、他者の視点から物事を捉えることが難しいことをいう。

2．× 心理的離乳とは思春期の特徴で、親や大人への依存的な関係から対等な関係に変化することをいう。

3．× ギャングエイジとは学童期の特徴で、集団で行動し、ルールをつくるなど結束することをいう。

4．× ボディイメージの変容は思春期の特徴で、自己の身体に対する見方や評価が変化することをいう。

正答 1

109回AM55：80.3％ □□□→□□□

300 日本で用いているDENVER Ⅱ（デンバー発達判定法）で6か月児の90％ができるのはどれか。
1．寝返りをする。
2．積み木をもちかえる。
3．喃語様のおしゃべりをする。
4．自分で食べ物を口へもっていく。

解説 オープンセサミ④22～26, 31

DENVER Ⅱによると、90％の児ができるようになる月数は以下の通りである。

1．○ 子どもの発達には、首の座り→寝返り→1人座り、ハイハイ→つかまり立ち→1人歩きの一定の順序性があり、90％の児が寝返りができるようになるのは6～7か月頃である。

2．× 積み木をもちかえるのは、8～9か月頃である。

3．× 喃語様のおしゃべりをするのは、9～11か月頃である。

4．× 自分で食べ物を口へもっていくのは、8～9か月頃である。

正答 1

112回AM59：94.8％ □□□→□□□

301 正常な幼児期の基本的生活習慣で、2歳0か月ころまでに習得するのはどれか。
1．鼻をかむ。
2．スプーンを使う。
3．夜間のおむつがとれる。
4．洋服のボタンをとめる。

解説 オープンセサミ④7

1．× 鼻をかむのは、4歳ころである。

2．○ スプーンやコップを使うのは、1歳半ころである。

3．× 排尿の完全な自立は、3歳半ころである。

4．× 洋服のボタンをとめられるのは、4歳ころである。

正答 2

111回PM59：95.3％ □□□→□□□

302 学童期の肥満で正しいのはどれか。

1．Kaup〈カウプ〉指数で評価する。
2．症候性の肥満がほとんどを占める。
3．食事では蛋白質の摂取制限を行う。
4．成人期の生活習慣病のリスク因子である。

解説　オープンセサミ④28, 46

1．×　学童期の発育状態の評価はRohrer〈ローレル〉指数や肥満度を用いる。Kaup〈カウプ〉指数は、乳幼児の発育状態の評価に用いられる。
2．×　症状がない無症候性の肥満がほとんどを占める。
3．×　食事は何かを制限するのではなく、栄養バランスを優先する。
4．○　学童期の肥満は、成人期の肥満に移行しやすい。

正答　4

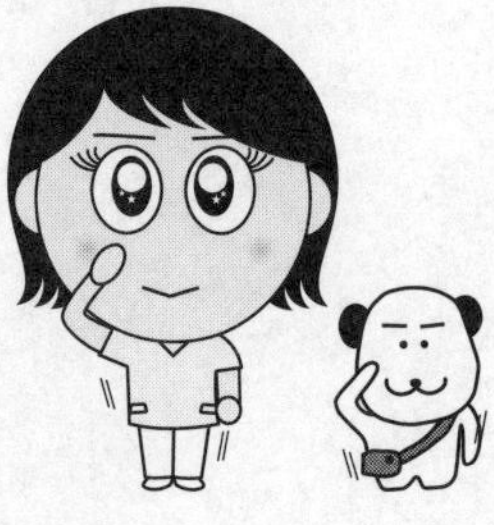

303 1歳6か月の身体発育曲線（体重）を示す。

異常が疑われるのはどれか。

1．

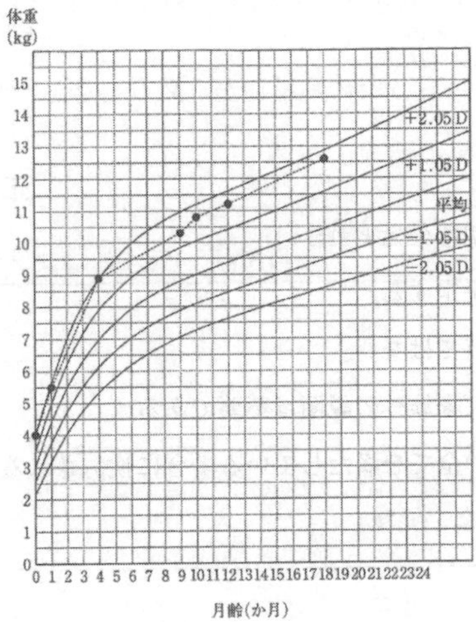

2．

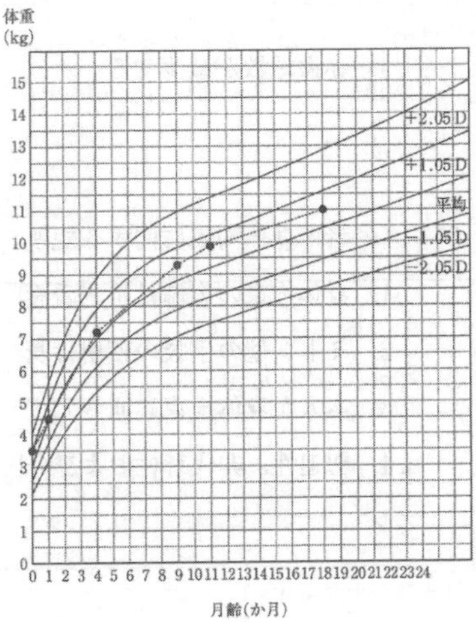

3．

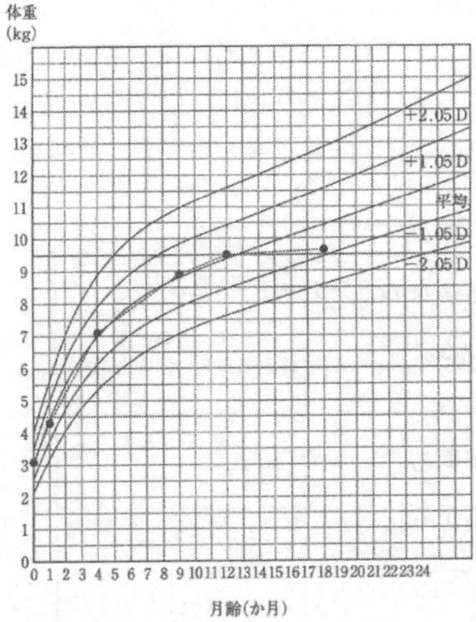

4．

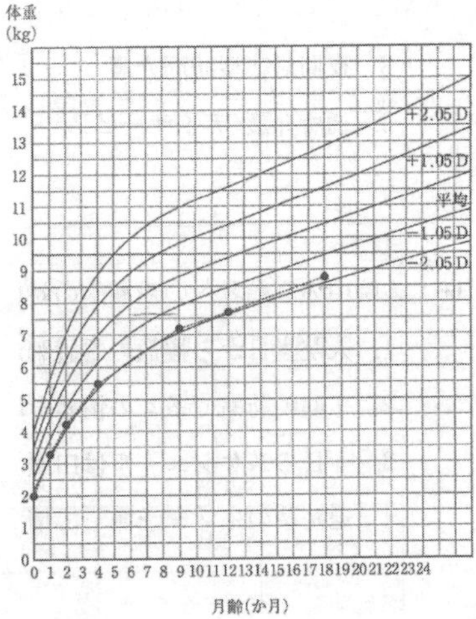

解説 オープンセサミ④29

乳幼児身体発育曲線は、平均を0としたときにどのくらい離れているかを表す方法で、

SD（標準偏差）またはD（逸脱）で表される。

1．× 体重過多傾向であるが、出生時から曲線に沿った体重増加がみられているため異常とはいえない。

2．× 平均に近い体重増加のため、異常とはいえない。

3．○ 生後12か月から18か月までの6か月間で体重が9.5kgからわずかしか増加していないため、何らかの異常が疑われる。

4．× 低体重傾向であるが、出生時から曲線に沿った体重増加がみられているため、異常とはいえない。

正答 3

110回AM55：98.1％ □□□→□□□

304 子どもの遊びで正しいのはどれか。

1．身体機能の発達を促す。

2．1歳でごっこ遊びが多くみられる。

3．感覚遊びは8歳ころからみられるようになる。

4．テレビの長時間視聴は乳児の言語発達を促す。

解説 オープンセサミ④42

1．○ 子どもは、遊びを通じて健全な心とからだの成熟をとげ、社会性や創造性を育む。

2．× ごっこ遊び（象徴遊び）が多くみられるのは、3～4歳である。

3．× 感覚遊びは、乳児～1歳半ごろまでみられる。

4．× 日本小児科学会は、「2歳以下の子どもには、テレビを長時間見せないようにしましょう」と提言しており、長時間視聴によって、言語発達の遅れる危険性が高まるとしている。親とのコミュニケーションの中で親の発声を模倣しながら、乳児の言語発達は促進される。

遊びの分類	時期	特徴	おもちゃや遊びの例
感覚運動遊び	乳児期～1歳半ごろ	見る・聞く・触るなど五感や知覚をはたらかせて楽しむ、身体を動かすことを楽しむ	乳児期前半：ガラガラやいないいないばあ 乳児期後半：風呂場での水遊び
象徴遊び	1歳半ごろから始まり、3～4歳で盛んになる	物を何かに見たてて遊ぶ、ある役になりきって遊ぶなど、まねることで楽しむ遊び	ごっこ遊び、ままごと、人形遊び
受容遊び	幼児期～学童期	視聴覚ツールを通して、見たり聞いたりする受け身的な遊び	絵本、紙芝居、テレビ、人形劇
構成遊び	2歳ごろ～	物を作ったり絵を描いたりする創造的な遊び	積み木、粘土、折り紙

正答 1

305 子どもの平行遊びで正しいのはどれか。

1．3歳ころまでの主要な遊びである。
2．他の子どもが遊ぶ様子を見て楽しむ。
3．リーダーの存在や役割の分担がある。
4．他の子どもとおもちゃの貸し借りを行う。

解説 オープンセサミ④42

1．○ 平行（並行）遊びは、他の子どものそばで同じような遊びをしているが、子ども同士の干渉や物の貸し借りなどのやりとりはない。2～3歳ころまでの主要な遊び方である。

2．× 傍観遊びの説明である。2歳半ころに盛んになる。

3．× 協同遊びの説明である。3歳以降に盛んになる。

4．× 選択肢1の解説参照。おもちゃの貸し借りは、3歳以降盛んになる。

正答 1

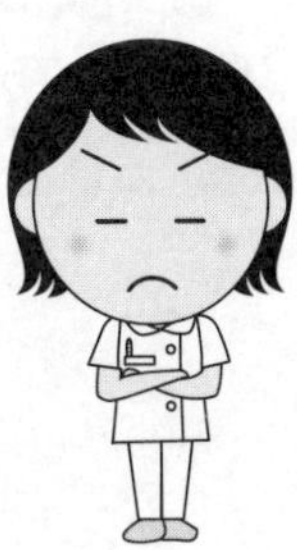

306 遊具を図に示す。

標準的な成長発達をしている1歳4か月の子どもの発達段階に適した遊具はどれか。

1. 三輪車

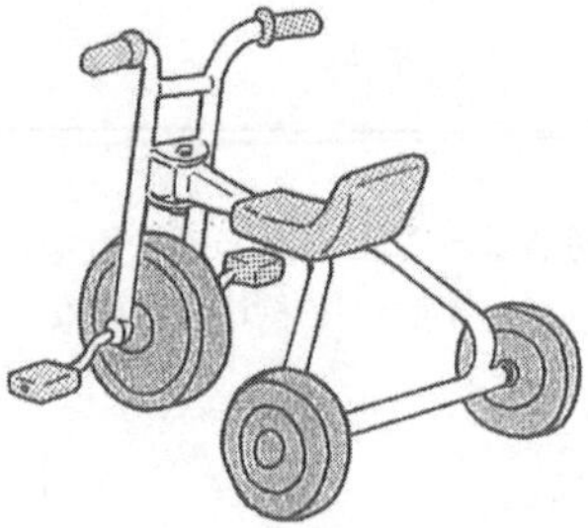

2. ガラガラ

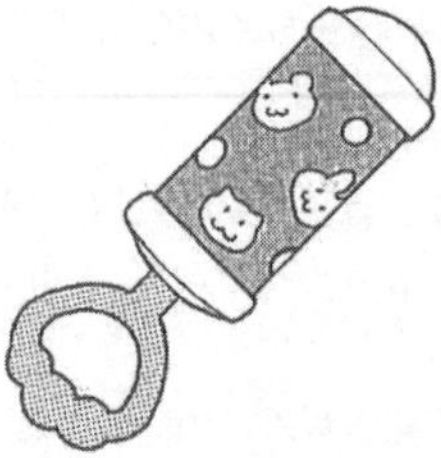

3. オルゴールメリー

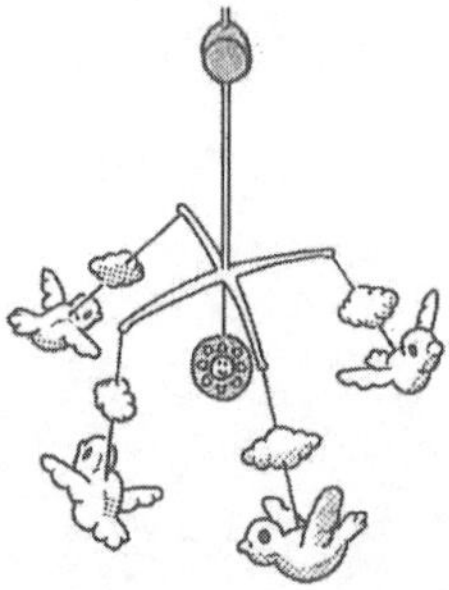

4. 手押し車（カタカタ）

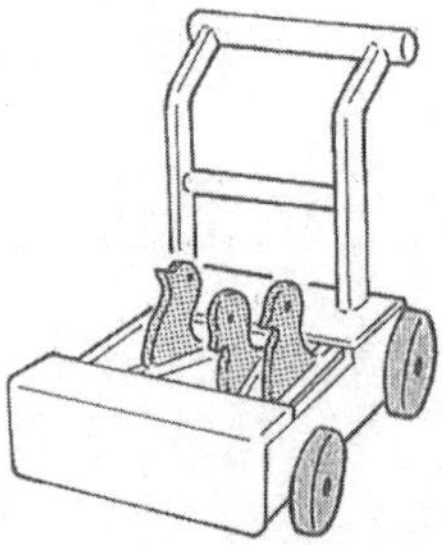

解説　オープンセサミ④7, 22

1．×　三輪車に乗ることができるようになるのは3歳ころである。

2．×　ガラガラを好むのは乳児期である。

3．×　オルゴールメリーを好むのは、追視ができるようになる生後2か月ころからである。

4．○　1歳3か月～1歳4か月では90％以上の児が一人で歩けるようになるため、手押し車は適切である。

正答　4

113回PM55：78.7％ □□□→□□□

307 ピアジェ,J.《Piaget,J.》の認知発達理論における段階と病気の説明に使用するツールの組合せで適切なのはどれか。

1．感覚運動期 ──── 人体模型
2．前操作期 ───── 印刷文書
3．具体的操作期 ─── 動画
4．形式的操作期 ─── 指人形

解説 オープンセサミ④26

1．× 感覚運動期は0～2歳であり、人体模型を用いた説明で病気を理解することはできない。

2．× 前操作期は2～7歳であり、印刷文書を用いた説明で病気を理解することはできない。

3．○ 具体的操作期は7～11歳であり、動画や絵など具体的なものを用いることによって病気を理解することができる。

4．× 形式的操作期は11歳以降であり、指人形を用いて病気の説明をすることは認知発達に適合しない。

ピアジェの認知発達理論

発達段階	年齢	特徴
感覚運動期	0～2歳	刺激に対して感覚・運動レベルで反応し、身体的な活動を体制化。
前操作期	2～7歳	イメージで象徴的思考が始まり、記憶による思考範囲が広がる。目の前にあることだけに左右され、自分を他人の立場に置き換えることはできない（自己中心性）。また、物にも自分と同じように生命があると考える（アニミズム）。
具体的操作期	7～11歳	論理的思考が可能になり、系列的に思考することが可能になる。しかし、具体的な場面しか応用できない。また、保存性の概念※を獲得する。
形式的操作期	11歳以降	論理的推論や抽象的推論が可能。

※保存性の概念：物の量は、新たに加えられたり減じられたりしなければ、例え見た目が変化しても一定であると理解すること。

正答 3

111回AM59：86.1％ □□□→□□□

308 入院中の小児のストレス因子と発達段階の組合せで正しいのはどれか。

1．見慣れない環境 ──── 新生児期
2．プライバシーの侵害 ── 幼児期
3．病気の予後への不安 ── 学童期
4．母子分離 ─────── 思春期

解説 オープンセサミ④49～50

1．4．× 母子分離や環境の変化がストレス因子となるのは、乳幼児期である。

2．× プライバシーの侵害がストレス因子となるのは、思春期である。

3．○　学童期になると恐怖心は幼児期よりは少なくなるが、心配や苦悩といわれるものが現れはじめる。

正答　3

113回AM55：78.3％ □□□→□□□

> **309** 出生体重3,020gの正期産児。
> 新生児期に最もチアノーゼを生じやすい先天性心疾患はどれか。
> 1．動脈管開存症《patent ductus arteriosus》
> 2．心室中隔欠損症《ventricular septal defect》
> 3．心房中隔欠損症《atrial septal defect》
> 4．Fallot〈ファロー〉四徴症《tetralogy of Fallot》

解説　オープンセサミ④90～93

1．×　動脈管開存症では、肺動脈と大動脈をつなぐ交通路が自然閉鎖せず、内圧の高い大動脈から内圧の低い肺動脈へ血液が流れ、左右短絡となる。

2．×　心室中隔欠損症は、左心室と右心室を隔てる心室中隔に欠損があり、内圧の高い左心室から内圧の低い右心室へ血液が流れ、左右短絡となる。

3．×　心房中隔欠損症は、左心房と右心房を隔てる心房中隔に欠損があり、左心房から右心房へ血液が流れ、左右短絡となる。

4．○　ファロー四徴症は、心室中隔欠損・肺動脈狭窄・大動脈騎乗・右室肥大の四徴をもつ。生後間もない時期からチアノーゼを認める先天性心疾患では、最も頻度が高い。

正答　4

113回PM56：76.4％ □□□→□□□

> **310** 下腿の開放骨折《open fracture》のため手術を受けたA君（8歳、男児）に、術後の疼痛管理のため患者自己調節鎮痛法〈Patient Controlled Analgesia：PCA〉を用いた持続的な静脈内注射を行うことになった。A君は「痛くなるのが怖い」と話している。看護師はA君に鎮痛薬の追加について説明することにした。
> A君への説明で適切なのはどれか。
> 1．「時間を決めて操作ボタンを押そうね」
> 2．「痛くなり始めたら操作ボタンを押そうね」
> 3．「痛くなったら何回でも操作ボタンを押してお薬を追加できるよ」
> 4．「痛みがどうしても我慢できなくなったら操作ボタンを押そうね」

解説

患者自己調節鎮痛法〈PCA〉は、痛みに対して患者自身がボタンを押して鎮痛薬を投与する方法である。あらかじめ設定された量の鎮痛薬を追加投与できる。小児の場合、一般的に5～6歳以降であれば使用できる。

1．×　時間を決めて操作ボタンを押すのではなく、痛みに応じて操作ボタンを押す。

2. ○　術後の疼痛をなるべく我慢させないように、痛くなり始めたら押すように指導する。

3. ×　ボタンを押す回数に制限はないが、ボタンを押した後、一定時間が経過するまでは鎮痛薬が追加投与されないロック時間を設定して安全性を確保しているため、ボタンを押すたびに必ず鎮痛薬が追加投与されるということではない。

4. ×　選択肢2の解説参照。

正答　2

109回PM60：96.3％ □□□→□□□

311 Aちゃん（5歳、女児）は、インフルエンザ脳症《influenza encephalopathy》の終末期である。Aちゃんに意識はなく、付き添っている母親は「私がもっと早く病院に連れて来ればこんなことにならなかったのに」と病室で泣いている。

Aちゃんの母親への対応で適切なのはどれか。

1. 母親に受診が遅くなった状況を聞く。
2. 母親がAちゃんに対してできるケアを提案する。
3. 病気で亡くなった子どもの親の会を母親に紹介する。
4. 母親が泣いている間はAちゃんの病室に居ることができないと母親に説明する。

解説　オープンセサミ④75～76

1. ×　母親は自責の念にかられていることから、受診が遅くなった理由を聞くことはさらに母親を追いつめてしまうため、適切ではない。

2. ○　母親は、Aちゃんに対して何をしてあげることができるのか考えている可能性が高い。母親ができるケアを提案することが望ましい。

3. ×　終末期であるAちゃんの現在の状況において、病気で亡くなった子どもの親の会を紹介することは不適切である。

4. ×　Aちゃんの状態を考えると、母親が泣いてしまうことを責めることはできない。できるだけ母親がAちゃんのそばにいることができるよう、援助することが適切である。

正答　2

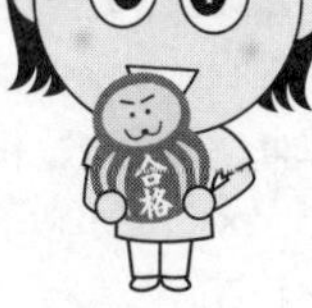

111回AM60：98.0％ □□□→□□□

312 A君（小学6年生）は病院に併設された院内学級に通いながら骨肉腫《osteosarcoma》の治療を続けていた。現在、肺転移があり終末期にある。呼吸障害のため鼻腔カニューレで酸素（2L/分）を吸入中である。A君の食事摂取量は減っているが意識は清明である。1週後に院内で卒業式が予定されている。A君は「卒業式に出席したい」と話している。

看護師のA君への対応として適切なのはどれか。

1．両親に判断してもらおうと話す。
2．今の状態では出席は難しいと話す。
3．出席できるように準備しようと話す。
4．出席を決める前に体力をつけようと話す。

解説 オープンセサミ④75

1．× A君への対応について、医師とA君、家族で十分な話し合いを行い、A君と家族の希望や願いが叶えられるように援助する。

2．× 酸素吸入は行っているが、意識は清明であり現時点で出席が難しいと判断するのは適切ではない。

3．○ 終末期のQOLを考え、A君の希望に向き合った対応である。

4．× 1週間で体力をつけるという条件をつけ、出席を決める対応は適切ではなく、A君の願いをはぐらかした対応である。

正答 3

母性

110回PM59：79.7％ □□□→□□□

313 クラウス《M.H.Klaus》,M.H. とケネル《J.H.Kennell》,J.H. が提唱した絆（ボンディング）について適切なのはどれか。

1．生まれながらのものである。
2．母子間の同調性を意味する。
3．母子相互作用によって促進される。
4．親との間に子どもが築くものである。

解説 オープンセサミ④189

絆（ボンディング）とは、親と子どもの間に生まれる特殊な関係である。親の子どもに対する絆は、妊娠中から準備が始まっている。子どもの親に対する絆は、行動の同調現象（エントレインメント）や声、表情の模倣などをすることで形成されていく。親子の絆の形成には、出産後、親と子が見つめ合ったり、触れ合ったりする母子相互作用が重要である。

1．× 母から子どもへの絆は妊娠中から準備が始まり、出産後の愛着行動により形成される。

2．× 母子間の同調性を意味するのはエントレインメントである。

3．○

4．× 親と子どもの間に、それぞれによって築かれていくものである。

正答 3

113回PM58：88.2％ □□□→□□□

314 親性について適切なのはどれか。

1．子を育もうとする性質である。

2．誰でも子を持つ時点で備えている。

3．性別に基づく役割分業で育児を行うことをいう。

4．生物学的に結びつきがあることが親性をもつ条件となる。

解説

1．○ 親性とは親が自分の子どもを養い育てようとする性質をいう。

2．4．× 親性は育児をすることで備わっていくと考えられており、子を持つ時点で誰にでも備わるものではない。

3．× 親性は母性と父性を統合した性質である。

正答 1

112回PM83：95.1％ □□□→□□□

315 女子の第二次性徴に最も関与するホルモンはどれか。

1．エストロゲン

2．オキシトシン

3．成長ホルモン

4．甲状腺ホルモン

5．テストステロン

解説 オープンセサミ④138

1．○ 卵巣からエストロゲンの分泌が増加し、女子の第二次性徴が発現する。

2．× オキシトシンは下垂体後葉から分泌され、射乳・子宮収縮作用をもつホルモンである。

3．× 成長ホルモンは下垂体前葉から分泌され、子どもの身体の成長を促進するホルモンである。

4．× 甲状腺ホルモンは甲状腺から分泌され、熱産生作用や代謝亢進作用をもつホルモンである。

5．× テストステロンは男性の場合、ほとんどが精巣で分泌されており、男子の第二次性徴に重要なホルモンである。

正答 1

111回PM58：94.3％ □□□→□□□

316 第二次性徴で正しいのはどれか。

1．女児は乳房の発育から始まる。

2．発現は男児が女児よりも早い。

3．初経の開始後に、第二次発育急進が起こる。

4．精通は11歳の男児のほとんどに認められる。

解説 オープンセサミ④138

1．○ 女児は乳房の発育→陰毛の発生→身長増加→初経の開始、の順に起こる。

2．× 発現は女児が男児よりも早い。

3．× 身長や体重など身体的な成長が加速する時期を発育急進期といい、出生後から2歳頃を第一次発育急進期、思春期を第二次発育急進期という。第二次発育急進期は、初経の開始前に起こる。

4．× 精通は早いと9～10歳頃から経験するといわれているが、ほとんどの男児が経験し終えるのは11歳よりも遅い。

正答 1

109回AM60：81.5％ □□□→□□□

317 女子の思春期の特徴で正しいのはどれか。

1．9歳で初経が発来する。

2．月経開始後に身長の発育が加速する。

3．陰毛が発生した後に乳房の発育が始まる。

4．性腺刺激ホルモン放出ホルモン〈GnRH〉によって月経が開始する。

解説 オープンセサミ④134，138

1．× 初経発来の平均年齢は12～13歳である。

2．× 月経開始前に身長の発育が加速する。

3．× 乳房発育→陰毛発生→身長増加→初経発来の順である。

4．○ 視床下部から性腺刺激ホルモン放出ホルモンが分泌され、下垂体前葉に作用し性腺刺激ホルモン（卵胞刺激ホルモン、黄体形成ホルモン）が分泌される。それらが卵巣に作用しエストロゲン、プロゲステロンが分泌されるようになり、子宮内膜の変化が起こり月経が開始する。

正答 4

318 性周期とホルモンについて正しいのはどれか。

1．増殖期は基礎体温が上昇する。

2．プロラクチンによって排卵が起こる。

3．プロゲステロンは子宮内膜の増殖を促進する。

4．排卵直前に黄体形成ホルモン〈LH〉値が高くなる。

解 説 オープンセサミ④134

1．3．× 基礎体温は、排卵前の卵胞期は低温相、排卵後の黄体期は高温相の二相性を示す。増殖期は、エストロゲンの作用により、子宮内膜の基底層から新たな機能層が増殖する時期であり、月経周期の卵胞期にあたる。

2．× 排卵は、成熟卵胞に黄体形成ホルモン（LH）が作用することにより起こる。排卵直前には黄体形成ホルモンの量が増加する（LHサージ）。

4．○ 選択肢2の解説参照。

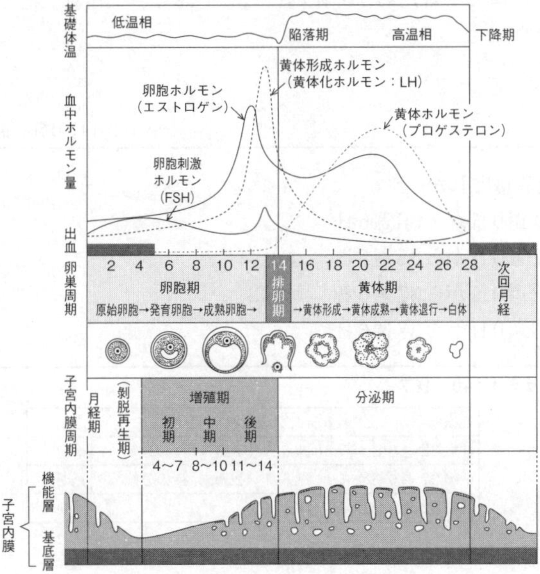

正答 4

111回AM63：75.8％ □□□→□□□

319 避妊法について適切なのはどれか。
1．経口避妊薬は排卵を抑制する。
2．コンドーム法の避妊効果は99％以上である。
3．基礎体温法は月経が不順な女性に有用である。
4．子宮内避妊器具〈IUD〉は性交のたびに挿入が必要である。

解説 オープンセサミ④142～143

1．○ 経口避妊薬（ピル）は、エストロゲンとプロゲステロンの2種類のホルモンからなる合剤であり、排卵を抑制する。

2．× コンドーム法の年間の失敗率は約10％以上となっている。

3．× 基礎体温法とは、低温相が高温相に移行する排卵日を確認し、避妊期間を特定する方法で、月経周期が順調な女性に有効である。

4．× 医師により子宮内腔に子宮内避妊器具〈IUD〉を挿入してもらい、受精卵の着床を防ぐ。子宮内に挿入するため、経産婦に適しており、一度挿入したら2年間はそのままでよい。

正答 1

110回PM60：93.5％ □□□→□□□

320 早産期の定義はどれか。
1．妊娠21週0日から36週6日
2．妊娠22週0日から36週6日
3．妊娠22週0日から37週6日
4．妊娠23週0日から37週6日

解説 オープンセサミ④148，167

妊娠初期から21週6日（22週未満）の分娩	流産
妊娠22週0日から36週6日（37週未満）の分娩	早産
妊娠37週0日から41週6日（42週未満）の分娩	正期産
妊娠42週0日以降の分娩	過期産

正答 2

113回AM60：76.3％ □□□→□□□

321 日本の人工妊娠中絶で正しいのはどれか。

1．配偶者の同意が必須である。

2．妊娠10週以降は死産の届出が必要である。

3．実施が可能なのは妊娠22週未満の場合である。

4．実施率は母の年齢が20～24歳よりも20歳未満の方が高い。

解説 オープンセサミ④131，⑤78，107

1．× 本人及び配偶者の同意が望ましいが、配偶者の意思表示が得られない場合は本人の同意のみで実施できる。

2．× 死産の届出が必要となるのは妊娠12週以降である。

3．○ 人工妊娠中絶は母体保護法により妊娠22週未満まで認められている。

4．× 令和4年の人工妊娠中絶件数は122,725件で、そのうち母の年齢が20～24歳は30,544件、20歳未満は9,569件である。

正答 3

113回PM57：80.5％ □□□→□□□

322 正常に経過している妊娠26週の妊婦が、次に妊婦健康診査を受診する時期として推奨されるのはどれか。

1．4週後

2．3週後

3．2週後

4．1週後

解説 オープンセサミ④159

妊娠26週の妊婦は、おおむね2週間に1回、妊婦健康診査を受診するよう推奨されている。

妊娠23週(6か月)まで	おおむね4週間に1回
妊娠24～35週(7～9か月)まで	おおむね2週間に1回
妊娠36週以後分娩(10か月～)まで	おおむね1週間に1回

正答 3

109回AM63：91.8％ □□□→□□□

323 正常に経過している妊娠36週の妊婦が、次に妊婦健康診査を受診する時期として推奨されるのはどれか。

1．4週後
2．3週後
3．2週後
4．1週後

解説　オープンセサミ④159

妊娠36週以降分娩まで、妊婦健康診査の受診はおおむね1週間に1回とされる。

定期健康診査

妊娠23週(6か月)まで	おおむね4週間に1回
妊娠24～35週(7～9か月)まで	おおむね2週間に1回
妊娠36週以後分娩(10か月～)まで	おおむね1週間に1回

正答　4

109回AM61：91.8％ □□□→□□□

324 妊娠37週の妊婦の胎児心拍数陣痛図の所見で正常なのはどれか。

1．胎児心拍数基線が110～160bpmである。
2．胎児心拍数基線細変動を認めない。
3．一過性頻脈を認めない。
4．一過性徐脈を認める。

解説　オープンセサミ④153

1．○　正常な胎児心拍数基線は110～160bpmである。
2．×　正常では胎児心拍数基線細変動がみられる。
3．×　正常では胎動や子宮収縮に伴い一過性頻脈が認められる。
4．×　一過性徐脈が認められるのは異常所見である。

正答　1

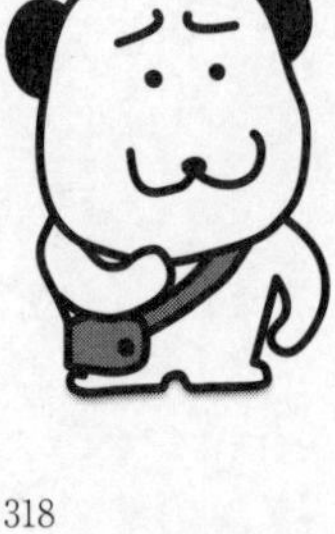

113回PM60：97.2％ □□□→□□□

325 順調に分娩が進行している妊娠40週0日の初産婦から「腟から水っぽいものが流れ、下着が濡れた」とナースコールがあった。看護師が流出したものを確認すると、量は少量で、羊水特有の臭いを認めた。

このときの産婦への対応で優先度が高いのはどれか。

1．バイタルサインを測定する。
2．胎児心拍数を確認する。
3．食事摂取を勧める。
4．更衣を促す。

解説 オープンセサミ④175

1．× 破水によって細菌の侵入が可能となり感染リスクが高まるため、バイタルサインの観察は重要であるが、まだ破水から間もないため選択肢2の方が優先度は高い。

2．○ 破水時は臍帯脱出による徐脈などの異常が考えられるため、胎児心拍数を確認する。

3．× 胎児心拍数の状態によっては急速遂娩の可能性もあるため、選択肢2の方が優先度は高い。

4．× 感染を起こさないため外陰部の清潔を保つことは重要であるが、選択肢2の方が優先度は高い。

正答 2

109回PM63：86.7％ □□□→□□□

326 順調に分娩が進行している産婦から「腟から水っぽいものが流れ、下着が濡れた」と看護師に訴えがあった。流出したものを確認すると、量は少量で、羊水特有の臭いを認めた。

その時の産婦への対応で優先されるのはどれか。

1．更衣を促す。
2．体温を測定する。
3．食事摂取を勧める。
4．胎児心拍数を確認する。

解説 オープンセサミ④175

破水であるため、胎児心拍数を確認することが優先される。

正答 4

112回PM61：94.1％ □□□→□□□

327 産褥期の生理的変化で正しいのはどれか。

1．児が乳頭を吸啜することによってオキシトシンが分泌される。
2．子宮が非妊時の大きさに戻るのは分娩後約2週である。
3．分娩後は一時的に尿量が減少する。
4．プロゲステロンが増加する。

解説 オープンセサミ④183～185

1．○　児が乳頭を吸啜すると、下垂体後葉からオキシトシンが分泌される。オキシトシンは乳腺の腺房周囲の筋上皮細胞を収縮させ、射乳を起こす。

2．×　子宮が非妊時の大きさに戻るのは、分娩後4～6週である。

3．×　産褥早期は心房性ナトリウム利尿ペプチド〈ANP〉が急上昇し、妊娠中に体内に貯留した水分を排出するため、一時的に尿量が増加する。

4．×　妊娠中は、プロゲステロンは胎盤から分泌されているため、胎盤が娩出されると激減する。

正答　1

111回AM64：80.1％ □□□→□□□

328 マタニティブルーズ《maternity blues》について正しいのはどれか。

1．意欲低下が主症状である。
2．症状は2週間以上持続する。
3．好発時期は産後1か月ころである。
4．産後のホルモンの変動が要因となる。

解説 オープンセサミ④185～186

1．2．3．×　マタニティブルーズは、産褥3～10日頃に生じる、褥婦の一過性の情動不安定な状態を示す。主な症状は、軽度の抑うつ気分、涙もろさ、不安感、集中力の低下、感情不安定、不眠、疲労感、食欲不振などである。通常は2週間ほどの短期間でこれらの症状は消失するため、治療は必要としないことが多い。

4．○　分娩や産褥期に生じるホルモンの変動と関連があるとされている。

正答　4

111回PM64：75.0％ □□□→□□□

329 Aさん（32歳、初産婦）は前置胎盤《placenta previa》のため妊娠37週0日の午前10時から帝王切開術を受ける予定である。

手術前日の看護師の対応で適切なのはどれか。

1．浣腸を行う。

2．夕食が禁食となっているか確認する。

3．輸血の準備ができているか確認する。

4．下肢に間欠的空気圧迫装置を装着する。

解説 オープンセサミ④210～211，223～224

1．× 浣腸による刺激で陣痛を誘発する危険性があるため実施しない。手術当日に行う場合もあるが、手術前日の対応としては適切でない。

2．× 前日の夕食は摂取可能である。麻酔による術後の誤嚥性肺炎を予防するため、一般的に、前日の21時以降は絶食とする。

3．○ 帝王切開は開腹手術であるため術中操作による出血の危険性がある。また、前置胎盤のため胎盤剝離面は子宮口付近であり、子宮上部の胎盤剝離面に比べ、子宮収縮による子宮復古が妨げられる危険性もある。事前に輸血体制を確認しておくことが重要である。

4．× 肺塞栓症の予防のため、術後に下肢の加圧ポンプを用いる。手術前日の対応としては適切でない。

正答 3

112回PM59：92.8％ □□□→□□□

330 閉経について正しいのはどれか。

1．閉経すると腟の自浄作用が低下する。

2．閉経後はエストロゲン分泌が増加する。

3．日本人の閉経の平均年齢は55歳である。

4．10か月の連続した無月経の確認で診断される。

解説 オープンセサミ③93，④145～146

1．○ 閉経後は腟の自浄作用が低下するため、萎縮性腟炎（老人性腟炎）を発症しやすい。

2．× 閉経後は、エストロゲンの分泌が低下する。

3．× 日本人の閉経平均年齢は、50.5歳である。

4．× 12か月の連続した無月経の確認で、閉経と診断される。

正答 1

109回PM62：95.8％ □□□→□□□

331 エストロゲン低下によって更年期の女性に起こるのはどれか。

1．骨量の低下
2．内臓脂肪の減少
3．脳血流量の増加
4．HDLコレステロールの上昇

解説 オープンセサミ④145～146

1．○ 骨量とは、一定量の骨に含まれるミネラル分（ほとんどがカルシウムとリン）の量を示す指標である。エストロゲンは、骨の新陳代謝に際して骨吸収を緩やかにする作用があるため、エストロゲンの低下によって骨吸収が促進され骨量が減少する。その結果、骨粗鬆症になりやすくなる。
2．× エストロゲンの低下により内臓脂肪は増加する。
3．× エストロゲンの低下によりLDLコレステロールが増加し、HDLコレステロールは減少する。これによって脳血管のアテローム動脈硬化を起こすと脳血流量は減少する。
4．× 選択肢3の解説参照。

正答 1

113回PM59：96.6％ □□□→□□□

332 閉経に伴うエストロゲンの低下で生じるのはどれか。

1．骨量の増加
2．腟粘膜の萎縮
3．脳血流量の増加
4．血中LDLコレステロールの減少

解説 オープンセサミ③139，④145～146

1．× エストロゲンの低下により、骨のカルシウム沈着が阻害され骨形成作用が減退することや、骨吸収が亢進することから骨量は減少する。
2．○ エストロゲンが低下すると、性器の血管が萎縮し性器組織の萎縮が起こる。
3．× エストロゲンは脳血流の増加に関与しているため、エストロゲンが低下すると脳血流は減少する。
4．× エストロゲンが低下すると、LDLコレステロール受容体が減少するため血中LDLコレステロールは増加する。

正答 2

110回AM57：92.9％ □□□→□□□

333 更年期女性のホルモン補充療法によってリスクが低くなるのはどれか。

1．乳癌《breast cancer》
2．骨粗鬆症《osteoporosis》
3．子宮体癌《uterine corpus cancer》
4．静脈血栓症《vein thrombosis》

解 説　**オープンセサミ④146**

更年期女性のホルモン補充療法は、減少するエストロゲンを補充する。子宮がある場合、エストロゲンだけを補充すると子宮体癌（子宮内膜癌）のリスクが上昇するため、原則プロゲステロンとの併用となる。

1．×　乳癌におけるホルモン補充療法は禁忌である。

2．○　ホルモン補充療法を行うことで、エストロゲン減少による骨粗鬆症のリスクを低下させる。

3．×　エストロゲンの単独使用では、子宮体癌の発症率が高まる。そのため、プロゲステロンを併用する。併用した場合、子宮体癌の発症率は上昇しない。

4．×　エストロゲンは肝臓での代謝時に血液凝固因子の産生を促進させるため、静脈血栓症のリスクは高くなる。

正答　2

統計

109回AM75：76.5％ □□□→□□□

334 2015年の経済協力開発機構〈OECD〉の報告書の日本に関する記述で正しいのはどれか。

1．喫煙率が最も低い。
2．高齢化率が最も高い。
3．人口千人当たりの病床数が最も少ない。
4．国内総生産〈GDP〉に対する医療費の割合が最も高い。

解 説

経済協力開発機構〈OECD〉は世界経済の発展に貢献することを目的とした組織で、世界各国の経済状況等についての報告書を随時作成している。

1．×　2015年の経済協力開発機構〈OECD〉の報告書によると、日本の喫煙率は最も低いとはいえない。なお、2023年の日本の喫煙率は男性が27％（OECD平均喫煙率は20％）と7番目に高いのに対し、女性は8％（同12％）である。

2．○　経済協力開発機構〈OECD〉が2015年に刊行した「都市における高齢化」の日本に関する記述では、高齢化率が最も高いと記されている。2023年も同様。

3．× 2015年の経済協力開発機構〈OECD〉の報告書によると、日本の人口千人当たりの病床数は13.32であり、他のOECD諸国に比べて大幅に多くの病床を有している。なお、2023年の日本の人口千人当たりの病床数は12.6であり、最も多い（OECD平均は4.3）。

4．× 2015年の経済協力開発機構〈OECD〉の報告書によると、日本の国内総生産〈GDP〉に対する医療費の割合は8位である（1位はアメリカ）。なお、2023年の日本の国内総生産〈GDP〉に対する医療費の割合は4位である（1位はアメリカ）。

正答 2

113回AM32：95.0％ □□□→□□□

335 健康寿命の説明で適切なのはどれか。
1．生活習慣病の予防は健康寿命を伸ばす。
2．令和元年（2019年）の健康寿命は女性より男性の方が長い。
3．令和元年（2019年）の健康寿命は平成28年（2016年）よりも短い。
4．平均寿命と健康寿命の差は健康上の問題なく日常生活が過ごせる期間である。

解説 オープンセサミ⑤76

1．○

2．× 令和元年（2019年）の健康寿命は男性72.68歳、女性75.38歳で、女性の方が長い。

3．× 令和元年（2019年）の健康寿命は男性72.68歳、女性75.38歳で、平成28年（2016年）の男性72.14歳、女性74.79歳より長い。

4．× 健康寿命とは、健康上の問題で日常生活が制限されることなく生活できる期間のことをいい、平均寿命と健康寿命の差は日常生活に制限のある「不健康な期間」を意味する。

正答 1

113回PM65：71.6％ □□□→□□□

336 令和元年（2019年）の国民生活基礎調査において、要介護者等のいる世帯に同居している主な介護者の特徴で正しいのはどれか。
1．性別は男性が多い。
2．続柄は子が最も多い。
3．年齢は60～69歳が最も多い。
4．ストレスの原因は「自由にできる時間がない」が最も多い。

解説 オープンセサミ⑤82

1．× 性別は女性が65.0％、男性が35.0％を占める。

2．× 続柄は配偶者が23.8%、子が20.7%と配偶者が最も多い。

3．○ 男女とも60～69歳が最も多い。

4．× ストレスの原因は、「家族の病気や介護」が最も多い。

正答　3

109回PM61：70.8％ □□□→□□□

> 337 平成28年（2016年）の人口動態統計における日本の出生で正しいのはどれか。
>
> 1．出生数は過去10年で最低である。
>
> 2．出生数は100万人を上回っている。
>
> 3．合計特殊出生率は過去10年で最低である。
>
> 4．第1子出生時の母の平均年齢は30歳未満である。

解説　オープンセサミ⑤69～70

1．○ 平成28年（2016年）の出生数は98万人弱で、過去10年で最低であった。なお、令和4年（2022年）の出生数は約77万人で、さらに減少している。

2．× 選択肢1の解説参照。

3．× 平成28年（2016年）の合計特殊出生率は1.44である（令和4年は1.26）。平成28年時点で、過去10年で最も低かったのは平成19年（2007年）の1.34である。

4．× 平成28年（2016年）の第1子出生時の母の平均年齢は30.7歳である（令和4年は30.9歳）。

正答　1

111回AM32：80.8％ □□□→□□□

> 338 日本の平成30年（2018年）の健康に関する指標の記述で正しいのはどれか。
>
> 1．女性の死因の第3位は老衰である。
>
> 2．男性の死因の第3位は肺炎《pneumonia》である。
>
> 3．女性の平均寿命は89年を超えている。
>
> 4．男性の平均寿命は83年を超えている。

解説　オープンセサミ⑤72, 76

1．○ 平成30年（2018年）における女性の死因第1位は悪性新生物、第2位は心疾患、第3位は老衰である。なお、令和4年（2022年）は第1位が悪性新生物、第2位が老衰、第3位が心疾患である。

2．× 平成30年（2018年）における男性の死因第1位は悪性新生物、第2位は心疾患、第3位は脳血管疾患である。なお、令和4年（2022年）も第1位～第3位に変動はない。

3．× 平成30年（2018年）の女性の平均寿命は、87.32歳（令和4年（2022年）は87.09）である。

4．× 平成30年（2018年）の男性の平均寿命は、81.25歳（令和4年（2022年）は81.05歳）である。

正答　1

110回PM53：78.4％ □□□→□□□

339 平成29年度（2017年度）の人口動態統計における、小児の年齢階級別死因のうち第1位が悪性新生物〈腫瘍〉である年齢階級はどれか。

1．0歳
2．1〜4歳
3．5〜9歳
4．10〜14歳

解説 オープンセサミ⑤73

平成29年のデータを以下に示す。令和4年度（2022年度）は表を参照。

1．2．× 0〜4歳の死因第1位は、先天奇形、変形・染色体異常である。

3．○ 5〜9歳の死因第1位は、悪性新生物〈腫瘍〉である。

4．× 10〜14歳の死因第1位は、自殺である。

年齢階級別死因第1位（令和4年）

年齢	死因
0 〜 4 歳	先天奇形、変形・染色体異常
5 〜 9 歳	悪性新生物
10〜39歳	自殺
40〜89歳	悪性新生物
90歳以上	老衰

資料　厚生労働省「人口動態統計」

正答　3

112回PM31：73.8％ □□□→□□□

340 令和2年度（2020年度）の家族に関する調査で正しいのはどれか。

1．人口動態調査では合計特殊出生率が1.54である。
2．労働力調査では共働き世帯が専業主婦世帯より少ない。
3．人口動態調査では結婚後5年未満の離婚が約半数である。
4．雇用均等基本調査では男性の育児休業取得率が12.65％である。

解説 オープンセサミ⑤69, 84, 134

1．× 令和2年度（2020年度）の人口動態調査では、合計特殊出生率が1.33である。なお、令和4年度（2022年度）は1.26である。

2．× 令和2年度（2020年度）の労働力調査では、共働き世帯（1,240万世帯）が専業主婦世帯（571万世帯）より多い。なお、令和4年度（2022年度）も共働き世帯（約1,260万世帯）が専業主婦世帯（約540万世帯）より多い。

3．× 令和2年度（2020年度）の人口動態調査では、結婚後5年未満の離婚が約3割である。令和4年度（2022年度）も同様。

4．○　なお、令和4年度（2022年度）の男性の育児休業取得率は17.13％である。

正答　4

109回PM47：94.2％ □□□→□□□

341 平成29年（2017年）の国民健康・栄養調査における成人の生活習慣の特徴で正しいのはどれか。

1．朝食の欠食率は40歳代が最も多い。
2．運動習慣のある人の割合は30歳代が最も多い。
3．1日の平均睡眠時間は6時間以上7時間未満が最も多い。
4．習慣的に喫煙している人の割合は10年前に比べて増加している。

解説　**オープンセサミ⑤122, 125**

1．×　朝食の欠食率は男女とも20歳代が最も多く、男性30.6%、女性23.6％である（令和元年は同項目なし）。

2．×　運動習慣のある人の割合は男女とも70歳以上が最も多く、男性45.8%、女性42.3%である（令和元年も男女ともに70歳以上が最も多い）。必修**201**の図表参照。

3．○　1日の平均睡眠時間は、6時間以上7時間未満が最も多く、男性35.0%、女性33.4%である（令和元年も6時間以上7時間未満が最も多い）。

4．×　習慣的に喫煙している者の割合は17.7%であり、10年間でみると有意に減少している（令和元年は16.7％）。なお、平成19年（2007年）における、習慣的に喫煙している者の割合は24.1％である。

※令和2年（2020年）および令和3年（2021年）の国民健康・栄養調査は、新型コロナウイルス感染症の影響により中止となった。

正答　3

111回AM42：98.0％ □□□→□□□

342 平成29年（2017年）の患者調査において医療機関を受診している総患者数が最も多いのはどれか。

1．喘息《asthma》
2．糖尿病《diabetes mellitus》
3．脳血管疾患《cerebrovascular disease》
4．高血圧性疾患《hypertensive disease》

解説　**オープンセサミ⑤83**

平成29年（2017年）の患者調査［3年ごとに実施］において、医療機関を受診している総患者数のデータは以下の通りである。令和2年（2020年）の患者調査でも順位は同様である。

1．× 喘息は121.1千人で、今回の選択肢の中では3番目に多い（令和2年は89.9千人）。

2．× 糖尿病は224.0千人で、今回の選択肢の中では2番目に多い（令和2年は215.0千人）。

3．× 脳血管疾患は85.9千人で、今回の選択肢の中では最も少ない（令和2年は74.2千人）。

4．○ 高血圧性疾患は646.9千人で、今回の選択肢の中では最も多い（令和2年は594.4千人）。

正答 4

110回PM50：91.7％ □□□→□□□

343 平成25年（2013年）の高齢者の地域社会への参加に関する意識調査で、高齢者が参加している活動のうち割合が最も多いのはどれか。

1．教育・文化
2．子育て支援
3．生涯・就業
4．健康・スポーツ

解説

平成25年（2013年）高齢者の地域社会への参加に関する意識調査（内閣府）において、「この1年間に、個人または友人と、あるいはグループや団体で自主的に行われている活動を行った、または参加したものについてどのくらい満足していますか」と満足度を尋ね、回答のあったものを「参加している活動」として集計した結果が以下の通りである。「健康・スポーツ（体操、歩こう会、ゲートボール等）」が、33.7％で最も多かった。

高齢者のグループ活動への参加状況

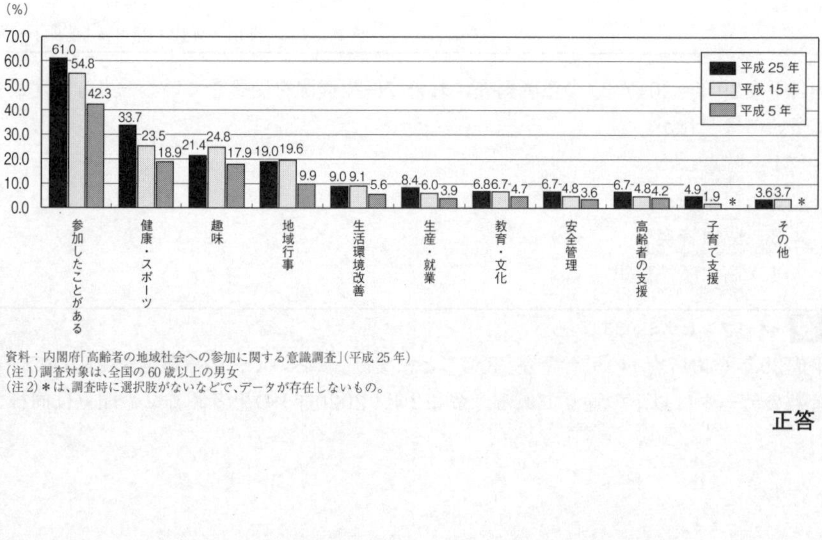

資料：内閣府「高齢者の地域社会への参加に関する意識調査」（平成25年）
（注1）調査対象は、全国の60歳以上の男女
（注2）＊は、調査時に選択肢がないなどで、データが存在しないもの。

正答 4

109回PM59：84.3％ □□□→□□□

344 平成28年度(2016年度)の福祉行政報告例における児童虐待で正しいのはどれか。

1．主たる虐待者は実父が最も多い。

2．性的虐待件数は身体的虐待件数より多い。

3．児童虐待相談件数は5年間横ばいである。

4．心理的虐待件数は5年前に比べて増加している。

解説

平成28年度のデータを以下に示す。令和3年度は図を参照。

1．× 主たる虐待者で最も多いのは実母(48.5％)である。

2．× 虐待件数は、多い順に心理的虐待(51.5％)、身体的虐待(26.0％)、ネグレクト(21.1％)、性的虐待(1.3％)となっている。

3．× 相談件数は5年前の平成24年度が66,701件、平成28年度が122,575件であり、約2倍に増加している。令和2年度はさらに増加している。

4．○ 心理的虐待は、5年前の平成24年度が22,423件、平成28年度が63,186件であり増加している。

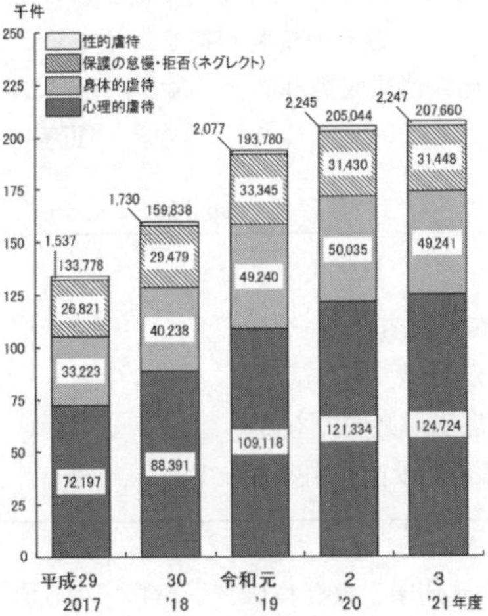

児童虐待の相談種別対応件数の年次推移

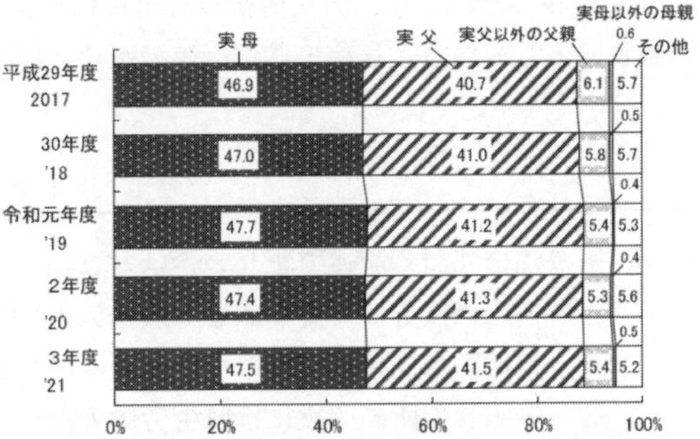

児童虐待相談における主な虐待者別構成割合の年次推移

正答 4

法律・社会保障

110回AM29：94.3％ □□□→□□□

345 医師、歯科医師、薬剤師、看護師その他の医療の担い手は、医療を提供するにあたり、適切な説明を行い、医療を受ける者の理解を得るよう努めなければならないことを定めているのはどれか。

1．医療法
2．健康保険法
3．地域保健法
4．個人情報の保護に関する法律

解説 オープンセサミ⑤142

1．○ 医療法第1条の4第2項に明記されている。これにより、インフォームド・コンセント形成の努力義務を規定している。

2．× 健康保険法は、労働災害以外の病気や負傷、死亡等に対する医療給付等について定めている。

3．× 地域保健法は、保健所や市町村等の地域保健での役割と業務を定めた法律である。

4．× 個人情報の保護に関する法律は、個人情報を取り扱う事業者の遵守すべき義務等を定めることにより、個人情報の有用性に配慮しつつ、個人の権利利益を保護することを目的としている。病院・診療所等の医療機関も個人情報取扱事業者に含まれる。

正答 1

111回PM33：96.1％ □□□→□□□

346 医療法に基づく記述で正しいのはどれか。

1．病床の区分は療養病床と一般病床の2種類である。
2．地域医療支援病院は厚生労働大臣の承認が必要である。
3．無床診療所の開設には厚生労働大臣への届出が必要である。
4．有床診療所は19人以下の患者を入院させる施設を有するものである。

解説 オープンセサミ⑤142

1．× 病床の区分は、精神病床、感染症病床、結核病床、療養病床、一般病床の5種類である。

2．× 地域医療支援病院は、都道府県知事の承認が必要である。原則として、200人以上の患者を入院させるための施設を有する。

3．× 無床診療所の開設には、保健所への届出が必要である。

4．○ 診療所とは、患者を入院させるための施設を有しないもの（無床診療所）、または19人以下の患者を入院させるための施設を有するもの（有床診療所）をいう。

正答 4

113回AM71：91.4％ □□□→□□□

347 看護師等の人材確保の促進に関する法律で規定されているのはどれか。

1．人員配置基準に基づき看護師を配置する。

2．看護師等の資質の向上のための研修等を行う。

3．新入職員を雇い入れるときに健康診断を行う。

4．年5回の年次有給休暇を取得させることが義務付けられている。

解説 オープンセサミ⑤148

1．× 医療法で規定されている。

2．○ 看護師等の人材確保の促進に関する法律で規定されている。

3．× 労働安全衛生法で規定されている。

4．× 年次有給休暇とは、一定期間勤続した労働者に対して付与される休暇のことで、労働基準法で規定されている。年次有給休暇は、一定の要件を満たした上で、勤続期間に応じて休暇の日数が異なる。

正答 2

110回AM39：86.2％ □□□→□□□

348 感染症の予防及び感染症の患者に対する医療に関する法律〈感染症法〉において、重症急性呼吸器症候群《Severe Acute Respiratory Syndrome》〈SARS〉の分類はどれか。

1．一類感染症

2．二類感染症

3．三類感染症

4．四類感染症

解説 オープンセサミ⑤87

感染症の予防及び感染症の患者に対する医療に関する法律〈感染症法〉により、感染症を一類～五類感染症、新型インフルエンザ等感染症、指定感染症、新感染症に分類している。

重症急性呼吸器症候群〈SARS〉の世界的な流行をきっかけに、2003年の感染症法の改正によって一類感染症に分類されたが、その後2007年の改正によって二類感染症に変更された。

正答 2

110回PM48：97.3％ □□□→□□□

349 後期高齢者医療制度が定められているのはどれか。

1．介護保険法

2．老人福祉法

3．高齢者の医療の確保に関する法律

4．地域における医療及び介護の総合的な確保を推進するための関係法律の整備等に関する法律〈医療介護総合確保推進法〉

解説 オープンセサミ⑤5，11～12

後期高齢者医療制度は、後期高齢者（75歳以上）がそれまでの健康保険に代わって加入する医療制度である。対象者は75歳以上と、一定の障害があると認定された65歳以上75歳未満の高齢者で、自己負担割合は世帯の所得に応じて1割（令和4年〈2022年〉10月から、一定以上の所得者に対して2割負担に引き上げられる）または3割となる。

1．× 介護保険法は平成12年（2000年）4月に施行され、高齢者介護を再編成し、総合的なサービス提供を行えるようにしたものである。

2．× 老人福祉法は昭和38年（1963年）7月に公布され、老人の健康保持、生活の安定のために必要な措置を行い、老人の福祉を図ることを目的としている。

3．○ 高齢者の医療の確保に関する法律第47条に、「高齢者の疾病、負傷又は死亡に関して必要な給付を行うもの」と規定されている。

4．× 医療介護総合確保推進法は、持続可能な社会保障制度の確立を図るため、効率的かつ質の高い医療提供体制の構築と地域包括ケアシステムの構築を通じて、地域における医療および介護の総合的な確保を推進することを趣旨として、平成26年（2014年）6月に施行された。

正答 3

111回AM33：90.9％ □□□→□□□

350 労働衛生の「3管理」とは、作業環境管理と作業管理と（　　）である。（　　）に入るのはどれか。

1．健康管理

2．総括管理

3．労務管理

4．出退勤管理

解説 オープンセサミ⑤131

労働衛生の3管理とは、作業環境管理、作業管理、健康管理である。

労働衛生の３管理

	内　容	具体例
作業環境管理	作業環境中の有害要因を除去し、さらに良好な作業環境を維持するための管理	代替物質の導入、生産工程の変更、遠隔操作、自動化、局所排気設備の設置、そう音測定など
作業管理	健康の保持増進のため作業自体を管理し、作業のやり方を適切に保ち、労働環境の悪化と労働者への影響を少なくするもの	作業時間の管理、曝露時間、作業態様の改善、保護具の使用など
健康管理	健康診断の実施など、職業性疾病等の予防、衛生管理の改善・向上を図るための管理	健康診断の実施、運動や栄養などの日常生活指導、適正部署への配置転換、健康教育など

正答　1

112回AM73：88.4％ □□□→□□□

351 職員数が300人の病院の看護師の働き方に関するマネジメントで、労働安全衛生法に基づいて規定されているのはどれか。

1．1年以内ごとに1回、定期に心理的な負担の程度を把握するための検査を行う。
2．8時間を超える夜勤の時は1時間以上の休憩時間を確保する。
3．生理日に就業が著しく困難な場合は休暇の請求ができる。
4．妊娠中は請求すれば時間外労働が免除される。

解説　オープンセサミ⑤130, 133

1．○　平成26年6月25日公布（平成27年12月1日施行）の「労働安全衛生法の一部を改正する法律（平成26年法律第82号）」において、心理的な負担の程度を把握するための検査（ストレスチェック）およびその結果に基づく面接指導の実施を事業者に義務づけること等を内容とした、ストレスチェック制度が創設された。

2．3．4．×　労働基準法に規定されている。

正答　1

113回PM28：90.2％ □□□→□□□

352 雇用の分野における男女の均等な機会及び待遇の確保等に関する法律〈男女雇用機会均等法〉に規定されている母性保護はどれか。

1．生理日の就業制限
2．産後6週間の就業禁止
3．妊産婦の時間外労働の禁止
4．妊婦健康診査の受診時間の確保

解説　オープンセサミ⑤133, 135

1．×　生理日の就業制限は労働基準法に定められる。

2．×　産後の就業禁止は労働基準法に定められる。原則として産後8週間は就業させることができないが、強制的休業期間である6週間が経過し、本人から請求があった場合に限って、医師が支障がないと認めた業務に就業させることができる。

3．×　妊産婦の時間外労働の禁止は労働基準法に定められる。

4．○　妊婦健康診査の受診時間の確保については男女雇用機会均等法に定められる。

正答　4

110回PM58：93.2％ □□□→□□□

353 母体保護法で規定されているのはどれか。

1．育児時間
2．生理休暇
3．受胎調節の実地指導
4．育児中の深夜業の制限

解説　オープンセサミ⑤107

1．×　育児時間は、労働基準法に規定されている。
2．×　生理休暇は、労働基準法に規定されている。
3．○　母体保護法には、受胎調節の実地指導、人工妊娠中絶、不妊手術などについて規定されている。
4．×　育児中の深夜業の制限は、育児休業、介護休業等育児又は家族介護を行う労働者の福祉に関する法律〈育児介護休業法〉に規定されている。

正答　3

112回PM58：92.9％ □□□→□□□

354 母体保護法に規定されているのはどれか。

1．産後の休業
2．妊娠中の女性の危険有害業務の就業制限
3．妊娠したことを理由とした不利益な取扱いの禁止
4．経済的理由により母体の健康を著しく害するおそれのある場合の人工妊娠中絶

解説　オープンセサミ⑤107, 133, 135

1．×　産後の休業は、労働基準法に規定されている。
2．×　妊娠中の女性の危険有害業務の就業制限は、労働基準法に規定されている。
3．×　妊娠したことを理由とした不利益な取扱いの禁止は、雇用の分野における男女の均等な機会及び待遇の確保等に関する法律〈男女雇用機会均等法〉および育児休業、介護休業等育児又は家族介護を行う労働者の福祉に関する法律〈育児・介護休業法〉に規定されている。
4．○　母体保護法は人工妊娠中絶の要件として、次の2つを規定している。
① 妊娠の継続または分娩が、身体的・経済的理由により母体の健康を著しく害するおそれがある場合
② 暴行もしくは脅迫によって又は抵抗もしくは拒絶することができない間に姦淫されて妊娠した場合

正答　4

111回AM30：81.2％ □□□→□□□

355 育児休業、介護休業等育児又は家族介護を行う労働者の福祉に関する法律〈育児・介護休業法〉における介護休業の取得で正しいのはどれか。

1．介護休業は分割して取得することはできない。
2．介護の対象者1人につき半年を限度に取得できる。
3．要介護状態にある配偶者を介護するために取得できる。
4．介護老人福祉施設に入所している家族の面会のために取得できる。

解説 オープンセサミ⑤134

1．2．× 要介護状態の家族1人につき通算93日まで、分割して3回を上限として、介護休業を取得することができる。

3．○ 介護休業の対象家族とは、配偶者（事実婚を含む）、父母、子、配偶者の父母、祖父母、兄弟姉妹、孫である。

4．× 施設入所の家族への面会目的のためには取得できない。

正答 3

110回AM87：81.4％ □□□→□□□

356 労働者災害補償保険法に規定されているのはどれか。2つ選べ。

1．通勤災害時の療養給付
2．失業時の教育訓練給付金
3．災害発生時の超過勤務手当
4．有害業務従事者の健康診断
5．業務上の事故による介護補償給付

解説 オープンセサミ⑤25～26

1．5．○ 労働者災害補償保険法は、業務上あるいは通勤による労働者の負傷、疾病、障害または死亡等に対して必要な保険給付を行い、あわせて被災労働者の社会復帰の促進、被災労働者とその遺族の援護、労働者の安全および衛生の確保等を目的とする。

2．× 失業時の教育訓練給付金は、雇用保険法に規定されている。

3．× 災害発生時の超過勤務手当は、労働基準法に規定されている。労働基準法第33条第1項において、災害その他避けることができない事由により臨時に時間外・休日労働させる場合、使用者は労働基準監督署長の許可により、必要な限度の範囲内に限り時間外・休日労働をさせることができるとされている。

4．× 有害業務従事者の健康診断は、労働安全衛生法に規定されている。事業者は原則として雇入れ時、配置替えの際および6か月以内毎に1回、特別の健康診断を実施することが義務づけられている。

正答 1、5

109回PM37：81.0％ □□□→□□□

357 健康増進法に基づき実施されるのはどれか。

1．受療行動調査

2．特定保健指導

3．アレルギー疾患対策

4．受動喫煙の防止対策

解説 オープンセサミ⑤124～126

1．× 受療行動調査は、統計法に基づく一般統計調査である。

2．× 特定保健指導は、高齢者の医療の確保に関する法律に基づき実施される。

3．× アレルギー疾患対策は、アレルギー疾患対策基本法に基づき実施される。

4．○ 受動喫煙の防止対策は、健康増進法に基づき実施される。

正答 4

111回PM55：91.2％ □□□→□□□

358 退職した高齢者に就労機会を提供するのはどれか。

1．シルバー人材センター

2．老人福祉センター

3．老人クラブ

4．自治会

解説 オープンセサミ③105

1．○ シルバー人材センターは都道府県知事の指定を受けた公益社団法人で、定年退職者などの高年齢者に、臨時的かつ短期的又はその他の軽易な就業を提供するとともに、ボランティア活動をはじめとするさまざまな社会参加を通じて、高年齢者の健康で生きがいのある生活の実現と、地域社会の福祉の向上と活性化に貢献している。

2．× 老人福祉センターは、老人福祉法に基づく老人福祉施設である。地域の高齢者に対して各種の相談に応じるとともに、健康の増進や教養の向上、レクリエーションのための便宜を総合的に提供する施設で、利用料は無料または低額である。

3．× 老人クラブとは、地域を基盤とする高齢者の自主的な組織で、仲間づくりを通して、生きがいと健康づくり、生活を豊かにする楽しい活動を行うとともに、その知識や経験を生かして、地域の諸団体と共同し、地域を豊かにする社会活動に取り組み、明るい長寿社会づくり、保健福祉の向上に努めることを目的とする。

4．× 自治会は地縁団体で、町内会や区会なども同じ意味を成す。一定の区域の世帯が参加し、地域的な活動や課題に主体的に取り組む組織である。

正答 1

111回PM63：72.5％ □□□→□□□

359 配偶者からの暴力の防止及び被害者の保護等に関する法律〈DV防止法〉について正しいのはどれか。
1．配偶者暴力相談支援センターは被害者の保護命令を出すことができる。
2．配偶者には事実上婚姻関係と同様の事情にある者が含まれる。
3．配偶者からの暴力を発見したときは、保健所へ通報する。
4．加害者の矯正が法の目的に含まれる。

解説 オープンセサミ⑤111

1．× 配偶者暴力相談支援センターは緊急時の一時保護などの業務を行う。保護命令を出すことができるのは裁判所である。

2．○ 配偶者には、婚姻の届出をしていないが事実上婚姻関係と同様の事情にある者を含むと規定されている（DV防止法第1条第3項）。

3．× 配偶者からの暴力を受けている者を発見した者は、その旨を配偶者暴力相談支援センター又は警察官に通報するよう努めなければならないと規定されている（同法第6条第1項）。

4．× DV防止法は、配偶者からの暴力に係る通報、相談、保護、自立支援等の体制を整備し、配偶者からの暴力の防止及び被害者の保護を図ることを目的とする法律であり、加害者の矯正は目的に含まれていない。

正答 2

113回AM29：83.7％ □□□→□□□

360 生活保護法に基づき生活保護の実務を行うのはどれか。
1．保健所
2．福祉事務所
3．精神保健福祉センター
4．地域包括支援センター

解説 オープンセサミ⑤29

1．× 保健所は、地域保健法に基づいて人口動態統計や保健師に関する事項、感染症に関する調査などを行う。

2．○ 生活保護法に基づいて生活保護に関する実務を行うのは、福祉事務所である。

3．× 精神保健福祉センターは、精神保健福祉法に基づいて精神保健に関する事項を行う。

4．× 地域包括支援センターは、介護保険法に基づいて地域高齢者の権利擁護、介護予防事業などを行う。

正答 2

112回PM32：85.6％ □□□→□□□

361 生活保護法の扶助の種類とその内容の組合せで正しいのはどれか。

1．医療扶助 ── 医療にかかる費用

2．教育扶助 ── 高等学校以上の教育にかかる費用

3．住宅扶助 ── 住宅の購入にかかる費用

4．出産扶助 ── 新生児の育児用品にかかる費用

解説 オープンセサミ⑤30

1．○ 医療扶助は病気やけがの治療、薬剤の支給など、医療にかかる費用である。

2．× 教育扶助は義務教育にかかる費用である。高等学校等就学費は生業扶助から支給される。

3．× 住宅扶助は家賃、地代、住宅補修などの費用である。

4．× 出産扶助は出産のための費用である。新生児の育児用品にかかる費用は生活扶助から支給される。

扶助の種類・内容

扶助の種類	内　容	給付方式
①生活扶助	食費、衣類費、光熱水費など日常生活に必要な費用。基準となる生活費は、年齢、地域などにより異なる。これに、世帯の状況に応じて、妊産婦加算、障害者加算などが支給される。	現金
②教育扶助	学用品、教材費、給食費など義務教育（小・中学校）に必要な費用。学習支援費（小・中）として家庭内学習に必要な図書購入費や課外のクラブ活動に要する費用。	現金
③住宅扶助	家賃、地代、住宅補修などの費用。	現金
④医療扶助	病気やけがの治療、薬剤の支給など。	現物
⑤介護扶助	居宅介護や施設介護など介護に関するサービスの提供。介護保険法の施行に伴い新たに設けられた。	現物
⑥出産扶助	出産のための費用。	現金
⑦生業扶助	生業に必要な資金、技能習得・就労に要する費用。高等学校等就学費。学習支援費（高）。	現金
⑧葬祭扶助	葬祭のための費用。	現金

正答　1

112回AM31：95.6％ □□□→□□□

362 社会保険制度と根拠法令の組合せで正しいのはどれか。

1．医療保険 ── 健康保険法

2．介護保険 ── 高齢者虐待の防止、高齢者の養護者に対する支援等に関する法律〈高齢者虐待防止法〉

3．雇用保険 ── 社会福祉法

4．年金保険 ── 生活困窮者自立支援法

解説 オープンセサミ⑤5, 14, 17, 26

1．○　健康保険法は、医療保険の根拠法令の一つである。医療保険は、疾病、負傷、死亡、出産など短期的な経済的損失について保険給付を行う制度である。わが国では全国民が何らかの医療保険に加入することが義務付けられており、国民皆保険が実現している。

2．×　介護保険の根拠法令は介護保険法である。介護保険は、介護が必要な状態になったときに、保険者から介護サービス等の保険給付を受けることができる制度である。

3．×　雇用保険の根拠法令は雇用保険法である。雇用保険は、主に被保険者である労働者が失業した場合などに失業等給付を行い、求職活動を行う間の生活保障と雇用の安定、再就職の援助を行う制度である。

4．×　年金保険のうち、国民年金は国民年金法、厚生年金は厚生年金保険法が根拠法令となる。日本の公的年金制度は、20歳以上60歳未満のすべての人が共通して加入する国民年金と、会社員や公務員等が加入する厚生年金による、「2階建て」と呼ばれる構造になっている。

正答　1

109回AM54：89.4％ □□□→□□□

363 認知症《dementia》が疑われる人や認知症の人およびその家族を訪問し、複数の専門職でアセスメントや自立生活の支援を行うのはどれか。

1．成年後見人
2．介護認定審査会
3．認知症対応型通所介護
4．認知症初期集中支援チーム

解説 オープンセサミ⑤19, 22, 51

1．×　成年後見人は成年後見制度のもと認知症、知的障害、精神障害などで判断能力が不十分な場合に、本人に代わって財産管理等の法律行為を行う。

2．×　介護認定審査会は原則市町村に設置され、要介護認定の二次判定を行う機関である。

3．×　認知症対応型通所介護は介護保険制度の地域密着型サービスに分類され、老人デイサービスセンター等に通所し、日常生活上の世話、機能訓練を行う。

4．○　認知症初期集中支援チームは複数の専門職により構成され、認知症の人やその家族を訪問し、初期の支援を包括的、集中的（概ね6か月）に行い、自立生活のサポートを行う。地域包括支援センター等に配置されている。

正答　4

111回AM31：81.5％ □□□→□□□

364 社会福祉法に基づき社会福祉協議会が推進するのはどれか。

1．がん対策
2．男女共同参画
3．就労の支援活動
4．ボランティア活動

解説 オープンセサミ⑤34

1．× がん対策は厚生労働省と都道府県が連携し、総合的かつ計画的に推進することを目指している。

2．× 男女共同参画は所管官庁を内閣府とし、男女平等を推進するため、男女が互いにその人権を尊重しつつ能力を十分に発揮できる社会の実現を目指すものである。

3．× 就労支援とは、個人の状況に応じて就労を実現する援助を言う。就労困難者に対する支援といった意味合いが強く、厚生労働省やハローワークなどが主に関与する。

4．○ 社会福祉協議会とは、地域における社会福祉の推進を図ることを目的として設立される非営利民間福祉団体であり、社会福祉のためのボランティア活動などを行う。

正答 4

110回PM69：86.7％ □□□→□□□

365 成年後見制度で正しいのはどれか。

1．任意後見人は裁判所が決定する。
2．認知症の診断と同時に成年後見制度が適用される。
3．日常生活自立支援事業の一部として位置付けられる。
4．成年後見人は財産管理などの手続きを本人の代理で行う。

解説 オープンセサミ⑤51～52

1．× 任意後見人は判断能力が十分あるうちに自分で後見人を選定する。

2．× 成年後見制度は、本人、配偶者、4親等以内の親族などが家庭裁判所に申し立てを行うことで適用される。

3．× 日常生活自立支援事業は、成年後見制度と相互に補完しあう制度であり、行政主体や根拠法などが異なるため、一部ではない。

4．○ 成年後見人は、財産管理などの手続きや、医療や介護における契約などの身上保護を本人の代理で行う。

正答 4

112回AM67：70.0％ □□□→□□□

366 障害者の日常生活及び社会生活を総合的に支援するための法律〈障害者総合支援法〉に基づき、精神障害者に適用されるのはどれか。

1．障害基礎年金
2．一定割合の雇用義務
3．精神障害者保健福祉手帳
4．自立支援医療（精神通院医療）

解説　オープンセサミ③229, 232, ⑤15

1．×　障害基礎年金は、国民年金法に基づき、被保険者の病気やけがなどにより障害が残った場合に支給される。

2．×　一定割合の雇用義務とは、障害者の雇用の促進等に関する法律〈障害者雇用促進法〉に基づき、一定割合の障害者の雇用を義務付けるもので、従業員数が一定数以上の規模の事業主に適用される。

3．×　精神障害者保健福祉手帳は、精神保健及び精神障害者福祉に関する法律〈精神保健福祉法〉に基づき、一定程度の精神障害者に適用される。

4．○　自立支援医療（精神通院医療）は、障害者の日常生活及び社会生活を総合的に支援するための法律〈障害者総合支援法〉に基づいた、精神障害者の通院医療に係る公費負担医療制度である。

正答　4

111回PM86：86.0％ □□□→□□□

367 地域包括支援センターの目的を定める法律はどれか。

1．介護保険法
2．健康増進法
3．社会福祉法
4．地域保健法
5．老人福祉法

解説　オープンセサミ③20, ⑤22〜23

1．○　地域包括支援センターは、介護保険法に規定された機関である。地域住民の心身の健康の保持及び生活の安定のために必要な援助を行うことで、公正・中立な立場から包括的な支援を行うことを目的としている。

2．×　健康増進法とは、生活習慣に関する知識の普及と国民の健康増進を図る法律である。また受動喫煙の防止や特定機能食品などに関する条項も盛り込まれている。

3．×　社会福祉法は、社会福祉事業が公明かつ適正に行われ、社会福祉の進展に役立つことを目的として制定された法律である。

4. × 地域保健法は、市町村と保健所・市町村保健センターの地域保健での役割と業務を定めた法律で、地域保健対策の推進に関する基本指針、保健所・市町村保健センターの設置その他の基本となる事項を定めている。

5. × 老人福祉法とは、老人の健康と生活の安定のために必要な措置と福祉を図ることを目的として1963年(昭和38年)に制定された法律である。

正答 1

110回AM67：96.3％ □□□→□□□

368 介護保険制度におけるケアマネジメントで適切なのはどれか。
1. 家族の介護能力はアセスメントに含めない。
2. 介護支援専門員が要介護状態区分を判定する。
3. 利用者が介護サービス計画を作成することはできない。
4. モニタリングの結果に基づき介護サービス計画の修正を行う。

解説 オープンセサミ③17

1. × 家族の介護能力も含めたアセスメントが必要である。
2. × 要介護状態区分は、市町村の一次判定を経て介護認定審査会で判定される。
3. × 介護サービス計画の作成は、利用者や家族でも行うことができる。
4. ○ モニタリングとは、中間評価のことである。ケアプランの各サービスの実施状況や、利用者、家族の満足度などをモニタリングし、必要であれば修正していく。

正答 4

112回AM55：95.1％ □□□→□□□

369 65歳以上の高齢者が要介護認定の有無に関わらず利用できるのはどれか。
1. 介護予防教室
2. 介護老人保健施設
3. 夜間対応型訪問介護
4. 通所介護〈デイサービス〉

解説 オープンセサミ③79, ⑤20～21

1. ○ 介護保険の地域支援事業に介護予防・日常生活支援総合事業がある。その中で一般介護予防事業はすべての高齢者が対象である。

介護サービスの利用の手続き

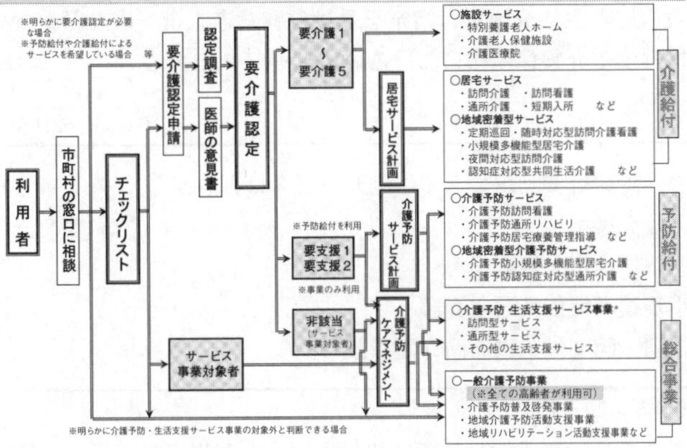

＊令和3年度より、市町村判断で要介護者も介護予防･生活支援サービス事業の対象とすることができる。

2．× 介護老人保健施設は要介護状態の高齢者が利用できる、介護保険法に基づいた施設サービスである。在宅復帰予定の方が3～6か月利用できる。

3．× 夜間対応型訪問介護は、要介護者が利用できる、介護保険法に基づいた地域密着型サービスである。

4．× 通所介護〈デイサービス〉は、要介護者が利用できる、介護保険法に基づいた居宅サービスである。

正答　1

110回PM68：85.4％ □□□→□□□

370 介護保険制度における地域密着型サービスはどれか。

1．重度訪問介護
2．地域活動支援事業
3．小規模多機能型居宅介護
4．特定施設入居者生活介護

解説　オープンセサミ③82, ⑤21

1．× 重度訪問介護は、重度の肢体不自由や知的障害などにより行動上著しい困難をもつ障害者で常時看護を必要とする人に対して行われる障害者総合支援法におけるサービスである。

2．× 地域活動支援事業は、障害者に対して自立した日常生活や社会生活を営むことができるよう、地域の特性に応じて市町村や都道府県が行う障害者総合支援法におけるサービスである。

3．○　小規模多機能型居宅介護は、利用者の選択に応じて宿泊や訪問を組み合わせて行われる介護保険法における地域密着型サービスである。

4．×　特定施設入居者生活介護は、指定を受けた軽費老人ホームなどが食事や入浴などのサービスを提供する介護保険法における居宅サービスである。

正答　3

113回PM68：82.1％ □□□→□□□

371 介護保険の介護給付で利用できる居宅サービスはどれか。

1．訪問入浴介護
2．介護予防居宅療養管理指導
3．看護小規模多機能型居宅介護
4．定期巡回・随時対応型訪問介護看護

解説　オープンセサミ⑤20～21，79

1．○　訪問入浴介護は、介護給付・予防給付の両方で利用可能であり、居宅サービスに該当する。

2．×　介護予防居宅療養管理指導は、予防給付でのみ利用可能である。介護給付では利用できない。

3．×　看護小規模多機能型居宅介護は、介護給付でのみ利用可能であるが、地域密着型サービスに該当する。

4．×　定期巡回・随時対応型訪問介護看護は、介護給付でのみ利用可能であるが、地域密着型サービスに該当する。

正答　1

111回AM53：71.3％ □□□→□□□

372 介護保険制度における施設サービスはどれか。

1．介護医療院サービス
2．小規模多機能型居宅介護
3．サービス付き高齢者向け住宅
4．認知症対応型共同生活介護〈認知症高齢者グループホーム〉

解説　オープンセサミ③81，⑤21

1．○　介護保険制度における施設サービスは、次の通りである。

介護老人福祉施設	入所定員が30 人以上の特別養護老人ホームであり、入所する要介護者（原則要介護3以上）に対し、施設サービス計画に基づいて、入浴、排せつ、食事等の介護その他の日常生活上の世話、機能訓練、健康管理及び療養上の世話を行うことを目的とする施設。
介護老人保健施設	主としてその心身の機能の維持回復を図り、居宅における生活を営むことができるようにするための支援が必要である要介護者に対し、施設サービス計画に基づいて、看護、医学的管理の下における介護及び機能訓練その他必要な医療並びに日常生活上の世話を行うことを目的とする施設。
介護医療院	主として長期にわたり療養が必要である要介護者に対し、施設サービス計画に基づいて、療養上の管理、看護、医学的管理の下における介護及び機能訓練その他必要な医療並びに日常生活上の世話を行うことを目的とする施設。

2．× 小規模多機能型居宅介護は、通所サービスに、訪問サービス、宿泊サービスを同一の事業所において柔軟に組み合わせて提供する地域密着型サービスである。

3．× サービス付き高齢者向け住宅〈サ高住〉は、「高齢者の居住の安定確保に関する法律」に基づく制度で、安否確認/状況把握サービスと生活相談サービスが義務づけられており、ケアの専門家（看護師・医師・介護福祉士等）が日中常駐する賃貸形式の住宅である。

4．× 認知症対応型共同生活介護〈認知症高齢者グループホーム〉は、認知症高齢者5～9人が1ユニットとなって共同生活を行う地域密着型サービスである。

正答 1

113回PM41：79.0％ □□□→□□□

373 介護老人保健施設について適切なのはどれか。

1．常勤医師の配置は義務ではない。
2．老人福祉法に基づき設置される。
3．要介護者に対して自宅での生活に向けた支援を行う。
4．従事者の配置基準は看護職員と介護職員が同数である。

解説 オープンセサミ③20，81，⑤21

1．× 1人以上（利用者100人あたり1人以上）の常勤医師の配置が義務である。

2．× 介護保険法に基づいて設置される。

3．○

4．× 利用者3人につき1人の看護職員または介護職員を配置し、看護・介護職員の総数の2/7程を看護職員、5/7程を介護職員で配置しなければならない。

正答 3

112回PM34：94.9％ □□□→□□□

374 介護保険法と社会福祉士及び介護福祉士法に基づき、介護福祉士が一定の条件を満たす場合に実施できる医行為はどれか。

1．摘便
2．喀痰吸引
3．血糖測定
4．インスリン注射

解 説　オープンセサミ⑤150

平成23年（2011年）の社会福祉士及び介護福祉士法の一部改正により、介護福祉士および一定の研修を受けた介護職員等は、一定の条件の下、喀痰吸引（口腔内、鼻腔内、気管カニューレ内部）、経管栄養（胃瘻または腸瘻、経鼻経管栄養）の実施が可能となった。

1．3．4．× 介護福祉士は実施できない。

2．○ 喀痰の吸引は実施できる。

正答　2

112回PM67：90.0％ □□□→□□□

375 指定訪問看護ステーションについて正しいのはどれか。

1．看護職員以外は配置できない。
2．緊急時用の薬剤の保管が義務付けられている。
3．訪問看護指示書に基づいて療養者のケアを行う。
4．従事する看護職員は5年以上の臨床経験が必要である。

解 説　オープンセサミ③24，⑤8

1．× 看護職員（保健師、助産師、看護師または准看護師）のほか、理学療法士、作業療法士または言語聴覚士を置くことができる。

2．× 薬剤の保管は義務付けられていない。

3．○ 医師が交付した訪問看護指示書に基づいて療養者のケアを行う。

4．× 従事者に対して、臨床経験に関する基準は設けられていない。

正答　3

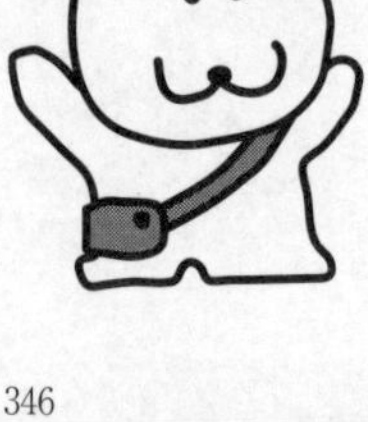

状況設定問題

循環

111回AM97～99

1：94.5％ □□□→□□□　2：78.3％ □□□→□□□　3：93.7％ □□□→□□□

次の文を読み1～3の問いに答えよ。

Aさん（70歳、女性）は1人暮らし。夫とは1年前に死別した。近くの診療所で高血圧症《hypertension》と心不全《heart failure》と診断され、内服治療をしていた。月1回は診療所で内服薬の処方と食事指導や体重測定などの生活指導を受けていたが、時々薬を飲んだことを忘れてしまうことがあった。日常生活は自立しており、認知機能は問題ない。週2日、事務職のパートとして働いており、電車を使って通勤していた。息子（42歳）と娘（37歳）は仕事のため遠方に住んでいる。1か月前からAさんは家事や外出するときに軽い息切れを感じるようになり、2、3日前からは咳と痰が出るようになった。両足のむくみが出てきたため、診療所から自宅近くの病院を紹介され外来受診した。

身体所見：意識は清明。身長159cm、体重61.3kg。
体温37.1℃、呼吸数21/分、脈拍95/分、不整、血圧164/96mmHg、経皮的動脈血酸素飽和度〈SpO_2〉92％（room air）。
両下肢に軽度の浮腫を認めた。

1　外来看護師がAさんに対して優先して確認するのはどれか。

1．通院の方法
2．最近の体重の増減
3．パートの仕事内容
4．自宅での1日の過ごし方

2　診察の結果、Aさんは心不全《heart failure》の悪化を認めたため入院することになり、個室を希望した。入院後、酸素マスクによる酸素療法や利尿薬による薬物療法、塩分制限などの食事療法が開始された。入院3日、夜勤の看護師から日勤の看護師への朝の申し送りで、昨晩のAさんは夜間全く眠っていないこと、「ここはどこですか」と繰り返し尋ねてきたこと、娘が学校から帰ってくるのを待っていると言って病室の入り口を気にしていたことが報告された。日勤の看護師は、Aさんの睡眠状況を改善する必要があると考え、Aさんへの対応について検討した。

看護師のAさんへの対応で適切なのはどれか。

1．終日、病室を明るくする。
2．日中眠っていたら覚醒を促す。
3．睡眠導入薬の使用を医師に相談する。
4．夜間覚醒している場合は、夜は眠るよう説得する。

3　入院後10日。入院治療により全身状態は改善し、夜間の睡眠もとれるようになったため、Aさんは退院することになった。Aさんは「入院していて体力が落ちてしまい、動くと疲れてしまう」と言っている。また、看護師に「医師から退院したら元の仕事はしてよいといわれました。これまでの生活を続けたいと思っています。また入院するのは嫌なので、今後の生活で気をつけることはありますか」と尋ねてきた。

このときの看護師の対応で適切なのはどれか。

1．「薬の管理はお薬カレンダーを使いましょう」
2．「通勤するときに駅の階段を使いましょう」
3．「水分は1日2,000mL摂りましょう」
4．「塩分を1日9g摂りましょう」

解説

1　オープンセサミ②94～101

Aさんは、息切れや咳、痰、浮腫などの症状から心不全の悪化が考えられる。

1．×　通勤は電車を使っていたとあり、病院は自宅近くとの情報があるが、現時点で通院の方法を確認することは優先されない。

2．○　最近の体重の増減により、心不全の経過や悪化の状態が確認できるため、優先して確認する。

3．×　パートは事務職との情報があり、仕事内容を確認することは優先されない。

4．×　日常生活は自立しているとあるため、Aさんの1日の過ごし方の確認は必要だが、あえて自宅での1日の過ごし方を確認することは優先されない。

正答　2

2　オープンセサミ③135～137

Aさんは、環境の変化からせん妄を起こしていることが考えられる。

1．×　昼と夜の区別ができるよう、朝は光を浴びることができ、夜は照明を落とし眠れる環境作りを行う。

2．○　日中眠っている場合、夜間の睡眠に影響を与えるため覚醒を促す。

3．×　まずは夜間に眠ることができるように病室環境や生活リズムを整える。それでも改善されない場合は、睡眠導入薬の使用を医師に相談する。

4．×　説得することでは、睡眠状況は改善されない。

正答　2

3　オープンセサミ③106～107

1．〇　事例に「時々薬を飲んだことを忘れてしまうことがあった」とあることから、必要な支援である。

2．×　駅の階段の程度は不明であり、現状であえて階段を利用しなければならない理由はない。

3．×　軽症例では水分制限は不要であるが、過度な飲水は避ける。重症例で希釈性低ナトリウム血症を来たした場合は水分制限が必要となる。

4．×　心負荷の軽減、高血圧コントロール等のため、塩分は1日6g未満が推奨されている。

正答　1

111回PM112～113

4：97.2％ □□□→□□□　5：84.8％ □□□→□□□

次の文を読み4、5の問いに答えよ。

Aさん（65歳、女性、要支援1）は1人暮らし。慢性心不全《chronic heart failure》で定期的に外来受診していた。下肢の浮腫と息切れを自覚し、心不全の増悪があると診断されて入院となった。入院治療によって、両下肢に軽度の浮腫はあるが歩行による息切れは消失し、退院することになった。Aさんは退院後の生活について「近くのスーパーに歩いて買い物に行くのが楽しみですが、息切れが心配です。何に気をつけたらよいですか」と病棟看護師に話した。

4　買い物についてAさんに助言する内容で最も適切なのはどれか。

1．宅配サービスを利用する。
2．移動には車椅子を利用する。
3．荷物は両手に分散して持つ。
4．途中で息切れを感じたら座って休む。

5　退院後、心不全《heart failure》の増悪を予防する目的で訪問看護を週に1回利用することになった。Aさんは夕方に下肢の浮腫が悪化するのを気にしており、訪問看護師に助言を求めた。

訪問看護師のAさんへの助言で適切なのはどれか。

1．「靴は大きめのサイズを選びましょう」
2．「外出時は弾性ストッキングを履きましょう」
3．「下肢の中枢から末梢にマッサージしましょう」
4．「就寝時には湯たんぽを身体から2、3cm離して置きましょう」

解説

4　オープンセサミ②95～101

1．×　Aさんは近くのスーパーに歩いて買い物に行くのが楽しみだと言っている。また、自分でできることがあれば、自分でした方が生活のメリハリや、生きがいができる。

2．×　Aさんは歩ける状態であるため、残された機能を最大限に生かして生活することが必要である。

3．×　荷物を両手に分散して持たなければならない理由はない。

4．○　途中で息切れを感じたら、心臓に負担をかけないよう座って休む必要がある。

正答　4

5　オープンセサミ②95～101

1．×　大きめのサイズの靴は脱げやすく、靴擦れができやすいため、足にあったサイズのものを選ぶ。

2．○　弾性ストッキングは、静脈の総断面積を減少させることで、静脈還流量を増加させる。また、組織間隙の内圧が高まることによって浮腫の生成が抑制され、リンパ液の還流量を増加させる。

3．×　マッサージは末梢から中枢に向かった方が、静脈もリンパも還流がよく、浮腫の軽減となる。

4．×　湯たんぽはカバーに入れ、身体から10cm以上離して使用する。長時間、身体に湯たんぽが接触すると、低温熱傷となる可能性がある。

正答　2

次の文を読み6の問いに答えよ。

Aさん（50歳、男性、会社員）は半年ほど前から労作時に胸痛と呼吸困難感があり、狭心症《angina pectoris》と診断され内服治療を受けている。本日明け方から胸部に圧迫感があった。出勤途中に強い胸痛を自覚し、自ら救急車を要請した。救急外来到着時のバイタルサインは、体温35.8℃、呼吸数30/分、脈拍112/分、血圧96/52mmHg、経皮的動脈血酸素飽和度〈SpO_2〉93％（酸素2L/分）。意識は清明。12誘導心電図はV_1～V_4でST上昇、Ⅱ、Ⅲ、aVFでST低下がみられた。

【※心臓カテーテル検査の結果、Aさんは急性心筋梗塞《acute myocardial infarction》と診断された。心係数2.4L/分/m^2、肺動脈楔入圧20mmHgでForrester〈フォレスター〉分類Ⅱ群であった。

身体所見：両側下肺野で呼吸音が減弱しており、軽度の粗い断続性副雑音が聴取される。

心エコー検査：左室駆出率〈LVEF〉58％

胸部エックス線検査：心胸郭比〈CTR〉48％】

6　その後、Aさんは経皮的冠動脈形成術〈PCI〉を受けた。帰室時のバイタルサインは、体温36.2℃、呼吸数20/分、脈拍58/分、整、血圧80/40mmHg、経皮的動脈血酸素飽和度〈SpO_2〉95％（酸素1L/分）。顔面は蒼白、冷汗を認めた。意識は清明である。

このとき看護師が最初に行うことはどれか。

1．側臥位にする。
2．除細動器の準備を行う。
3．穿刺部の出血の有無を確認する。
4．鎮痛薬の処方を医師に相談する。

解説

6　オープンセサミ②105～107

経皮的冠動脈形成術〈PCI〉を受け、帰室時の血圧が80/40mmHgと低下し、顔面蒼白、冷汗等の症状から出血が考えられる。また、脈拍58/分（整）、経皮的動脈血酸素飽和度〈SpO_2〉95％（酸素1L/分）であることから、再梗塞や心臓内での出血の可能性は低い。まずは穿刺部の出血の有無を確認する必要がある。

正答　3

110回PM91、93

7：78.4％ □□□→□□□　8：76.5％ □□□→□□□

次の文を読み7、8の問いに答えよ。

Aさん（64歳、女性、主婦）は、50歳で高血圧症《hypertension》と診断され、降圧薬を服用している。栄養指導を受け、食事療法も実施している。趣味はサイクリングと海外旅行である。数か月前からサイクリング中に息苦しさやめまいを感じるようになったため、かかりつけ医から紹介された病院を受診した。外来受診時のバイタルサインは、体温36.8℃、呼吸数24/分、脈拍40/分、血圧96/52mmHg、経皮的動脈血酸素飽和度〈SpO_2〉98％（room air）。

7　Aさんは完全房室ブロック《complete atrioventricular block》が疑われた。

Aさんに行われる検査で優先されるのはどれか。

1．心臓超音波検査
2．12誘導心電図検査
3．心臓カテーテル検査
4．運動負荷心電図検査

【※検査の結果、Aさんは完全房室ブロック《complete atrioventricular block》と診断された。】

8　その後、Aさんにはペースメーカー植込み術が行われ、看護師は退院後の電磁干渉について説明を行った。Aさんからは「生活の中でどのようなことに注意をすれば良いですか」と質問があった。

Aさんが最も注意する必要がある状況はどれか。

1．新幹線への乗車
2．パーソナルコンピュータの使用
3．電動アシスト付き自転車での移動
4．電子商品監視装置〈Electronic Article Surveillance：EAS〉の通過

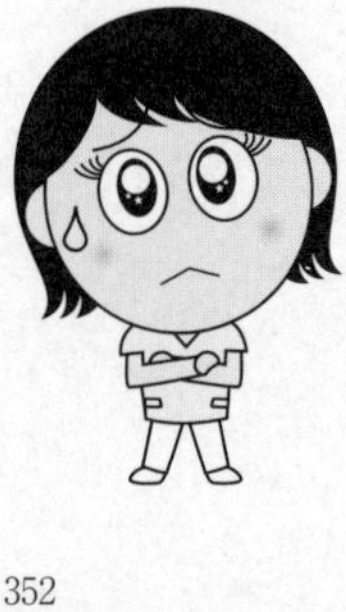

解説

7　オープンセサミ②90〜93

1．× 心臓超音波検査は、心臓の動きや逆流の有無などを判別する検査である。

2．○ 電極をつけたあと、特定の電極と組み合わせて電位の変化を測定する。これを誘導といい、基本となる12種類の誘導で記録する心電図を標準12誘導心電図という。不整脈の診断や、心筋虚血の評価などの際に用いる。

3．× 心臓カテーテル検査は、冠動脈の異常を判別する検査である。

4．× 運動負荷心電図検査は、負荷を与えて心電図の異常を知る検査であり、労作性狭心症などで行う。Aさんは完全房室ブロックが疑われており、徐脈による酸素欠乏の症状がみられるため、負荷検査の適応ではない。

正答　2

8　オープンセサミ②127〜128

ペースメーカーは、洞結節に代わって心筋に電気刺激を与えることで、必要な収縮を発生させる医療機器である。高電圧設備や大型発電機など、強力な電磁波が発生する場所や機器には近づかない。また、電子商品監視装置〈Electronic Article Surveillance：EAS〉の通過にも注意が必要である。

〈ペースメーカーの自己管理〉

①1日1回必ず脈拍の確認を行う。

②数年以上経過すると電池交換が必要となる。

③ペースメーカー手帳や患者カードを常時携帯する。

④高電圧設備・大型モーター・大型発電機・溶接機・加熱炉など、強力な電磁波の発生する場所や器械には近づかない。

⑤万引き防止ゲート・磁気ネックレスなども注意が必要である。

⑥携帯電話使用時は、ペースメーカー装着部から15cm以上離す（総務省「各種電波利用機器の電波が植込み医療機器へ及ぼす影響を防止するための指針」より）。

⑦手足のむくみやめまい、吃逆《きつぎゃく》（しゃっくり）などの症状が出現したときは受診する。

⑧運動や入浴については特に制限はないが、電気風呂への入浴は避ける。

⑨現在、市販されている機種は、死後、火葬しても爆発はしないが破裂する。火葬場では除去を求められるため、火葬前に電池を取り出すことが多い。

正答　4

神経系

109回AM119～120

9：91.4% □□□→□□□　10：91.8% □□□→□□□

次の文を読み9、10の問いに答えよ。

Aさん（75歳、女性）は、脂質異常症《dyslipidemia》と高血圧症《hypertension》で通院中で、定期受診のため、外来待合室で順番を待っていた。Aさんは、待合室の雑誌を取ろうと立ち上がり、歩こうとしたところ、右足が思うように動かず引きずって歩いた。外来看護師が声をかけると、Aさんは「らいじょうぶ」と返答したが、ろれつが回らなかった。

9　検査の結果、Aさんは左脳の運動野に脳梗塞《cerebral infarction》を発症していることが分かった。Aさんは3週間の入院治療を経て転院し、2か月間のリハビリテーションを行うことになった。

転院先の医療機関に提供する情報で最も優先するのはどれか。

1．診療情報提供書
2．要介護認定の申請書
3．医療相談員の相談記録
4．使用中の車椅子の機種
5．身体障害者手帳の申請書

10　Aさんは、2か月間のリハビリテーションの結果、健側をつかってベッド上で端坐位ができるようになり、補装具をつければ軽介助で歩行できる状態まで回復した。退院後はベッド柵をつけた介護用ベッドを設置し、自宅で生活をする予定である。Aさんが自宅で使用する介護用ベッドの柵の配置を図に示す。

ベッド柵の配置で適切なのはどれか。

1．

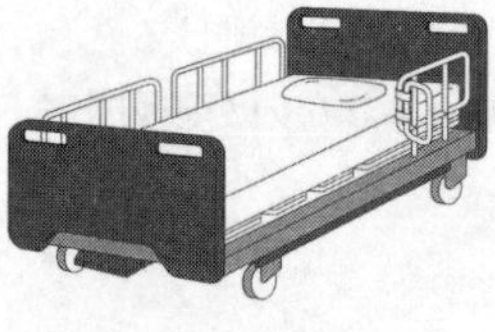

2．

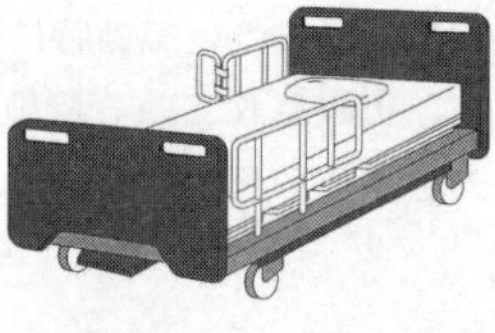

3．

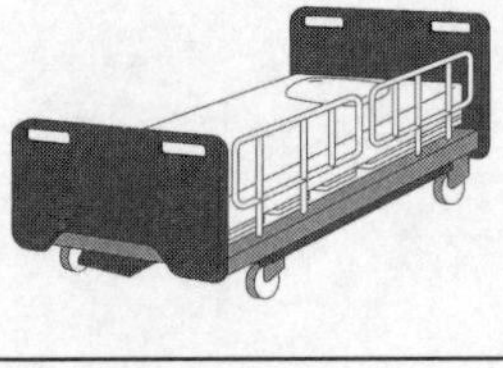

4．

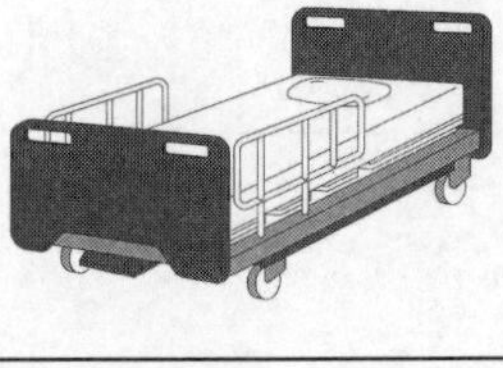

解説

9　オープンセサミ③29

1．○　診療情報提供書は、他の医療機関へ患者を紹介する際に医師が発行する書類である。紹介目的、病名、経過、処方等が記されており、転院先の医療機関に提供する書類では最も優先される。

2．×　Aさんはいずれ介護保険を利用する可能性が高いが、現在は転院しリハビリテーションを行う予定となっているので、選択肢1の方が優先度は高い。

3．×　医療相談員とは、疾病を有する人や家族の在宅生活や地域生活における全般的な相談業務を担う。Aさんが医療相談員に相談した旨の記述がないので、判断できない。

4．×　車椅子の機種も必要な情報ではあるが、転院先の医療機関に提供する情報として優先度は低い。

5．×　身体障害者手帳の障害認定は、障害が固定した後に行う。Aさんは転院しリハビリテーションを行う予定となっているため、優先度は低い。

正答　1

10　オープンセサミ②318～324

1．○　Aさんは左の運動野に梗塞があることから、右片麻痺が考えられる。危険防止のため右側にベッド柵を2本、左上下肢を使用して端坐位が取れるように左側にL字柵を配置するのが望ましい。

2．3．4．×

正答　1

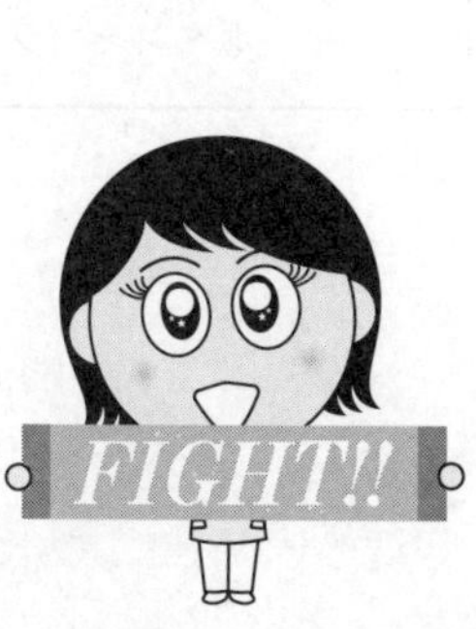

次の文を読み11、12の問いに答えよ。

Aさん（72歳、男性）は、2か月前に右中大脳動脈領域の脳梗塞《cerebral infarction》を発症した。本日、病院を退院し、介護老人保健施設に入所した。

既往歴：1年前に前立腺癌《prostatic carcinoma》のため腹腔鏡下前立腺全摘除術。

身体所見：左上下肢に軽度のしびれがある。半側空間無視がある。構音障害はない。

生活機能：改訂長谷川式簡易知能評価スケール〈HDS-R〉26点、Barthel〈バーセル〉インデックス65点。

【※Aさんは排尿コントロールについて「脳梗塞《cerebral infarction》になってから、尿意を感じるとがまんできずに大量の尿が漏れてしまう。1日に何回も漏らす」と看護師に話した。Aさんは過活動膀胱《overactive bladder》の状態にあると考えられる。】

11　入所後2日、Aさんは箸を使って食事をするが、いつも左側に置かれた食器には食べ残しがあった。

Aさんへの対応で適切なのはどれか。

1．スプーンの使用を勧める。
2．反復唾液嚥下テストを行う。
3．食事の途中で食器の配置を変える。
4．食器の下に滑り止めマットを敷く。

12　入所後3日、Aさんは入浴した。Aさんは自分で脱衣し、体を洗えたが、洗い残した部分を看護師が介助した。入浴後に看護師がAさんに服を手渡すと、Aさんは戸惑った表情で服を丸めたり広げたりしている。

Aさんへの更衣援助で最も適切なのはどれか。

1．着替え始めるまで待つ。
2．伸縮性のある素材の服を渡す。
3．服を着やすい向きに持たせる。
4．ボタンをマジックテープに変えた服を渡す。

解説

11　オープンセサミ②310, 318～324

1．×　箸の使用に問題があるという記述はないため、スプーンの使用を勧めることは適切ではない。

2．×　反復唾液嚥下テストは、嚥下障害のスクリーニングテストである。むせるなどの表記はないため、適切ではない。

3．○　Ａさんは半側空間無視があり、いつも左側に置かれた食器に食べ残しがあることから、左側を認識できていない。そのため、食事の途中で食器の配置を変えることは適切である。

4．×　滑り止めマットは、麻痺などで食器が押さえられない場合に、食器の滑り止めに使用する。Ａさんの食べ残しは食器が滑るためではないため、適切ではない。

正答　3

12　オープンセサミ②310, 318～324

服を手渡されたＡさんは、戸惑った表情で服を丸めたり広げたりしていることから、服を認識する力が衰え、着衣の仕方がわからない様子がうかがえる（着衣失行）。

1．×　着衣の仕方がわからなくなっているため、着替え始めるのを待つのは不適切である。

2．4．×　着衣のしやすさが問題ではないため、不適切である。

3．○　着衣の仕方を示すことが大切である。

正答　3

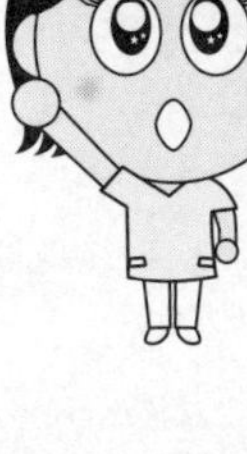

111回PM100～102

13：72.6％ □□□→□□□　14：97.5％ □□□→□□□　15：91.2％ □□□→□□□

次の文を読み13～15の問いに答えよ。

Aさん（83歳、男性）は妻（81歳）と2人暮らし。息子夫婦は共働きで同市内に住んでいる。Aさんは自宅の廊下で倒れているところを妻に発見され、救急搬送された。Aさんは右上下肢に力が入らず、妻の声かけにうなずくが発語はなかった。頭部CTで左中大脳動脈領域の脳梗塞《cerebral infarction》と診断されたため救急外来で血栓溶解療法が行われ、入院となった。血栓溶解療法による治療後2週。Aさんは右上下肢麻痺、失語などの後遺症があるが、自宅への退院を希望したため、機能訓練の目的で回復期リハビリテーション病棟に転棟した。転棟後1日。Aさんはベッドから車椅子への移乗動作の訓練を始めたが、健側の下肢筋力が低下しているため、立位のときにバランスを崩しやすい状況である。

13　Aさんへの移乗時の援助で適切なのはどれか。**2つ選べ。**

1．ズボンのウエスト部分をつかんで引き上げる。
2．ベッドの高さを車椅子の座面より低くする。
3．床に離床センサーマットを設置する。
4．車椅子をAさんの左側に準備する。
5．移乗前に血圧測定を行う。

14　Aさんは妻や看護師との話の内容は理解しているようだが、返答の際に言葉を間違えてしまうことや言葉がなかなか出てこないことがある。

Aさんへの看護師の対応で適切なのはどれか。

1．Aさんの言葉を推測しながら話す。
2．Aさんの言い誤りを訂正する。
3．大きな声で話す。
4．話題を変える。

15　転棟後5週。Aさんは歩行練習が開始となり、病棟内では日常生活動作〈ADL〉も徐々に自立してきている。食事は時々むせがみられるが、配膳すれば自力で摂取できる。排泄は車椅子でトイレへ移動しており、ズボンの着脱に介助が必要である。入浴はシャワーチェアーに座り、手が届くところは自分で洗うことができる。歯磨きは一部介助が必要である。Aさんは早く自宅に帰りたいと話し、午前と午後の機能訓練には積極的に参加しているが、機能訓練後は「疲れて何もしたくない」とベッドで横になり眠っている。夕方に面会に来た妻は「面会時にいつも疲れたと言って眠っているので、このままの状態で退院して家で世話ができるかどうか自信がありません。息子夫婦も仕事が忙しいので、介護を手伝ってもらえるかわかりません」と言っている。

看護師の妻への対応で最も適切なのはどれか。

1．施設入所の検討を提案する。
2．トイレ介助の方法を指導する。
3．Aさんの機能訓練中の様子の見学を勧める。
4．息子夫婦にも介護に参加してもらうよう助言する。

解説

13　オープンセサミ②323～324

1．×　ズボンのウエスト部分をつかんで引き上げると、ズボンが食い込み、不快感を与える。また、転倒などの原因にもなるため、避ける。

2．×　ベッドは、車椅子の座面と同じ高さにすると移乗しやすい。

3．×　ベッドから車椅子への移乗動作の訓練を始めているため、床に離床センサーマットを敷くことは転倒の原因となる。離床センサーマットは一人歩き（徘徊）予防や、離床してはならない人の転倒・転落予防のためのマットである。

4．○　Aさんは右上下肢麻痺のため、車椅子は健側である左側に準備する。

5．○　Aさんは脳梗塞の治療後であることから、急な血圧の変動に注意が必要である。移乗前には、バイタルサインが安定していることを確認する。

正答　4、5

14　オープンセサミ②310～311

1．○　左中大脳動脈領域の脳梗塞であり、話の内容は理解しているようだが、返答の際に言葉を間違えてしまうことや言葉がなかなか出てこない状況から、Ａさんは失語を発症している。Ａさんの言いたいことを推測しながら対応していく。

2．×　内容は理解しているが、言葉を間違えたりすることは失語による症状である。言い誤りを訂正することは適切な対応ではない。

3．×　83歳という年齢から感音性難聴が予測されるが、大きな声ではなく、Ａさんと視線を合わせ、表情を見ながら、口元を見せるなどし、ゆっくり、はっきりと話す。

4．×　話題を変えることは、Ａさんの気持ちを尊重しておらず、適切な対応ではない。

正答　1

15　オープンセサミ②318～324

1．×　妻は介護への不安は訴えているが、施設入所を希望しているわけではない。現時点で、施設入所の検討を提案することは適切ではない。

2．×　Ａさんは車椅子でトイレに移動でき、介助が必要なのはズボンの着脱のみである。そのため、妻へのトイレ介助の方法の指導は優先されない。

3．○　妻は、機能訓練後の疲労でいつも眠っている状態のＡさんを見て、家で世話ができるかどうか自信がないと不安を訴えている。機能訓練中のＡさんの様子を見てもらうことで、Ａさんの状態を把握することができ、退院後の介護について考えやすくなる。

4．×　妻は、息子夫婦も仕事が忙しいので、介護を手伝ってもらえるかわからないと話している。また、息子夫妻が介護に参加するかどうかは、家族で決めることである。

正答　3

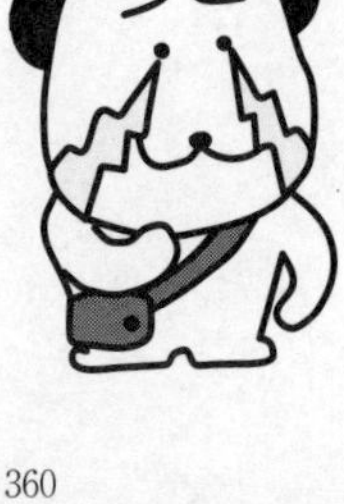

112回AM100、102

16：99.2％ □□□→□□□　17：84.9％ □□□→□□□

次の文を読み16、17の問いに答えよ。

Aさん（75歳、男性）は妻（75歳）と2人暮らしで、15年前にParkinson《Parkinson disease》〈パーキンソン〉病と診断された。7年前よりレボドパ〈L-dopa〉を1日3回内服している。Hoehn&Yahr〈ホーエン・ヤール〉重症度分類のステージⅣで、要介護2である。妻は腰痛のため毎日リハビリテーション目的で通院中である。妻の介護負担を軽減するため、Aさんは毎月10日間、介護老人保健施設の短期入所〈ショートステイ〉を利用している。今回は妻の腰痛が増強したため、Aさんは予定を早めて入所した。Aさんは握力が低下しているが、スプーンを使用し自力で食事を摂取している。食事中に姿勢が崩れることが多く、むせや食べこぼしがある。

16　看護師のAさんへの食事援助で正しいのはどれか。

1．頸部を後屈した体位にする。
2．座位時の体幹を安定させる。
3．食後に嚥下体操を実施する。
4．こぼさずに摂取できるよう全介助する。

17　妻の腰痛が改善したため、Aさんは自宅に戻ることになった。Aさんは「妻に負担をかけないように自分で動けるようになりたい。自宅でできる運動や注意することを教えてください」と看護師に話した。

Aさんへの指導で適切なのはどれか。

1．「毎日30分間の階段昇降を行いましょう」
2．「歩行時に腕を大きく振りましょう」
3．「小刻みに歩くようにしましょう」
4．「毎日1km歩きましょう」

解説

16　オープンセサミ①286～287

1．×　食事援助では嚥下しやすいように、頸部を前屈にした体位にする。

2．○　Aさんは食事中に姿勢が崩れることが多いとの情報があるので、枕などを使用して座位時の体幹を安定させる必要がある。

3．×　嚥下体操は食事の前の準備体操として行うのが有効であり、肩や首の運動、舌の体操、発声練習を実施する。

4．×　Aさんはスプーンを使用し自力で食事が摂取できているため、全介助は適切ではない。ADLの低下を防ぎながら援助を行う。

正答　2

17　オープンセサミ②343～345

1．4．×　パーキンソン病は運動量を増やすことや、強度を上げることで改善するものではない。まずは、自宅でできる強度の低い運動から始める。

2．○　パーキンソン病の歩行状況や姿勢反射異常はバランスを崩し、転倒のリスクとなる。そのため歩行は1歩目をふみ出せるきっかけを作り、視線を遠くに向けて足はつま先から上げ踵から着くように出す。まっすぐな姿勢を保ち大股で歩けるよう、歩行時には大きく手を振りリズムに合わせて歩けるよう支援する。

3．×　選択肢2の解説参照。

正答　2

18：84.7％ □□□→□□□　19：89.1％ □□□→□□□

次の文を読み18、19の問いに答えよ。

Ａさん（38歳、会社員、女性）は夫と2人暮らし。通勤中に突然の頭痛を訴えて倒れ、救急搬送された。入院後に行った頭部CT検査および頭部MRI検査で、脳腫瘍《brain tumor》と診断された。Ａさんは脳腫瘍摘出のために開頭術を受けた。

18　帰室後の看護として適切なのはどれか。

1．発熱時の冷罨法は禁忌である。
2．徐脈時は経過観察とする。
3．ベッドの頭側を挙上する。
4．頸部を前屈させる。

19　脳腫瘍摘出手術の結果、膠芽腫《glioblastoma》と診断され、Ａさんは放射線療法と抗癌薬内服による化学療法を行うことになった。放射線療法を開始して1週後、Ａさんが頭皮のかゆみを訴えたため、副腎皮質ステロイド軟膏が処方された。

Ａさんへの説明として適切なのはどれか。

1．「定期的に髪の毛をそります」
2．「かゆみが強いときは温めてください」
3．「軟膏は放射線照射前に拭き取ってください」
4．「かゆみは放射線照射の終了日にはおさまります」

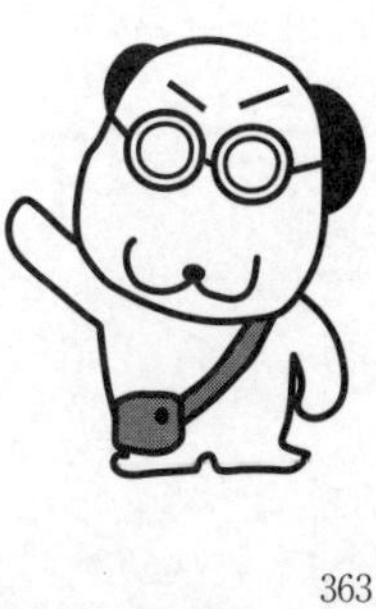

解説

18　オープンセサミ②337～339

1．**×**　体温が上昇すると酸素消費量が増し、脳血流量が増加する。その結果、脳浮腫を来しやすくする。発熱時の冷罨法は禁忌ではない。

2．**×**　徐脈は、急性頭蓋内圧亢進症状の1つである。早期に発見し報告する必要がある。

3．**○**　開頭術後は、脳に侵襲が加わることにより脳浮腫を起こしやすい。脳浮腫により頭蓋内圧が亢進すると、脳ヘルニアを引き起こす可能性がある。脳浮腫予防のために、ベッドの頭部を20～30度挙上する。

4．**×**　頸部を前屈することで、頸部の静脈がうっ滞し脳浮腫を来しやすくする。

正答　3

19　オープンセサミ②40～42

放射線治療の合併症に頭皮放射線皮膚炎があり、一般的には熱傷に準じた治療が行われる。使用されるのは、抗炎症作用を持つ副腎皮質ステロイド薬である。

1．**×**　放射線が照射されている皮膚は、日焼けと同じ状態となり傷つきやすく髪の毛が抜ける。定期的に髪の毛をそることは、頭皮を刺激することになるため行わない。

2．**×**　かゆみが強いときは、冷やすと軽減する。

3．**○**　軟膏が皮膚に付いたまま放射線を照射すると、化学物質が反応し皮膚炎を悪化させたり、吸収線量が上がったりする危険性がある。照射前には必ず軟膏を洗い流すように説明する。

4．**×**　放射線治療が終了してから1～2か月で元の状態になる。

正答　3

次の文を読み20の問いに答えよ。

Aさん（53歳、女性）は休日に公園を散歩中、階段から落ちて頭部を強打し、意識を消失した状態で病院に救急搬送された。病院到着時のAさんは開眼せず、声は発しているが理解不能である。痛み刺激には逃れようとする動作がみられる。

【※Aさんは右側の急性硬膜外血腫《acute epidural hematoma》と診断され、緊急開頭手術を受けることになった。】

20　開頭手術後2日、Aさんの全身状態は良好で、硬膜外ドレーンの排液も異常所見はなく経過している。看護師が訪室するとAさんは仰臥位で開眼し、「目が覚めたら病院にいて手術も終えていたので驚きました。今は気分もよいが、寝てばかりで背中が痛くなってきたので体勢を変えたい」と話す。

看護師の対応で適切なのはどれか。

1．仰臥位を保持する。
2．頭側を30度挙上する。
3．頭側を60度挙上する。
4．頭側を90度挙上する。

解説

20　オープンセサミ②336～339

Aさんは、開頭手術後2日で、硬膜外ドレーンの排液も異常所見なく経過し、意識レベルも会話ができるまでに回復している。しかし、開頭術後は脳浮腫が生じやすく頭蓋内圧亢進予防が必要である。そのためには、頭部を20～30度に挙上し、頭蓋内の静脈還流を促すようにする。また、頭部挙上が30度を超えると、脳灌流圧が低下すると指摘されている。

正答　2

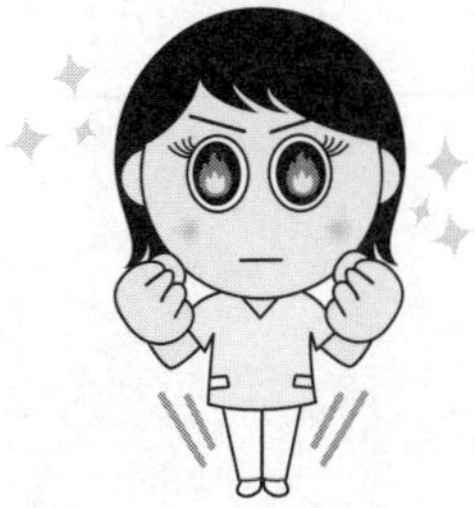

運動

110回AM103～105

21：98.2％ □□□→□□□　22：92.8％ □□□→□□□　23：90.4％ □□□→□□□

次の文を読み21～23の問いに答えよ。

A君（7歳、男児）は、サッカークラブに所属している。本日、練習中に転倒して右腕を地面についた後、肘周囲に腫れと強い痛みが生じたため、父親と救急外来を受診した。エックス線撮影の結果、右側の上腕骨顆上骨折《supracondylar fracture of humerus》と診断され、非観血的整復とギプス固定が行われることになった。A君は不安な表情で父親と処置室の前で待っている。

21　ギプス固定にあたり、A君への看護師の説明で適切なのはどれか。

1．痛くないことを説明する。
2．すぐ終わることを説明する。
3．ギプスが乾くときに冷たくなると説明する。
4．ギプスに使うものを見せながら説明する。

22　A君は、整復術後の経過観察のため1泊入院することになった。
整復術後の合併症の観察方法で適切なのはどれか。

1．患側の肩の皮膚色を観察する。
2．患肢の観察は8時間ごとに行う。
3．感覚鈍麻の有無は患肢の手指を触れて観察する。
4．冷感はギプスの中に看護師が手を入れて観察する。

23　退院時、A君は「明日から学校に行けるかな」と看護師に質問した。看護師は、学校には行けることを伝えた後、学校生活における注意点を説明することにした。
A君への説明で適切なのはどれか。

1．「右手の指は使わないでね」
2．「ギプスは濡れても大丈夫だよ」
3．「ギプスをぶつけないようにしてね」
4．「体育の授業は休まなくてもいいよ」

解説

21　オープンセサミ②375～376, ④6

1．×　上腕骨顆上骨折での非観血的整復は、皮膚の上から徒手整復を行う。整復には痛みが伴うため、痛みの軽減、筋弛緩の目的で麻酔を用いることもある。

2．×　整復の所要時間はわからないため、すぐ終わるという説明は不適切である。

3．×　最近では、水硬性や熱可塑性樹脂ギプスが用いられるため、乾くときに冷たくなることはない。

4．○　インフォームド・アセントは必要であり、説明をすることでA君の不安を取り除くことができる。

正答　4

22　オープンセサミ②383～384, ④120

整復術後の合併症として、フォルクマン拘縮や神経麻痺が起こらないように観察が必要である。

フォルクマン拘縮の観察ポイント（P－サイン）

- 増悪する疼痛（Pain）
- 蒼白あるいはチアノーゼ（Pallor or Cyanosis）
- 橈骨動脈の脈拍の減弱ないし消失（Pulselessness）
- 前腕屈筋の麻痺（Paralysis）
- 知覚異常（Paresthesia）

徴候を示す肢位
（指が屈曲位に固定）

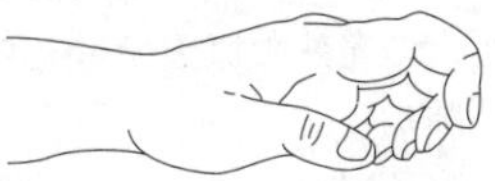

1．×　骨折部より末梢側の血流障害や神経症状を観察する。

2．×　フォルクマン拘縮を起こしてしまうと外科的手術が必要となるため、頻回の観察が必要となる。

3．○　選択肢1の解説参照。

4．×　選択肢1の解説参照。

正答　3

23

1．×　ギプス固定をしていても指を動かすことはできるため、血行改善と拘縮予防のために動かしてもよい。

2．×　神経麻痺や皮膚損傷の予防として、ギプスの下巻きには綿素材の包帯が使用されている。水に濡れるとその役割が果たせない。また、ギプス周辺が濡れることで固定が緩んだり、ギプス内での悪臭発生につながったりすることがあるため、濡れない工夫が必要である。

3．○　ぶつけてしまうことにより骨折部の整復固定部位がずれる恐れがある。

4．×　骨折部の整復固定部位の安静は必要である。体育の授業は主治医の許可がでるまで見学となる。

正答　3

次の文を読み24の問いに答えよ。

Aさん（49歳、女性）は、これまで在宅勤務でほとんど外出することがなく、BMI33であった。Aさんは久しぶりの出勤の際に転倒し、右大腿骨頸部骨折《femoral neck fracture》と診断され、右人工股関節置換術を受けることになった。

24　術後1日、Aさんは39.1℃の発熱がみられた。

バイタルサイン：呼吸数18/分、脈拍117/分、整、血圧132/82mmHg、経皮的動脈血酸素飽和度〈SpO_2〉97%（room air）。

身体所見：呼吸音は異常なし、腰背部痛なし、術創部の腫脹、発赤、熱感はない。左手の末梢血管内カテーテル刺入部に発赤、熱感がある。

血液検査所見：赤血球344万/μL、Hb12.1g/dL、白血球11,900/μL、血小板18万/μL。

血液生化学所見：尿素窒素16mg/dL、クレアチニン0.8mg/dL、CRP11.4mg/dL。

尿所見：沈査に白血球を認めない。

胸部エックス線写真：異常所見なし。

Aさんの発熱の原因で考えられるのはどれか。**2つ選べ。**

1．肺炎《pneumonia》
2．腎盂腎炎《pyelonephritis》
3．術創部感染
4．術後の吸収熱
5．カテーテル関連血流感染症《catheter related bloodstream infection》

解説

24　オープンセサミ②28〜29

1．× 術中の麻酔の影響により、術後は喀痰が貯留しやすく、無気肺（術後1〜2日頃に多い）や肺炎（術後1週間頃に多い）を起こすことがあるが、Aさんは呼吸音と胸部エックス線に異常がないため考えにくい。

2．× 膀胱留置カテーテル挿入中は腎盂腎炎など尿路感染による症状に注意が必要であるが、Aさんは背部痛がなく、尿沈渣に白血球を認めないため考えにくい。

3．× 創感染は術後4日頃より起こりやすい。Aさんは術創部の腫脹、発赤、熱感がないため考えにくい。

4．○ 術後1日頃は、創周囲の血液・浸出液を吸収する際に発生する吸収熱や、炎症性サイトカインの産生亢進などの生体反応による侵襲熱が起こりやすい。Aさんの発熱は吸収熱や侵襲熱であると考えられる。

5．○ カテーテル関連血流感染症は、血管内留置カテーテルの刺入部やカテーテルの内側で細菌が増殖することにより発症する。Aさんは末梢血管内カテーテル刺入部に発赤、熱感があることから、カテーテル刺入部に感染が起きている可能性がある。

正答　4、5

25：73.1％ □□□→□□□　26：91.1％ □□□→□□□

次の文を読み25、26の問いに答えよ。

Aさん（75歳、女性）は、1人暮らし。高血圧症《hypertension》の内服治療をしているが、その他に既往歴はない。認知機能は問題ない。軽度の円背があるが、日常生活動作〈ADL〉は自立している。簡単な家事は自分で行っており、家の中で過ごすことが多かった。近所に住む長女が時々、Aさんの様子を見に来ていた。

ある日、Aさんは自宅の階段を踏み外して転落し、横向きになったまま動けなくなったところを訪問してきた長女に発見され、救急車で病院に運ばれ、右大腿骨頸部骨折《femoral neck fracture》と診断された。そのまま入院し、緊急手術を行うことになった。

25　手術後14日。Aさんは、回復期リハビリテーション病棟のトイレ付きの個室に移動した。Aさんは歩行訓練を行っているが、立ち上がるときにバランスを崩しやすく「夜トイレに行こうとしてベッドから立ち上がるときに、ふらふらする。また転んでしまうのが怖い」と言っている。

このときの看護師の対応で最も適切なのはどれか。

1．ポータブルトイレを置く。
2．ベッドに移動介助バーを付ける。
3．ベッドの頭部側を45度挙上する。
4．夜間はヒッププロテクターを装着する。

26　Aさんの退院日が決定した。看護師は、Aさんの退院前の指導を行うことになった。Aさんから「医師から骨がもろくなっていると言われました。これ以上悪くならないように何をすればよいでしょうか」と質問があった。

Aさんへの看護師の説明で適切なのはどれか。

1．「体操は控えましょう」
2．「炭酸飲料を飲みましょう」
3．「果物を積極的に摂りましょう」
4．「日光を浴びるようにしましょう」

解説

25　オープンセサミ③41～42

手術後14日経過しているので、リハビリテーションが順調に進んでいると、平行棒歩行→歩行器練習→杖歩行→手摺を用いての歩行となり、トイレまでの歩行が可能となっている。Aさんの場合、トイレ付き個室なので、トイレ歩行における転倒の危険性は少ないと考えられる。

1．×　トイレ付き個室であり、リハビリテーションも考慮すると、ポータブルトイレの設置は必要ない。

2．○　移動介助バーとは、起き上がりや立ち上がり、車椅子への移乗動作の補助を目的とした、ベッドに取り付ける手摺である。これを取り付けることで、ベッドから立ち上がる動作がスムーズになり転倒予防になる。

3．×　ベッドの頭部挙上は、トイレ歩行による転倒予防にはならない。

4．×　ヒッププロテクターとは、転倒時に股関節を外力から守り骨折を予防するためのものである。転倒のリスクが高い高齢者に対して骨折予防対策として使用されている。

正答　2

26　オープンセサミ③139～140

人口の高齢化に伴い骨粗鬆症の患者が年々増加している。この骨粗鬆症から骨折が生じ、骨折により日常生活が制限されると、認知症や廃用症候群などを併発する。

1．×　骨に負荷がかかるほど骨芽細胞が活発になり、骨粗鬆症の予防になるため、体操を控える必要はない。

2．×　過剰摂取を避けた方がよい食品として、清涼飲料水、インスタント食品、スナック菓子、コーヒー、アルコールなどを説明する。

3．×　カルシウム、ビタミンD、ビタミンKなど骨形成を促進する栄養素を積極的に摂取するように説明する。なお、WHO/FAOの報告書に、果物や野菜は、骨基質の重要な成分であるコラーゲンを生成する上で必須な栄養素となるビタミンCの重要な供給源となるため、摂取量を増やすことが重要であると述べられている。

4．○　カルシウムの吸収を助けるビタミンDは、紫外線を浴びることで体内でも作ることができる。直射日光を長時間浴びることは避け、散歩を日課に取り入れることを勧める。

正答　4

次の文を読み27～29の問いに答えよ。

Aさん（70歳、女性）は夫（68歳）と2人で暮らしている。BMI26で左股関節の変形性関節症《osteoarthritis》のため関節可動域の制限と疼痛があり、外出時はT字杖を使用している。症状が強いときに消炎鎮痛薬を服用しているが、日常生活動作は自立している。Aさんは過去に転倒したことはないが、左右の下肢の差が3cmあり、立ち上がるときにふらつくことがある。自宅で座って過ごす時間が長い。Aさんは定期受診のため夫に付き添われて外来を受診した。

27　Aさんの症状の悪化を予防するための説明で適切なのはどれか。

1．運動はしない。
2．減塩食をとる。
3．体重を減らす。
4．家事は夫に任せる。

28　外来で、診察終了後にAさんから「少し話がある」と言われた女性のB看護師は、空いている診察室で面談した。Aさんから「男性の医師には聞けなかったのですが、性交はやめておいた方がよいでしょうか。股関節の痛みが強くなることはないのですが、夫も心配していました」と相談があった。

このときのB看護師のAさんへの対応で適切なのはどれか。

1．「同年代の変形性関節症《osteoarthritis》の方に聞いてみてはいかがですか」
2．「股関節に負担がない体位について説明します」
3．「性交時は潤滑剤を使いましょう」
4．「性交は避けた方がよいでしょう」

29　B看護師は、Aさんが処置室前の待合室でT字杖を持ち、椅子から立ち上がろうとしているのを見かけた。B看護師が声をかけると、Aさんは「夫が会計をしていますが、急にトイレに行きたくなって」と慌てていた。夫はAさんから2mほど離れた所で会計をしているため、Aさんの様子に気がついていない。待合室は患者や家族で混雑しており、外来にある車椅子は別の患者が使用中だった。

Aさんへのb看護師の声かけで適切なのはどれか。

1．「車椅子を探してきます」
2．「ご主人をお呼びしましょう」
3．「トイレまで一緒に行きましょう」
4．「転ばないように気を付けて行ってくださいね」

解説

27　オープンセサミ388～389

1．×　変形性股関節症の運動療法として、有酸素運動や筋力強化、可動域訓練などを継続することは効果的である。

2．×　バランスの取れた食事を心がけるが、変形性股関節症で減塩食にする必要は無い。

3．○　AさんはBMI26の肥満度Ⅰである。体重が増えると股関節にかかる荷重は増加するため、標準体重となるよう食事療法・運動療法で体重を減らすように努める。

4．×　過剰な安静は廃用症候群から筋力低下につながる可能性がある。無理のない範囲で家事は続ける方が良い。

正答　3

28

1．×　プライバシーにかかわることであり、同病だから話しても良いということではない。せっかく相談してくれたAさんに対しては、相談された看護師が真摯に対応する。

2．○　高齢者の性的関心をタブー視することなく、性はアイデンティティを安定させ人生を豊かにしていく上で重要な要素であることを認識したうえで相談に乗る。

3．×　潤滑剤の使用は性交時痛の緩和には効果的であるが、股関節の負担軽減に効果は期待できない。

4．×　性的欲求は本能的欲求であり、性差と共に個人差も大きい。それぞれの差を意識しつつ尊重し合えるように指導する。避けた方がよいと一方的に指導するのは適切ではない。

正答　2

29

1．×　トイレに行きたくなったと慌てるAさんをその場に残して車椅子を探しに行くと、Aさんが一人でトイレへ急いで転倒する可能性もある。その場を離れるべきではない。

2．×　外来には多くの患者がいる。会計中の夫に大声で呼びかけることは適切ではない。また、Aさんをその場に残して離れるべきではない。

3．○　Aさんの歩行介助をしながら、トイレまで一緒に歩くのが最も適切である。

4．×　Aさんを一人でトイレまで歩かせることは転倒の危険があり適切ではない。

正答　3

呼吸

113回AM94～96

30：87.4％ □□□→□□□　31：92.0％ □□□→□□□　32：89.6％ □□□→□□□

次の文を読み30～32の問いに答えよ。

Aさん（57歳、男性）は、妻（50歳）と2人で暮らしている。21歳から喫煙習慣があり、5年前に風邪で受診した際に肺気腫《pulmonary emphysema》と診断された。最近は坂道や階段を昇ると息切れを自覚するようになってきた。

30　Aさんの呼吸機能に関する数値で増加を示すのはどれか。

1．1秒率
2．残気量
3．1回換気量
4．動脈血酸素分圧〈PaO_2〉（room air）

31　Aさんは発熱、咳嗽、粘稠痰、呼吸困難を認めたため受診し、肺炎《pneumonia》を伴う慢性閉塞性肺疾患《chronic obstructive pulmonary disease》〈COPD〉の急性増悪と診断されて入院した。入院後、薬物療法によって病状は改善し退院が決定した。看護師がAさんに退院後の生活について尋ねると、今回の入院をきっかけにAさんは退職し、家事に専念すると答えた。

Aさんの呼吸機能に対する負荷が**最も小さい**動作はどれか。

1．食べる直前に調理する。
2．部屋全体に掃除機をかける。
3．頭より高い位置に洗濯物を干す。
4．買い物した荷物をカートで運ぶ。

32　5年後、Aさんは急性増悪による入退院を繰り返していた。今回の入院では呼吸機能の低下がみられたため、退院後に在宅酸素療法〈HOT〉を導入することになった。Aさんは「家での生活で気をつけることは何ですか」と看護師に質問した。

Aさんへの指導内容で適切なのはどれか。

1．「寒いときは電気毛布を使ってください」
2．「入浴時は酸素チューブを外してください」
3．「ガス調理器を電磁調理器に変更してください」
4．「呼吸が苦しいときは楽になるまで酸素流量を上げてください」

解説

30　オープンセサミ①125～126, ②63

肺気腫は、慢性閉塞性肺疾患〈COPD〉の病態の一つで、肺胞壁の壊死・破壊により呼出が障害された状態となる。

1．×　1秒率〈FEV_1%〉は、1秒間の呼出量である1秒量〈FEV_1〉をもとに算出される（1秒率＝1秒量/努力肺活量×100）。肺気腫では呼出が障害されるため、1秒量・1秒率ともに低下する。

2．○　残気量とは、限界まで息を吐き切ったときに肺の中に残る空気の量である。肺気腫では残気量は増加する。

3．×　1回換気量は、1回の呼吸（吸気と呼気）によって気道・肺に出入りする空気の量である。肺気腫では1回換気量は減少する。

4．×　動脈血酸素分圧〈PaO_2〉はガス交換能の指標の一つである。肺気腫では肺胞が破壊され、肺胞の毛細血管も減少するため、ガス交換の効率が低下し動脈血酸素分圧〈PaO_2〉は低下する。

正答　2

31　オープンセサミ②74～76

1．×　調理動作も食事摂取も呼吸に負荷がかかる。調理後は休憩し、呼吸が落ち着いてから食事を摂取するとよい。

2．×　一度で部屋全体に掃除機をかけるのは負担が大きいため、休憩しながら行ったり日を分けて掃除機をかけたりするなど工夫するとよい。

3．×　肩より上に腕を上げる動作は負荷が大きい。洗濯物を胸の高さで干せるように工夫するとよい。干すときは、口すぼめ呼吸で息を吐きながら行う。

4．○　重い荷物を運ぶのは負荷が大きいため、カートを使用するとよい。

正答　4

32　オープンセサミ①311, ③50～52

1．×　就寝時に電気毛布を使用すると発汗量が増加しやすい。脱水状態になると喀痰の粘稠度が増大し、呼吸状態の悪化を招くため注意が必要である。

2．×　入浴時は酸素消費量が増大するため、入浴中も酸素療法を行うよう指導する。浴室まで酸素チューブが届かない場合は、延長チューブを使用する。

3．○　酸素濃度が高いと周りの物質が燃えやすいため、酸素療法時は半径2m以内を火気厳禁とする。ガス調理器やたばこ・ライターの使用などを禁止する。

4．×　酸素流量は医師の指示を守る。肺気腫では、酸素流量を増加することによりCO_2ナルコーシスのリスクが高まるため、注意が必要である。

正答　3

33：80.6％ □□□→□□□　34：88.2％ □□□→□□□　35：72.3％ □□□→□□□

次の文を読み33～35の問いに答えよ。

Aさん（75歳、男性）は1人暮らしで、妻とは5年前に死別し、子どもはいない。57歳のときに慢性閉塞性肺疾患《chronic obstructive pulmonary disease》〈COPD〉と診断された。他に既往はない。20歳から喫煙していたが、今は禁煙している。エレベーターのないアパートの4階に住んでおり、家事動作時に息苦しさが出現することもあったが、日常生活動作〈ADL〉は自立していた。妻が亡くなってからは食事が不規則になり、インスタント食品ばかり食べていた。入浴はせず、週に1回シャワーを浴びていた。

1週前から日常生活動作〈ADL〉でも息苦しさが増強し、食欲がなく、ほとんど食事をしていなかったが、ジュースを500mL/日は飲んでいた。昨日の夕方に37.8℃の発熱があったため、本日かかりつけの病院を受診した。

受診時の身体所見：体温37.6℃、呼吸数24/分、脈拍94/分、整、血圧138/88mmHg、経皮的動脈血酸素飽和度〈SpO_2〉82％（room air）。動脈血液ガス分析（room air）：動脈血酸素分圧〈PaO_2〉45Torr、動脈血二酸化炭素分圧〈$PaCO_2$〉58Torr。

検査所見：赤血球420万/μL、Hb10.3g/dL、白血球9,500/μL、総蛋白5.8g/dL、アルブミン3.4g/dL、空腹時血糖98mg/dL、CRP10.1mg/dL。

医師の診察の結果、Aさんは慢性閉塞性肺疾患《chronic obstructive pulmonary disease》〈COPD〉の急性増悪と診断された。

33　このときのAさんの状態はどれか。

1．うつ熱
2．高血圧
3．呼気の延長
4．皮膚の掻痒感

34　Aさんは入院し、抗菌薬の点滴静脈内注射と酸素投与が開始された。病棟内の歩行の許可が出て、食事も全粥食を半分程度は食べることができた。

Aさんに起こりうる症状で最も注意が必要なのはどれか。

1．貧血
2．便秘
3．高血糖
4．CO_2ナルコーシス

35　Aさんは順調に回復したため、退院が決まった。退院後の慢性閉塞性肺疾患《chronic obstructive pulmonary disease》〈COPD〉の治療は、在宅酸素療法〈HOT〉は導入せずに薬物療法を継続することになった。Aさんは、看護師に「退院後も自宅で生活したい」と話している。近隣に家事を手伝ってくれる親戚や友人はいない。

Aさんへの退院指導の内容で適切なのはどれか。**2つ選べ。**

1．肺炎球菌ワクチンの接種を勧める。
2．水分を制限するよう指導する。
3．糖分を制限するよう指導する。
4．配食サービスの利用を勧める。
5．毎日の散歩を勧める。

解説

33　オープンセサミ②74～76

1．**×**　37.8℃や37.6℃でうつ熱（体温の放散が不十分なために、体内に熱が蓄積した高体温をきたした状態）が起こっていることは考えにくい。うつ熱でなく、COPD増悪による発熱が考えられる。

2．**×**　高血圧の診断基準（診察室血圧）は収縮期血圧140mmHg以上、拡張期血圧90mmHg以上であるため、Aさんは高血圧ではない。

3．**○**　COPDは、肺胞の虚脱などにより呼気障害が起こるので、呼気性呼吸困難がみられると考えられる。

4．**×**　加齢による皮膚の乾燥によって掻痒感を起こす可能性があるが、選択肢3の方が考えられる。

正答　3

34　オープンセサミ②74～76

1．**×**　Aさんはそもそも貧血があるため、注意が必要であるが、選択肢4の方が優先される。

2．**×**　便秘は食事量の少なさで起こりうるが、抗菌薬の投与による腸内の細菌への作用で、腸内環境のバランスが崩れて下痢が生じる可能性がある。

3．**×**　血糖の値は正常であり、高血糖高浸透圧症候群を起こすことは考えにくい。

4．**○**　COPDのAさんに酸素投与が開始された時、最も注意を要するのはCO_2ナルコーシスである。

※CO_2ナルコーシス

高炭酸ガス血症により意識障害を来した状態。意識障害の程度は$PaCO_2$の値よりも、脳組織のpHやその変化の速度に影響される。慢性的な高CO_2血症では中枢化学受容体が働かず、末梢化学受容体が感知するPaO_2の低下が呼吸中枢に対する唯一の刺激となっている。そのため、この状態で不用意に高濃度の酸素投与を行うと、PaO_2の上昇により末梢化学受容体からの信号が途絶え、呼吸停止を来す危険な状態となる。急性の呼吸性アシドーシスでは軽度の$PaCO_2$上昇でも意識障害が出現する。

正答　4

35　オープンセサミ②74～76, ③7

1．○　年齢的に予防接種法におけるＢ類疾病としての予防接種を受けることができる。

2．×　心不全や腎不全もなく、水分制限をする理由はない。水分摂取を制限すると、脱水のリスクが上昇するため、安易に行わない。

3．×　BMIなどの情報が不明で判断はつきにくいが、糖を制限する理由はない。

4．○　食事が不規則で、インスタントが多い生活であることから、配食サービスの利用は適切である。

5．×　廃用症候群の予防のために散歩を勧めるのは効果的であるが、エレベーターのないアパートの4階に居住、家事動作で息苦しいこととの情報もあり、毎日である必要はない。

正答　1、4

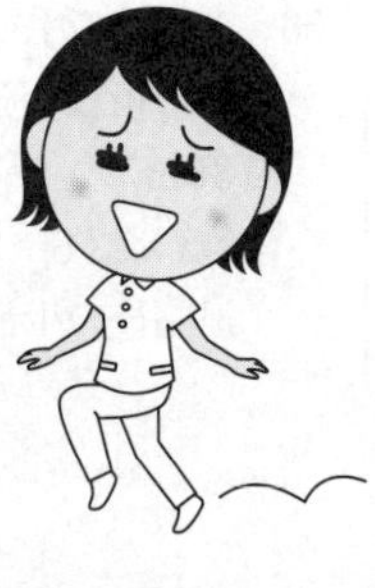

36：76.6％ □□□→□□□　37：73.0％ □□□→□□□　38：86.0％ □□□→□□□

次の文を読み36～38の問いに答えよ。

Aさん（58歳、男性、会社員）は、身長175cm、体重73kgである。Aさんは、健康診断の胸部エックス線撮影で異常陰影を指摘され、3週前に胸部造影CT検査を受けた。左肺下葉に約8mmの病変が見つかり、精密検査の結果、肺癌《lung cancer》（T1N0M0）と診断され、本日、手術目的で入院した。咳嗽、息苦しさ、喀痰はない。喫煙歴があり、20年間20本/日、禁煙後18年である。

バイタルサイン：体温36.9℃、呼吸数14/分、脈拍72/分、整、血圧136/76mmHg、経皮的動脈血酸素飽和度〈SpO_2〉96％（room air）。

検査所見：赤血球510万/μL、Hb15.6g/dL、Ht47％、白血球6,200/μL、血小板32万/μL、総蛋白7.7g/dL、アルブミン4.2g/dL、空腹時血糖102mg/dL。

呼吸機能所見：％VC76％、FEV_1％73％。

36　入院時の所見で正しいのはどれか。

1．頸部リンパ節の腫脹
2．拘束性換気障害
3．低栄養
4．貧血

37　Aさんは、入院2日目に胸腔鏡下左下葉切除術を受ける予定である。Aさんは看護師に「全身麻酔で手術を受けるのは初めてです。医師から手術の説明はあったけれど、合併症についてもう一度教えてもらえますか」と質問した。

Aさんに生じる可能性が高い合併症はどれか。

1．気胸《pneumothorax》
2．反回神経麻痺
3．Horner〈ホルネル〉症候群《Horner's syndrome》
4．Pancoast〈パンコースト〉症候群《Pancoast's syndrome》

38　Aさんの手術は予定通りの術式で行われ、肺癌《lung cancer》は術前診断通りの病期であった。Aさんの術後経過は良好であり、退院日が決定した。Aさんのバイタルサインは、体温36.3℃、呼吸数18/分、脈拍66/分、整、血圧134/76mmHg、経皮的動脈血酸素飽和度〈SpO_2〉97％（room air）であった。

退院後の生活指導で正しいのはどれか。

1.「インフルエンザワクチンは接種できません」
2.「左手で重い荷物を持たないでください」
3.「少しずつ活動量を増やしてください」
4.「自宅で酸素吸入を行ってください」

解説

36　オープンセサミ①126，②63，65〜68，136

1．×　頸部リンパ節腫脹を示す所見についての記載はない。白血球の増加もみられていないため考えにくい。また、TNM分類でN0であり、リンパ節転移は起こっていない。

2．○　呼吸機能所見で％VC（％肺活量）80％未満、FEV_1％（1秒率）70％以上であるため拘束性換気障害であると判断できる。

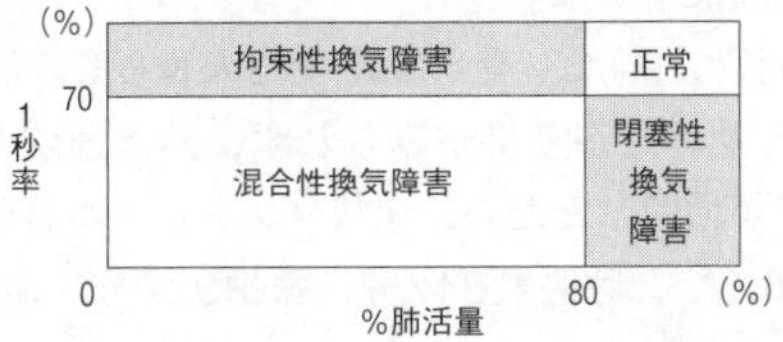

3．×　総蛋白7.7g/dL（基準値：6.5〜8.0g/dL）、アルブミン4.2g/dL（基準値：4.0〜5.0g/dL）であり、低栄養ではない。

4．×　Hb15.6g/dL（男性の基準値：13〜17g/dL。13g/dL未満で貧血と診断される）であり、貧血ではない。

正答　2

37　オープンセサミ②66，81〜82，168

1．○　胸膜腔内に空気が入った状態を気胸という。肺切除術に伴う肺瘻（肺の切断端から空気が漏れること）により、気胸や皮下気腫を生じることがある。術後は胸腔ドレーンを適切に管理することにより気胸を予防する。

2．×　反回神経は気管支より上方の縦隔内を走行している。下葉切除やそれに伴って行われることの多い下縦隔リンパ節郭清は反回神経に影響しない。ただし、上縦隔を含めた広範囲の肺門・縦隔リンパ節郭清を行う場合は、反回神経麻痺による嗄声が生じるおそれがある。

3．4．×　肺尖部の腫瘍が周囲へ浸潤・圧迫することにより生じる。肺尖部は肺の上葉にあるため、左肺下葉の腫瘍では起こりにくい。Pancoast〈パンコースト〉症候群は、上腕神経叢や頸部交感神経幹が浸潤・圧迫されることにより生じ、上肢の疼痛やしびれ、縮瞳、眼瞼下垂、発汗減少などの症状がみられる。このうち、頸部交感神経の圧迫による縮瞳、眼瞼下垂、発汗減少などがみられる状態をHorner〈ホルネル〉症候群という。

正答　1

38　オープンセサミ②65〜68

1．×　インフルエンザワクチンの接種は可能である。

2．× 開胸による肺切除術では患側上肢の運動障害が起こることがあり、疼痛や可動域を考慮しながら上肢の運動を進めていく必要があるが、Aさんは胸腔鏡下手術であり、上肢の運動障害は起こりにくい。

3．○ 肺の容量が減少し呼吸機能が低下するため、活動耐性が低下しやすい。息切れなどの症状を確認しながら少しずつ活動範囲を広げていくことが望ましい。

4．× SpO_2 97％(基準値：96％以上)であり、酸素吸入の必要はない。

正答 3

109回AM92～93

39：96.7％ □□□→□□□　40：85.4％ □□□→□□□

次の文を読み39、40の問いに答えよ。

Aさん(60歳、男性、元建設業)は、妻(57歳)と2人暮らし。2年前に悪性胸膜中皮腫《malignant pleural mesothelioma》と診断され、化学療法を受けたが効果がみられず、外来通院していた。2週前から、胸痛、息苦しさ、倦怠感が増強したため、症状コントロール目的で入院した。

バイタルサイン：体温36.0℃、呼吸数24/分、脈拍92/分、血圧126/88mmHg、経皮的動脈血酸素飽和度〈SpO_2〉86～90％(room air)。

身体所見：両側下肺野で呼吸音が減弱しており、軽度の副雑音が聴取される。

血液所見：赤血球370万/μL、Hb8.8g/dL、白血球6,700/μL、総蛋白5.2g/dL、アルブミン3.8g/dL、CRP1.5mg/dL。

動脈血液ガス分析(room air)：pH 7.31、動脈血二酸化炭素分圧〈$PaCO_2$〉40 Torr、動脈血酸素分圧〈PaO_2〉63 Torr。

胸部エックス線写真：胸膜肥厚と肋骨横隔膜角の鈍化が認められる。肺虚脱なし。

39 入院後、症状緩和のためモルヒネの内服と経鼻カニューレによる酸素療法2L/分が開始された。経皮的動脈血酸素飽和度〈SpO_2〉は95％前後で維持されるようになったが、Aさんは夜間の息苦しさを訴えている。

Aさんの呼吸困難を緩和するための体位で適切なのはどれか。

1．半腹臥位
2．右側臥位
3．左側臥位
4．セミファウラー位

40　入院後2週、Aさんの身体状態は急激に悪化し、Aさんは「息が吸えない。苦しい。何とかしてくれ」と訴え、眉間にしわを寄せて口呼吸をしている。軽度の喘鳴がみられ、経皮的動脈血酸素飽和度〈SpO_2〉は88～92％（経鼻カニューレによる酸素療法2L/分）である。また、頻繁に体位を変えて落ち着きがなく、つじつまが合わない訴えと場所の見当識障害もみられる。毎日面会に来ている妻は「どうなってしまったのでしょうか。苦しそうでかわいそう」と涙ぐみ、ベッドから離れたところで座っている。

Aさんの妻への看護師の説明で適切なのはどれか。

1．「Aさんが場所を間違っても否定しないで下さい」
2．「口腔内吸引をするとAさんの呼吸が楽になります」
3．「タッチングをするとAさんの安心感につながります」
4．「Aさんの症状が落ち着くまで自宅で待機して下さい」

解説

39　オープンセサミ①298～299

1．2．3．×　腹臥位や側臥位は呼吸困難の緩和には適さない。

4．○　呼吸困難時の体位は起坐位が最も望ましいが、患者の安楽を考え、ベッドを30度程度挙上し、膝を軽度屈曲したセミファウラー位でも良い。ゆっくりと腹式呼吸を促す。

正答　4

40

急激な症状悪化により、せん妄状態であることが考えられる。毎日面会に来ている妻の感情にも配慮した説明が必要である。

1．×　見当識障害が見られているため、「場所を間違っても否定しない」という指導は間違いではないが、妻の感情に配慮した説明としては適切ではない。

2．×　Aさんの口腔内に痰が貯留しているという情報はない。不必要な吸引は、口腔内の酸素濃度を低下させるため、適切ではない。

3．○　タッチングや優しい言葉かけは痛みの閾値を上昇させ、患者の苦痛を軽減させる効果がある。また、家族が「自分に出来る最善のことは行った」という気持ちになれるグリーフケアの一つである。

4．×　看護師からこの状態で、妻に自宅待機を提案するのは適切ではない。

正答　3

消化・栄養・代謝

109回AM97～99

41：91.1％ □□□→□□□　42：91.3％ □□□→□□□　43：94.7％ □□□→□□□

次の文を読み41～43の問いに答えよ。

Aさん（81歳、男性）は、妻（73歳）と2人暮らし。自宅でのADLは自立し、認知機能に障害はない。

Aさんは食欲不振と腹部不快感、微熱を主訴に受診したところ、急性胆嚢炎《acute cholecystitis》と診断され、その日のうちに入院した。Aさんのバイタルサインは、体温37.3℃、呼吸数22/分、脈拍90/分、血圧136/84mmHg。入院後は絶飲食の指示があり、持続点滴静脈内注射と抗菌薬の投与が開始された。トイレ歩行の許可は出ている。

41　Aさんの病室環境で適切なのはどれか。

1．座った時に膝関節が90度になる高さにベッドを調整する。
2．点滴スタンドをベッドに固定する。
3．ポータブルトイレを設置する。
4．離床センサーを設置する。

42　入院後2日、妻がAさんについて「入院してからよく寝ています。時々ここが病院だとわからないようです。話しかけても気づかず、天井を眺めていることもあるし、しゃべり続けることもあります」と看護師に訴えた。Aさんのバイタルサインは、体温36.9℃、呼吸数20/分、脈拍88/分、血圧144/80mmHg。

Aさんの状態で最も考えられるのはどれか。

1．うつ病《depression》
2．せん妄《delirium》
3．ナルコレプシー《narcolepsy》
4．急性ストレス反応

43　入院後3週、Aさんは症状が改善し、退院することになった。Aさんは「退院したら孫たちと温泉旅行をして、おいしいものをたくさん食べることが楽しみです。何か気を付けることはありますか」と看護師に話した。

退院時のAさんへの指導で適切なのはどれか。

1．「上腹部の痛みがあったら受診してください」
2．「食事内容の制限はありません」
3．「運動は控えてください」
4．「入浴しないでください」

解説

41　オープンセサミ③100～101

1．〇　Aさんは81歳と高齢であり、トイレ歩行の許可がでているため、転倒防止を考え端坐位になった時、足底が床にしっかり着く角度が重要である。

2．×　ADLは自立し、トイレ歩行の許可が出ているため、持続点滴をしながらの離床も考えられる。点滴スタンドをベッドに固定すると離床できないため、適切ではない。

3．×　ADLは自立し、トイレ歩行の許可が出ている。また、ポータブルトイレを使用することでADL低下を招く恐れがあるため、ポータブルトイレの設置は適切ではない。

4．×　Aさんに認知機能の障害はないため、離床センサーの設置は不要である。

正答　1

42　オープンセサミ③135～138, 194

1．×　うつ病の特徴的な微小妄想や不眠の症状がなく、また、しゃべり続けることもあるため、うつ病は考えにくい。

2．〇　入院後2日で、環境の変化があり、時々ここが病院だとわからないなど失見当識の症状がみられるため、せん妄が最も考えられる。

3．×　ナルコレプシーとは、睡眠発作、情動脱力発作、睡眠麻痺、入眠時幻覚を4主張とし、10歳代の発症が多い。Aさんにはこれらの症状がないためナルコレプシーは考えにくい。

4．×　急性ストレス反応は生死に関わるような経験をした後、過覚醒状態となったり、体験に関することを避ける傾向が続き、3日から1か月未満に自然治癒する一過性の障害を指す。Aさんにはこのような症状がみられないため、急性ストレス反応は考えにくい。

正答　2

43

1．〇　上腹部痛は、急性胆嚢炎の再発症状であるため、受診を促すことは適切である。

2．×　脂肪の多い食事は、胆嚢、胆管の収縮を起こし再発のおそれがあるため避けるように指導する。

3．4．×　Aさんの症状は改善しており、入院前はADL自立とあるため運動、入浴を控える必要はない。

正答　1

109回PM94、96

44：95.6％ □□□→□□□　45：93.1％ □□□→□□□

次の文を読み44、45の問いに答えよ。

Aさん（56歳、女性、会社員）は、夕食の1時間後から腹痛・嘔吐が出現し救急外来を受診した。2か月前から自然に消失する右季肋部痛を繰り返していた。

身体所見：身長155cm、体重82kg。体温38.2℃、呼吸数16/分、脈拍110/分、血圧126/70mmHg。眼球結膜に黄染あり。右季肋部に圧痛あり。意識清明。

検査所見：白血球14,960/μL、Hb12.8g/dL。総ビリルビン8.7mg/dL、直接ビリルビン7.2mg/dL、アミラーゼ121IU/L、リパーゼ45IU/L、尿素窒素18.9mg/dL、血清クレアチニン0.98mg/dL。CRP 9.2mg/dL。

腹部超音波検査所見：胆嚢壁の肥厚、胆嚢の腫大、総胆管の拡張、総胆管結石を認めた。

44　Aさんの病態で正しいのはどれか。

1．急性胃炎《acute gastritis》
2．急性腎不全《acute renal failure》
3．閉塞性黄疸《obstructive jaundice》
4．溶血性貧血《hemolytic anemia》

【※Aさんは、緊急で内視鏡的逆行性胆管膵管造影〈ERCP〉を受ける方針となった。】

45　Aさんには、緊急内視鏡的逆行性胆管膵管造影〈ERCP〉に続いて内視鏡的経鼻胆管ドレナージ〈ENBD〉が留置された。入院時に採取した血液培養からは大腸菌〈*E. coli*〉が検出されたが、抗菌薬治療とENBDにより解熱している。

入院後2日、Aさんは右季肋部の違和感を訴えた。バイタルサインは正常である。この時の看護師の対応で正しいのはどれか。**2つ選べ。**

1．ドレナージチューブをクランプする。
2．ドレナージチューブから空気を注入する。
3．ドレナージチューブの固定位置を確認する。
4．ドレナージチューブからの排液量を確認する。
5．ドレナージチューブをアルコール綿で消毒する。

解説

44　オープンセサミ②189～194

1．×　心窩部痛、貧血などの症状がみられないことから、急性胃炎は考えにくい。

2．×　尿素窒素18.9mg/dL（基準値：20mg/dL未満）、血清クレアチニン0.98mg/dL（基準値：1mg/dL未満）ともに正常値範囲内であり、急性腎不全は考えにくい。

3．○　眼球結膜に黄染がみられ、総ビリルビン8.7mg/dL（基準値：0.2～1.2mg/dL）、直接ビリルビン7.2mg/dL（基準値：0～0.4mg/dL）が高値を呈していることから、閉塞性黄疸が考えられる。

4．×　女性の貧血の診断基準はHb12g/dL未満（WHO）であるため、Hb12.8g/dLは貧血ではない。

正答　3

45　オープンセサミ②189～194

1．2．×　クランプや空気の注入は、チューブの閉塞や詰まりの原因となる。

3．4．○　ドレナージチューブは細く長いためねじれや屈曲が起こりやすい。固定の位置や排液量を観察し、異常がみられたら医師に報告する必要がある。

5．×　消毒をする必要はない。

正答　3、4

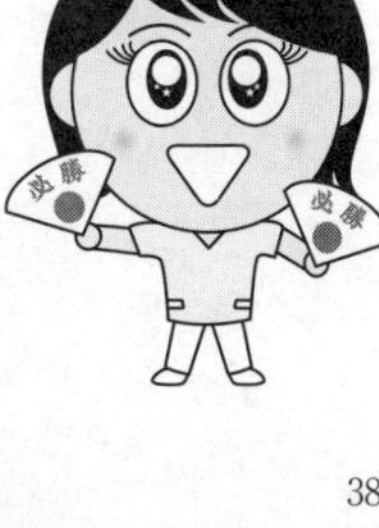

46：91.5％ □□□→□□□　47：92.9％ □□□→□□□　48：71.4％ □□□→□□□

次の文を読み46～48の問いに答えよ。

Aさん（60歳、男性、会社員）は息子2人が独立して遠方で暮らしており、2年前に妻と死別して以来、1人暮らし。直腸癌《rectal cancer》と診断され、腹会陰式直腸切断術、人工肛門造設術を行うと外来で説明を受けた。Aさんは看護師に対して「人工肛門を作ると聞いています。便が出てくる場所がどこなのかよくわからなくてイメージできない」と話した。

46　人体の前面と背面を図に示す。

Aさんの人工肛門が造設される位置はどれか。

1．①
2．②
3．③
4．④

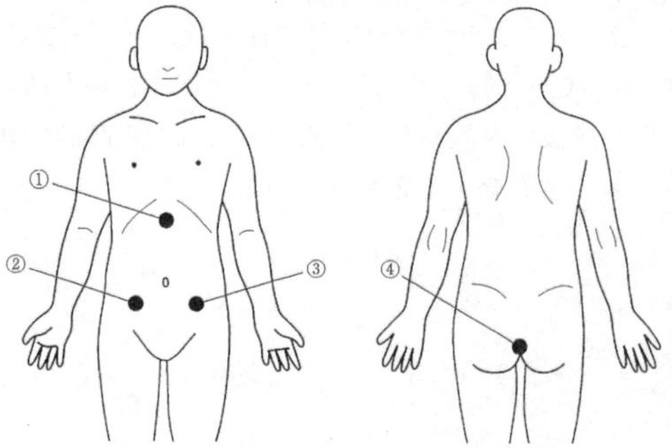

47　Aさんの手術は予定通り終了した。

術後1日、会陰部から挿入されたドレーンからは、淡血性の排液が10mL/時で流出していた。バイタルサインが安定していることを確認した後、Fowler〈ファウラー〉位にして15分が経過したところで、Aさんからナースコールがあった。看護師が訪室すると「おしりが濡れているような気がする」と言う。確認すると、会陰部のガーゼに淡血性の浸出液を認めた。

Aさんへの対応で最も優先度が高いのはどれか。

1．Fowler〈ファウラー〉位から仰臥位にする。
2．ドレーンの屈曲を確認する。
3．排液バッグを交換する。
4．会陰部を消毒する。

48　術後10日、Aさんは退院日が決まり、「落ち着いたら仕事に復帰します。1人暮らしなので、自分で人工肛門を管理しないといけないですね」と述べた。

Aさんの退院に際し、人工肛門の管理に関する看護師の指導で正しいのはどれか。

1.「面板は1日2回交換してください」
2.「装具の交換は滅菌手袋を使用してください」
3.「面板除去部の皮膚はお湯で洗浄してください」
4.「定期的に人工肛門の大きさを確認してください」

解説

46　オープンセサミ②182～187

Aさんは、直腸癌と診断され、腹会陰式直腸切断術、人工肛門造設術が行われる。この情報から、癌が肛門に近く癌のみを切除できないため、肛門も一緒に切除すると考えられる。この場合、人工肛門は下行結腸に造設される。

正答　3

47　オープセサミ②182～187

腹会陰式直腸切断術の場合、ドレーンは座骨結節内側の会陰部より小骨盤腔に向けて挿入される。Fowler〈ファウラー〉位にするまでは、ドレーンから排液が流出していたが、体位を変換したことでドレーンが閉塞され、おむつに排液が漏れ出たと考えられる。ドレーンの状態を確認する必要がある。

正答　2

48　オープンセサミ②182～187

1.×　面板の溶解が5～10mm以内を目安に交換する。3～5日ごとであることが多い。
2.×　自分で交換する場合は、石けんで手を洗ってから行う。他の人が介助する場合は、手袋を装着するが滅菌手袋でなくてよい。
3.×　面板除去部やストーマの周囲は、石けんを泡立ててやさしく丁寧に洗浄する。
4.○　腸粘膜が循環不全を生じると、浮腫やチアノーゼを呈する。異常の早期発見のため、定期的に人工肛門の大きさ、色調等を観察する。

正答　4

次の文を読み49、50の問いに答えよ。

Aさん（56歳、男性、会社員）は、デスクワークが多い仕事をしている。40歳時の会社の健康診断で2型糖尿病《type 2 diabetes mellitus》と診断され、紹介されたクリニックで血糖降下薬を処方されて内服を継続していた。50歳ころから視力の低下と持続性蛋白尿を指摘され、腎臓内科を受診し食事指導を受けた。しかし、仕事が忙しく食事指導の内容を守れていなかった。1年前から、足のしびれが出現するようになった。

49　Aさんの現在の状況のアセスメントで適切なのはどれか。

1．緑内障《glaucoma》が疑われる。
2．運動療法が必要である。
3．糖尿病性神経障害《diabetic neuropathy》が疑われる。
4．高蛋白質の食事摂取が必要である。

50　Aさんは、3か月前に末期腎不全《end-stage renal failure》の状態で腎代替療法（血液透析）が必要であると腎臓内科の医師から説明された。シャント造設のための入院を予定していたが、仕事が忙しく延期となっていた。1週前から感冒症状があり、体重増加、全身浮腫、全身倦怠感、呼吸苦が出現したため、緊急入院となった。透析用のカテーテルを挿入し、緊急血液透析を行った。

入院時の身体所見：体重73kg（1週間で4kg増加）、血圧178/105mmHg。

入院時の検査所見：Hb9.5g/dL、血清尿素窒素72mg/dL、血清クレアチニン9.0mg/dL、血清カリウム6.8mEq/L、血清ナトリウム138.5mEq/L。

緊急入院時のAさんの胸部エックス線写真を下に示す。

Aさんが緊急血液透析となった病態で正しいのはどれか。

1．貧血《anemia》
2．心不全《heart failure》
3．低カリウム血症《potassium deficiency》
4．低ナトリウム血症《hyponatremia》

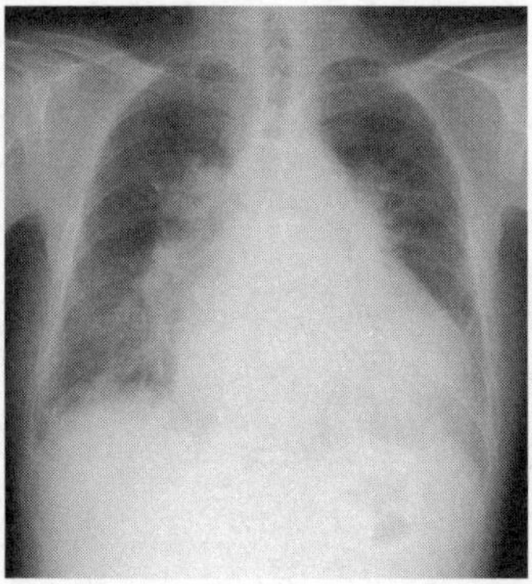

解説

49　オープンセサミ②270

1．×　緑内障は、眼房水の流出が妨げられ、眼圧が上昇することで視神経を圧迫する状態である。開放隅角緑内障は徐々に視野が狭窄し、閉塞隅角緑内障では急激な視力低下や急性の眼痛・頭痛などが起こる。Aさんの症状とは一致しない。

2．×　糖尿病治療には食事療法・運動療法・薬物療法を患者の状態に合わせて行うことが必要である。運動療法も必要であるが、「食事指導の内容が守れていなかった」との情報があるため、なぜ食事指導の内容が守れていなかったのかを患者と話し合い、患者自身が自分の問題として向き合い、セルフケアできるように援助することが適切である。

3．○　1年前から足のしびれが出現しているため、糖尿病性神経障害の可能性が高い。

4．×　一日の摂取エネルギー量の中で三大栄養素のバランスを考慮する。糖尿病では、炭水化物は40～60%、蛋白質は20%まで、残りを脂質とする。なお、腎機能低下の程度によっては、低蛋白食とする場合がある。

正答　3

50　オープンセサミ②228～229

1．×　Hbが9.5g/dL（男性の貧血の診断基準はHb13g/dL未満）であり、貧血の状態であるが、腎不全ではエリスロポエチン分泌低下を原因とする腎性貧血が起こりやすい。腎性貧血の治療にはエリスロポエチンの注射を行う。緊急血液透析の理由とはならない。

2．○　体重が1週間で4kg増加していることや、全身浮腫、呼吸苦、心胸郭比〈CTR〉の拡大などがみられることから急性心不全に至ったことが考えられる。急激な心臓のポンプ機能の低下により、緊急血液透析が必要となった病態である。

3．×　Aさんの血清カリウムは、6.8mEq/L（基準値：3.5～5.0mEq/L）であり、高カリウム血症である。高カリウム血症では、致死性の不整脈が起こりやすいため注意が必要である。

4．×　Aの血清ナトリウムは138.5mEq/L（基準値：135～145mEq/L）であり、正常である。

正答　2

109回PM115～116

51：89.9% □□□→□□□　52：80.0% □□□→□□□

次の文を読み51、52の問いに答えよ。

Aさん（75歳、男性）は、妻（70歳）と2人暮らし。2型糖尿病《type 2 diabetes mellitus》の治療中で、2年前から1日2回朝・夕食前に混合型インスリン注射が開始となった。その後、糖尿病性網膜症《diabetic retinopathy》による視力障害が進んだため、現在は妻と一緒に単位数や針の確認をし、インスリンの自己注射を実施している。

51　外来受診時にAさんの妻から外来看護師に「2人で協力してインスリン注射することには慣れてきました。たまには夜に夫とゆっくり和食を食べに行きたいのですが、外出時の注射で気を付けることを教えてほしい」と相談があった。

Aさんと妻への外来看護師の指導内容で適切なのはどれか。

1.「お店に着いたらすぐに注射を打ちましょう」
2.「インスリンを常温で持ち運ぶことはできません」
3.「注射ができる場所をお店の人に確認しましょう」
4.「普段よりもインスリン量を増やす必要があります」

52　インスリン治療開始後3年、Aさんは妻の付き添いで散歩を取り入れ運動療法にも取り組んでいたが、靴ずれが悪化し右第5趾に潰瘍ができた。そこで要介護1の認定を受けて訪問看護が週2回導入され、フットケアの指導が行われることになった。

訪問看護師が行う妻への指導内容で適切なのはどれか。**2つ選べ。**

1. 絆創膏は足趾全体を覆うように貼る。
2. 浸出液の臭いの変化に注意する。
3. 泡立てた石けんで足を洗う。
4. 足浴には42℃の湯を使う。
5. 大きいサイズの靴を履く。

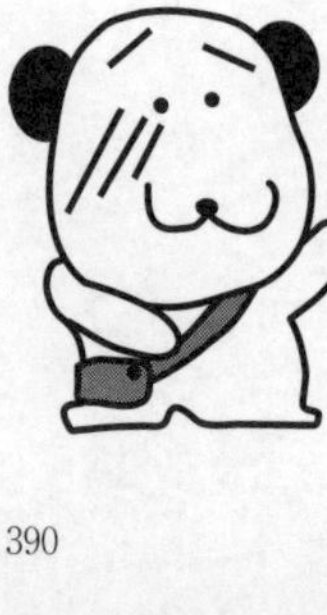

解 説

51　オープンセサミ②268～270

1．× 夕食前に混合型インスリン注射を打つ必要があるが、店に着いてすぐに打つ必要はない。

2．× インスリン製剤は、開封前は冷蔵庫などで保管するが、開封後は室温で遮光して保管できる。また、短期間であれば室温でも差し支えないとされている。

3．○

4．× インスリンの量を増やす必要はない。

正答　3

52　オープンセサミ②270

糖尿病の長期罹患により神経障害と血流障害が生じ、そこに外傷や感染が加わると、さまざまな足病変が生じる。普段からフットケアの必要性を説明し、具体的な対応について指導を行う。

1．× 足趾全体を覆うように貼ると他の部分を観察しにくいため、必要な部位にのみ貼る。

2．○ 感染の徴候として、浸出液の性状、量に注意する必要がある。

3．○ 清潔を保持し感染を防ぐ必要がある。

4．× 足浴に適した湯温は38～40℃であり、高すぎると熱傷の危険度が増す。

5．× サイズの合った靴を履き、靴ずれを予防する。

【フットケアの指導】

① 痛みを感じにくいため、両足部に小さな傷（水疱、亀裂、びらんなど）がないか、毎日観察する。

② 毎日両足を清潔にし、踵の乾燥に対しては保湿剤を使用する。

③ 深爪しない（ストレートカットの指導を行う）。

④ 白癬、爪の変形、胼胝（靴ずれによるたこ）などがみられたときは受診する。

⑤ 靴ずれしないように、足のサイズと形に合った靴を選ぶ。

⑥ 足の保護のため、靴をはくときや、また家にいる時にも靴下を着用する。出血に早く気付くよう、白など色の薄い靴下にするとよい。

⑦ 熱を感じにくくなっているため、暖房器具による熱傷や湯たんぽなどの使用による低温火傷に注意する。

⑧ 皮膚に傷がつきやすいナイロンタオルやブラシは使用しない。

正答　2、3

次の文を読み53の問いに答えよ。

Aさん（61歳、男性、会社員）はデスクワーク中心の仕事をしている。今朝、職場へ出勤したが、自分の机の位置や同僚の名前が分からない等の見当識障害があり、同僚に付き添われ救急外来を受診した。頭痛、嘔吐、めまいはない。

現病歴：4年前に2型糖尿病《type 2 diabetes mellitus》と診断され、経口糖尿病薬が開始された。1年前から受診を自己判断で中断している。

身体所見：身長170cm、体重100kg。体温38.6℃、呼吸数22/分、脈拍112/分、整、血圧108/64mmHg。対光反射（＋）、瞳孔不同（－）。歩行可能。右第1趾に発赤、腫脹、異臭がある。

検査所見：白血球19,200/μL、血糖904mg/dL、Na131mEq/L、K3.4mEq/L、ヘモグロビンA1c〈HbA1c〉9.2％、アンモニア49μg/dL、CRP22mg/dL。動脈血液ガス分析pH7.32。血漿浸透圧394mOsm/L。尿ケトン体（±）。

【※Aさんはインスリン療法、糖尿病足病変に対する抗菌薬治療で全身状態は改善した。】

53 Aさんの糖尿病足病変の悪化を防ぐ目的で看護師が行う指導で正しいのはどれか。**2つ選べ。**

1.「靴下を履きましょう」
2.「月に1回、足を観察してください」
3.「暖房器具に足を近づけないでください」
4.「足の傷は痛みが出てから受診してください」
5.「鶏眼《corn》〈うおのめ〉が出来た場合は自分で削ってください」

解説

53 オープンセサミ②262～270

Aさんは、入院時に右第1趾に発赤、腫脹、異臭がみとめられている。これが重症化すると下肢切断に繋がるため、フットケアの指導は必須である。問題52の解説参照。

1. **○** 室内でも素足ではなく、靴下を履くことを勧める。

2. 4. **×** 痛みを感じにくいため、足の観察は毎日行い、傷がある場合は早期に受診するように説明する。

3. **○** 足の末梢神経障害により知覚麻痺を起こしている場合がある。暖房器具に直接足を近づけると、低温火傷を起こしやすいため注意するよう説明する。

5. **×** 足に鶏眼〈うおのめ〉ができた場合は、自分で削らずに受診するよう説明する。

正答　1、3

次の文を読み54、55の問いに答えよ。

A君（8歳、男児、小学3年生）は、父親（40歳、会社員）と母親（38歳、主婦）との3人暮らし。多飲と夜尿を主訴に小児科を受診した。尿糖4＋のため、1型糖尿病《type 1 diabetes mellitus》の疑いで病院に紹介され、精密検査を目的に入院した。A君は身長123cm、体重27.5kg（1か月前の体重は29.5kg）。入院時のバイタルサインは、体温36.9℃、脈拍100/分、血圧98/42mmHg。随時血糖300mg/dL、HbA1c9.3%、抗グルタミン酸デカルボキシラーゼ〈GAD〉抗体陽性。尿糖4＋、尿ケトン体3＋。血液ガス分析pH7.02であった。

54　入院後、インスリンの持続点滴静脈内注射が開始された。入院後3日に血糖値が安定し、インスリンの持続点滴静脈内注射が中止された。ペン型注射器によるインスリン療法が開始され、看護師は母親とA君に自己血糖測定とインスリン自己注射について説明した。A君は「自分で注射するなんてできない」と言ってインスリン自己注射の練習が進まない。

A君への看護師の対応で最も適切なのはどれか。

1．インスリン自己注射の必要性を繰り返し説明する。
2．A君が納得するまで母親にインスリン注射をしてもらう。
3．インスリン自己注射ができるようになったら退院できると話す。
4．インスリン自己注射をしている同年代の糖尿病患児と話す機会を作る。

55　A君と母親は、自己血糖測定とインスリン自己注射に関する手技を身につけて退院し、外来通院となった。退院後2か月、A君と母親が定期受診で来院した際、看護師がA君に生活の様子を尋ねたところ「学校では血糖測定もインスリン注射もやっているよ。給食は楽しみで好き嫌いなく食べているよ」と話した。母親は「帰宅時に時々手の震えや空腹感を訴え、血糖を測定すると60mg/dL台のことがあり、自分で補食を選んで食べています。なぜ日によって低血糖になることがあるのでしょうか」と話している。

看護師がA君の低血糖の原因をアセスメントする際に優先して収集すべき情報はどれか。

1．インスリン自己注射に対するA君の認識
2．学校内でインスリン自己注射を行う場所
3．学校での運動量
4．給食の摂取量

解説

54　オープンセサミ④104～105

1．× 　A君は8歳であり、自己注射を怖がる可能性が高い。自己注射の必要性を繰り返し説明するのではなく、A君が自分でできるという自信をつけるような援助が必要である。

2．× 　A君が自己注射に納得しないようであれば、看護師の指導の下、母親がA君の練習に手を貸すことはよいが、いずれはA君が自分で注射を実施できることが目標となるため、最も適切とはいえない。

3．× 　自己注射ができるようになったら退院できるというわけではない。血糖コントロールが安定し、退院後の生活指導を終えることなどが退院の条件となる。

4．○ 　同年代の糖尿病患児と自己注射や日常生活の工夫などについて話すことで、A君の不安の軽減につながると考えられる。

正答　4

55　オープンセサミ④104～105

1．4．× 　A君が「学校では血糖測定もインスリン注射もやっているよ。給食は楽しみで好き嫌いなく食べているよ」と話していることから、A君の自己注射に対する認識や給食の摂取量は問題がないと思われる。

2．× 　インスリン自己注射を行う場所は、低血糖の原因と関係がない。

3．○ 　学校での運動量は日によって違い、低血糖の原因と関係があると考えられる。よって、収集する情報として優先順位が高い。

正答　3

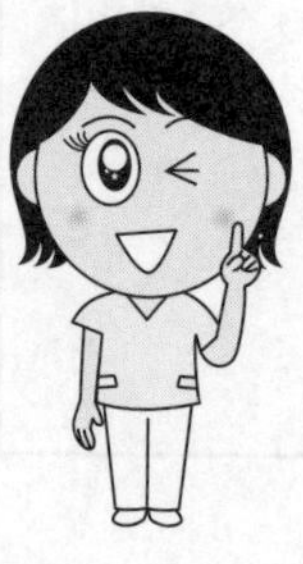

腎・泌尿器・体液

111回AM94：78.7％ □□□→□□□

次の文を読み56の問いに答えよ。

Aさん（50歳、男性、会社員）は妻と高校生の息子との3人暮らし。仕事を生きがいに働き続けていた。慢性腎不全《chronic renal failure》のため透析治療が必要になったが、本人の希望で連続携行式腹膜灌流法〈CAPD〉を導入することになり入院した。Aさんはこれからの生活がどのようになるのかを看護師に質問した。

56　Aさんに対する説明として正しいのはどれか。

1．「食事療法が必要です」
2．「通院は週に2、3回必要です」
3．「宿泊を伴う旅行はできません」
4．「カテーテル挿入術後の翌日から入浴できます」

解説

56　オープンセサミ②226～227, 230～231

腹膜透析とは、腹腔内にカテーテルを挿入し、注入する透析液の浸透圧と拡散の原理を用いて、血液中の老廃物と水分を除去する方法である。連続携行式腹膜灌流法〈CAPD〉は、通常1日4回程度の透析液交換を行い、1回の透析液交換に20～30分の時間を要する。

1．○　慢性腎不全における食事療法では、特に、蛋白質・塩分・水分・リン・カリウムの制限が必要となる。腹膜透析の場合、透析液のブドウ糖濃度が高いため、エネルギー制限食となる。また、カリウムが持続的に透析液へ除去されるため、カリウム制限はゆるやかである。

2．×　在宅で実施できるため、通院は月1～2回程度である。週2～3回の通院が必要となるのは血液透析の場合である。

3．×　宿泊を伴う旅行や出張は可能である。透析液などの必要物品を持参する必要があることを説明する。

4．×　術後2週間程度は、清拭のみでシャワー浴も禁止である。

正答　1

次の文を読み57〜59の問いに答えよ。

Aちゃん（7歳、女児）は、頭痛、食欲不振、全身倦怠感、肉眼的血尿および両眼瞼の浮腫を主訴に来院した。1か月前に扁桃炎《tonsillitis》に罹患した以外は既往歴に特記すべきことはない。扁桃炎《tonsillitis》は抗菌薬を内服し軽快した。検査の結果、溶連菌感染後急性糸球体腎炎《poststreptcoccal acute glomerulonephritis》と診断されて入院した。入院時、Aちゃんは体温36.6℃、呼吸数20/分、心拍数84/分、血圧130/80mmHgで、床上安静の指示が出された。

57　Aちゃんの入院時の看護計画で適切なのはどれか。

1．水分摂取を促す。
2．1日3回の血圧測定を行う。
3．食事の持ち込みを許可する。
4．腰部に消炎鎮痛薬を貼用する。

58　入院3日。両眼瞼の浮腫と肉眼的血尿は続いていた。看護師がAちゃんのベッドサイドを訪れると、Aちゃんは「頭が痛い。気持ち悪い」と訴えた。Aちゃんは体温36.6℃、呼吸数20/分、心拍数92/分、血圧148/88mmHgであった。

この状況からAちゃんに起こりうる症状はどれか。

1．眼のかゆみ
2．意識障害
3．耳漏
4．鼻閉

59　入院して1週が経過した。症状は軽快傾向にあるが床上安静は続いている。仲が良かった同じ病室の児が退院して、Aちゃんはイライラしている。Aちゃんの母親は、毎日昼食後から夕食まで面会をしている。

Aちゃんのストレスに対する看護師の発言で適切なのはどれか。

1．「すぐに退院できるから頑張ろう」
2．「好きなだけテレビや動画を観ていいよ」
3．「ベッドに寝たままプレイルームに行こう」
4．「夕食後もお母さんに付き添ってもらおう」

解説

57 オープンセサミ②233～234, ③101～102

急性糸球体腎炎は、A群β型溶血性レンサ球菌による咽頭炎、扁桃炎の後、2～3週間後に発症することが多い。5～10歳児に多く、症状は、血尿、浮腫、高血圧、蛋白尿などである。

1．× 急性期は医師による水分摂取量の指示を守る。

2．○ 高血圧性脳症の予防と早期発見のために、血圧は1日3回測定する。

3．× 蛋白質制限や塩分制限など、食事療法が必要であるため、現段階では食事の持ち込みはできない。

4．× 腰部は冷やさないようにし、安静の指示を守る。治療は抗菌薬を使用する。消炎鎮痛薬を貼用する必要はない。

正答 2

58 オープンセサミ②233～234, ③101～102

Aちゃんの血圧は148/88mmHgであり、急に血圧が上昇したことによる高血圧性脳症のリスクが考えられる。

1．3．4．×

2．○ 頭痛、嘔気、嘔吐、意識レベルの観察が重要である。

正答 2

59 オープンセサミ②233～234, ③101～102

1．× 退院の見通しは立っていない状況なので、すぐに退院できるという声かけはしない。

2．× ストレス緩和のために、ベッド上でテレビや動画を観ることはよいが、好きなだけ観させるのではなく、Aちゃんに合ったベッド上でできる遊びを工夫する。

3．○ ベッド上安静は維持しなければならないため、ベッドでプレイルームに行き、他の子どもたちと会話をしたり、ベッド上でプレイルームの玩具で遊んだりしてストレスの緩和を図る。

4．× 夕食後も母親に付き添ってもらうことは可能であるが、母親の付き添いがないことが原因でイライラしているとは考えにくい。遊びや楽しみを取り入れてAちゃんのストレスを緩和できるように支援する。

正答 3

113回PM97～98

60：91.4％ □□□→□□□　61：79.2％ □□□→□□□

次の文を読み60、61の問いに答えよ。

Ａさん（71歳、女性）は夫と10年前に死別し、1人で暮らしている。息子は結婚して他県に住んでいる。Ａさんは、3か月前に脳梗塞《cerebral infarction》を発症して要介護1となり、介護老人保健施設に入所した。

Ａさんは老人性白内障《senile cataract》があるがADLに支障はなく、認知機能やコミュニケーションに問題はない。食事は自力で摂取できる。紅茶が好きで、毎日カップ2、3杯は飲んでいる。我慢できない強い尿意があり尿が漏れてしまうため、下着に尿取りパッドを付けている。トイレには自力で移動でき、下着やズボンの上げ下ろしは自立している。排便は2日に1回である。

60　Ａさんの尿失禁の種類で考えられるのはどれか。

1．溢流性尿失禁《overflow incontinence of urine》
2．機能性尿失禁《functional incontinence of urine》
3．切迫性尿失禁《urge incontinence of urine》
4．腹圧性尿失禁《stress incontinence of urine》

61　4、5日前からＡさんは倦怠感を訴え、ベッドで寝ていることが多くなった。食欲が落ちてきて、1日の水分摂取量も減少した。トイレでの排尿が間に合わないことが多くなり、頻回に尿失禁するようになった。看護師がＡさんの尿取りパッドの交換を介助すると尿臭が強く、色も茶褐色であった。Ａさんが「おしっこをするとお腹の下の方が痛い。体がだるい」と看護師に訴えたため、体温を測定すると37.5℃であった。看護師がＡさんの状況を施設の医師に報告すると、抗菌薬を内服するように指示が出された。

Ａさんへの看護師の対応で適切なのはどれか。

1．日中に飲水を勧める。
2．下腹部をマッサージする。
3．抗菌薬は自分で管理してもらう。
4．昼間は離床して過ごすように促す。

解説

60　オープンセサミ①164, ③120

1．× 溢流性尿失禁は、膀胱内の尿が一定量に達すると少量ずつ漏れ出るもので、前立腺肥大症などで起こる。

2．× 機能性尿失禁は、排尿機構は保たれているが、認知症でどこがトイレか分からなくなったり、脳血管障害などで運動麻痺がありトイレに着く前に漏れてしまうなどである。

3．○ 切迫性尿失禁は、尿意が突然起こってこらえられないもので、Ａさんに見られている我慢できない強い尿意で漏れてしまう状態に該当する。

4．× 腹圧性尿失禁は、咳、くしゃみなどで腹圧が上昇した時におこるもので、骨盤底筋群の機能低下を原因とする。出産回数の多い中年以降の女性に多い。

正答　3

61　オープンセサミ②250, ③33～34

頻回な失禁、排尿時痛、茶褐色の尿、37.5℃の発熱などから、尿路感染症が疑われる。

1．○ 原因となった細菌を膀胱内に留まらせず、尿と一緒に排泄するため、水分は多めに摂取する必要がある。

2．× 尿路感染症に対して下腹部のマッサージは効果がない。

3．× 入所中でも自己管理することもあるが、Ａさんは白内障があったり、倦怠感があるため、管理は看護師が行うのが望ましい。

4．× 尿路感染症の急性期は安静とする。

正答　1

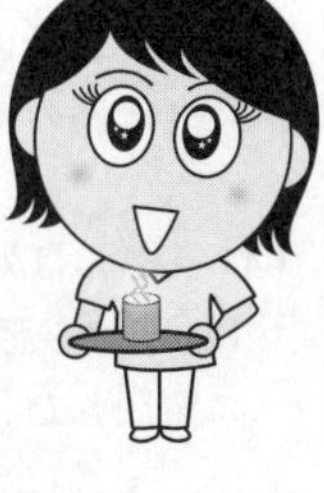

その他

112回AM94～96

62：79.9％ □□□→□□□　63：93.3％ □□□→□□□　64：78.3％ □□□→□□□

次の文を読み62～64の問いに答えよ。

Aさん(28歳、女性、美容師)はゴルフが趣味である。同居しているパートナーと1週前にゴルフに行った後から、顔面の紅斑、微熱、全身倦怠感および手指の関節痛が現れた。病院を受診したところ、全身性エリテマトーデス《systemic lupus erythematosus》〈SLE〉と診断され入院した。Aさんは看護師に「これまで病気をしたことがなかったので、驚いています」と話した。

バイタルサイン：体温37.4℃、呼吸数18/分、脈拍64/分、整、血圧110/60mmHg。

血液所見：赤血球260万/μL、Hb9.0g/dL、白血球7,600/μL、血小板18万/μL、尿素窒素16mg/dL、クレアチニン0.8mg/dL、CRP0.7mg/dL、直接Coombs〈クームス〉試験陽性。

尿所見：尿蛋白(－)、尿潜血(－)。

神経学的検査：異常所見なし。

12誘導心電図：異常所見なし。

胸部エックス線写真：異常所見なし。

62　Aさんに生じている可能性が高いのはどれか。

1．心膜炎《pericarditis》
2．溶血性貧血《hemolytic anemia》
3．ループス腎炎《lupus nephritis》
4．中枢神経ループス《central nervous system lupus》

63　Aさんはステロイドパルス療法の後、副腎皮質ステロイド薬の内服治療が開始された。入院3週ころから満月様顔貌がみられたため、外見の変化に気持ちが落ち込むようになった。

Aさんへの対応で適切なのはどれか。

1．気にする必要はないと励ます。
2．パートナーの面会を制限する。
3．外見よりも病気の治療を優先すると説明する。
4．薬の量が減れば満月様顔貌は軽減すると説明する。

64　Aさんは外来で副腎皮質ステロイド薬の内服治療を継続することになった。Aさんは「病気を悪化させないために退院後はどのような生活がよいでしょうか」と看護師に質問した。

Aさんへの退院指導で適切なのはどれか。

1.「すぐに復職できます」

2.「避妊は必要ありません」

3.「身体を冷やさないでください」

4.「くもりなら屋外でゴルフができます」

解説

62　オープンセサミ②139〜140，297〜298

1.×　12誘導心電図と胸部エックス線写真の所見に異常がないことから、心膜炎は生じていない。しかし、体温37.4℃、CRP0.7mg/dL（基準値0.3mg/dL以下）となっていることから、全身性の軽い炎症が起こっていることがわかる。

2.○　血液所見データの赤血球数260万/μL（基準値380〜480万/μL）、Hb9.0g/dL（基準値12〜15g/dL）から、貧血が生じていることがわかる。全身性エリテマトーデス〈SLE〉の場合、自己免疫性溶血性貧血となる可能性が高い。

3.×　血液所見データの尿素窒素16mg/dL（基準値20mg/dL未満）、クレアチニン0.8mg/dL（基準値1mg/dL未満）から、腎機能に異常がないことがわかる。

4.×　四肢のしびれや知覚異常などの記載がなく、神経学的検査でも異常所見はみられないことから、Aさんには中枢神経症状は出現していない。

正答　2

63　オープンセサミ①222〜223，②297〜298

満月様顔貌は、副腎皮質ステロイド薬の副作用であり、顔面に脂質が蓄積することにより起こる。この症状は一過性であり、ステロイド薬の治療が終了すれば改善することを説明する。

正答　4

64　オープンセサミ②297〜298

1.×　退院後も副腎皮質ステロイド薬が継続されるため、自己免疫低下が続くと考えられる。日常生活上の持続的なストレスや睡眠不足は疾患の悪化をまねくため、すぐに復職することはできないと説明する。今後、受診時に医師と相談しながら決めてもらう。

2.×　病状が安定していない状態で妊娠した場合、SLE自体の悪化をまねいたり、流早産の危険性が高くなったりする。治療により病状が安定した状態が維持できれば、妊娠は可能であることを説明する。その上で、しばらくは避妊してもらう。

3.○　身体を冷やすことにより、腎血流量が減少し腎機能低下をまねく。腎機能低下を来すと、ループス腎炎となり予後に影響を与える。

4.×　SLEの症状に日光過敏症がある。紫外線はSLEの増悪因子であり、直射日光だけでなく、曇天時にも注意するよう指導する。

正答　3

110回AM94～95

65：74.9％ □□□→□□□　66：74.5％ □□□→□□□

次の文を読み65、66の問いに答えよ。

Aさん（26歳、男性）は1か月前から動悸と20m程度の歩行でも息切れが出現するようになった。ぶつけた記憶もないのに下肢に出血斑ができるようになり、医療機関を受診した。Aさんは急性白血病《acute leukemia》を疑われ、緊急入院し、後腸骨稜から骨髄穿刺を受けた。

身体所見：意識清明、体温37.2℃、呼吸数17/分、脈拍124/分、血圧96/52mmHg、経皮的動脈血酸素飽和度〈SpO_2〉97％（room air）、両下肢に散在する出血斑あり。

検査所見：Hb5.1g/dL、白血球44,960/μL、血小板1.5万/μL、総ビリルビン1.1mg/dL、尿素窒素19.4mg/dL、クレアチニン0.76mg/dL、CRP2.2mg/dL。

胸部エックス線：縦郭・心陰影・肺野に異常なし。

65　Aさんの骨髄穿刺の30分後に観察すべき項目で優先度が高いのはどれか。

1．経皮的動脈血酸素飽和度
2．穿刺部の止血状態
3．下肢の運動障害
4．眼瞼結膜

66　Aさんは急性骨髄性白血病《acute myeloid leukemia》と診断された。化学療法によって寛解し、造血幹細胞移植を行う方針となった。

Aさんの造血幹細胞移植で正しいのはどれか。

1．Aさんと骨髄提供者の性別が一致している必要がある。
2．移植後2週間で退院できる。
3．移植前処置が必要である。
4．手術室で行う。

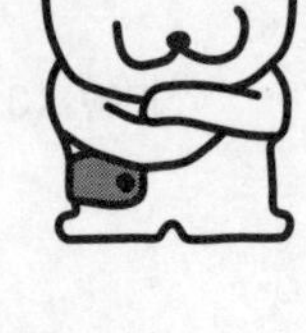

解説

65　オープンセサミ①310

1．×　Aさんの経皮的動脈血酸素飽和度〈SpO_2〉97％（room air）は、基準値範囲内（基準値：96％以上）であるため、観察すべき項目としての優先度は低い。

2．○　Aさんは急性白血病の疑いであり、血小板1.5万／μL（基準値：15～35万／μL）は、基準値を大幅に下回っている。したがって、穿刺部の止血状態の確認は優先度が高い。

3．×　下肢の運動障害はみとめられず、観察すべき項目としての優先度は低い。

4．×　Aさんは急性白血病の疑いであり、Hb5.1g/dL（男性の貧血の診断基準はHb13g/dL未満）は、基準値を大幅に下回っているため、貧血が考えられる。眼瞼結膜の確認は必要であるが、骨髄穿刺後に観察すべき項目としての優先度は低い。

正答　2

66　オープンセサミ②140～142, 148～149

1．×　造血幹細胞移植では、骨髄提供者との性別の一致は必要でない。

2．×　造血幹細胞移植後は、感染管理や移植片対宿主病〈GVHD〉予防に努め、通常数か月程度で退院可能である。

3．○　移植前処置とは、大量化学療法や放射線照射により、患者の癌細胞を死滅させ、ドナーからの骨髄を移植させやすい状態にすることである。造血幹細胞移植では移植前処置を行う。

4．×　造血幹細胞移植は静脈から投与する輸注となるため、患者の入院している無菌室（クリーンルーム）から出ることなく行うことができる。

正答　3

113回PM94、96

67：94.3％ □□□→□□□　68：93.4％ □□□→□□□

次の文を読み67、68の問いに答えよ。

Aさん（43歳、男性、会社員）は、1か月前に右頸部の腫瘤を自覚した。大学病院で非Hodgkin〈ホジキン〉リンパ腫《non-Hodgkin lymphoma》と診断され化学療法導入目的で入院した。

バイタルサイン：体温37.1℃、呼吸数16/分、脈拍84/分、整。

身体所見：顔面に浮腫を認める。

検査所見：Hb12.8g/dL、白血球6,400/μL、総蛋白7.6g/dL、アルブミン4.1g/dL。

胸部造影CT：縦隔リンパ節腫大による上大静脈の圧迫を認める。

67　Aさんの顔面の浮腫の原因で考えられるのはどれか。

1．発熱
2．貧血
3．低蛋白血症《hypoproteinemia》
4．上大静脈の圧迫

【※AさんはR－CHOP療法（リツキシマブ、シクロホスファミド、ドキソルビシン、ビンクリスチン、プレドニゾロン）を受けた。】

68　AさんはR－CHOP療法終了後も嘔気・嘔吐が続き、制吐薬の追加投与を受けた。治療後3日、「やっと楽になって食事が摂れるようになったけど、やっぱりつらかった。思い出すだけでも気持ち悪くなります」と話している。

Aさんの次回のR－CHOP療法において、嘔気・嘔吐への対応で適切なのはどれか。

1．1日1,000mLの水分摂取
2．治療前日の夕食の中止
3．治療前の制吐薬の投与
4．抗癌薬の減量

解説

67　オープンセサミ②40～41，143～144

1．×　発熱は浮腫の直接的な原因とはならない。

2．×　貧血による低酸素状態に対し代償機構が働くと、循環血液量が増加し毛細血管内圧上昇による浮腫を引き起こすことがある。しかし、AさんはHb12.8g/dLと軽度の貧血であり（基準値：13～17g/dL）、上大静脈圧迫による浮腫の可能性の方が高いと考えられる。

3．×　低蛋白血症では血漿膠質浸透圧が低下し浮腫を引き起こすが、Aさんはアルブミン4.1g/dL（基準値：4.0～5.0g/dL）であるため低蛋白血症ではない。

4．○　上大静脈が圧迫されると、上肢や頭部からの静脈還流が障害され、上肢や顔面の浮腫がみられやすい。Aさんは縦隔リンパ節腫大による上大静脈の圧迫が確認されているため、原因として可能性は高い。

正答　4

68　オープンセサミ②143～144

R－CHOP療法は抗癌薬を用いた化学療法である。

1．×　水分摂取量の調節では嘔気・嘔吐の予防にはならない。また、抗癌薬の副作用による出血性膀胱炎や尿細管閉塞による急性腎不全を予防するため、1日2,000mL以上水分摂取するよう指導する。

2．×　治療当日の食事を控えめにすることで症状が緩和できる可能性はあるが、治療開始前日の食事から中止する必要はない。

3．○　治療開始前から適切に制吐薬を使用することで、嘔気・嘔吐を緩和できることが多い。

4．×　嘔気・嘔吐があるからといって直ちに抗癌薬の減量を検討するよりも、制吐薬による嘔気・嘔吐のコントロールを図ることが重要である。

正答　3

110回AM93：93.6％ □□□→□□□

次の文を読み69の問いに答えよ。

Aさん（43歳、女性）は夫と2人暮らし。身長150cm、体重98kg。既往歴はない。先日、庭で転倒し右腓骨を骨折し、膝関節から足関節までのギプス固定をしている。来週、プレート固定術を受けることになっており、本日は夫と一緒に術前オリエンテーションに来院した。来院時のAさんのバイタルサインは、体温36.8℃、呼吸数16/分、脈拍80/分、血圧138/80mmHgであった。夫によると「妻は、寝ているときはいつも大きないびきと、時々無呼吸があるので、慌てて起こしている」と言う。

【※Aさんは入院し、手術を受けた。手術室から病室への帰室後1時間、Aさんのバイタルサインは、体温35.9℃、呼吸数16/分、いびき様呼吸、脈拍60/分、血圧145/87mmHg、経皮的動脈血酸素飽和度〈SpO_2〉96％（鼻腔カニューレ3L/分酸素投与下）。大きな声で呼ぶと開眼し、簡単な指示に従うことができる。尿量は70mL/時、血糖値128mg/dLであった。】

69 手術後2日。Aさんはバイタルサインも安定しているため、離床の準備を始めることになった。

初回離床時に最も注意すべき訴えはどれか。

1.「息苦しい」
2.「腰が重い」
3.「痰が出る」
4.「傷口が引きつる」

解説

69 オープンセサミ②29

1. ○ 手術後は安静による下肢深部静脈血栓症が起こりやすい。特に初回歩行時には血栓による肺塞栓症を起こす危険性があるため、呼吸状態や自覚症状には十分注意する。
2. × 術後安静からの離床は、腰の違和感や重だるく感じることがある。初回離床時の注意すべき訴えではない。
3. × 身体を動かすようになると、排痰が促進される。初回離床時の注意すべき訴えではない。
4. × 術後は創痛、引きつりなどがみられる。初回離床時の注意すべき訴えではない。

正答 1

109回PM91：73.3% □□□→□□□

次の文を読み70の問いに答えよ。

Aさん（35歳、女性）は、昨年結婚し、夫（50歳）と2人暮らし。最近2か月で5kgの体重減少、首の違和感と息苦しさ、心悸亢進、不眠のため内科を受診した。触診で甲状腺の腫脹、超音波検査で甲状腺内に数か所の石灰化が認められたため、甲状腺腫瘍《thyroid tumor》の疑いで大学病院に紹介された。

嗜好品：飲酒はビール700mL/日を週5日

趣　味：ジョギングとヨガ

70　Aさんの甲状腺腫瘍《thyroid tumor》の確定診断に必要な検査はどれか。

1．血中サイログロブリン値検査
2．頸部エックス線撮影
3．穿刺吸引細胞診
4．頸部CT

解説

70

1．×　サイログロブリンは、甲状腺細胞で産生される糖蛋白である。甲状腺癌では高値を示すことが多いが、確定診断には用いられない。

2．×　甲状腺癌では、エックス線検査で石灰化を示すこともあるが、確定診断には用いられない。

3．○　超音波検査下で甲状腺癌に細い針を刺し、一部を採取し顕微鏡で検査をする穿刺吸引細胞診が、確定診断に必要である。

4．×　頸部CTでは、病巣の位置や大きさ、浸潤の程度などを観察できるが、確定診断には用いられない。

正答　3

次の文を読み71～73の問いに答えよ。

Aさん（47歳、女性、会社員）は、夫（54歳）と2人暮らし。6か月前から月経不順になり、閉経前の症状と思い様子をみていた。しかし、徐々に普段の月経時の出血量よりも多くなり、下腹部痛が出現してきたため、病院の婦人科外来を受診した。診察後、経腟超音波検査の指示が出され、看護師はAさんに検査について説明することになった。

71　Aさんへの経腟超音波検査の説明で正しいのはどれか。

1．検査が終了するまで絶飲食にする。
2．検査前に排尿するよう促す。
3．検査は側臥位で行う。
4．検査後1時間は安静にする。

72　Aさんは、経腟超音波検査で異常所見が認められ、その後の精密検査で子宮体癌《uterine corpus cancer》と診断されて準広汎子宮全摘出術と両側付属器（卵巣、卵管）切除術を受けた。術後の経過はよく、排尿障害もなく順調に回復していた。術後12日目のバイタルサイン測定時に「身体のほてりがあり、急に汗が出るようになったりして、夜もよく眠れません。そのためかイライラします」と看護師に訴えた。

Aさんに出現している症状の原因はどれか。

1．エストロゲンの減少
2．プロラクチンの減少
3．アンドロゲンの増加
4．オキシトシンの増加
5．プロゲステロンの増加

73　Aさんはその後、順調に経過し退院した。退院後、初回の外来受診時に看護師がAさんに心配なことを尋ねると「退院のときも性生活の説明を聞きましたが、子宮がなくなって自分の身体がどう変化しているかわからないし、やっぱり性生活のことが気がかりです。夫も私の身体を気遣ってくれて、今日も一緒に病院に来てくれました」と語った。

Aさんへの性生活の説明で適切なのはどれか。

1．術後1年までは性行為を控える。
2．夫と別々に説明することを提案する。
3．性行為再開後は避妊を続けてもらう。
4．腟の乾燥に対して潤滑ゼリーを用いるとよい。

解説

71

1．× 経腟超音波検査は絶飲食の必要はない。

2．○ 経腟超音波検査は子宮や卵巣の病変を調べる検査である。膀胱内に尿が存在すると描出しづらくなるため、検査前に排尿を済ませておく。対して、経腹超音波検査では、膀胱に尿をためた状態で検査を行う。

3．× 検査は砕石位で行う。

4．× 検査後、安静にする必要はない。

正答 2

72 オープンセサミ①99，165，④145～146

1．○ 卵巣摘出によるエストロゲンの減少が原因である。エストロゲン減少により、ホットフラッシュなどの症状が出現する。

2．× プロラクチンは下垂体前葉から分泌されるホルモンである。手術との直接的な関係はない。

3．× アンドロゲンは副腎皮質から分泌されるホルモンである。手術との直接的な関係はない。

4．× オキシトシンは下垂体後葉から分泌されるホルモンである。手術との直接的な関係はない。

5．× プロゲステロンは卵巣から分泌されるホルモンである。卵巣摘出後は分泌されなくなるため、減少する。

正答 1

73 オープンセサミ④145～146

1．× 手術後は腟粘膜の脆弱などが起こるため、手術後1か月程度は性生活を避ける。

2．× 夫婦のこれからの生活についての説明をする必要があるため、2人で説明を聞いてもらうことが望ましい。

3．× 子宮全摘術後に妊娠の可能性はないため、避妊を続ける必要はない。

4．○ 手術後は、エストロゲンの減少により腟内の自浄作用が低下する。性行為の際は潤滑ゼリーなどで対処するよう説明する。

正答 4

74：70.8% □□□→□□□　75：83.0% □□□→□□□　76：98.6% □□□→□□□

次の文を読み74～76の問いに答えよ。

Aさん（57歳、男性）は、妻（55歳）と長女（28歳）の3人暮らし。4年前に直腸癌《rectum cancer》と診断され、手術を受けてストーマを造設した。その後、Aさんは直腸癌を再発し、治療を行ったが効果がなく、腹部のがん疼痛を訴えたため、疼痛をコントロールする目的で入院した。主治医からAさんと家族に余命4か月程度と告知され、Aさんは「痛みは取り除いてほしいが、延命治療は望まない。自宅で好きなことをして過ごしたい」と話している。現在、Aさんはオキシコドン塩酸塩を1日2回内服し、痛みがなければ日常生活動作〈ADL〉は、ほぼ自立している。

74　Aさんは退院後に訪問診療と訪問看護を利用することになり、今後の支援の方向性を確認するため、退院前にAさんと家族も参加するカンファレンスを開催した。

カンファレンスで確認する内容で最も優先度が高いのはどれか。

1．看取りの場所
2．ストーマパウチの交換方法
3．訪問リハビリテーションの必要性
4．退院後の生活でAさんが行いたいこと

75　退院後、Aさんは痛みが強くなってきたため、主治医はオキシコドン塩酸塩を増量したが、Aさんは眠気が強くなり「薬を飲みたくない」と訴えた。そのため、フェンタニル貼付剤に切り替え、レスキュー薬としてフェンタニルクエン酸塩舌下錠が処方された。

訪問看護師によるAさんの家族への疼痛緩和のための薬物療法の指導で適切なのはどれか。

1．副作用で便秘が生じた場合には貼付しない。
2．残ったオキシコドン塩酸塩は自宅で保管する。
3．レスキュー薬は使用間隔を気にせず使用してよい。
4．フェンタニル貼付剤の交換時に家族が貼付面に触れないようにする。

76　退院後3か月。Aさんの食事や水分の摂取量は減り、徐々に傾眠傾向になってきた。Aさんの妻は訪問看護師に「少し怖いが、できればこのまま自宅で看ていきたい」と話した。

Aさんを自宅で看取るための訪問看護師の対応で適切なのはどれか。

1．高カロリー輸液の開始を医師と相談する。
2．Aさんの清潔ケアは看護師が行うことを妻に伝える。
3．今後起こりうるAさんの状態の変化を妻に説明する。
4．Aさんが亡くなるまで家族がそばを離れないように伝える。

解説

74　オープンセサミ②47～48，③7

1．×　退院前のカンファレンスでの内容としては、優先度は低い。

2．×　Aさんがストーマを造設したのは4年前であり、交換方法についての発言はみられないことから、優先度は低い。

3．×　Aさんは痛みがなければ日常生活動作〈ADL〉はほぼ自立しているため、優先度は低い。

4．○「自宅で好きなことをして過ごしたい」というAさんの発言より、退院後の生活でAさんが行いたいことを確認することは優先度が高い。

正答　4

75　オープンセサミ②48～51

1．×　フェンタニルなどのオピオイド製剤は副作用として便秘を起こしやすい。下剤の与薬やオピオイドの変更などで対応する。

2．×　オキシコドン塩酸塩は麻薬であるため、使用せず残った薬は医療機関に返却するよう指導する。

3．×　レスキュー薬は薬品や与薬方法により、与薬間隔や限度量が決められている。

4．○　フェンタニル貼付剤は経皮吸収型であり、貼付面が他者に付着した場合は、付着部位を水で洗い流し、異常がみられた場合には受診する。

正答　4

76　オープンセサミ②47～48

1．×　Aさんは延命治療を望んでいないため、高カロリー輸液の必要はない。

2．×　Aさんの妻はこのまま自宅で看取ることを望んでいるため、家族ができるケアを行えるよう援助する。

3．○　呼吸や意識など、今後Aさんに起こりうる身体的症状の変化を説明することは、自宅での看取りの受容段階として重要である。

4．×　Aさんが亡くなるまで家族がそばを離れないように伝えることは、家族の負担となるため適切ではない。

正答　3

老年

112回AM97～99

77：80.3％ □□□→□□□　78：71.9％ □□□→□□□　79：94.1％ □□□→□□□

次の文を読み77～79の問いに答えよ。

Ａさん（81歳、女性）は夫（86歳）と2人で暮らしている。高血圧症《hypertension》で内服治療をしているが、血圧のコントロールはできている。両眼に老人性白内障《senile cataract》があり、老人性難聴《presbyacusis》のために補聴器を使用している。認知機能は問題なく、日常生活動作〈ADL〉はほぼ自立している。1年前から両眼の羞明、霧視が強くなり、視力が低下して趣味の編み物ができなくなってきた。また、家の中を移動するときに小さな段差につまずいたりドアにぶつかるなど、歩行時の転倒の危険性が増えた。Ａさんは自宅での生活を安全に送りたい、趣味を続けたいという希望があり、10日間程度の入院で両眼の超音波水晶体乳化吸引術と眼内レンズ挿入術を行うことになった。

77　入院当日、病棟の看護師がＡさんに対してパンフレットを用いて手術前オリエンテーションを行うことになった。

Ａさんへのオリエンテーションの方法で適切なのはどれか。

1．耳元で大きな声で説明する。
2．Ａさんの身体に触れてから話しかける。
3．窓際の明るい場所でパンフレットを見せる。
4．手術後の注意点はパンフレットに赤色の太い文字で書く。

78　Ａさんの手術は局所麻酔下で行われ、10分程度で終了した。手術中および手術直後のバイタルサインに問題はなく、病室に戻ってきた。Ａさんは眼痛や頭痛、気分不快などの症状はなく、「無事に終わって良かった」と話している。

手術後のＡさんへの説明で適切なのはどれか。

1．手術直後から点眼する。
2．洗顔は手術の翌日から行う。
3．手術後24時間はベッド上で安静にする。
4．医師の許可があるまでは頭を振る動作をしない。

79 手術後2日、Aさんは日中はベッドに横になって過ごしている時間が多い。夜間にAさんから看護師に「手術後はゆっくり眠れていません。どうしたらよいでしょうか」という訴えがあった。

Aさんへの看護師の対応で適切なのはどれか。

1．寝る前に温かい緑茶を飲むことを勧める。
2．日中はベッドから離れて過ごすことを促す。
3．眠れなくてもベッドに横になっていることを勧める。
4．夜はよく眠っているので様子をみましょうと伝える。

解説

77 オープンセサミ③124～125

1．× 老人性難聴により補聴器を使用しているため、耳元で大きな声で説明するより、正面で口の動きが見えるように話したほうが分かりやすい。
2．× タッチングは体を道具としたコミュニケーションの手法であるが、看護師と患者の信頼関係があって初めて成り立つもので、行う旨を事前に言及すべきである。また、触れてから話しかけるのでは患者が驚く恐れがあるため、話しかけてから触れるのが良い。
3．× 窓際の明るい場所は羞明のある白内障の患者にとっては、配慮が不足している。
4．○ 手術後の注意点は重要な内容である。高齢者は寒色系が見えにくく、暖色系は見えやすいので、赤色の太い字は適切である。

正答 4

78 オープンセサミ②357～359

1．× 手術部位を保護する必要があるため、手術直後は点眼を行わない。点眼の必要がある場合は、医師の指示により点眼を受ける。
2．× 手術後は眼内炎を予防するため、洗顔や洗髪は禁止する。必要があれば、濡れタオルで清拭し、目に水が入らないようにする。
3．× 手術後ベッド上安静は2時間から4時間程度である。
4．○ 医師の許可があるまでは、前房出血や虹彩脱出のリスクがあるため、頭を振る動作や前傾姿勢は行わないように注意する。

正答 4

79 オープンセサミ③123～124

1．× 緑茶にはカフェインが含まれる。眠前のカフェインの摂取は睡眠を妨げる。
2．○ Aさんは入院前のADLはほぼ自立していた。日中は、ベッドから離れて生活し昼夜のリズムをつけ、夜間に入眠しやすい環境を整える。
3．× 眠れなくても横になっていると、夜間の眠りが妨げられやすくなる。
4．× 看護師にはよく眠っているように見えても、本人に熟眠感がないのであればその判断は正確であるとはいいがたい。

正答 2

次の文を読み80、81の問いに答えよ。

Aさん（88歳、男性）は、10年前に脳梗塞《cerebral infarction》を発症し左半身麻痺の後遺症がある。杖歩行はでき、要介護2で介護保険サービスを利用中である。Aさんが最近食欲がなく、水分もあまり摂らず、いつもと様子が違うことを心配した妻がAさんに付き添って受診した。

身体所見：呼びかけに対して返答はあるが反応はやや遅い。麻痺の症状に変化はない。

バイタルサインは、体温37.5℃、呼吸数20/分、脈拍100/分、血圧140/60mmHg、経皮的動脈血酸素飽和度〈SpO_2〉98％（room air）。

検査所見：赤血球410万/μL、白血球6,800/μL、Ht50％、総蛋白6.5g/dL、尿素窒素25mg/dL、Na150mEq/L、K3.8mEq/L、血糖値110mg/dL、CRP0.01mg/dL。胸部エックス線写真に異常なし。

80　Aさんは入院となり、点滴静脈内注射が開始された。入院当日の夜間、Aさんは「ここはどこか、家に帰る」などと言い、点滴ラインを触ったり杖を使わずにトイレに1人で行こうとしたりして落ち着かず、ほとんど眠っていなかったと夜勤の看護師から日勤の看護師に申し送りがあった。

日勤でAさんを受け持つ看護師の対応として適切なのはどれか。**2つ選べ。**

1．時計をAさんから見える場所に置く。

2．主治医にAさんの退院について相談する。

3．日中はAさんにスタッフステーションで過ごしてもらう。

4．点滴ラインがAさんの視界に入らないようにする。

5．日中はAさんの病室の窓のカーテンを閉めておく。

81　入院から1週が経過し、Aさんのバイタルサインなどは正常となり、食事も摂取できるようになった。Aさんの妻は「先生からそろそろ退院できるといわれましたが、夫はほとんどベッド上で過ごしており、トイレまで歩けそうにありません。これで退院できるか不安です」と看護師に話した。現在のAさんの日常生活動作〈ADL〉は、起立時にふらつきがみられ、歩行は不安定である。ポータブルトイレを使用して排泄している。

現在のＡさんの状況から、退院に向けて看護師が連携する者で適切なのはどれか。
2つ選べ。

1．薬剤師
2．民生委員
3．管理栄養士
4．理学療法士
5．介護支援専門員

解説

80　**オープンセサミ③135～137**

Ａさんは入院当日の夜間、見当識障害や注意集中が困難などの夜間せん妄の状態が考えられる。

1．○　夜間ほとんど眠っていなかったとの記載があるため、時間の感覚を理解してもらうなど、状態悪化を防止するために有効である。
2．×　せん妄状態が入院当日の夜間であり、環境の変化や脱水のための電解質の異常等が考えられるので、しばらく様子をみる。
3．×　入院して間もないため、Ａさんの日中の様子観察をすることが優先で、スタッフステーションで過ごしてもらうのは不適切である。
4．○　脱水状態改善のための点滴静脈内注射であり、夜間点滴ラインを触っていたとの記載から、抜針したり点滴漏れを起こす可能性があるため、視界に入らないようにする。
5．×　Ａさん自身、夜間眠っていないので昼夜逆転を防止するため、窓のカーテンを開けて明るくしておくことにより、日中の覚醒を促す。

正答　1、4

81　**オープンセサミ③26**

ＡさんのADLが低下していることから、退院に向けてのリハビリテーションが必要と考えられる。

1．×　設問文中に内服に関する問題点の記載はなく、連携する者としては不適切である。
2．×　民生委員は、地域住民の生活状態の把握、自立した生活に向けての相談などが主な職務であり、不適切である。
3．×　Ａさんは食事も摂取できるようになっているため、退院に向けての連携としては不適切である。
4．○　ＡさんのADLが低下していることから、退院に向けてのリハビリテーションは必要である。
5．○　入院前に要介護2で介護保険サービスを利用していたことから、介護支援専門員との連携は重要である。

正答　4、5

110回AM100～101

82：98.3％ □□□→□□□　83：71.1％ □□□→□□□

次の文を読み82、83の問いに答えよ。

Aさん（77歳、男性）は、妻（79歳）と2人暮らし。5年前にAlzheimer《Alzheimer disease》〈アルツハイマー〉型認知症と診断された。現在のMMSE〈Mini-mental State Examination〉は18点。家では、食事は準備すれば自分で摂取できる。排泄は尿意や便意ともにあり、トイレで排泄できる。入浴は妻の介助でシャワー浴を行っているが、機嫌が悪いと「うるさい」と怒鳴り、介助を拒否する。Aさんはにぎやかな場所が苦手であり、また、時々1人で外に出て行ってしまい家に帰れなくなることがある。

最近、Aさんが妻の介助を激しく拒否し大声で怒鳴ることが多くなってきたため、妻は介護支援専門員に相談した。相談の結果、妻の介護負担を軽減する目的で、Aさんは通所介護を利用することになった。

82　通所の初日、Aさんは、初めての場所に戸惑った様子で、施設内を歩き回っている様子がみられた。妻は「夫がデイサービスに慣れるか心配です」と言って、Aさんの様子をみている。

妻への看護師の声かけで最も適切なのはどれか。

1.「Aさんが好きなことをして過ごせるようにします」
2.「入口のドアに鍵をかけてあるので大丈夫です」
3.「毎回、Aさんに付き添ってください」
4.「Aさんには1人で居てもらいます」

83　通所介護でレクリエーションが始まり、Aさんは周囲を見ていたが、しばらくするとそわそわしながら席を離れていなくなった。その後、看護師は、介護職員からAさんがゴミ箱に排尿していたという報告を受けた。

このときのAさんへの看護師の対応で適切なのはどれか。

1. 目立たない場所にゴミ箱を置く。
2. 1時間ごとに尿意を確認する。
3. パンツ型おむつを勧める。
4. トイレの際は同行する。

解説

82　オープンセサミ③133〜135

1．○　夫がデイサービスに慣れるかという妻の訴えに対する声掛けとして、最も適切である。

2．×　デイサービス施設では施錠する場合もあるが、妻の訴えに対する声掛けとして適切とはいえない。

3．×　利用者が慣れるまで家族が付き添うことは有効であるが、毎回である必要はない。

4．×　施設職員の見守りやレクリエーションにより、Aさんが1人でいることはない。また、妻の訴えに対する声掛けとして適切とはいえない。

正答　1

83　オープンセサミ③133〜135

1．×　ごみ箱を移動してもトイレがわからなければ、違う場所で排尿することが考えられるため、適切な対応とはいえない。

2．×　尿意を確認することは必要であるが、1時間毎は適切とはいえない。

3．×　排尿行動や排尿パターンを把握することで自然な排泄ができるよう援助する。

4．○　家での排泄はトイレで行えていることより、トイレへ同行し必要な情報を収集するとともに援助を行う。

正答　4

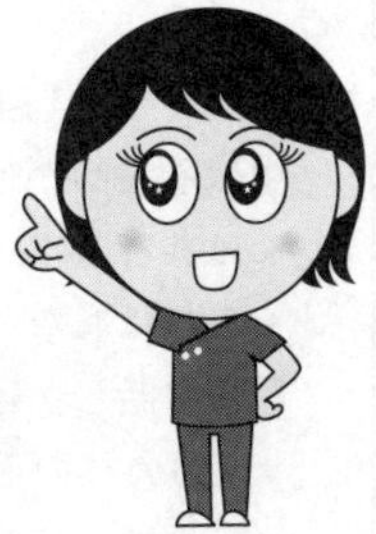

84：97.2％ □□□→□□□　85：96.7％ □□□→□□□　86：98.9％ □□□→□□□

次の文を読み84～86の問いに答えよ。

Aさん（82歳、女性）は息子（57歳、会社員）と息子の妻（55歳、パート勤務）との3人暮らし。3年前にAlzheimer《Alzheimer disease》〈アルツハイマー〉型認知症と診断され、認知症高齢者の日常生活自立度判定基準Ⅱb、要介護2である。Aさんの介護は、主に息子の妻が行っていた。Aさんは、声かけがあれば日常生活動作〈ADL〉を自分で行うことができた。しかし、Aさんは徐々に認知症が重度化し、1人で外出すると帰ってくることができなくなり、夜間に落ちつきなく動き回ることが多くなった。息子と息子の妻はAさんの介護について介護支援専門員に相談していたが、息子の妻は睡眠不足となり、体調を崩してしまった。そのため、Aさんは介護老人保健施設に入所することになった。

84　看護師からAさんに施設について説明したが、その後もAさんは「ここはどこ」と繰り返し聞いていた。息子の妻は「私がやらなければいけないことは何ですか」と聞いてきた。

息子の妻に対する看護師の対応で最も適切なのはどれか。

1．「面会に来てください」
2．「家族会に参加しましょう」
3．「まずは休息をとりましょう」
4．「認知症への対応を覚えましょう」

85　入所した日の夕方、Aさんは自分の荷物をまとめて「夕食を作らなければいけないので、家に帰ります」と施設内を歩いている。

Aさんへの看護師の対応で適切なのはどれか。

1．「他の入所者と話をしましょう」
2．「椅子に座ってお話ししませんか」
3．「入所中なので家には帰れません」
4．「歩くのは危ないのでやめましょう」

86　入所して1週後。Aさんは、朝、声をかけられてもなかなか目を覚まさない。午前中は看護師が他の入所者と交流することを目的に共有スペースに誘導するが、Aさんは共有スペースの椅子に座ったまま眠ってしまい、レクリエーションへ誘われても参加はしない。夕方から夜間にかけてAさんは活動的となり、施設の廊下を歩き職員に話しかけている。

Aさんへの看護師の対応で最も適切なのはどれか。

1．朝の入浴を勧める。
2．日中の散歩に誘う。
3．朝はAさんが自分で起きるまで待つ。
4．日中は椅子に座って過ごしてもらう。

解説

84　オープンセサミ③133〜135

1．× 息子の妻は、睡眠不足となり体調を崩してしまったという状況から、介護による疲労を回復させることが優先される。

2．× 家族会への参加は、現時点では必要とされているニーズではないため、適切ではない。

3．○ 選択肢1の解説参照。

4．× 3年前から介護をしている現状がある。また認知症は徐々に進行しているため、現時点で対応を覚えてもらうことは適切ではない。

正答　3

85　オープンセサミ③133〜135

1．× Aさんの訴えに対して傾聴し、受容的・支持的に関わる。

2．○ 認知症の行動・心理症状〈BPSD〉は、ストレスや不安が原因であることが多い。どの症状もストレスや不安の軽減により改善する可能性があるため、受容・共感・傾聴の態度や、寄り添う姿勢が患者の安心につながる。座って落ち着いて話をする。

3．× 否定をしない。自尊心を傷つけず、受容的・支持的に関わる。

4．× 行動を阻止しようとするのではなく、Aさんが落ち着くまで、一緒歩くなどの対応をする。

正答　2

86　オープンセサミ③123〜124, 133〜135

Aさんは自宅にいた頃も夜間に落ち着きがなくなる状態であった。現在も夕方から夜間にかけて活動的となっている。生活リズムを見直し、夜間休息がとれるよう援助していく必要がある。

1．× 朝の入浴ではなく、夜の睡眠前の入浴や足浴で、身体をリラックスさせて睡眠を促す。

2．○ 日中の散歩により、昼夜のメリハリや、軽い疲労を促すことで夜間の睡眠が取り易くなる。

3．× 朝、自分で起きるまで待つことは、昼夜逆転を助長してしまうことにつながる。朝は規則的な時間に起こし、朝日を浴びてもらう方が効果的である。

4．× 日中、身体を動かしたり、脳を活動させたりして過ごす方が認知症の悪化の防止のためにも有効である。

正答　2

113回AM 97、99

87：90.8％ □□□→□□□　88：93.4％ □□□→□□□

次の文を読み87、88の問いに答えよ。

Aさん（72歳、女性）は、1人で暮らしている。小学校の教員を定年退職後、書道教室に月2回、体操教室に月1回通っている。20年前に高血圧症《hypertension》と診断され、月に1回かかりつけの病院を受診し、内服治療をしている。6か月前から、Aさんは病院の受診日を間違えたり、書道教室の日時を忘れることがあり、かかりつけの医師に相談した。Aさんは認知症専門医を紹介され、Mini-Mental State Examination〈MMSE〉18点で、軽度のAlzheimer《Alzheimer disease》〈アルツハイマー〉型認知症と診断された。

87　Aさんに出現している認知機能障害はどれか。

1．脱抑制
2．近時記憶障害
3．実行機能障害
4．物盗られ妄想

88　診断から半年後、Aさんは、かかりつけの病院の看護師に「書道教室や体操教室は、部屋のカレンダーに書いて参加しています。ただ、最近、病院に行くときに薬が残っています。大切な薬だと先生から言われていますし、忘れずに飲みたいのですが、どうしたらよいでしょうか」と相談した。

看護師のAさんへの対応で最も適切なのはどれか。

1．「お薬手帳を毎朝見るようにしましょう」
2．「薬のことは主治医に相談してください」
3．「薬を飲んだらカレンダーに丸を付けてみませんか」
4．「この病気の方は、薬を飲み忘れることがあります」

解説

87　オープンセサミ③128

1．×　脱抑制とは、状況に対する反応としての衝動や感情を抑えることが不可能になった状態をいう。Aさんの情報には関係する記載がないため判断できない。

2．○　近時記憶障害とは、適切に記憶された情報を数分から数日たって思い出す機能に障害がある状態をいう。月に1回の病院の受診日を間違えたり、月に2回の書道教室の日時を忘れることがあるAさんの状態に該当する。

3．×　実行機能障害とは、物事を理論的に考え計画を立てて効率的に実行することが困難になる障害である。Aさんの情報には関係する記載がないため判断できない。

4．×　物盗られ妄想とは、根拠が薄弱であるにもかかわらず、誰かが自分の物を盗んだと強く思い込む妄想である。認知症との関係が深いが、Aさんの情報には記述がない。

正答　2

88　オープンセサミ③49

1．×　お薬手帳は処方内容の記載であり、毎朝見ても飲み忘れ防止には効果がない。

2．×　処方された薬を忘れずに飲みたいと看護師に相談しているAさんに対して、医師に相談するように伝えるのは不誠実な対応である。

3．○　カレンダーを利用し、飲んだ日に丸を付けるのは、近時記憶障害のあるAさんには効果的な方法である。

4．×　アルツハイマー型認知症の患者が薬を飲み忘れることがあるのは事実ではあるが、それを伝えても解決策にはならない。

正答　3

次の文を読み89～91の問いに答えよ。

Aさん（68歳、男性、自営業）は、妻（73歳）と2人暮らし。Aさんの就寝時刻は21時で、入眠後90分以上が経過した睡眠中に、大声で叫び、腕や足を振り回し暴れる行動が繰り返しみられたが、昼寝では夜間のような行動はみられない。日中、台所で子どもが遊んでいると言い、妻が台所を確認しても誰もいないことが何度かあった。心配になった妻がAさんとともに病院を受診し、Lewy〈レビー〉小体型認知症 dementia with Lewy bodies と診断された。

89　Aさんに出現している睡眠障害はどれか。

1．ナルコレプシー narcolepsy
2．レム睡眠行動障害 REM sleep behavior disorder
3．睡眠時無呼吸症候群 sleep apnea syndrome
4．睡眠・覚醒スケジュール障害 sleep-wake schedule disorder

90　Aさんは定期的に精神科外来を受診することになった。受診6か月後、Aさんは足の筋肉がこわばり、動きが鈍くなった。また、幻視を訴える頻度が増え、感情のコントロールができず、妻に暴言や暴力を振るうことが多くなったため、精神科病院に入院となった。入院2日、Aさんは歩行時に床に子どもが寝転んでいると訴えて、子どもをよける動作で転びそうになった。また、突然、興奮して大声で怒り出すため、同室患者が苦情を訴えた。

Aさんへの看護師の対応で適切なのはどれか。

1．Aさんに別の病室へ移動することを提案する。
2．歩行時は看護師と一緒に歩くように声をかける。
3．怒りをコントロールできる方法を見つけるように伝える。
4．床に子どもがいるように見えるのは幻視であることを説明する。

91　Ａさんの入院中に妻は自営業の仕事を減らし、自宅でＡさんを介護する準備を整えた。Ａさんが退院し、3か月が経過したころ、Ａさんの妻が3週間程度の予定で入院して手術をすることになった。Ａさんは杖を使用し散歩ができるが、入浴や食事については妻が介護を行っていた。

妻の入院中にＡさんに必要なサービスはどれか。

1．短期入所〈ショートステイ〉
2．精神科病院への入院
3．重度訪問介護
4．同行援護

解説

89　オープンセサミ③129～130

1．×　ナルコレプシーは日中の過剰な眠気を中心に、情動脱力発作、睡眠麻痺、入眠時幻覚を主徴とする疾患である。Ａさんにそのような症状はみられない。

2．○　レム睡眠行動障害は、睡眠中に起こる心身機能の障害である。本来、レム睡眠中には筋緊張抑制（筋弛緩）が起こるが、レム睡眠行動障害ではこれが障害され、睡眠中に体動が現れてしまう。寝具をまさぐる程度の軽いものから、大声で寝言を言ったり、殴る、蹴るなどの激しい動作がみられる場合がある。レビー小体型認知症やパーキンソン病などにみられることが多い。

3．×　睡眠時無呼吸症候群は、睡眠中に長い呼吸停止が繰り返し起こることで、睡眠が障害される疾患である。日中の強い眠気や集中力の低下などの症状を来す。Ａさんにそのような症状はみられない。

4．×　睡眠・覚醒スケジュール障害（概日リズム睡眠障害）は、睡眠時間と覚醒時間のリズムが乱れる睡眠障害である。交代勤務の職種に多くみられ、睡眠相後退症候群や睡眠相前進症候群などがある。Ａさんにそのような症状はみられない。

正答　2

90　オープンセサミ③133

1．×　認知症では、症状が強く出現している時の環境の変化は避けることが望ましい。同室患者の居室移動を検討する。

2．○　歩行時に床に子どもが寝転んでいるという幻視がみられることから、転倒の危険が高い。歩行時に看護師が付き添う必要がある。

3．×　レビー小体型認知症の症状による感情失禁や、幻視、レム睡眠行動障害などの様々な影響により怒りを感じている状態である。怒りをコントロールする方法を認知症患者自身で見つけるのは困難である。

4．×　認知症患者に十分説明をしても、理解を得ることは不可能である。まずは気持ちに寄り添う声掛けが必要である。

正答　2

91　オープンセサミ③80，217

1．○　短期入所〈ショートステイ〉は、介護者の病気などを理由に、障害者支援施設等への短期入所を必要とする障害者を対象に、施設にて入浴、排泄、食事等の介護や必要な支援を行う。妻の入院中にAさんに必要なサービスである。

2．×　精神症状の悪化ではないため、入院による治療の必要はない。

3．×　重度訪問介護は、重度の肢体不自由者または重度の知的障害もしくは精神障害により、常に介護を必要とする者を対象に、入浴、排泄、食事等の介護や外出時における移動中の介護等の支援を行う。Aさんは常に介護を必要としている状態ではないため、必要なサービスとはいえない。

4．×　同行援護は、視覚障害により移動に著しい困難を有する障害者等を対象に、移動に必要な情報の提供、移動の援護等の外出時に必要な支援を行う。Aさんは散歩はできているため、必要なサービスとはいえない。

正答　1

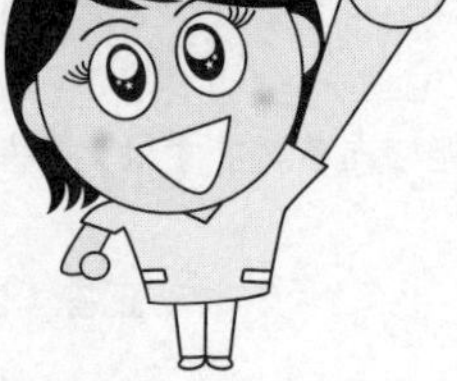

92：86.8％ □□□→□□□　93：98.3％ □□□→□□□　94：98.9％ □□□→□□□

次の文を読み92～94の問いに答えよ。

Aさん（92歳、女性）は、脳梗塞《cerebral infarction》の後遺症のため要介護4で、2年前から特別養護老人ホームに入所している。入所時は、日常生活は全介助で、話しかけるとうなずいたり首を振るなど自分の意思を伝えることができた。Aさんは歌が好きで、歌に関するレクリエーションには車椅子で参加し、笑顔がみられていた。家族は週1回、面会に来ていた。入所時に、Aさんは「延命処置を望まない」、家族は「できるだけ長生きしてほしい」と言っていた。

最近、ほとんど食事を摂らなくなり、閉眼していることが多く、看護師や施設職員の声かけに対する反応が徐々に鈍くなってきた。家族が面会時に声をかけると、目を開け、うなずくなどの意思表示がある。Aさんの状態から、医師と相談し看護師は看取りの準備が必要であると判断した。

92　Aさんの死の迎え方を決めるために優先されるのはどれか。

1．主治医の治療方針
2．施設の職員のケア方針
3．入所時のAさんの意思
4．現在のAさんと家族の意思

93　Aさんは、食事を全く食べず、水分も取らなくなり、皮膚も乾燥してきた。家族は毎日面会にきて声をかけているが、反応がなくなってきた。

Aさんが死に向かう中で、穏やかに過ごすための援助で適切なのはどれか。

1．好きな音楽をかける。
2．輸液療法を検討する。
3．家族の面会を制限する。
4．皮膚の清潔ケアを頻回に行う。

94　3日後、Aさんは声かけに全く反応しなくなったため、看護師は死期が迫っていると判断した。

看護師が観察するAさんの状態はどれか。

1．尿量の増加
2．流涎の増加
3．下痢便の出現
4．下顎呼吸の出現

解説

92　オープンセサミ③110～111

2年前の特別養護老人ホーム入所時に、Aさんは「延命処置を望まない」、家族は「できるだけ長生きしてほしい」と言い、Aさんと家族の意見が食い違っていた。年月が経ち、Aさんの死を目前にして、双方の気持ちにも変化がみられているかもしれない。Aさんの意思表示が可能な現段階で、再確認が必要である。

正答　4

93　オープンセサミ③110～111

亡くなる1～2週間前くらいの全身徴候として、ほとんど食べない、傾眠傾向、尿量の減少、血圧低下などがみられるようになる。Aさんもその経過をたどり、意識レベルが低下してきている。

1．○　Aさんは歌が好きで、歌に関するレクリエーションには参加し、笑顔がみられていたという情報がある。また、脳機能の中でも聴覚刺激は最期まで残っていると言われている。

2．×　輸液療法を行うということは、延命治療となるため穏やかに過ごす援助ではない。

3．×　家族のグリーフケアも必要である。家族として死を受容し、十分なケアができたと感じてもらうことが今後の家族にとって重要である。

4．×　皮膚の清潔ケアは毎日行うが、頻回に行う必要はない。

正答　1

94　オープンセサミ②53

亡くなる1～2日前くらいの全身徴候として、呼吸困難・異常呼吸（下顎呼吸・チェーンストークス呼吸）、低体温、脈拍微弱、死前喘鳴、意識レベルの低下、昏睡、無尿などがみられるようになる。

1．×　循環血液量の減少から尿量は減少する。

2．×　脱水傾向となっているため流涎は減少する。

3．×　尿道括約筋・肛門括約筋の弛緩により尿・便失禁状態となるが、食事・水分の摂取が減少しているため下痢便の出現は考えにくい。

4．○

正答　4

110回AM115～116

95：94.2％ □□□→□□□　96：96.6％ □□□→□□□

次の文を読み95、96の問いに答えよ。

Aさん（78歳、男性）は、妻（70歳）と2人暮らしである。脳血管障害後遺症による右片麻痺があり、車椅子への移乗は部分介助、要介護2である。排泄はポータブルトイレを利用している。Aさんと妻はなるべく家で過ごしたいと考え、自宅での介護はすべて妻が行っている。長女（会社員）が県内に在住しているがAさんの介護はしていない。訪問看護を週1回利用するのみで、他のサービスは利用していない。最近、妻の腰痛が悪化し、妻から訪問看護師に「主治医から介護の負担を軽減するように言われました。でも夫は家から出たくないし、私も夫をどこかに預けるのは不安です。どうしたらよいでしょうか」と相談があった。

95　このときの訪問看護師が提案するAさんへのサービスで最も適切なのはどれか。

1．通所介護
2．訪問介護
3．短期入所生活介護
4．訪問リハビリテーション

96　サービス導入後1か月。今朝、妻から訪問看護師に「夫の身体が震えています。よだれを垂らして、目が合わないです」と連絡があった。訪問看護師が訪問すると、Aさんの震えは止まっており、Aさん自身は「何が起きていたのか覚えていない」と言う。訪問時の体温36.0℃、呼吸数18/分、脈拍82/分、血圧130/62mmHg、経皮的動脈血酸素飽和度〈SpO_2〉95％（room air）であった。妻によると、2日間排便がなく、尿量1,500mL/日、尿の性状は黄色透明とのことだった。

妻からの連絡時にAさんに起きていたと考えられる状態はどれか。

1．感染
2．脱水
3．便秘
4．けいれん

解説

95　オープンセサミ③80

1．×　通所介護は、通所介護施設にて食事や入浴、機能訓練などを行う。Aさんと妻はなるべく家で過ごしたいと考えているため、最も適切なサービスとはいえない。

2．○　訪問介護は、利用者の自宅で生活援助や身体介護を行う。妻の介護負担を軽減するために紹介する最も適切なサービスである。

3．×　短期入所生活介護は、特別養護老人ホームなどに短期間入所し、入浴、排泄、食事などの介護や日常生活上の世話を行う。Aさんと妻はなるべく家で過ごしたいと考えているため、最も適切なサービスとはいえない。

4．×　訪問リハビリテーションは、利用者の自宅で理学療法や作業療法などのリハビリテーションを行う。妻の負担を軽減するために紹介するサービスとして最も適しているとはいえない。

正答　2

96　オープンセサミ②317～332

1．×　体温は平熱であり、尿の性状も正常であることなどから、感染は考えにくい。

2．×　尿量が維持できており、流涎がみられることなどから、脱水は考えにくい。

3．×　2日間排便がみられていないことから便秘は考えられるが、便秘では身体が震えることや流涎などは起こりにくい。

4．○　脳血管障害の既往や、身体の震えや流涎、何が起きたか覚えていないというAさんの言動などから、けいれん発作が考えられる。

正答　4

97：86.0％ □□□→□□□　98：96.7％ □□□→□□□　99：96.0％ □□□→□□□

次の文を読み97～99の問いに答えよ。

Aさん(73歳、女性)は夫(73歳)と2人暮らし。6年前にParkinson〈パーキンソン〉病と診断され、レボドパ〈L－dopa〉を1日3回内服している。Hoehn－Yahr〈ホーエン・ヤール〉重症度分類のステージⅢ、要介護1である。夫が付き添い神経内科外来に月1回、杖歩行で通院している。外来受診のとき、Aさんは足がすくんで転びやすくなったことを主治医に相談し、レボドパ〈L－dopa〉を1日4回に増量して様子を見ることになった。Aさんと夫は薬の副作用〈有害事象〉について外来看護師に尋ねた。

97　外来看護師がAさんと夫に説明する副作用〈有害事象〉の内容で正しいのはどれか。

1．低血糖
2．体重増加
3．呼吸器症状
4．不随意運動

98　1か月後の外来受診のときに、Aさんは「いつもと違う時間に入浴したら転んでしまった。怪我をしなくてよかった」と主治医に話した。主治医から勧められ、Aさんは訪問看護を週に1回利用することになった。

今後Aさんが安全な入浴をするために訪問看護師がアセスメントする内容で最も優先するのはどれか。

1．浴室の床の素材
2．居室から浴室までの距離
3．転倒による打撲痕の状態
4．日常生活動作〈ADL〉の日内変動

99　3か月後、Aさんは「夫は家事を楽しんでいるようで助かっていますが、友人と外出したいと言っています。私も最近は転ぶこともなくなったので、身体を動かしたり、レクリエーションに参加してみたいです」と訪問看護師に話した。

訪問看護師がAさんに提案するサービスで最も適切なのはどれか。

1．通所介護
2．訪問介護
3．訪問入浴介護
4．短期入所生活介護

解説

97　オープンセサミ②343～345

1．2．3．×　副作用としては考えにくい。

4．○　レボドパ〈L－dopa〉の副作用としてジスキネジアがある。ジスキネジアとは、無意識に手足が動いたり口をもぐもぐさせたりする不随意運動をいう。その他、消化器症状（悪心や嘔吐）、循環器症状（起立性低血圧や不整脈）、精神症状（幻覚）がある。

正答　4

98　オープンセサミ②343～345

1．2．×　Aさんは「いつもと違う時間に入浴したら転んでしまった」と言っていることから、浴室の床の素材や、居室から浴室までの距離が直接の原因であるとは考えにくい。

3．×　転倒による打撲痕の状態の確認は必要であるが、今後Aさんが安全な入浴をするためにアセスメントする内容としては優先されない。

4．○　レボドパ〈L－dopa〉の服用が1日3回から4回に増量となったことから、Aさんの転倒は、環境の変化ではなく、薬の回数の変更に起因するものと考えられる。そのため、日常生活動作〈ADL〉の日内変動を確認することが優先される。

正答　4

99　オープンセサミ③80, ⑤20

1．○　通所介護〈デイサービス〉は、居宅要介護者を日中、老人デイサービスセンターなどに通わせ、食事、入浴、その他の必要な日常生活上の支援や生活機能訓練などを日帰りで提供するサービスである。Aさんの「身体を動かしたり、レクリエーションに参加してみたい」という希望に添うため、提案するサービスとして最も適切である。

2．×　訪問介護は、訪問介護員〈ホームヘルパー〉が利用者の居宅を訪問して、入浴、排泄、食事等の介護、日常生活の世話を行うサービスである。Aさんの夫は家事を楽しんでおり、またAさんの希望にもあわないため、提案するサービスとしては適切ではない。

3．×　訪問入浴介護は、自宅の浴槽での入浴が困難な居宅要介護者に対し、居宅を訪問し、浴槽を提供して、看護職員や介護職員が入浴の介護を行うサービスである。Aさんは自宅の浴槽で入浴が可能なため、提案するサービスとしては適切ではない。

4．×　短期入所生活介護〈ショートステイ〉は、特別養護老人ホームなどの施設に短期間入所させ、入浴、排泄、食事等の日常生活上の援助及び機能訓練などを行うサービスである。介護者の身体的・精神的負担の軽減を図ることも目的の一つとなっているが、Aさんの夫は家事を楽しんでおり、提供するサービスとしては、選択肢1の通所介護のほうが適切である。

正答　1

100：94.9％ □□□→□□□　101：97.6％ □□□→□□□　102：92.1％ □□□→□□□

次の文を読み100～102の問いに答えよ。

Aさん（80歳、男性）は、妻（80歳）と2人暮らし。血管性認知症《vascular dementia》でパーキンソニズムがみられる。認知症高齢者の日常生活自立度判定基準ランクⅡb、要介護2。普段は妻がAさんの身の回りの世話をしているが、妻が入院したため短期入所療養介護のサービスを受けることになった。入所時のAさんは歩行開始困難、加速歩行、すくみ足などの歩行障害がみられた。Aさんは「最近、家の中でつまずくことが多くなりました」と入所中の施設の看護師に話した。

100 Aさんへの歩行指導で適切なのはどれか。

1．歩行時の方向転換は素早く行うようにする。
2．目線を足元に向けて歩くようにする。
3．足踏みをしてから歩くようにする。
4．歩行時はすり足で歩くようにする。

101 入所初日の夜、Aさんはトイレに行った後、入所者Bさんの部屋に入ったという夜勤者からの申し送りがあった。

Aさんへの対応で最も適切なのはどれか。

1．Aさんの部屋の前にAさんが認識しやすい目印を掲示する。
2．夜間は2時間ごとにAさんを起こしてトイレに誘導する。
3．夜間は尿器を使用することをAさんに勧める。
4．AさんとBさんの部屋を入れ替える。

102 Aさんは「もっと歩けるようになりたい。妻の負担にならずに生活できるようになりたい」と話している。

退所後にAさんが利用する介護給付におけるサービスで最も適切なのはどれか。

1．訪問介護
2．療養通所介護
3．通所リハビリテーション
4．認知症対応型共同生活介護〈認知症高齢者グループホーム〉

解説

100　オープンセサミ②345

1．×　パーキンソニズムがみられるため、転倒防止を考え、方向転換はゆっくり行うよう指導する。

2．×　目線を足元に向けていると、前傾姿勢傾向が強くなり転倒しやすくなる。

3．〇　足踏みをすることにより、すくみ足を防止できる。

4．×　すり足で歩くと転倒しやすいため、歩行時は踵から地面に着くように指導する。

正答　3

101　オープンセサミ③76, 133

1．〇　認知症高齢者の日常生活自立判定基準ランクⅡbであるため、たびたび道に迷うという症状がみられる。入所初日で、環境の変化もあるため、部屋にAさんが認識しやすい目印を掲示するのは有効である。

2．×　尿失禁などの症状が明記されていないため、睡眠を妨げる夜間の2時間ごとのトイレ誘導は適切ではない。

3．×　歩行障害がみられるが、ADL維持のため、入所初日から尿器を使用することは適切ではない。

4．×　認知症があり、入所間もないため、部屋を入れ替えることで、さらに混乱を来すおそれがある。

正答　1

102　オープンセサミ③80～82, ⑤20～21

1．×　訪問介護はホームヘルパーや介護福祉士が居宅を訪問し、日常生活上の世話を行うものである。

2．×　療養通所介護は、地域密着型通所介護に含まれている通所サービスで、難病やがん末期等で常に看護師による観察が必要な方を対象としたサービスである。

3．〇　Aさんの発言に「もっと歩けるようになりたい」等とあることから、Aさんは機能訓練を希望しているため、理学療法・作業療法を行う通所リハビリテーションが最も適切である。

4．×　「妻の負担にならずに生活できるようになりたい」とのAさんの発言から、Aさんは自宅での生活を希望しており、認知症対応型共同生活介護〈認知症高齢者グループホーム〉への入所は適切ではない。

正答　3

110回PM115、117

103：84.8％ □□□→□□□　104：79.7％ □□□→□□□

次の文を読み103、104の問いに答えよ。

Aさん（37歳、男性）は妻（40歳、会社員）と2人暮らし。筋強直性ジストロフィー《myotonic dystrophy》で週5回の訪問介護を利用していた。1か月前に傾眠傾向が著明となり入院して精査した結果、睡眠時無呼吸に対して夜間のみフェイスマスクを用いた非侵襲的陽圧換気療法が導入された。Aさんは四肢遠位筋に筋萎縮と筋力低下があるが、室内の移動は電動車椅子を操作して自力で行え、食事も準備すれば妻と同じものを摂取できる。退院後、週1回午後に訪問看護が導入されることになった。

103 訪問看護と訪問介護の担当者、Aさんと妻を含めた退院前カンファレンスが開催された。妻から「夜間に停電になったらどうすればよいですか」と発言があった。

このときの妻への訪問看護師の対応で適切なのはどれか。

1．電動式でない車椅子を購入するよう勧める。
2．訪問看護事業所が発電機を貸し出すと伝える。
3．バッグバルブマスクでの用手換気の指導を行う。
4．停電時にハザードマップを確認するよう提案する。

104 退院後1週、訪問看護師はAさんの鼻根部の皮膚に発赤があることに気付いた。

訪問看護師の妻への対応で適切なのはどれか。

1．「鼻マスクに変更しましょう」
2．「発赤部位は洗わないようにしましょう」
3．「人工呼吸器の装着時間は短くしましょう」
4．「フェイスマスクのベルトは指が2本入る程度に固定しましょう」

解説

103　オープンセサミ③53～54

1．× 夜間の停電時の相談であり、非侵襲的陽圧換気療法を行っていることから、電動式でない車椅子の購入は適切とはいえない。

2．× 訪問看護事業所で発電機の貸し出しは行っていない。

3．○ バッグバルブマスクは、停電時や災害時などに備えて、妻へ指導しておくことが望ましい。

4．× ハザードマップは、自然災害による被害範囲を地図に示しているものであり、停電時に確認することが適切とはいえない。

正答　3

104　オープンセサミ①311

1．× 鼻マスクに変更しても、鼻根部の圧迫は避けられない。

2．× 発赤部位は強くこすらないようにする必要はあるが、洗わないようにする必要はない。

3．× 人工呼吸器の装着時間は医師の指示の上で変更する。

4．○ フェイスマスクを固定するベルトが強すぎると圧迫が強くなるため、指が2本入る程度に固定する。

正答　4

112回AM115、117

105：90.9％ □□□→□□□　106：98.1％ □□□→□□□

次の文を読み105、106の問いに答えよ。

Aちゃん（6歳、男児）は父親（50歳、会社員）、母親（48歳）、姉（11歳）と4人で暮らしている。Duchenne《Duchenne muscular dystrophy》〈デュシェンヌ〉型筋ジストロフィーで身体障害者手帳（肢体不自由1級）が交付されている。喀痰吸引、胃瘻による経管栄養が必要で、訪問看護を週に2回利用している。まばたきの回数で「はい」と「いいえ」の意思表示はできるが、視線や上肢の動きには誤動作もあり、構音障害もあるため家族以外では意思の判断が難しい。また、手指での細かい操作はできない。Aちゃんは次年度から姉と同じ小学校の特別支援学級に通い、通常の学級の児童と交流の予定がある。

105 入学時に担任がAちゃんの意思を確認する方法で最も適切なのはどれか。

1．五十音の文字盤を用いてAちゃんが指でさした文字を1文字ずつ読み取る。

2．視線で入力できる意思伝達装置を用いてAちゃんに文字を入力してもらう。

3．閉じた質問〈closed question〉をしてAちゃんのまばたきの回数を確認する。

4．感情を絵で表現したカードを見せてAちゃんが指でさしたカードを確認する。

106 Aちゃんは入学して1度も入院することなく2年生になった。Aちゃんの母親はケアに必要な物品を学校の看護師に渡す際に「Aは学校に通うようになり、お友達が増えて本当によかったと思います。それに比べて私は仕事をしていないし、Aに友達ができた喜びや日々の苦労を理解してもらえる友達がいません。Aの同級生の親には年齢が近くて話しやすい人がいません」と話した。

Aちゃんの母親への提案で最も適切なのはどれか。

1．「学校の行事に参加してみませんか」

2．「短時間でも仕事を始めてはいかがですか」

3．「お姉ちゃんのお友達の親に話しかけてみませんか」

4．「障害のある子どもを持つ家族の会に参加してみませんか」

解説

105　オープンセサミ②310～311，④101

1．2．4．× Aちゃんは視線や上肢の動きに誤動作があり、手指での細かい操作はできないため、適切ではない。

3．○ Aちゃんはまばたきの回数で「はい」と「いいえ」の意思表示はできるため、閉じた質問〈closed question〉による意思確認が最も適切である。

正答　3

106　オープンセサミ④74

1．2．3．× Aちゃんの母親が交友関係を広げるきっかけとはなり得るが、「喜びや日々の苦労を理解してもらえる友達」が得られる可能性は低く、提案として適切ではない。

4．○ Aちゃんの母親からは、喜びや日々の苦労を理解してもらえる友達や、年齢が近くて話しやすい人がいないとの発言がある。障害のある子どもを持つ家族の会に参加することで、Aちゃんの母親と同じ悩みを持つ人に出会える可能性があり、最も適切な提案である。

正答　4

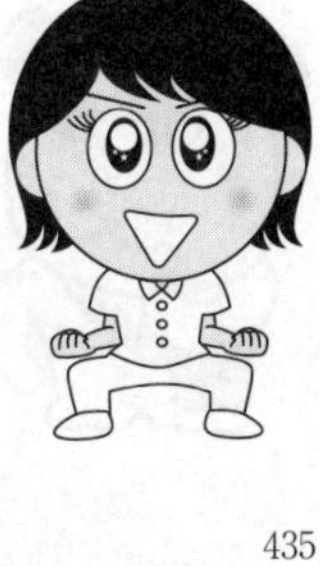

107：92.0％ □□□→□□□　108：79.7％ □□□→□□□

次の文を読み107、108の問いに答えよ。

Ａさん（14歳、男子、特別支援学校の中学生）はDuchenne〈デュシェンヌ〉《Duchenne muscular dystrophy》型筋ジストロフィーで両親、弟（7歳）と2階建ての家に4人で暮らしている。呼吸障害が進行したため非侵襲的陽圧換気療法を導入する目的で入院した。Ａさんの呼吸状態は安定し、両親に対するバッグバルブマスクによる用手換気の指導が終了したため、自宅に退院し訪問看護を毎日利用して療養生活を続けることになった。両親は「日常の呼吸管理について退院後に対応できるか心配です」と病棟の看護師に話した。

107 Ａさんの両親に対する看護師の指導で適切なのはどれか。

1．息苦しいときは非侵襲的陽圧換気の吸気圧を上げる。
2．人工呼吸器が動かないときはすぐに救急車を要請する。
3．人工呼吸器が過剰送気を示すときは回路が外れていないか確認する。
4．マスクの周囲から空気が漏れるときはマスクのベルトをきつく締める。

108 退院後1週。Ａさんの父親から「最近、大雨や落雷、地震による被災の報道が多くて、Ａは人工呼吸器を付けているし、弟もまだ小さいので不安です。災害に備え何をすればよいでしょうか」と訪問看護師に相談があった。

訪問看護師がＡさんの父親に説明する内容で優先度が高いのはどれか。

1．非常用電源の選び方
2．福祉避難所への移動手段
3．足踏み式吸引器の使用方法
4．ハザードマップの確認方法

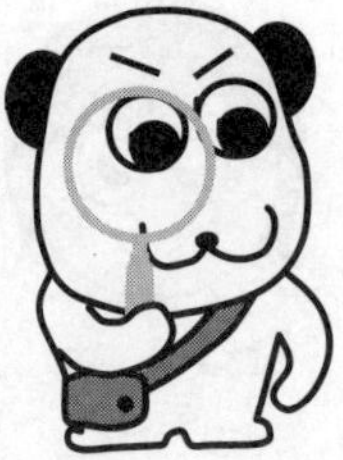

解説

107　オープンセサミ②84～86, ④101

非侵襲的陽圧換気（NPPV）は、気管挿管や気管切開をせずにマスクを用いて陽圧換気を行う。気管内挿管をしていないため、会話や食事が可能となる。

1．×　非侵襲的陽圧換気の吸気圧は医師の指示により決定する。自己判断で上げてはならない。

2．×　人工呼吸器が動かないときには、機器メーカーに連絡する。

3．○　過剰送気をした場合、介護者である家族が回路の点検をする。普段から訪問看護師や機器メーカーのもとで訓練が必要である。

4．×　非侵襲的陽圧換気（NPPV）は顔面とマスクの密着度が効果を左右する。しかし、ベルトをきつく締めすぎてしまうと適切な換気ができなかったり、マスクが当たっている部分の皮膚のトラブルが起こりやすくなったりする。

正答　3

108　オープンセサミ③54

1．○　停電時に備えて外部バッテリーの準備、バッグバルブマスクの準備などが必要となる。また、事前に電力会社や消防署に届出をしておくと、災害時に発電機の貸し出しや緊急搬送などの対応を受けられる。

2．×　福祉避難所とは、災害時に一般の避難所では生活に支障が生じる高齢者、障害者などを対象とし、障害者用トイレ、手すり、相談員の設置などの配慮がされている避難所である。福祉避難所への移動手段の検討も必要であるが、選択肢1の方が優先度は高い。

3．×　足踏み式吸引器の使用方法については、技術として習得しておく必要性があるが、優先度は低い。

4．×　ハザードマップは、洪水が起こりやすい箇所、土砂崩れが起こりやすい警戒箇所、地震で揺れやすい箇所などを地図に表したものである。把握しておく必要性があるが、優先度が一番高いのは選択肢1である。

正答　1

次の文を読み109の問いに答えよ。

Aさん（50歳、男性、自営業）は妻（48歳）、長男（23歳、会社員）と3人で暮らしている。3年前から歩行時のふらつきを自覚していたが、日常生活動作〈ADL〉は自立していた。最近、転倒が多くなり医療機関を受診して頭部CT検査を受けたところ、小脳と脳幹に萎縮を認め、遺伝性の脊髄小脳変性症《spinocerebellar degeneration》と診断された。Aさんは「母も同じ疾患で亡くなりました。妹が同じ敷地内に1人で暮らしていますが、妹も転ぶことが多くなり、医師の勧めで遺伝子診断を受ける予定です。明日、保健所に難病の医療費助成の申請に行くのですが、保健師に伝えた方がよいことはありますか」と看護師に質問した。

109 1か月後の定期受診のときに、Aさんは「長男に私の病名と遺伝性の疾患であることを伝えました。長男には何も症状はありませんが、発症前診断を受けて欲しいと思っています」と外来の看護師に話した。

看護師のAさんへの対応で適切なのはどれか。

1．長男が脊髄小脳変性症についてどの程度知っているか確認することを勧める。
2．長男には症状がないので発症前診断では発症の予測はできないと説明する。
3．両親の同意があれば長男が発症前診断を受けることができると説明する。
4．長男が頭部CT検査を受けることを勧める。

解説

109　オープンセサミ②346

発症前診断は、神経変性症などの遺伝性疾患について、その時点ではまだ発症していない人が将来発症するかどうかを調べる目的で行われるものである。

1．○　発症前診断を受けるには、本人の同意が必要となる。疾病や診断に対する長男の理解の程度や気持ちを確認する必要がある。

2．×　遺伝性の疾患であるため、症状がなくても発症前診断は可能である。

3．×　長男はすでに成人しているため、本人の同意があれば受けることができる。両親の同意は必要ない。

4．×　現時点で長男には何も症状がないため、頭部CT検査では診断はできない。

正答　1

110：96.8％ □□□→□□□　111：91.6％ □□□→□□□　112：86.5％ □□□→□□□

次の文を読み110～112の問いに答えよ。

Aさん（87歳、女性、要介護1）は1人暮らしで、長女（52歳、会社員）が同じマンションの隣の部屋に住んでいる。5年前に乳癌《breast cancer》のため左乳房切除術を受けた。1年前に肺への転移が確認され、胸水の貯留への対症療法のため入退院を繰り返していた。退院後は、状態観察と体調管理のため大学病院の外来を月に2回受診し、訪問介護と訪問看護を週に1回ずつ利用して在宅療養を続け「これ以上の積極的な治療はせずに自宅で最期まで過ごしたい」と話している。

ある日、長女から「最近、母は通院がつらそうで、先月は1回しか受診していません。医師の診察は大事だと思うので、受診を続けるために主治医に何を相談すればよいでしょうか」と訪問看護師に相談があった。

110 長女への助言で適切なのはどれか。

1．緩和ケア病棟への入院
2．在宅療養支援診療所の利用
3．医師の診察を月1回に減らすこと
4．通所リハビリテーションを利用すること

111 3か月後、Aさんは呼吸状態の悪化のため在宅酸素療法〈HOT〉（3L/分、24時間）を受けることになった。要介護3に変更され訪問看護を週に3回利用することになった。毎日午前は訪問介護、午後は長女が介護休業制度の短時間勤務等の措置を利用して介護することになった。訪問介護員から「Aさんの食事を作り、食べた後の片付けをしているのですが、Aさんが食事の後に少し息が苦しいと言うことがあります。どうすればよいでしょうか」と訪問看護師に相談があった。

訪問介護員への助言で適切なのはどれか。

1．「食事を介助しましょう」
2．「食事の後に短速呼吸を促しましょう」
3．「食事以外の時間は安静に過ごしてもらいましょう」
4．「Aさんの1回分の食事量を減らし回数を増やしましょう」

112 6か月後、Aさんは長女に見守られ自宅で最期を迎えた。2週後、長女から「私なりに頑張りましたが、十分に介護してあげられなかった。もっとできることがあったのではと考えてしまいます」と訪問看護師に連絡があった。

訪問看護師の長女への対応で適切なのはどれか。

1．「もう少し仕事を休んで傍にいられたらよかったですね」

2.「何をすればよかったのか一緒に考えましょう」
3.「最期までよく介護していたと思いますよ」
4.「仕事に集中してみましょう」

解説

110　オープンセサミ③18, 47

1. ×　Aさんは自宅で最期まで過ごしたいと話していることから、緩和ケアは適切とは言えない。
2. ○　「通院がつらそう」という長女の話から、在宅療養支援診療所の利用を検討する。
3. ×　肺への転移や胸水の貯留を繰り返していることから、外来受診の回数は維持する必要がある。
4. ×　通院できていないことが問題点であるため、通所リハビリテーションの利用は適切ではない。

正答　2

111

1. ×　食事の動作がつらくて呼吸が苦しい訳ではないので、食事介助は不要である。
2. ×　短速呼吸をしても、Aさんの呼吸状態は改善されない。
3. ×　食事以外の時間を安静にする必要はない。
4. ○　食後、食物による胃の膨満が起こると横隔膜が圧迫され呼吸困難が起こる。1回の食事量を減らし、食事回数を多くする。

正答　4

112　オープンセサミ③46～47

1. ×　長女は可能な限りAさんの傍にいたと考えられる。
2. ×　何をすればよかったのか振り返るのではなく、長女がAさんの思い出を話せるような場を作る必要がある。
3. ○　長女は介護休業制度を利用して、Aさんの介護を行い、最期を看取った。長女をねぎらう対応が必要となる。
4. ×　仕事は、寂しさを紛らわすことができる可能性はあるが、長女の「もっとできることがあったのでは」という言葉に沿った対応ではない。

正答　3

精神

111回AM118～120

113：80.1% □□□→□□□　114：85.7% □□□→□□□　115：94.7% □□□→□□□

次の文を読み113～115の問いに答えよ。

Aさん（28歳、女性、外国籍）は3年前に日本人の夫と結婚し来日した。簡単な日本語を話せたため、来日した半年後からコンビニエンスストアでアルバイトを始めた。最近になり、夫は仕事で帰りが遅くなることが多くなった。Aさんが「お客さんが自分の悪口を言っている」と話したが、夫は気にしなかった。その後、アルバイト先の上司から「Aさんが奇声を発している」「ぶつぶつと独り言を言って歩き回っている」と夫に連絡があった。夫が病院に付添い精神科外来を受診し、統合失調症《schizophrenia》と診断されて入院となった。入院時、Aさんの髪は乱れ、誰かに見張られている気がすると怯えていた。

113 入院当日に看護師が行う情報収集で最も優先するのはどれか。

1．症状が日常生活に与える影響
2．アルバイト先の人間関係
3．医療用語の理解力
4．精神疾患の家族歴

114 入院後、担当看護師は毎日面会に来ている夫の表情が気になり声をかけた。夫は「先生から統合失調症《schizophrenia》には様々な症状があるとお聞きしました。入院して妻は落ちつきましたが、これからどう接していけばいいのか悩んでいます」と話した。担当看護師はチームカンファレンスで夫の様子を伝え、主治医の判断で、夫に家族心理教育への参加を促すことになった。

担当看護師が夫に家族心理教育を勧める声かけで適切なのはどれか。

1．「Aさんの症状と対応について学ぶことができます」
2．「ご家族に参加して頂くことが退院の条件です」
3．「家族同士の自助グループです」
4．「匿名で参加できます」

115 入院後2か月が経過した。Aさんは独り言を言うことはあったが、他の入院患者と口論になることはなかった。作業療法士から「Aさんは手先が器用で、作業療法中は楽しそうに過ごしています」と情報を得た。退院に向けた担当看護師との面談で、Aさんは「手芸が楽しかった」「家に1人でいると寂しい」と話した。

退院に向けてAさんに提案する社会資源として適切なのはどれか。

1．共同生活援助〈グループホーム〉

2．短期入所〈ショートステイ〉
3．通訳のボランティア
4．精神科デイケア

解説

113　オープンセサミ③171～176

1．○　入院時のＡさんの状態や、アルバイト先の上司から夫に連絡があった内容から、Ａさんがどのような状況で、日常生活にどのような支障を来しているかを知る必要がある。

2．×　アルバイト先の人間関係についての情報がないため、統合失調症の発症との関係は考えにくい。

3．×　Ａさんは簡単な日本語は話せている。医療用語の理解力を情報収集することは必要であるが、優先度は低い。

4．×　家族歴よりも現在のＡさんの情報が必要であるため、優先度は低い。

正答　1

114　オープンセサミ③213

1．○　家族心理教育（ファミリーワーク）とは、家族が患者にどのように対応していけば良いのか方法を考え、家族内のより良いコミュニケーションを図ることを目的とした支援方法である。

2．×　家族心理教育は家族の参加が必要であるが、これが退院条件になることはない。

3．×　自助グループではなく、本人・家族に対する心理教育プログラムである。

4．×　家族心理教育のプログラムに家族グループ（家族会）がある。家族グループの参加人数は名前や顔を相互に覚えて親しくなる規模が理想で、匿名での参加は望ましくない。

正答　1

115　オープンセサミ③216

1．×　共同生活援助（グループホーム）とは、共同生活を営むべき住居における相談や入浴、排泄または食事の介護その他の日常生活上の援助を行う。Ａさんは夫と住んでおり、共同生活援助を提案する必要性は低い。

2．×　短期入所（ショートステイ）とは、在宅する精神障害者の介護者が自らの病気や疲労などで一時的に介護が行えない場合に、生活訓練施設などに短期間患者を入院させるものである。Ａさんの夫から短期入所を必要としている情報はないため、提案する必要性は低い。

3．×　通訳のボランティアが必要な状況とは考えにくいため、提案する必要性は低い。

4．○　精神科デイケアは地域に生活基盤を置き、昼間通所を通して行われるケアである。再発リスクが高い人、精神症状が持続しており日常生活に影響のある人、仲間や居場所が欲しい人などに適応される。「手芸が楽しかった」「家に1人でいると寂しい」と訴えているＡさんに提案する社会資源として適切である。

正答　4

112回PM109～110

116：96.9％ □□□→□□□　117：89.0％ □□□→□□□

次の文を読み116、117の問いに答えよ。

Ａさん(58歳、男性)は、年金の給付を受けて生活している父親(82歳)と2人暮らしで、母親は2年前に亡くなっている。20歳のときに統合失調症《schizophrenia》と診断された。20歳代で何回か仕事に就いたが長続きはしなかった。40歳からは無職で、デイケアへ通所していた。1年前にデイケアを中断してからは、ほとんどの時間を自宅で過ごしているが、月1回の外来通院は継続している。Ａさんが飲まなかった薬がたくさん残っていることを父親が発見し、主治医に相談した。この相談をきっかけに、週1回の精神科訪問看護を導入することになった。初回訪問時にＡさんは「薬は飲み忘れたんです。心配かけてごめんなさい」と父親と訪問看護師に話した。

116 このときの訪問看護師の対応で優先度が高いのはどれか。

1．父親に薬の管理を依頼する。
2．薬を飲み忘れない方法を話し合う。
3．外来受診時に薬局の薬剤師に服薬指導を依頼する。
4．デイケアの再開を主治医と相談するように提案する。

117 初回訪問から1か月、訪問看護師はＡさんが適切に服薬できていることを確認した。Ａさんは「調子はいいですね。やる気も少し出てきました。主治医は今の薬を飲み続けるのがいいと話しています。ただ、夜の薬は朝に眠気が残るので昼まで寝てしまいます」と話した。

このときの訪問看護師のＡさんへの声かけで最も適切なのはどれか。

1．「朝起きられるように毎朝の日課を何か作りましょう」
2．「朝に眠気が残ることを主治医に相談してみませんか」
3．「来週は朝早く一緒に散歩へ行けるように訪問しますね」
4．「朝起こしてもらうようにお父さんにお願いしてみませんか」

解説

116　オープンセサミ③49，171～176

1．×　父親（82歳）への依頼ではなく、まずはAさんのセルフケア能力を高める方法を検討することが優先される。

2．○　Aさんと父親と一緒に話し合い、飲み忘れない工夫や対策を立てる。

3．×　Aさんの外来通院は月に1度であり、薬剤師の服薬指導では対応が難しい。

4．×　まずは服薬管理を行うことが優先される。その後、デイケアの再開を検討する。

正答　2

117　オープンセサミ③171～176，211～212

1．×　夜の薬が朝に残るというAさんの発言を無視した対応であり、適切とはいえない。

2．○　現在の状況を主治医と相談し、処方量や種類を調整してもらう。

3．×　週に1度の訪問看護で対応することは、適切とはいえない。

4．×　父親に対応させることは、適切とはいえない。

正答　2

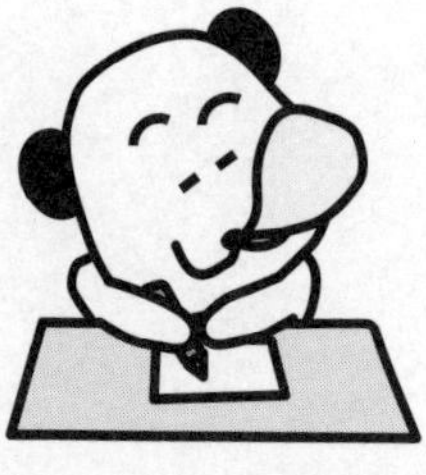

次の文を読み118の問いに答えよ。

Aさん（35歳、男性）は1人暮らし。両親は他県に住んでいる。30歳のときに双極性障害《bipolar disorder》と診断され、これまでに4回の入退院を繰り返している。給料をインターネットゲームの利用料金で度々使い果たし、それが原因で両親と何度も口論になったことがある。仕事では同僚とトラブルを起こすたびに転職を繰り返しており、今回も同僚と口論になり自ら退職した。Aさんは「前の職場の同僚に嫌がらせをしてやる」と母親に電話をかけ、心配した両親が一緒に精神科病院を受診した。診察室では多弁で大きな声を出し、椅子を蹴るなどの行為がみられた。医師の診察の結果、入院して治療することになった。

【※入院時、AさんのBMIは29.5。この数日は食事をとっていなかった。入院後も興奮状態がおさまらず、壁に頭を打ちつけはじめたため、医師から抗精神病薬の点滴静脈内注射と身体的拘束の指示がでた。】

118 入院後1週、身体的拘束は解除された。Aさんは常に動き回り、他の患者への過干渉が続いている。食事中に立ち上がりホールから出ていこうとするため、看護師が止めると強い口調で言い返してくる。Aさんは「ゲーム関連の仕事を探したい。早く退院させろ」と1日に何度も看護師に訴えるが、主治医は退院を許可していない。

Aさんへの対応で適切なのはどれか。

1．休息できる場所へ誘導する。
2．過干渉となる理由を確認する。
3．退院後は家族と暮らすように提案する。
4．仕事に必要なスキルについて話し合う。

解説

118 オープンセサミ③177～182

1．○ 他の患者への過干渉や看護師に対し攻撃的になっていることから、休息できる場所へ誘導することが適切である。
2．× 過干渉は疾患の症状である。理由の確認は、問題の解決にはならない。
3．× 家族との同居の提案は、AさんやAさんの家族の意見を取り入れながら話を進める。
4．× 看護師の立場で仕事のスキルの話をする必要はない。

正答 1

111回PM109～110

119：99.4% □□□→□□□　120：99.0% □□□→□□□

次の文を読み119、120の問いに答えよ。

Aさん（35歳、男性、会社員）は妻（32歳、主婦）と子ども（2歳）と3人暮らし。5年前にうつ病《depression》と診断された。半年前に営業部門に異動し、帰宅後も深夜まで仕事をする日が続いていた。「仕事のことが気になってしまい、焦りと不安ばかりが増して眠れない。会社に行くのが苦しい、入院させてもらえないか」と訴えがあり、休養と薬物の調整を目的として精神科病院に入院となった。入院後、Aさんから「実は薬を飲むのが嫌で、途中から飲むのをやめていたんです。薬を飲みたくないのですが、どうしたらよいでしょうか」と看護師に相談があった。

119 看護師のAさんへの対応で最も適切なのはどれか。

1．薬を飲みたくない理由を尋ねる。
2．薬を飲むことを約束してもらう。
3．自己判断で薬をやめたことへの反省を促す。
4．薬の管理はAさんの妻にしてもらうよう勧める。

120 入院後1か月、面会に来た妻から、「夫の会社から休業給付が出ないかもしれないと言われました。子どもが小さく、生活費もかかるので、入院費用が払えるか心配です」と看護師に相談があった。

妻の相談に関して、看護師が連携する職種として最も適切なのはどれか。

1．公認心理師
2．作業療法士
3．理学療法士
4．精神保健福祉士

解説

119　オープンセサミ③177〜182

1．○　まずは薬を飲みたくない理由を確認し、Aさんの気持ちに寄り添う。その上でAさんと一緒に対処を考え、内服治療が継続できるよう援助していく。

2．3．4．×

正答　1

120　オープンセサミ③235，⑤149〜150

1．×　公認心理師は、保健医療、福祉、教育その他の分野において、心理学に関する専門的知識および技術をもって、心理に関する支援を要する者に対して助言や指導等の援助を行う。

2．×　作業療法士は、基本的動作能力（運動や感覚・知覚、心肺や精神・認知などの心身機能）をはじめ、応用的動作能力（食事やトイレ、家事など、日常で必要となる活動）、社会的適応能力（地域活動への参加、就学・就労）の維持・改善を目指し、その人らしい生活の獲得を支援する。

3．×　理学療法士は、身体に障害がある、もしくは障害の発生が予測される者に対して、運動療法や物理療法を用いて基本的動作能力の維持・改善を支援する。

4．○　精神保健福祉士は、医療機関や社会復帰施設を利用している精神障害者の社会復帰に関する相談に応じ、助言、指導、日常生活への適応のために必要な訓練、その他の援助を行う。Aさんの妻の経済的な不安に対し、看護師が連携する職種として最も適している。

正答　4

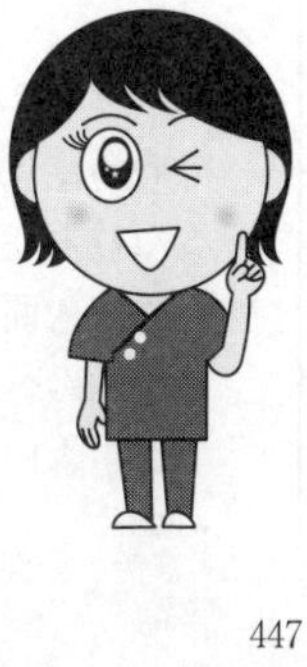

次の文を読み121～123の問いに答えよ。

Ａさん（65歳、男性）は、妻と自営業を営んでおり、2人で暮らしている。2か月前に仕事で大きな失敗をし、謝罪と対応に追われ、あまり夜に眠れなくなり、食欲不振が続いている。1か月前から気分が落ち込み、仕事で妻から間違いを指摘されたことで自信をなくしていた。Ａさんは死んでしまいたいと思い、夜に自宅でロープを使って自殺を図ろうとしたところを妻に見つけられた。妻に付き添われ、精神科病院を受診し、うつ病《depression》と診断された。受診当日に入院し、抗うつ薬の内服が開始された。Ａさんは「生きていても仕方がない。どうせ誰も分かってくれない」と看護師に話した。

121 このときの看護師の対応で適切なのはどれか。

1．「生きていれば良いことがありますよ」
2．「薬を飲むと数日で効いて楽になります」
3．「悲しいことが続くときは誰にでもあります」
4．「Ａさんがつらい状況にあることを私は心配しています」

122 Ａさんはその後しばらく会話をしたり、食事も少し食べられたりしていたが、入院3日から、臥床したままで1日中全く動かず、昏迷状態になった。検査の結果、軽度の脱水以外の異常はなかった。治療として修正型電気けいれん療法が開始されることになり、実施後20分でＡさんは覚醒し、その後の観察中にけいれん発作は認めなかった。実施後30分、Ａさんは突然起き上がり興奮し、大きな声で「仕事に行く」と言って病室から出ていこうとした。看護師が制止し、一緒に座って話を聞いたところ、見当識障害、記憶障害、注意障害が認められた。

Ａさんの状態で正しいのはどれか。

1．せん妄
2．躁状態
3．不安発作
4．前向性健忘

123 入院1か月が経過し、Ａさんは夜間の睡眠がとれるようになり、食事は全量摂取している。妻から間違いを指摘されたことを思い出し、「何をやってもきっと失敗するだけだ。今度はもっと大きな失敗をして仕事を辞めることになる。だから自分はだめな人間だ。努力しても意味がない」と看護師に言った。

Ａさんへの治療法で最も適切なのはどれか。

1．森田療法

2．集団精神療法
3．認知行動療法
4．社会生活技能訓練〈SST〉

解説

121　オープンセサミ③181～182，222

1．3．× 励ましや鼓舞は、うつ病の場合ではかえって本人を追い詰めることになる。

2．× 抗うつ薬に即効性はなく、効果が現れるまでには通常2～4週間を要するため、数日で楽になるとは考えにくい。

4．〇 受容・共感・傾聴の姿勢で関わる。Aさんの「どうせ誰も分かってくれない」という悲観的な訴えを受容している返事である。

正答 4

122　オープンセサミ③135～137，167，177～178

修正型電気けいれん療法では、筋弛緩薬で筋肉を弛緩させ、麻酔科医師が全身管理を行いつつ、全身麻酔下で電気刺激を与える。筋弛緩薬の作用によりけいれんが起きないため、電気けいれん療法と比べると、精神的にも肉体的にも侵襲性が低い。

1．〇 修正型電気けいれん療法の副作用として、治療から覚醒した直後からせん妄、見当識障害、記憶障害（前向性健忘・逆向性健忘）などがある。Aさんは興奮して大きな声で「仕事に行く」と言って出ていこうとしていることから、健忘よりもせん妄の状態が考えられる。

2．3．4．×

正答 1

123　オープンセサミ③213～214

1．× 森田療法はありのままの不安を受け入れ、不安による悪循環を絶つことを目的とした精神療法で、全般性不安障害や強迫性障害の治療に用いられる。

2．× 集団精神療法は同じ悩みを抱える患者でグループをつくり、言語的・非言語的交流を行うことにより、患者の自己洞察や対人関係の学習をはかる療法である。アルコール依存症や摂食障害、薬物依存症などの治療で用いられる。

3．〇 認知行動療法は情緒・行動の障害を起こす認知のゆがみや偏りを、患者自身に気づかせ、修正していく治療法で、うつ病やパニック障害、PTSD、摂食障害などに用いられる。

4．× 社会生活技能訓練〈SST〉は認知行動療法の一つで、患者の社会生活のコミュニケーション技能の訓練と社会生活技能の改善を目的としている。統合失調症などの社会復帰訓練で用いられる。

正答 3

113回PM112～114

124：95.4％ □□□→□□□　125：98.5％ □□□→□□□　126：74.2％ □□□→□□□

次の文を読み124～126の問いに答えよ。

Aさん（24歳、女性）は大学卒業後、一般企業に就職したが、何度も自宅の鍵を閉めたかどうかを確認するため、遅刻を繰り返した。連絡せずに複数回の遅刻があったことを上司のBさんから強く注意され、うつ状態となったため精神科外来を受診したところ、強迫性障害《obsessive-compulsive disorder》と診断され、選択的セロトニン再取り込み阻害薬〈SSRI〉が処方された。

124 内服を始めて1週後、Aさんは看護師に「鍵を閉めたかどうかの確認が増え、睡眠時間が減ってつらい」と訴えている。

看護師の声かけで適切なのはどれか。

1.「主治医に薬の変更を相談しましょう」
2.「睡眠状況を具体的に教えてください」
3.「Bさんに別の部署に異動したいと伝えてみましょう」
4.「鍵を閉めたかどうか気になるときは別のことを考えましょう」

125 受診に同行していた母親からは「Aから『私の代わりに鍵が閉まっているか見てきてほしい』といった要望が多い。それに従わないと『どうして私のつらさを分かってくれないの』と大きな声を出す。どのように関わればよいか分からない」と看護師に相談があった。

母親への看護師の対応で適切なのはどれか。

1. 要望に応じ続ける方がよいと助言する。
2. 治療の効果が得られるまで待つように伝える。
3. 母親が疾患をどのように理解しているか確認する。
4. Aさんが大きな声を出しても反応しないように助言する。

126 選択的セロトニン再取り込み阻害薬〈SSRI〉の内服を始めてから2か月が経過し、Aさんは外出中に鍵を閉め忘れたかもしれないという考えが強くなり、外出から予定より早く帰宅することがある。Aさんは「鍵を閉め忘れていないかの確認を減らしたい」と看護師に相談した。

Aさんへの看護師の対応で適切なのはどれか。

1. 外出を控えるよう助言する。
2. 外出するときは誰かに付き添ってもらうよう提案する。
3. 鍵の閉め忘れが気になる理由を考えてみるよう伝える。
4. 鍵の閉め忘れが特に気になるときの前後の状況を振り返るよう促す。

解説

124　オープンセサミ③186～187

1．×　選択的セロトニン再取り込み阻害薬〈SSRI〉には即効性がないため、もう少し様子をみるように説明する。

2．○　SSRIには即効性は期待できず、約2週間かけて薬剤の有効性（血中濃度の上昇）がみられる。Aさんが「睡眠時間が減ってつらい」と言っているため、現在の睡眠状況を聞きアセスメントしていく必要がある。

3．×　現状では優先度は高くない。

4．×　本人は、薬を内服しているのに効果が感じられない理不尽さと、確認をやめようと思っていてもやめられない苦痛を感じているため、別のことを考えるという助言は効果があるとは言えない。

正答　2

125　オープンセサミ③186～187

1．2．4．×

3．○　Aさんへの関わり方に困惑している母親が、どのように病気を理解しているのかを確認し、家族を含めた支援を行うことが重要である。そのためには、Aさんの言動からどのような気持ちが考えられるのか、看護師からも必要な情報を伝えていく必要がある。

正答　3

126　オープンセサミ③186～187

1．×　外出を控えることは、鍵の閉め忘れの確認を減らすことにはなるが、根本的な解決策にはならない。

2．×　Aさんの外出に合わせて誰かに付き添ってもらうことは周囲の人に負担をかけることになり、今後継続的に行えるわけではないため、考えにくい。

3．×　本人は自分が行っていることが不合理だと自覚しており、理由を考えても払いのけられない状態であるため、適切ではない。

4．○　Aさん本人が確認の回数を減らしたいと望んでいることから、どういったときにその行為を繰り返してしまうのか、特に気になるときの状況を振り返ることには一定の効果が期待できる。

正答　4

次の文を読み127、128の問いに答えよ。

Aさん（80歳、女性）は発熱があり、呼吸状態が悪いため、外来を受診し肺炎《pneumonia》と診断され緊急入院となった。

入院時、病室でAさんは「ここはどこ」と話し混乱した様子であった。湿性の咳嗽があり、口唇の乾燥が著明である。同居の夫からの情報では、1週前から食事は摂れていたが、水分摂取量が減っていた。3日前から寝て過ごしていたが、トイレには自分で行くことができていた。身の回りのことは自立している。入院後に点滴静脈内注射1,500mL/日の指示があり、抗菌薬が開始された。

身体所見：身長152cm、体重45kg、体温38.0℃、呼吸数32/分、脈拍120/分、整、血圧107/80mmHg、経皮的動脈血酸素飽和度〈SpO_2〉93％（room air）。ジャパン・コーマ・スケール〈JCS〉Ⅰ－2。

検査所見：赤血球447万/μL、Hb12.5g/dL、白血球16,600/μL、総蛋白6.2g/dL、アルブミン4.0g/dL、血糖98mg/dL、Na151mEq/L、K4.0mEq/L、Cl97mEq/L、Ca8.7mg/dL、CRP23.0mg/dL。

127 入院当日、Aさんは日中は会話ができていたが、夕方からそわそわしながら落ち着かない様子であった。また、話のつじつまが合わず、朝と夕方を間違え急に大きな声を出し、夜中に起きだして自分の荷物を触っていることがあった。翌日、日中は眠気を訴えながらも眠ることなく静かに過ごし、夜間は焦燥があり眠れていない。

Aさんの状態はどれか。

1．せん妄《delirium》
2．睡眠時遊行症《sleepwalking》
3．レム睡眠行動障害《REM sleep behavior disorder》
4．睡眠時無呼吸症候群《sleep apnea syndrome》

128 入院2日、病棟の看護師でAさんへの援助の方針について話し合った。

Aさんへの対応で適切なのはどれか。

1．日中の離床を促すために歩行に付き添う。
2．夜間はベッドからの転落防止のために身体的拘束を行う。
3．睡眠時間の確保のために夕方に3時間の睡眠をとるように勧める。
4．症状緩和のためにベンゾジアゼピン系睡眠薬の処方を医師に依頼する。

解説

127　オープンセサミ③135～137, 194

1．○　せん妄は、意識混濁、幻覚、精神運動興奮がみられる。夜間にみられるものを夜間せん妄という。

2．×　睡眠時遊行症は、十分覚醒しないまま起きて歩き回り、本人はそのことを覚えていない状態である。睡眠時随伴症の一つで、小児に多くみられる。Aさんにはみられない。

3．×　レム睡眠行動障害は、レム睡眠時に筋緊張の低下がなく、暴力的な行為を起こす睡眠時随伴症の一つで、高齢者の男性に多い。Aさんにはみられない。

4．×　睡眠時無呼吸症候群は、睡眠中に無呼吸やいびきを繰り返す睡眠障害で、閉塞性のものは肥満者に多い。Aさんにはみられない。

正答　1

128　オープンセサミ③123～124, 135～137

1．○　日中の覚醒リズムをつけ、夜間の睡眠の促進を図る。

2．×　不必要な身体拘束は、せん妄の発症因子となる。

3．×　夕方に3時間の睡眠をとると、睡眠リズムが崩れるため逆効果である。

4．×　ベンゾジアゼピン系睡眠薬は、せん妄の発症因子となる。

正答　1

109回PM112、114

129：89.7% □□□→□□□　130：96.0% □□□→□□□

次の文を読み129、130の問いに答えよ。

Aさん（43歳、男性、会社員）は、妻（38歳）と2人暮らし。1年前から、仕事上の失敗を上司から叱責されることが続いていた。半年前からAさんの飲酒量は次第に増えていき、最近では酒気を帯びたままの出勤や、飲酒を原因とした遅刻や欠勤をすることが増えていた。ある夜、Aさんは居酒屋で多量に飲酒し、その場で意識が消失したため、救急車で救命救急センターへ搬送され、入院となった。器質的検査および生理的検査では異常が認められなかったが、入院翌日に飲酒の問題について同じ病院内の精神科を受診した結果、Aさんはアルコール依存症《alcohol dependence syndrome》と診断された。

129 入院後3日までにAさんに出現する可能性が高い症状はどれか。**2つ選べ。**

1．観念奔逸
2．緘黙
3．強迫症状
4．幻覚
5．振戦

130 入院中にAさんは、退院後に再び飲酒してしまうのではないかという不安を看護師に訴えた。

Aさんの断酒を支援するための看護師の提案で適切なのはどれか。

1．共同生活援助〈グループホーム〉への入居
2．セルフヘルプグループへの参加
3．行動援護の利用
4．生活訓練の利用

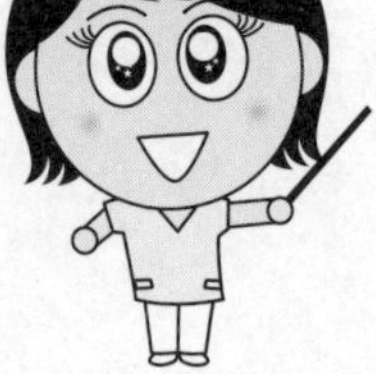

解説

129　オープンセサミ③167〜168

1．×　観念奔逸とは、思考が次々に湧き出して止まらないことをいい、躁状態などでみられる思路の障害である。

2．×　緘黙とは、言語能力はあるが、人前で話せなくなってしまうことである。社会的不安のある者や引きこもりの者などにみられる。

3．×　強迫性障害の症状が強迫症状である。手を洗った後でも汚れが気になり手洗いを繰り返したり、戸締りを何度も確認したくなったりする精神状態や行動をいう。

4．5．○　Aさんは、アルコール依存症と診断され、入院後3日目である。この間断酒していることにより、離脱症状が生じていると考えられる。早期（小）離脱症状として、振戦、幻覚、けいれん発作などがある。後期（大）離脱症状として、意識混濁、振戦せん妄などがある。

正答　4、5

130　オープンセサミ③217〜218

1．×　共同生活援助〈グループホーム〉とは、知的障害又は精神障害がある者に、住居を提供し、主に夜間や休日に共同生活を行う。相談や日常生活の援助を行う。

2．○　セルフヘルプグループとは、同じ悩みや問題を抱えた人が集まり、互いの体験を話し合ったり、病気や治療について学習会を行ったりして、さまざまな課題に取り組んでいくグループである。家族も参加でき、家族同士で情報交換したり、励まし合ったりできる。

3．×　行動援護とは、自己判断能力が制限されている人が行動する際に、危険を回避するために必要な支援、および外出時の介護を行う。知的障害又は精神障害により、常時介護が必要となった場合、利用できるサービスである。

4．×　生活訓練とは、知的障害または精神障害がある者に、障害者支援施設、障害福祉サービス事業所または自宅において、入浴、排泄、食事等の日常生活が自立できるように訓練することである。

正答　2

次の文を読み131の問いに答えよ。

Aさん（22歳、女性、会社員）は、昼食後、自室に大量のお菓子とお酒を持ち込み、食べて飲んでいたところを母親に注意をされたことに腹を立て、母親の目の前でリストカットを始めた。慌てた母親は、父親とともにAさんを連れて救急外来に来院した。医師が傷の処置をしようとすると「死んでやる。触るな」と大声で騒ぎ暴れ始めたため、精神科病棟に緊急入院となった。

131 入院当日、Aさんに対する看護師の関わりで適切なのはどれか。

1．短期間の入院となることを伝える。
2．母親と関係修復をするように促す。
3．リストカットをしないように説得する。
4．Aさんの心身を心配していることを伝える。

解説

131　オープンセサミ③191〜192

この問題は、神経性過食症の事例である。看護師は、入院して来たAさんに対し、疾患による精神状態を理解した上での関わりが求められる。

正答　4

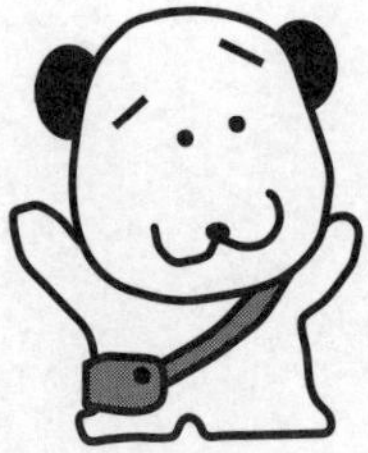

111回AM113～114

132：98.8% □□□→□□□　133：93.6% □□□→□□□

次の文を読み132、133の問いに答えよ。

Aさん（23歳、女性）は大学を卒業後、会社に就職して1人暮らしを始めた。入社後に「会社の制服が似合うようになりたい」とダイエットを始め、次第にるいそうが目立つようになった。「太るのが怖い」と言って食事を拒否するようになり、体重は1年間で10kg減少した。しかし、本人は「まだ太っているから、痩せないといけない」と話していた。久しぶりにAさんと会った母親が、過度のるいそうを心配して、内科受診を勧めた。内科ではるいそう以外に大きな異常を認めず、精神科受診を勧められた。精神科では神経性無食欲症《anorexia nervosa》と診断され、外来通院を開始した。その後、低血糖によるふらつきのため職場で頻回に転倒するようになった。それでも食事を十分に摂らないため、精神科病棟へ入院した。入院時、身長166cm、体重36kgであった。入院後、食事のほかに点滴による栄養補給が始まった。

132 入院後2週が経過した。食事のときにAさんは食べ物を細かく刻み、1時間以上時間をかけるが、摂取量は全体の25％程度である。時間があるとベッド上でいつもストレッチを行っている。Aさんと話し合ったところ「私はこの病棟で太っているほうだから少しでも痩せなきゃ」と話した。

看護師の関わりとして適切なのはどれか。

1．体重測定の回数を増やす。

2．鏡でAさんの全身を映して見せる。

3．痩せたいと思う気持ちについて話し合う。

4．Aさんは他の患者よりも痩せていると伝える。

133 入院後3か月が経過した。Aさんは体重が41kgまで増加し、主治医と相談して、退院の準備をすることになった。看護師に対して、Aさんは「退院後はすぐに仕事をしたい」と話したが、母親は「ゆっくり自宅で休養してほしい」と話した。母親の面会時に、今後の仕事や生活に関する話題が出ると、Aさんはイライラして母親と口論になることが多くなった。父親は仕事が忙しいことを理由に、面会に来たのは一度のみであった。

今後導入する必要性が最も高いのはどれか。

1．家族療法

2．作業療法

3．自律訓練法

4．精神分析療法

解説

132　オープンセサミ③191～192

1．×　体重測定することで体重の増減をより意識してしまう。体重測定の頻度は慎重に検討する必要がある。

2．×　鏡で全身を映すことで体型の変化や外見をより意識してしまう。神経性無食欲症の患者はボディイメージの障害をもっており、症状の悪化につながるため、避けることが望ましい。

3．○　まずはAさんの気持ちに寄り添い、傾聴することで信頼関係を築く。

4．×　Aさんが自主的に望ましい行動変容に向かうことを大きな目標とし、現在の自分について受容できるような関わりをもつことが必要である。

正答　3

133　オープンセサミ③191～192, 213

いずれの選択肢も神経性無食欲症の治療に用いられる治療法である。

1．○　設問の、母親と口論になることが多い、父親は面会に来たのは一度のみ、などの記述から、Aさんの疾患には、家族間の問題が関与していることが考えられる。家族療法は、患者だけでなく家族全体で適切な対処法を学ぶことによって、症状や問題行動の解決を図るものである。家族からのサポートはAさんの予後に大きく影響するため、家族療法を導入する必要性は最も高い。

2．×　作業療法は、作業活動を通して自己充実感や感情のコントロール、人間関係などを学ぶ行動治療法である。神経性無食欲症に対しては入院中に導入されることが多い。Aさんは退院を控えており、今後導入する必要性が高いとはいえない。

3．×　自律訓練法は、自己暗示・自己催眠によって筋肉の緊張を解きほぐし、中枢神経や脳の機能を調整して本来の健康な状態へ心身を整えることを目的とした訓練法である。神経性無食欲症に対しては入院中に導入されることが多い。Aさんは退院を控えており、今度導入する必要性が高いとはいえない。

4．×　精神分析療法は、フロイトによって創始された精神療法で、無意識の中に無理に抑え込まれた欲望が精神症状として表れると想定して、自由連想法を用いてその葛藤を明らかにするものである。神経性食欲症に対しては入院中に導入されることが多い。Aさんは退院を控えており、今後導入する必要性が高いとはいえない。

正答　1

134：76.4％ □□□→□□□　135：86.4％ □□□→□□□

次の文を読み134、135の問いに答えよ。

Aさん（32歳、男性）は、仕事上のストレスを抱えていた際に知人から誘われ、覚せい剤を常用するようになり逮捕された。保釈後、薬物依存症の治療を受けることができる精神科病院に入院し、治療プログラムに参加することになった。

134 入院2週後、Aさんは病棟生活のルールを守ることができず、それを注意した看護師に対して攻撃的になることがあった。別の看護師がAさんに理由を尋ねると「指図するような話し方をされると、暴力的だった父親を思い出し、冷静でいられなくなる」と話した。

このときAさんに起こっているのはどれか。

1．転移
2．逆転移
3．躁的防衛
4．反動形成

135 入院後1か月、Aさんは「正直に言うと、今も覚せい剤を使いたいという気持ちがある。もし誘いがあったら、使いたい気持ちを抑えきれないだろう」と悩みを打ち明けた。

Aさんの状態のアセスメントとして適切なのはどれか。

1．否認
2．共依存
3．身体依存
4．精神依存
5．離脱症状

解 説

134　オープンセサミ③149～150

患者と治療者の関係が深まると、過去の対象に向けられた感情が現在の対象（治療者や看護師）に向けられる。これを転移感情といい、向けられる感情が肯定的であれば陽性転移、否定的であれば陰性転移という。

1．○　Aさんは、暴力的だった父親を思い出し、看護師に対し攻撃的になっていることから、陰性転移が生じている。

2．×　逆転移は、治療者が患者に向ける感情を指す。

3．×　躁的防衛とは、自分の苦しみ、恐怖、不安などに目を向けないよう明るくふるまう、大声で話し続けるなどといった行動を取ることを意味する。

4．×　反動形成とは、嫌いな人に過剰にやさしくふるまうなど、本来の感情とは逆の感情を誇張して示すことを意味する。

正答　1

135　オープンセサミ③169～170

1．×　現実を認めようとせず否定した行動を取ることを否認という。

2．×　共依存とは、依存症の患者の家族が、患者の代わりに起こっている問題に過剰に対処する結果、本人の回復が妨げられてしまうことを意味する。

3．5．×　大量の薬物を連用すると耐性が形成され、薬物の使用を中止すると頻脈、イライラ、手が震えるなどの離脱症状が現れる。この離脱症状は、身体依存が生じている際に依存している薬物の摂取を中止することにより生じる。

4．○　薬物を連用し続けると、自分の意志では使用を制御できなくなる状態になる。そのようなことを精神依存という。薬物がないと家中探し回るなどの行動がみられる。

正答　4

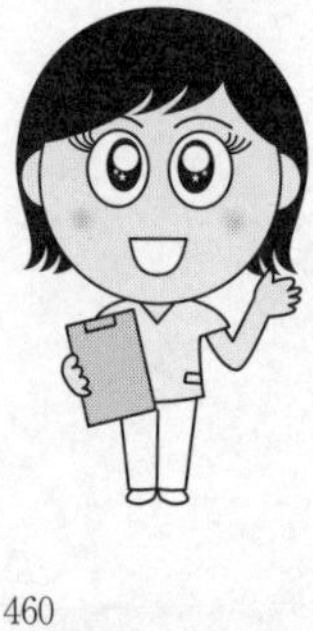

109回AM112：87.2% □□□→□□□

次の文を読み136の問いに答えよ。

Ａさん（男性、26歳、会社員）は、高校時代に自閉症スペクトラム障害《autism spectrum disorder》の診断を受け、外来通院をしながら仕事を続けていた。これまでの職場ではストレスが少なく、規則正しい生活ができていた。しかし、1か月前に新しい職場に異動になってから生活が不規則となり、数日前より無断欠勤が続いている。同居している家族に対してＡさんは「家にいると仕事のことばかり考えてしまい眠れない。食欲もないし、環境を変えてゆっくり休みたい」と話したため、Ａさんは家族とともに精神科外来を受診し、休養目的で任意入院することになった。

136 看護師が入院時に聴取する情報で優先度が高いのはどれか。

1．業務量の変化
2．職場での人間関係
3．最近1か月の生活状況
4．無断欠勤に対する親の反応

解説

136　オープンセサミ③198〜199

自閉症スペクトラム障害とは、自閉性障害やアスペルガー症候群、特定不能の広汎性発達障害などを含む疾患概念である。主な症状として、対人相互作用の障害、意思伝達の障害、興味の限局や同一性保持の強迫的欲求などがある。

Ａさんの場合、新しい職場に異動になり、今までと違う環境に対して適応できず、その事に対して悩んでいる。Ａさんの「家にいると仕事のことばかり考えてしまい眠れない。食欲もないし、環境を変えてゆっくり休みたい」という発言から、入院時に看護師が最優先で確認しなければならない情報は、新しい職場になってからの1か月間のＡさんの睡眠時間・栄養状態などの生活状況である。

正答　3

137：81.1％ □□□→□□□　138：93.6％ □□□→□□□

次の文を読み137、138の問いに答えよ。

Aさん（22歳、男性）は、高校卒業後に就職したが、同僚との関係がうまく築けず、転職を繰り返している。「他の人と自分はどこか違う。自分の将来が不安だ」と感じたAさんは精神科クリニックを受診し、自閉症スペクトラム障害《autism spectrum disorder》と診断された。

Aさんは小学生のころから他人の気持ちが理解できないときがあり、対人関係を築くことが苦手で、学校で孤立していた。また、偏食が強く、るいそうがみられたために、同級生から容姿のことでいじめられたことがあった。中学校や高校では忘れ物が多く、集団生活になじめなかった。

137 クリニックに通院し半年が経過した。現在、Aさんは無職である。Aさんは仕事が長続きしないことで将来への不安が強く、自身の適性にあった職場を探したいと希望している。外来看護師は主治医とも相談し、Aさんに就労移行支援のサービスについて伝えることにした。

Aさんへの説明で適切なのはどれか。

1．「仕事が見つかるまで期限なく通所できます」
2．「同じ障害を持つ仲間との共同生活が原則です」
3．「一般就労に向けて知識や能力の向上を目指します」
4．「生活リズムを整え、集団に慣れていくことが目的です」

138 就労移行支援を利用し、Aさんは仕事を始めたが、苦手な仕事内容が多く、失敗が続いているため同僚から注意を受け続けている。外来看護師は、Aさんから「毎日が憂うつでつらい。ストレスが溜まるのでどうしたらよいか」と相談を受けた。

Aさんへの対応で適切なのはどれか。

1．仕事に慣れるまで待つように説明する。
2．憂うつな気分について詳しく話してもらう。
3．職場の同僚とうまく付き合う方法を考えてもらう。
4．外来看護師が行っているストレス発散方法を指導する。

解説

137　オープンセサミ③198～199, 231

1．× 就労移行支援を受けられる期間は原則2年間である。例外もあり、やむを得ない事情があると、場合によっては市町村への申請で最長12か月の延長が認められる場合がある。

2．× 共同生活援助（グループホーム）の説明である。

3．○ 就労移行支援では、一般企業への就労を希望する人に必要な訓練を行う。

4．× 生活リズムを整え、集団に慣れることを目的とするのは、精神科デイケア、ナイトケアなどである。

正答 3

138

1．3．4．× Aさんは苦手な仕事内容が多く、失敗が続き注意を受けている状態である。現状では、何に困っているのかストレスの原因を知る必要がある。

2．○ Aさんの話をよく聞き、必要な支援があれば介入できるよう働きかける。

正答 2

110回AM112～113

139：98.5％ □□□→□□□ 140：98.5％ □□□→□□□

次の文を読み139、140の問いに答えよ。

Aさん（19歳、男性）は、幼い頃から忘れ物や遅刻が多く、落ち着いて授業を受けることが難しかった。学校からは精神科の受診を勧められていたが、受診することなく高校まで卒業した。卒業後は事務職として働きはじめたが、仕事上のトラブルで上司や同僚から叱責を受けたことをきっかけに、仕事を無断で休むことが多くなった。産業医から精神科外来を紹介され、両親とともに受診した。本人の診察と両親からの生育歴の聴取が行われ、注意欠如・多動性障害《attention-deficit/hyperactivity disorder》〈ADHD〉と診断された。

139 職場でAさんにみられる可能性が高い行動はどれか。

1．仕事中に突然意識を失って倒れる。
2．退勤時に戸締りの確認を繰り返す。
3．集中して仕事をすることができない。
4．状況にふさわしくない単語の発声を繰り返す。

140 診察後、Aさんの両親は「親としてどうしたら良かったのでしょうか、私たちの育て方に問題があったのでしょうか」と外来看護師に話した。

このときのAさんの両親への対応として適切なのはどれか。

1．「Aさんは育てにくいお子さんでしたね」
2．「職場の環境が悪かったことが原因です」
3．「ご両親の育て方が原因ではないと思いますよ」
4．「もっと早くAさんの問題に気が付けばよかったですね」

解説

139　オープンセサミ③199～200

1．× 仕事中に突然意識を失って倒れるのは、てんかん発作の可能性が考えられる。

2．× 戸締りの確認を繰り返すのは、強迫性障害の症状である。

3．○ 注意欠如・多動性障害〈ADHD〉は、「不注意」と「多動・衝動性」を主な特徴とする発達障害である。そのため、学業、仕事、活動中に集中し続けることが難しい。

4．× 状況にふさわしくない単語の発声を繰り返すのは、自閉症スペクトラム障害等の症状である。

正答　3

140　オープンセサミ③199～200

1．4．× 選択肢1、4の看護師の発言は、両親の気持ちを傷つけてしまう可能性がある。両親に寄り添う言葉がけや対応をする必要性がある。

2．× 職場の環境が原因ではない。

3．○ ADHDの病因については、確定されたものはない。両親の育て方が原因ではない。

正答　3

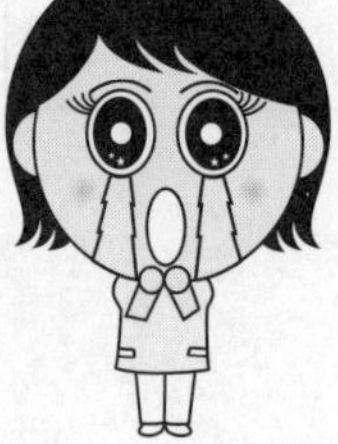

次の文を読み141、142の問いに答えよ。

Aさん（20歳、女性）は境界性人格〈パーソナリティ〉障害《borderline personality disorder》の診断を受け、精神科外来に通院中である。ある日、人間関係のトラブルから処方されていた睡眠薬を過量服薬して自殺企図をしたところを家族に発見され、救命救急センターに搬送された。

141 Aさんは救急外来で治療を受け会話ができるまでに回復した。
Aさんへの看護師の最初の対応で適切なのはどれか。

1．過量服薬した場面の振り返りを促す。
2．現在の希死念慮の有無について確認する。
3．大量の睡眠薬を飲まずに残していた理由を追及する。
4．Aさんと看護師の間で二度と過量服薬しないと約束する。

【※Aさんは身体的な治療を受けた後、精神科病棟に入院することになった。】

142 入院1週、Aさんは看護師ごとに言動や態度を変えることが多く、病棟ではAさんに対して共感を示す看護師と、拒否的な態度を示す看護師に分かれてしまった。そのため、病棟の看護師はチームでの対応についてカンファレンスを行った。
Aさんへの看護師のチームとしての対応で適切なのはどれか。

1．Aさんと看護師が関わる頻度を減らす。
2．Aさんに共感を示す看護師に担当を固定する。
3．Aさんに対する感情を看護師同士で表出しないように統一する。
4．Aさんの行動が患者－看護師関係にもたらす影響について評価する。

解説

141　オープンセサミ③194～195，222

1．×　過量服薬の場面や、そのときの心理を振り返ることが今後必要となる場合もあるが、最初の対応として行うことではない。

2．○　境界性人格〈パーソナリティー〉障害は、感情の不安定性や激しい怒りなどから自傷、自殺行為を繰り返す。最初の対応として現在の希死念慮の有無を確認する。

3．×　睡眠薬を残していた理由を追及することは、精神的な混乱を招くおそれがあるため適切ではない。

4．×　境界性人格〈パーソナリティー〉障害は自傷、自殺行為を繰り返す可能性が高い。約束を守れなかった場合には、治療者との接触を避けることも予測されるため、過量服薬をしない約束をすることは適切ではない。

正答　2

142　オープンセサミ③150，194～195

1．2．×　境界性人格〈パーソナリティー〉障害の診断基準の一つとして、見捨てられることを避けようとするなりふり構わない努力がある。看護師が関わる頻度を減らすことや、担当看護師を固定することは、自分に関心をもって欲しい、自分の価値を確かめたいという欲求が強い患者にとって、症状の悪化を招く危険性があるため適切ではない。

3．×　チームで逆転移について話し合い、Ａさんへの対応を統一させる。

4．○　Ａさんの行動が患者－看護師関係にどのように影響しているのかをチームで話し合い、評価する必要がある。

正答　4

小児

113回PM103～105

143：98.8％ □□□→□□□　144：77.3％ □□□→□□□　145：93.8％ □□□→□□□

次の文を読み143～145の問いに答えよ。

A君（5歳、男児）は共働きの両親と3人で暮らしている。2歳6か月で自閉スペクトラム症《autism spectrum disorder》と診断され、保育所と療育センターに通っている。保育所の健康診断で低身長を指摘され、受診を勧められて両親と来院した。A君は待合室を走ったり診察室の扉を開けたりしていた。診察室に入ると「頑張ろう」と泣きながら叫び、恐怖心を抑えている様子だった。母親は「Aは病院が苦手で、予防接種はAの手足と体を看護師さん3人で抑えて行ってきましたが、繰り返し説明することで、抑えなくても注射ができるようになりました」と話した。

診察の結果、1週後に成長ホルモン分泌刺激試験を行うことになった。母親から「Aが血液検査でパニックを起こすのではないかと心配です」と発言があった。

143 母親への声かけで適切なのはどれか。

1.「検査があることは当日に説明しましょう」
2.「予防接種ができるのであれば心配ありません」
3.「家でA君に説明できる絵カードをお渡しします」
4.「看護師3人でA君をしっかりと抑えて採血します」

144 成長ホルモン分泌刺激試験の結果、母親が自宅で毎晩A君に成長ホルモン製剤を注射することになった。外来で母親は注射の手技を習得し、A君も注射に慣れた。

自宅での注射に向けて、母親に確認する事項で優先度が高いのはどれか。

1. 保育所でのA君の様子
2. A君と家族の日課
3. 家族の経済状況
4. 祖父母の居住地

145 3か月後、自宅でのA君への成長ホルモン製剤の注射は順調に実施されている。外来受診時に母親から看護師に「Aが通っている療育センターにも相談しましたが、Aは自閉スペクトラム症《autism spectrum disorder》であるだけでなく、注射もしているので就学のことを考えると心配です。通常の学級に通わせたいと考えているのですが、通常の学級への就学について教えてください」と相談があった。

看護師の説明で適切なのはどれか。

1.「お母さんが学校で待機する必要があります」
2.「就学する学級は受入れ先の校長が決定します」

3.「通常の学級に籍を置くと通級指導は受けられません」
4.「A君の特性に合わせた配慮を学校に求めることができます」

解説

143 オープンセサミ③198～199

自閉スペクトラム症とは、コミュニケーションの異常と、限定された反復的行動様式がみられる発達障害である。広汎性発達障害〈PDD〉に分類されていた疾患群が整理され、診断基準として、社会的コミュニケーション及び相互関係における特異的相互障害(非言語的コミュニケーションの障害など)と、限定された反復する行動、興味関心や日常生活行動におけるこだわりの強さの2領域がまとめられた。

1. × 自閉スペクトラム症では、日常生活における行動パターンに強いこだわりがみられる。予定の変更や見通しが立たないことへの不安が強いため、あらかじめ説明しておくことが必要である。
2. × 予防接種ができれば血液検査も問題なくできるとは限らない。予防接種は繰り返し説明することで実施できているため、血液検査でもA君の理解と同意を得られるように事前に説明を行う必要がある。
3. ○ 絵カードを渡し、家でA君に説明する機会を作ることで、A君の理解を促し、不安を最小限にして血液検査が行えるように支援する。
4. × A君は診察室に入り、「頑張ろう」と泣きながら叫んで恐怖心を抑えている。A君の「頑張ろう」という気持ちをさらに引き出し、体を強く抑えなくても血液検査ができるように支援する。

正答 3

144 オープンセサミ③198～199

1. × 保育所での様子を把握することも必要ではあるが、注射は自宅で行うため、優先度は低い。
2. ○ 日常生活行動へのこだわりが強いため、普段の生活パターンが変化すると不安が強くなる。そのため、A君と家族の日課を確認し、注射をするタイミングを考えることは優先度が高い。
3. × 家族の経済状況を把握することも必要ではあるが、優先度は低い。
4. × 祖父母の協力や理解も必要ではあるが、優先度は低い。

正答 2

145 オープンセサミ③198～199

1. × 成長ホルモン製剤の注射は自宅で行うことになるため、母親が学校で待機する必要はない。
2. × 就学する学級は、A君の発達や障害を踏まえて、学校関係者や医療従事者と相談しながら保護者が決定する。
3. × 通級指導とは、各教科の学習を通常の学級で行いつつ、障害に応じた特別な指導を特別な場で行う、特別支援教育のひとつである。通常の学級に籍を置いても受けることができる。

4．○　A君、保護者、学校関係者、医療従事者などが話し合い、協働してA君の特性に合った教育的配慮が行われるように支援する。

正答　4

110回PM103、105

146：90.5％ □□□→□□□　147：98.8％ □□□→□□□

次の文を読み146、147の問いに答えよ。

Aちゃん（5か月、女児）は、父親（会社員）、母親（主婦）、兄のB君（3歳）と4人家族である。近所に祖父母が住んでいる。Aちゃんは3日前から鼻汁と咳嗽があり、昨日夕方より39℃の発熱がみられ小児科外来を受診した。自宅で哺乳量の低下はなく、1日に1、2回咳嗽とともに嘔吐がみられていた。来院時、体温39.3℃、呼吸数45/分、脈拍142/分、経皮的動脈血酸素飽和度〈SpO_2〉98％（room air）であった。診察と検査の結果、RSウイルスによる急性細気管支炎《acute bronchiolitis》と診断され、去痰薬が処方された。

146 診察後、家庭でのケアについてAちゃんの母親に指導することになった。
看護師の指導で適切なのはどれか。

1．「1回に飲むミルクの量を多くしてください」
2．「哺乳前に鼻水を器具で吸引してあげてください」
3．「去痰薬は、ミルクを飲んだ後に飲ませてください」
4．「授乳後は仰向けで寝かせてください」

【※Aちゃんは、発熱が続き、哺乳量が減ってきたため2日後に再度来院した。来院時、体温39.4℃、呼吸数60/分、脈拍154/分、経皮的動脈血酸素飽和度〈SpO_2〉92％（room air）、口唇色と顔色はやや不良であった。胸部エックス線撮影で肺炎像は認められない。Aちゃんは、経口摂取不良と呼吸困難のため、母親が付き添って入院することとなった。酸素吸入と点滴静脈内注射が開始された。】

147 入院後7日、Aちゃんは症状が軽快し、哺乳量も増加して翌日の金曜日に退院が決定した。母親は「Aはだいぶ元気になりました。でもBが泣いたり、かんしゃくをおこしたりすることが増えているようです。どうしたらいいでしょう」と看護師に相談した。入院中、土曜日、日曜日は父親がB君の世話をしており、平日は祖父母が世話をしているとのことであった。退院時、父親は休暇をとりAちゃんと母親を迎えに来る予定である。
母親への看護師の対応として適切なのはどれか。

1.「B君のかかりつけ医に相談しましょう」
2.「B君の保育所への入所を検討しましょう」
3.「B君に関わる時間をたっぷりとりましょう」
4.「お兄ちゃんだから頑張りなさいと伝えましょう」

解説

146　オープンセサミ④198～199

1．×　1回に飲むミルクの量を多くすると、横隔膜を圧迫し咳嗽を誘発すると同時に、嘔吐も誘発することになるため、不適切である。

2．○　鼻水を吸引することにより、咳嗽の誘発を抑制し、哺乳しやすくなる。

3．×　ミルクを飲んで満腹になると薬を飲まないことがあるため、薬は授乳前に飲ませるようにする。

4．×　1日1～2回咳嗽とともに嘔吐がみられているため、授乳後は十分に排気をする。その後、しばらく縦抱きをし、頭を高くして寝かすか、右側臥位で寝かしつける。

正答　2

147　オープンセサミ④48～50

兄のB君は、母親からの愛情を受けたいための退行現象（赤ちゃん返り）の状態であると考えられる。母親がB君とスキンシップをとるなど、一緒にいる時間をつくることで自然と解消されることが多い。

1．×　看護師の対応を問われているため、B君との時間をもつことを提案する。

2．×　B君が保育所に入所することが、退行現象の対応になるとはいえない。

3．○　上記解説参照。

4．×　B君は母親からの愛情を求めているため、現時点で「お兄ちゃんだから頑張りなさい」という言葉がけは、母親からつき離されたと感じてしまうため、適切でない。

正答　3

148：98.9% □□□→□□□　149：96.7% □□□→□□□

次の文を読み148、149の問いに答えよ。

Aちゃん（5歳、男児）は、2日前に39℃に発熱して両側の耳下腺部の痛みを訴えた。昨日から同部位の腫脹がみられ、頭痛を訴えている。夜間に嘔吐が4回あり、発熱と頭痛が持続したため、本日父親に連れられて来院し、髄膜炎《meningitis》の疑いで個室に入院した。通っている幼稚園には、流行性耳下腺炎《mumps》（おたふくかぜ）罹患児が数名いる。

既往歴：特記すべきことはない。

予防接種歴：年齢相応の定期接種はすべて済んでいる。おたふくかぜワクチンは未接種である。

家族歴：両親は流行性耳下腺炎罹患の既往がある。妹のBちゃん（3歳）は、年齢相応の定期予防接種は済んでいるが、おたふくかぜワクチンは未接種である。また、流行性耳下腺炎罹患の既往はない。

身体所見：体温39.2℃、項部硬直あり。両側耳下腺部の腫脹と圧痛あり。胸部聴診で異常なし。腹部は平坦で軟、圧痛なし。Kernig〈ケルニッヒ〉徴候あり。

検査所見：白血球8,760/μL。血清アミラーゼ834U/L（基準44～132）、CRP 0.1mg/dL。

148 Aちゃんに腰椎穿刺を行うことになった。看護師が検査の準備を始めると、Aちゃんは「何をするの？」と不安そうな表情をして尋ねてきた。

看護師の適切な返答はどれか。

1.「泣いちゃだめだよ」
2.「気にしないでいいよ」
3.「痛いことはしないよ」
4.「背中にお注射するよ」

149 検査の結果、Aちゃんはムンプス髄膜炎《mumps meningitis》と診断された。父親から看護師に「先ほど主治医の先生から、面会やAの入院中の生活に制限があると聞きました。詳しく教えてください」と質問があった。

看護師の説明で適切なのはどれか。

1.「親の面会は可能です」
2.「Bちゃんの面会は可能です」
3.「Aちゃんはプレイルームで遊べます」
4.「Aちゃんは病室内でガウンを着てもらいます」

解説

148　オープンセサミ④58〜60

1．×　Aちゃんは5歳であり、「泣いちゃだめだよ」と言われても、我慢することは難しい年齢である。

2．×　「気にしないでいいよ」と言われても、不安は解消されない。

3．×　腰椎穿刺は痛みを伴うので、痛くないという表現はふさわしくない。

4．○　Aちゃんに伝わる言葉で表現しているため、適切である。

正答　4

149　オープンセサミ④63

1．○　Aちゃんは5歳であるため、両親の面会は必要である。家族歴の内容から、両親は流行性耳下腺炎罹患の既往があり抗体をもっているため、両親の面会は可能である。

2．×　妹のBちゃんはおたふくかぜワクチンが未接種で、流行性耳下腺炎罹患の既往がないため、Aちゃんから感染する可能性がある。したがって、面会は控える。

3．×　現在Aちゃんは急性期であり、高熱やケルニッヒ徴候など髄膜炎の症状が出ていることから、安静が必要である。

4．×　流行性耳下腺炎は飛沫感染・接触感染であるため、Aちゃんがガウンを着る必要はない。

正答　1

109回PM103〜104

150：78.2% □□□→□□□　151：83.9% □□□→□□□

次の文を読み150、151の問いに答えよ。

Aちゃん（7歳、女児、小学1年生）は、3歳ころから夜間就寝中や保育所の昼寝の時に時々いびきがあり、保育所の友達に「Aちゃんがうるさくて眠れない」と言われた。母親が心配してAちゃんを小児科外来に連れて行った。その後、Aちゃんは外来で経過観察されてきたが、今年の4月から7月までの間に、急性扁桃炎《acute tonsillitis》を3回起こしていることや、睡眠時無呼吸がみられるようになったことから、8月中に扁桃腺摘出術を受けることになった。

150 定期外来の受診時に、手術が決まったことが医師からAちゃんに伝えられた。Aちゃんは「なんで手術するの」と涙ぐんでいる。

扁桃腺摘出術を受けるAちゃんに対する看護師の説明で適切なのはどれか。

1．「寝ているときに息を止めてしまうことがあるからだよ」

2．「のどにいる悪い虫をとるためだよ」

3．「のどにお熱があるからだよ」

4．「いびきが大きいからだよ」

151 手術後1日。Aちゃんはベッド上で、静かにぬり絵をして遊んでいたが、昼食時には黙って涙ぐみ、食事や水分も摂ろうとしない。付き添っている母親は「痛くて食べられないようです」と看護師に言った。Aちゃんのバイタルサインは、体温37.6℃、血圧100/60mmHg。

看護師がAちゃんの痛みを把握するのに最も適切な方法はどれか。

1．Aちゃんの表情を観察する。
2．母親にAちゃんの痛みの様子を聞く。
3．Aちゃんに痛みの程度を話してもらう。
4．Aちゃんに痛みスケールを使って示してもらう。

解説

150　オープンセサミ④67～68

1．○　Aちゃんは7歳であり、実際に扁桃腺が無呼吸の原因となっていることから、Aちゃんが理解できる言葉で伝えることが大切である。

2．×　Aちゃんが驚いてしまう表現であり、伝え方としてふさわしくない。

3．×　急性扁桃炎になると、確かに喉の痛みや発熱が起こる。しかし、喉に熱があるから手術をするわけではない。

4．×　いびきが大きくうるさいと、Aちゃんは以前友達からも言われたことがあり、更に看護師から言われた場合、ショックを与えてしまう。看護師の伝え方としてはふさわしくない。

正答　1

151　オープンセサミ④74～75

1．2．×　Aちゃんの表情の観察や母親から様子を聞くことも大切であるが、選択肢4の方法がより具体的に痛みの度合いを知ることができる。

3．×　手術後1日目であり、Aちゃんは話をすることが困難であると考えられる。

4．○　Aちゃんは7歳であることから、痛みの強さを直線上に印をつける痛みの評価スケールを用いた方法で把握ができる。

正答　4

152：74.8％ □□□→□□□　153：88.0％ □□□→□□□　154：77.7％ □□□→□□□

次の文を読み152～154の問いに答えよ。

Aちゃん（2歳、男児）は両親、兄（5歳）の4人家族である。3日前から発熱が続くため、母親と一緒に外来を受診した。診察の結果、川崎病《Kawasaki disease》と診断され、個室に入院となり左手背に点滴静脈内留置針が挿入された。入院中は母親が希望し、Aちゃんに付き添っている。Aちゃんにγ－グロブリン療法とアスピリンの内服が開始されることになった。看護師がγ－グロブリン療法の開始のために訪室すると、Aちゃんは不機嫌にぐずって泣いている。

152 γ－グロブリン療法の開始に伴う看護師の対応で適切なのはどれか。**2つ選べ。**

1．γ－グロブリン製剤の投与中もAちゃんと売店に行けると母親に伝える。
2．留置針の自己抜去防止のために右肘関節に抑制帯を使用する。
3．心負荷の軽減のためにAちゃんの経口水分摂取を制限する。
4．心電図モニターの装着を確認する。
5．留置針の刺入部を観察する。

153 Aちゃんの入院中、母親は一度も自宅に帰らずに付き添いを続けている。入院3日の朝に看護師が訪室したところ、母親が「夫から電話があって、Aの入院後、兄がほとんど寝ずに大泣きしているらしく、私は心配です」と話している。

母親への看護師の対応で適切なのはどれか。

1．病室内でAちゃんと兄を面会させてよいと伝える。
2．Aちゃんのことに集中するべきであると伝える。
3．兄と関わる時間を持てるよう母親に帰宅を促す。
4．退院の可否を医師と相談すると伝える。

154 入院4日、Aちゃんは解熱し活気が出てきた。翌日、看護師がAちゃんを観察すると、手指の先端から皮膚が膜のように薄くむけていた。

この所見に対する看護師のアセスメントで適切なのはどれか。

1．γ－グロブリン療法の副作用（有害事象）である。
2．皮膚のツルゴールが低下している。
3．川崎病《Kawasaki disease》の回復期の症状である。
4．皮膚科の受診が必要である。

解説

152

1．× Aちゃんが川崎病の急性期であることや、グロブリン製剤の与薬中はアナフィラキシーなどのアレルギー症状が出現する可能性があることから、母親と売店に行くことは勧められない。

2．× 刺入部をシーネやガーゼ、テープで固定し自己抜去を防止する。針が留置されていない側の上肢を不必要に抑制して活動を制限することは避ける。

3．× 脱水の予防や是正のために輸液管理を行い、水分摂取を勧める。水分を制限する必要はない。

4．○ アナフィラキシーショックなどの副作用や心機能の異常を早期発見するために心電図を装着する。

5．○ 留置針の刺入部は、毎日観察する。

正答 4、5

153 オープンセサミ④48～49

1．× 感染管理の目的から、現時点での兄（5歳）との面会は避けることが望ましい。

2．× Aちゃんだけでなく、兄に対する母親としての不安も受容して対応する。

3．○ 兄の気持ちにも配慮して、母親と兄が一緒にいられる時間をつくるように促す。

4．× 治療開始から間もないため、退院を考える時期ではない。

正答 3

154 オープンセサミ④93～94

1．× γ－グロブリンの副作用として、アレルギー症状の他、頭痛や嘔気などにも注意する。

2．× 皮膚ツルゴール（皮膚弾力性）は、脱水の症状として観察・評価する。

3．○ 手指の皮膚の膜様落屑は、川崎病の回復期にみられる症状である。

4．× 川崎病の回復期症状のため、皮膚科受診の必要はない。

正答 3

次の文を読み155の問いに答えよ。

Aちゃんは出生前診断で羊水過多があり先天性食道閉鎖症《congenital esophageal atresia》の疑いを指摘されていた。在胎37週5日に帝王切開で出生、出生体重2,780g、Apgar〈アプガー〉スコア1分後8点、5分後9点である。出生後、Aちゃんは先天性食道閉鎖症《congenital esophageal atresia》と診断された。

【※Aちゃんは、出生当日に胃瘻造設、気管食道瘻切断と食道端々吻合術を受け、無事に終了した。】

155 Aちゃんは3歳6か月になった。現在は胃瘻を閉鎖し経口摂取をしているが、吻合部の狭窄による嚥下困難が生じ、これまでに食道バルーン拡張術を2回行った。現在も症状が残っていて、固形物の通過障害が軽度ある。身長92.5cm（25パーセンタイル）、体重11.5kg（3パーセンタイル）で、半年後に保育所へ入園する。両親が「Aはあまり体重が増えません。保育所ではみんなより食事に時間がかかるのではないかと心配です」と外来看護師に話したため、今後の対応について両親、看護師および医師で話し合った。

Aちゃんの摂食に関する対応で適切なのはどれか。

1．再度、胃瘻を造設する。
2．食事を保育士に介助してもらう。
3．昼前に保育所から帰宅し、家で昼食を摂る。
4．同じクラスの子ども達と同量を食べられるよう訓練する。
5．Aちゃんに適した食事形態の提供が可能か保育所に確認する。

解説

155

先天性食道閉鎖症とは、先天性に食道の連続性が絶たれている疾患であり、食道と気管の間に瘻孔を伴うことが多い。

Aちゃんは、3歳6か月になっており、経口摂取ができているが、現在も軽度の通過障害があり、体重が3パーセンタイルである。嚥下に困難があり、体重が増加しにくい状態であると考えられる。

1．× 経口摂取はできているため、再度、胃瘻造設の必要性は低い。
2．× 保育士が食事介助をしても、Aちゃんに合った食形態でなければ十分に摂取することは困難である。
3．× 保育所で他の子どもたちと一緒に食事ができるように支援していく。
4．× Aちゃんの状態や発育に合った食事量を摂取できるように支援していく。
5．○ Aちゃんの嚥下機能に合う食事を提供することが可能であるか、食事形態スケールなどを使用して、保育所と相談、確認する必要がある。

正答　5

156：88.1％ □□□→□□□　157：97.5％ □□□→□□□　158：95.2％ □□□→□□□

次の文を読み156～158の問いに答えよ。

Aちゃん（生後24日、女児）は両親と3人暮らし。母親が母子健康手帳の便色カードを見て、Aちゃんの便色が気になったため、Aちゃんを連れて近所の小児科医院を受診した。Aちゃんは在胎39週、出生体重3,100g、出生時に異常はない。

現在、混合栄養で体重は3,700gである。体温37.2℃、呼吸数36/分、心拍数108/分、整、血圧78/44mmHg。眼球結膜に黄染を認める。

血液検査結果：Hb12.6g/dL、白血球7,800/μL、血小板21万/μL、プロトロンビン時間〈PT〉88％、総ビリルビン11.3mg/dL、直接ビリルビン9.5mg/dL、AST96U/L、ALT126U/L。

紹介先の病院で腹部超音波検査を実施した結果、Aちゃんは胆道閉鎖症《biliary atresia》の疑いがあり入院した。

156 Aちゃんの便として考えられるのはどれか。

1．褐色便
2．灰白色便
3．タール便
4．イチゴゼリー様便

157 Aちゃんは入院7日に術中胆道造影検査で胆道閉鎖症《biliary atresia》と確定診断された。手術は無事に終了した。術後は絶食となり、腹腔ドレーンが挿入され、持続的点滴静脈内注射が行われている。母親は疾患や治療について理解している。術後3日、付き添っていた母親は看護師に「Aはおなかが空いて泣き止まないし、私はAを抱っこもできず、何もしてあげられません。つらいです」と涙を浮かべて話した。

看護師の母親への対応で、最も適切なのはどれか。

1．話しかけやおしゃぶりの活用など母親ができることを伝える。
2．早期発見だったのでAちゃんは早く退院できると説明する。
3．心療内科の受診を勧める。
4．患者家族会を紹介する。

158 術後5日、Aちゃんは経口摂取が可能になり順調に経過している。医師から母親に、胆汁の排泄を促すために利胆薬の内服が重要であると説明があり、散剤が処方された。母親から看護師に「赤ちゃんに粉の薬をどうやって飲ませたらよいのでしょうか」と質問があった。看護師は散剤を（　　）に混ぜて飲ませることを説明した。

(　　)に入るのはどれか。

1．果汁
2．白湯
3．人工乳
4．はちみつ

解説

156　オープンセサミ④86

1．×　黄褐色や茶褐色、濃褐色の便は、正常な便と考えられる。

2．○　灰白色便は、胆汁が十二指腸へ流れていない時などに生じるため、胆道閉鎖症の症状として最も考えられる。

3．×　タール便は、胃や十二指腸など上部消化管からの出血でみられる。

4．×　イチゴゼリー様便は、粘液の混じった血便で、腸重積でみられる。

正答　2

157　オープンセサミ④49～50

1．○　母親は、苦しんでいる子どもを前に何もできなくて辛い思いをしている。些細なことでもよいので、母親にできることを提案するのは、最も適切な援助である。

2．×　退院は発見時期で決められるものではなく、術後の経過で決められる。

3．×　母親は子どもの病気に対する自責の念を抱きやすいため、精神的なフォローを行う。その経過で必要性があれば受診を勧めることも誤りではないが、現時点で受診を勧めるという判断は時期尚早である。

4．×　母親の希望があれば紹介をする。しかし、母親は術後3日目のAちゃんを前にし何もできず辛い思いをしているため、Aちゃんの状態が落ち着き、母親の気持ちに余裕ができてからでも遅くはない。

正答　1

158　オープンセサミ④59

1．3．×　果汁や人工乳に混ぜると味が変わり、離乳食やミルクを嫌いになり食べなくなったり、飲まなくなったりするため、少量の白湯に溶かし、スプーンやスポイトを使用して与える。

2．○　選択肢1、3の解説参照。

4．×　はちみつは、乳児ボツリヌス症を引き起こすリスクがあるため、1歳を過ぎるまでは与えない。

正答　2

次の文を読み159の問いに答えよ。

A君（男児）は3歳の誕生日を迎えた。生後8か月のときに鶏卵の摂取でアナフィラキシーを起こしたため、かかりつけ医を受診した。それ以降、現在までA君は鶏卵の摂取を禁止するよう説明されている。鶏卵以外の食物は摂取して問題がない。今回、A君は保育所の入所にあたり、かかりつけ医からアレルギー外来のあるB病院を紹介され受診した。3歳児健康診査が今後予定されている。A君は身長95cm（50パーセンタイル）、体重15kg（75パーセンタイル）、自分の名前と年齢を答えることができる。階段を1人で昇ることができるが、スキップはできない。排泄はオムツにしている。

159 A君の発育と発達のアセスメントで正しいのはどれか。

1．肥満である。
2．言語発達に遅れがある。
3．排泄の自立に遅れがある。
4．運動発達は年齢相応である。

解説

159　オープンセサミ④28～31

1．× A君のKaup〈カウプ〉指数を計算すると、
$15{,}000g \div (95cm)^2 \times 10 \fallingdotseq 16.6$ となり、肥満ではない。

2．× 3～4歳は、語彙の発達が著しい時期である。自分の名前が言えるようになるのは2歳頃からであるため、言語発達は遅れていない。

3．× 排尿が自立するのは3歳半頃からであり、排便が自立するのは4歳頃からである。3歳になったばかりのA君がオムツに排泄をしていても、排泄の自立に遅れがあるとはいえない。

4．○ 階段が1人で昇れるようになるのは2歳頃であり、スキップができるようになるのは5歳頃であるため、A君の運動発達は年齢相応である。

正答 4

111回PM103～105

160：96.7％ □□□→□□□　161：98.0％ □□□→□□□　162：79.6％ □□□→□□□

次の文を読み160～162の問いに答えよ。

Aちゃん（2歳10か月、女児）は昨日から下痢と嘔吐を繰り返し、食事が摂れなくなったため、母親に抱かれて小児科外来を受診した。診察の結果、ウイルス性胃腸炎《viral gastroenteritis》による中等度の脱水症《dehydration》と診断され入院した。入院時、体温38.2℃、呼吸数36/分、心拍数136/分であった。3日前の保育所の身体計測では身長90cm、体重12.5kgであった。

160 Aちゃんにみられる状態はどれか。

1．昏睡状態である。
2．流涙は普段と変わらない。
3．体重は3日前と変わらない。
4．排尿頻度は普段通りである。
5．皮膚のツルゴールは低下している。

161 Aちゃんは、個室隔離での入院となり、持続点滴静脈内注射が開始された。排泄が自立していないため普段から紙オムツを使用している。

Aちゃんのオムツ交換における注意点について、入院に付き添う母親への看護師の説明で適切なのはどれか。

1．布オムツに切り替える。
2．使い捨て手袋は1日1回交換する。
3．オムツ交換後に石けんで手洗いを行う。
4．アルコール入りのおしり拭きで殿部の清拭を行う。

162 入院2日。Aちゃんは、水様便は続いているが嘔吐はなくなった。付き添ってる母親は「Aは大泣きして、ストレスが溜まっているみたいです。アイスクリームを食べたいみたいです」と看護師に話した。

このときに看護師が母親に伝える内容で適切なのはどれか。

1．プレイルームで遊べること
2．アイスクリームを食べてよいこと
3．個室隔離が明日、解除されること
4．Aちゃんの好きなおもちゃを自宅から持参してよいこと
5．Aちゃんが静かに過ごせるよう看護師の訪室を控えること

解説

160　オープンセサミ④70～71

1．×　昏睡状態になるのは、重症脱水症の場合である。

2．×　中等度の脱水症の場合、涙は減少する。

3．×　中等度の脱水症の場合、2歳10か月のAちゃんは6～9％の体重減少がある。

4．×　中等度の脱水症の場合、尿量は減少し、色も濃くなる。

5．○　中等度の脱水症の場合、皮膚のツルゴールはつまむとゆっくりもどる状態であり、低下している。

脱水の重症度と症状

症状		軽度	中等症	重症
体重減少	乳児	5％未満	5～10％	10％以上
	年長児	3％未満	3～9％	9％以上
全身状態		正常～落ち着きがない	口渇 落ち着きがないまたは不活発 易刺激性または傾眠	ぐったり、意識障害 チアノーゼ 末梢循環低下
バイタルサイン	脈拍	正常	頻脈で早い	頻脈・微弱、触知不能
	血圧		正常～やや低下	低下～測定困難
	呼吸		深く、やや速い	深く、速い
皮膚の緊張（ツルゴール）		つまむとすぐ戻る	ゆっくりと戻る	非常にゆっくり戻る
眼窩部		正常	陥没	非常に陥没
涙		流涙をみとめる	減少	出ない
大泉門（乳児）		正常	陥没	非常に陥没
粘膜		乾燥	かなり乾燥	カラカラに乾燥
排尿		正常～減少	濃縮尿、減少	乏尿～無尿
毛細血管再充満時間		正常（2秒以下）	2～3秒前後	3秒以上

正答　5

161　オープンセサミ①274～275，④63

1．×　感染防止のため、そのまま捨てられる紙オムツの方が望ましい。

2．×　感染防止のため、使い捨て手袋は汚物を取り扱うたびに交換する。

3．○　汚物を取り扱う際に使い捨て手袋を着用していても、毎回石けんで手洗いをする。

4．×　下痢が続いているため、殿部がびらんを起こしやすい。アルコール入りのおしり拭きは刺激が強いため、びらんを悪化させる可能性がある。刺激の少ないおしり拭きや微温湯での洗浄が望ましい。

正答　3

162　オープンセサミ④49，63，88

1．×　感染性疾患に罹患しているため、他の児と触れる機会は避ける。

2．×　アイスクリームは冷たい食品であるため、胃腸を刺激しやすい。まだ下痢が続いているため控える。

3．×　嘔吐はなくなったが下痢は続いているため、個室隔離は解除されない。

4．〇　隔離によるストレス軽減の対策として、好きなおもちゃは効果的である。おもちゃの使用後は消毒を行う。

5．×　Aちゃんの生活サイクルに合わせて、処置や訪室の回数・時間は考慮するべきであるが、必要な観察は行わなくてはいけないため、安易に訪室を控えるのは適切ではない。

正答　4

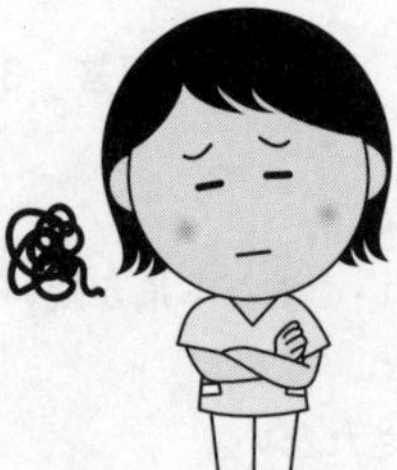

110回PM100：81.3％ □□□→□□□

次の文を読み163の問いに答えよ。

Aちゃん（生後3週）は、在胎40週、3,070gで出生した。生後5日で退院し、退院時の体重は3,080gであった。完全母乳栄養である。

現病歴：5日前から嘔吐があり、次第に哺乳のたびに噴水状に嘔吐するようになった。今朝も嘔吐があり、吐物は白色である。排尿もないため家族に連れられ来院した。Aちゃんは肥厚性幽門狭窄症《hypertrophic pyloric stenosis》が疑われ入院した。

身体所見：体重3,380g、体温36.7℃。脈拍120/分、整。血圧74/52mmHg。大泉門は陥凹、皮膚のツルゴールは低下、上腹部は軽度膨隆。

検査所見：白血球9,600/μL。Na131mEq/L、K3.4mEq/L、Cl86mEq/L、CRP0.1mg/dL。

163 Aちゃんの状態のアセスメントで正しいのはどれか。

1．脱水症《dehydration》は軽度である。
2．非胆汁性嘔吐である。
3．炎症反応の上昇がある。
4．出生後の体重増加は良好である。

解説

163　オープンセサミ④85

1．×　設問文中に大泉門は陥凹、皮膚ツルゴール低下とあることから、中等度以上の脱水である。問題160の解説の表参照。

2．○　設問文中に吐物は白色であると記されていることから、胆汁は混入していない。肥厚性幽門狭窄症は、胃の幽門筋の肥厚により胃の内容物の通過障害が起こり、非胆汁性嘔吐が特徴である。

3．×　CRP0.1mg/dL（基準値0.3mg/dL以下）であり、体温上昇もないことから、炎症反応の上昇は考えにくい。

4．×　Aちゃんの退院時の体重は3,080gであり、生後3週であることを考えると、約3,700gが目安の体重である。体重3,380gでは体重増加が良好とは考えにくい。

乳児の１日の体重増加量

月齢	新生児	1～3	3～6	6～9	9～12
1日の体重増加量(g)	40前後	25～30	20～25	15～20	7～10

正答　2

112回PM103～105

164：91.5％ □□□→□□□　165：98.5％ □□□→□□□　166：98.7％ □□□→□□□

次の文を読み164～166の問いに答えよ。

A君（11歳）は両親と3人で暮らしている。5歳で気管支喘息《bronchial asthma》と診断され、現在は抗アレルギー薬とステロイドの吸入薬が処方されている。本日、学校から帰ってきた後から咳嗽がみられ元気がなかった。夕食はあまり食べずに就寝した。夜間になり「苦しくて眠れない」と訴え、母親と救急外来を受診した。口元での喘鳴が著明であり、問診すると途切れ途切れに話した。受診時のバイタルサインは、体温36.9℃、呼吸数32/分、心拍数120/分、経皮的動脈血酸素飽和度〈SpO_2〉92％（room air）であった。

164 A君の気管支喘息の発作強度はどれか。

1．小発作
2．中発作
3．大発作
4．呼吸不全

165 救急外来で、吸入と点滴静脈内注射が行われA君の症状は軽快した。A君は、医師や看護師による問診には素直に答えているが、心配する母親には「病院に来るほどじゃないんだよ。入院はしないからな」と発言し、反抗的な態度をとっている。

このときの看護師の対応で適切なのはどれか。

1．A君に発言の理由を尋ねる。
2．A君ではなく母親から病状を聴取する。
3．母親への態度は問題行動であるとA君に忠告する。
4．親子関係に問題があるのではないかと母親に伝える。

166 A君は1年前から気管支喘息《bronchial asthma》の急性増悪〈発作〉を起こして救急外来の受診を繰り返していることが分かった。看護師がA君に今の症状に対する認識を確認すると「喘息発作が起きていて、家で吸入をしても治まらなかった」と答えた。学校生活や服薬については「学校は好きだけど、体育は嫌だな。吸入が面倒くさい。吸入しなくても発作が起きなければいいんでしょ」と話した。看護師は、急性増悪〈発作〉を繰り返しているA君のセルフケアへの支援をする必要があると考えた。

A君への看護師の対応で最も適切なのはどれか。

1．毎日運動するよう勧める。
2．お薬手帳を持ち歩くよう伝える。
3．A君と服薬管理について話し合う。
4．喘息発作があったことを母親から担任の先生に伝えるよう提案する。

解説

164　オープンセサミ④106～107

A君は、口元での喘鳴が著明、会話が途切れ途切れであり、経皮的動脈血酸素飽和度〈SpO_2〉92％であることから、気管支喘息の中発作である。

発作強度の判定基準

			小発作	中発作	大発作	呼吸不全
主要所見	症状	興奮状況	平静		興奮	錯乱
		意識	清明		やや低下	低下
		会話	文で話す	句で区切る	一語区切り～不能	不能
		起坐発作	横になれる	坐位を好む	前かがみになる	
	身体所見	喘鳴	軽度		著明	減少または消失
		陥没呼吸	なし～軽度		著明	
		チアノーゼ	なし		あり	
	SpO_2（室内気）*1		≧96％	92～95％	≦91％	
参考所見	身体所見	呼気延長	呼気時間が吸気の2倍未満		呼気時間が吸気の2倍以上	
		呼吸数*2	正常～軽度増加		増加	不定
	PEF	（吸入前）	＞60％	30～60％	＜30％	測定不能
		（吸入後）	＞80％	50～80％	＜50％	測定不能
	$PaCO_2$		＜41mmHg		41～60mmHg	＞60mmHg

主要所見のうち最も重度のもので発作強度を判定する。
＊1：SpO_2 の判定にあたっては、肺炎など他に SpO_2 低下を来す疾患の合併に注意する。
＊2：年齢別標準呼吸数（回／分）
0～1歳：30～60、1～3歳：20～40、3～6歳：20～30、6～15歳：15～30、15歳～：10～30
（小児気管支喘息治療・管理ガイドライン 2017）

正答　2

165　オープンセサミ④27, 52

1．○　A君は母親に対しては反抗的な態度であるが、医師や看護師による問診には素直に答えられていることから、看護師からA君に発言の理由を尋ねてみるとよい。

2．×　A君と母親の両方から病状などの情報を聴取する。

3．4．×　A君は11歳であり第二反抗期や心理的離乳がみられる時期と考えられるため、問題行動とは捉えない。

正答　1

166　オープンセサミ④73～74, 106～107

1．**×**　体力アップや呼吸筋の増強のために運動は必要であるが、毎日運動することを強制はしない。また、Ａ君は「体育は嫌だな」と話しているため、運動についてはＡ君と話し合って決定していくことが望ましい。

2．**×**　お薬手帳は受診の際には持参してもらうが、日常的に持ち歩く必要はない。

3．**○**　Ａ君は「吸入が面倒くさい。吸入しなくても発作が起きなければいいんでしょ」と話していることから、服薬や吸入の必要性、服薬管理について話し合い、Ａ君が主体的に発作の予防に取り組めるように支援する。

4．**×**　喘息発作の様子を学校職員と情報共有することは重要であるが、母親から伝えるかについてはＡ君の考えを聴き、一緒に考えていく。

正答　3

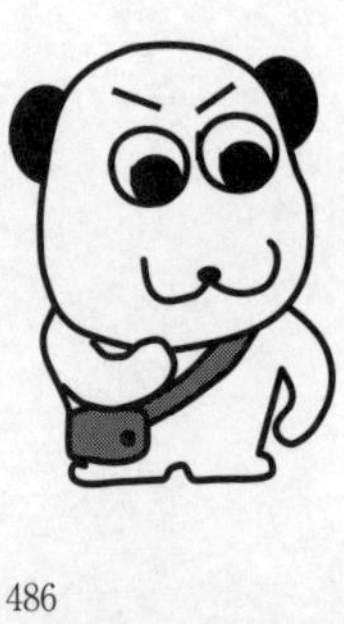

167：89.0％ □□□→□□□　168：76.1％ □□□→□□□　169：99.2％ □□□→□□□

次の文を読み167～169の問いに答えよ。

A君（5歳）は父親（40歳）、母親（38歳）と兄（10歳）の4人家族である。A君は生後6か月のときに白血病《leukemia》と診断され化学療法で寛解し、退院後は幼稚園に登園していた。4歳になって再発し、兄を骨髄ドナーとした造血幹細胞移植を受けた。

167 A君が利用できる制度はどれか。

1．自立支援医療
2．指定難病の医療費助成
3．未熟児養育医療の給付
4．小児慢性特定疾病医療費助成

168 A君の造血幹細胞移植は無事に終了したが、終了後6か月で2度目の再発をし、化学療法が行われたが寛解しなかった。医師から両親にA君が終末期にあること、余命2か月程度であることが伝えられた。両親は「2度目の再発と聞いて覚悟をしていた。延命するための治療はしなくてよいと考えています。在宅療養に切り替えてAと家で過ごしたいが、できることと、できないことを教えてほしいです」と話した。

両親への看護師の返答で適切なのはどれか。**2つ選べ。**

1．「遊園地には行けません」
2．「幼稚園に登園できます」
3．「食べ物の制限はありません」
4．「痛みが出た場合、自宅では痛みを和らげる治療はできません」
5．「感染対策のため、お兄ちゃんとの接触をできるだけ制限してください」

169 数日後、両親から「Aが亡くなることをAの兄にどのように説明したらよいでしょうか。私たちでは、うまく説明できません」と相談があった。

看護師の両親への対応で適切なのはどれか。

1．「お兄ちゃんが病状を尋ねてくるのを待ちましょう」
2．「頑張っているA君のために、お兄ちゃんには治ると説明しましょう」
3．「看護師も同席してお兄ちゃんに説明する機会を設けることができます」
4．「ドナーになったお兄ちゃんががっかりするので説明しないでおきましょう」

解説

167　オープンセサミ④73, ⑤35～36

18歳未満の小児白血病は、児童福祉法の小児慢性特定疾病医療支援の対象である。特定の16疾患群に該当する場合、保護者に対し小児慢性特定疾病医療費が支給される（所得に応じて自己負担あり）。

1．× 自立支援医療は、障害者総合支援法に規定されている医療費の公費負担である。更生医療（身体障害者）、育成医療（身体障害児）、精神通院医療（精神障害者の通院）の3つがある。

2．× 指定難病の医療費助成は、難病の患者に対する医療等に関する法律（難病法）に規定されている。

3．× 未熟児養育医療は、母子保健法に規定されている。出生体重が2,000g以下、体温、呼吸、消化器などに異常がある場合で、医師が入院療育が必要と認めた未熟児が対象となる。

4．○ 小児白血病は、児童福祉法の小児慢性特定疾病医療費助成の対象である。

対象疾患群（16疾患群）

① 悪性新生物	② 慢性腎疾患	③ 慢性呼吸器疾患
④ 慢性心疾患	⑤ 内分泌疾患	⑥ 膠原病
⑦ 糖尿病	⑧ 先天性代謝異常	⑨ 血液疾患
⑩ 免疫疾患	⑪ 神経・筋疾患	⑫ 慢性消化器疾患
⑬ 染色体又は遺伝子に変化を伴う症候群		
⑭ 皮膚疾患	⑮ 骨系統疾患	⑯ 脈管系疾患

令和3年11月1日現在

正答 4

168 オープンセサミ④75～76, 97

小児（5歳）の終末期である。A君と家族の希望を実現させ、最後までQOLの維持を目標に支援をしていく。A君は余命2か月であるため、人生最後の時間をA君らしく過ごせるように行動制限や食事制限は行わずにA君と家族を支援していく。

1．× 家族の思い出の場所やA君が希望する場所へ行けるように支援する。

2．○ A君の希望があれば、体調に応じて幼稚園に登園させ、幼稚園教諭や友達と過ごす時間をつくる。

3．○ 食事制限はせず、A君が食べたいものを食べられるように支援する。

4．× 自宅でも薬物療法などで疼痛コントロールを行う。

5．× 兄弟と接触する時間も積極的につくっていく。

正答 2、3

169 オープンセサミ④75～76

1．× 兄（10歳）にも家族の一員としてA君の病状を伝えていかなければならない。この際にはいつ、誰が、どのように伝えるのかをあらかじめ検討し、兄の心のケアも視野に入れながら進めていく。

2．× 子どもに嘘は言わない。

3．○ 兄に説明する場面に看護師も同席できることを伝え、家族に検討してもらうことが望ましい。

4．× ドナーになった兄の気持ちを考慮しながら、正しい説明が行えるように努める。

正答 3

母性

113回AM107：91.5％ □□□→□□□

次の文を読み170の問いに答えよ。

Aさん（28歳、会社員）は、夫（30歳、会社員）と2人で暮らしている。2023年2月5日からの月経を最後に無月経となり、妊娠の可能性を考えて受診した。医師の診察の結果、妊娠と診断された。

170 診察後、Aさんから看護師に妊娠中の生活や体重の管理について質問があった。Aさんは「缶ビール2本を週に1回、コーヒーを1日に6杯以上飲んでいます。友人に勧められて半年前から1日240μgの葉酸のサプリメントを飲んでいます」と話す。Aさんは身長160cm、非妊時体重62kgである。

看護師のAさんへの説明で適切なのはどれか。

1．「飲酒は中止しましょう」
2．「妊娠中の体重増加は7kg未満にしましょう」
3．「コーヒーは今までどおりに飲んでも大丈夫です」
4．「葉酸は妊娠前と同じ量を摂るようにしましょう」

解説

170　オープンセサミ④160～161

1．○　アルコールは催奇形因子に含まれている。特に妊娠5～11週頃は器官形成期であり先天異常が起こりやすいため注意が必要である。

2．×　AさんのBMIを求めると24.2、体格区分は「ふつう」であり推奨体重増加量は全妊娠期間で10～13kgのため7kg未満に制限する必要はない。

3．×　妊娠中のカフェイン摂取について明確な制限はないが、カフェインの摂り過ぎは流産のリスクや胎児の鉄分吸収阻害の可能性も指摘されているため、適量摂取を心がける、カフェインレスのものに変えるなどの指導が必要である。

4．×　妊娠初期は胎児の神経管閉鎖障害のリスク低減のため、通常の食事に加えてサプリメントや食品中に強化される葉酸として400μg/日摂取することが望まれる。

正答　1

次の文を読み171、172の問いに答えよ。

Aさん（30歳、初妊婦）は、夫（32歳、会社員）と2人暮らし。身長は160cm、非妊時体重60kgである。妊娠8週の妊婦健康診査を受診し順調な経過と診断された。嘔吐はないが、時々嘔気があると訴え、対処法について質問があった。

171 Aさんへの説明で適切なのはどれか。

1.「空腹を避けましょう」
2.「塩味を濃くしましょう」
3.「規則正しく3食摂りましょう」
4.「市販の調理済みの食品は控えましょう」

172 Aさんは、妊娠34週4日の妊婦健康診査を受けた。Aさんの母は祖母の介護をしており、産後の支援を期待できない。妊婦健康診査後、「産後は夫と2人で子育てをしていきます。子育てのために何か利用できる制度はありますか」と相談があった。

産後、Aさんの夫が適用となる制度はどれか。

1．育児休業
2．育児時間
3．休日労働の制限
4．勤務時間の変更

解説

171　オープンセサミ④163

1．○　つわり症状は、空腹で低血糖になると吐気を催す傾向にあるため、空腹を避けるようにする。

2．×　塩味を濃くしてもつわり症状は改善しない。また、塩分の過剰摂取につながるため望ましくない。

3．×　1日3食と厳密にする必要はない。空腹でも満腹でも吐気を催すため、少量ずつ食べるようにする。

4．×　つわり中は調理中にも気分が悪くなることも多い。料理は家族に作ってもらったり、市販の調理済みの食品を上手く取り入れたりする。控える必要はない。

正答　1

172　オープンセサミ⑤133～135

1．○　育児休業は、労働者が原則として1歳に満たない子を養育するための制度であり、育児休業、介護休業等育児又は家族介護を行う労働者の福祉に関する法律〈育児介護休業法〉に規定されている。産後休業を取得していない労働者は、子の出生後8週間以内に4週間を限度として2回に分けて休業を取得できる（産後パパ育休）。父母がともに育児休業を取得する場合、子が1歳2か月に達するまでの間に1年間の育児休業が取得できる（パパ・ママ育休プラス）。

2．3．×　1歳に満たない児をもつ女子の育児時間、妊産婦の休日労働の制限は、労働基準法に規定されている母性保護規定である。Aさんの夫が適用となる制度ではない。

4．×　勤務時間の変更は、働く女性の母性健康管理措置、母性保護規定として、雇用の分野における男女の均等な機会及び待遇の確保等に関する法律〈男女雇用機会均等法〉に規定されている。Aさんの夫が適用となる制度ではない。

正答　1

次の文を読み173、174の問いに答えよ。

Aさん（33歳、初産婦、会社員）は夫と2人で暮らしている。妊娠28週5日、夕方から下腹部に生理痛のような痛みを感じ、少量の性器出血があったため来院した。来院時、子宮口2cm開大、未破水、8分おきに20秒持続する子宮収縮があり、切迫早産《threatened premature delivery》と診断された。子宮収縮抑制薬（リトドリン塩酸塩）の点滴静脈内注射と安静による治療が開始された。

173 切迫早産《threatened premature delivery》の症状がなくなり、Aさんは妊娠35週0日で退院した。妊娠36週0日に妊婦健康診査のために来院した。ノンストレステスト〈NST〉を実施中に、「気分が悪い」とナースコールがあり看護師が訪れると、Aさんは仰臥位になっていた。

Aさんへの対応で看護師が最初に行うのはどれか。

1．医師に報告する。
2．血圧測定を行う。
3．左側臥位にする。
4．酸素吸入を行う。

174 Aさんは妊娠36週5日、8時に分娩が開始した。16時30分に子宮口全開大、16時35分に自然破水、18時30分に男児を出産した。分娩時出血量は350mL、児のApgar〈アプガー〉スコアは1分後8点、5分後9点であった。

Aさんの分娩のアセスメントで適切なのはどれか。

1．早期産である。
2．異常出血である。
3．前期破水である。
4．新生児仮死である。

解説

173　オープンセサミ④153

Aさんは仰臥位になっていたことから、増大した妊娠子宮が下大静脈を圧迫し、静脈還流量を減少させ、低血圧となる仰臥位低血圧症候群の状態にあると考えられる。下大静脈は脊柱の右側を走行しているため、腹部を左方へ寄せたり、左側臥位にすることで圧迫を解除できる。したがって、左側臥位にすることが優先される。

正答　3

174　オープンセサミ④206, 217, 219, 226～227

1．○　Aさんは妊娠22週0日以降37週未満の分娩であるため、早期産である。

2．×　異常出血とは、分娩中及び分娩後2時間までの出血量が500mL以上の場合をいう。Aさんの出血量は350mLであり、正常である。

3．×　前期破水とは、分娩開始前の破水をいう。Aさんは子宮口全開大後に破水しているため適時破水である。

4．×　新生児仮死は、1分後のアプガースコアが7点以下の場合をいう。Aさんの児は8点であるため、新生児仮死ではない。

正答　1

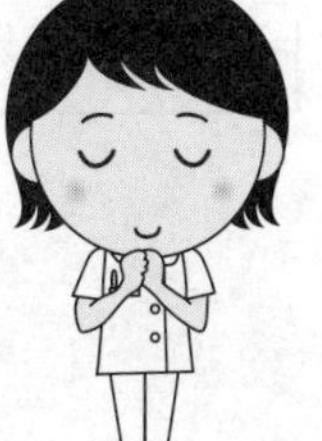

175：96.7% □□□→□□□　176：81.8% □□□→□□□　177：98.9% □□□→□□□□

次の文を読み175～177の問いに答えよ。

Aさん（28歳、初妊婦）は、夫（30歳、会社員）と2人暮らし。妊娠37週0日で妊婦健康診査のため来院した。身長160cm、体重62kg（非妊時体重54kg）。血圧122/74mmHg。Hb12.1g/dL、Ht36%。尿蛋白（－）、尿糖（－）。下肢に軽度の浮腫を認める。子宮底長32cm、推定胎児体重2,810g。Aさんは「1時間に2、3回お腹が張ることがありますが、休んでいるとおさまります」と言う。

175 このときのAさんの状態で正しいのはどれか。

1．陣痛発来
2．正常な妊娠経過
3．胎児発育不全〈FGR《fetal growth restriction》〉
4．妊娠高血圧症候群〈HDP《hypertensive disorders of pregnancy》〉

176 妊婦健康診査後、Aさんは「数日前から頻回に尿意を感じるようになり、夜間もトイレへ行くために目が覚め、よく眠れない」と看護師に訴えてきた。Aさんに排尿時痛および残尿感はない。

Aさんへの看護師の対応で適切なのはどれか。

1．水分摂取を促す。
2．骨盤底筋群の運動を促す。
3．分娩後には改善する可能性が高いと説明する。
4．睡眠薬の処方について医師に相談すると伝える。

177 Aさんは「初めての育児なので不安です。実家の母が手伝いに来てくれる予定ですが、夫は忙しくていつも22時ころにならないと帰ってきません」と言う。

Aさんへの看護師の対応で最も適切なのはどれか。

1．「新生児訪問指導の時に相談してください」
2．「夫に早く帰ってきてもらうよう相談してください」
3．「実母以外にも手伝ってくれる人をみつけましょう」
4．「育児について不安に思っている内容を一緒に確認しましょう」

解説

175　オープンセサミ④149

1．×　陣痛発来は陣痛が10分おきに規則正しく起こるか、または1時間に6回の陣痛が起こるときをいう。「1時間に2、3回お腹が張る」ことから陣痛は発来していない。

2．○　正常な妊娠経過である。

3．×　妊娠37週、推定児体重2,810gから正常な発育であり、胎児発育不全〈FGR〉ではない。

4．×　血圧は122/74mmHgであるため、妊娠高血圧症候群〈HDP〉ではない。

正答　2

176　オープンセサミ④163

1．×　排尿時痛を訴えていないため膀胱炎ではなく、水分摂取を促す必要はない。

2．×　尿失禁の訴えではないため、骨盤底筋群の運動を促す必要はない。なお、骨盤底筋群の運動は産褥体操でもある。

3．○　分娩が近づくと、児頭の下降により膀胱が圧迫され頻尿になることがある。分娩後には改善する可能性が高い。

4．×　睡眠薬を内服する必要はない。

正答　3

177

1．×　今現在の妊婦の不安に対する対応ではない。

2．×　夫は忙しいということであり、現実的な対応ではない。

3．×　実母以外の手伝ってくれる人をみつけることは現実的な対応ではない。

4．○　妊婦の不安に寄り添う対応である。不安に思っている内容を確認し、不安に対応することが適切である。

正答　4

次の文を読み178～180の問いに答えよ。

Aさん（30歳、初産婦）はX年2月5日に妊婦健康診査のために来院した。X年2月のカレンダーにAさんの受診日と分娩予定日を示す。

2月

日	月	火	水	木	金	土
1	2	3	4	5	6	7
8	9	10	11	12	13	14
15	16	17	18	19	20	21
22	23	24	25	26	27	28

△は受診日、○は分娩予定日を示す。

178 看護師は、医師からAさんの母子健康手帳に受診時の妊娠週数と日数を記入するよう依頼された。

Aさんの受診時の妊娠週数および日数で正しいのはどれか。

1．妊娠35週5日
2．妊娠35週6日
3．妊娠36週5日
4．妊娠36週6日

179 AさんにLeopold〈レオポルド〉触診法で触診を行ったところ、第2胎向で、子宮底付近にやや柔らかい球状の塊を、恥骨結合側に硬い球状のものを触れた。

腹部前面を図に示す。

Aさんの胎児心音聴取部位で適切なのはどれか。

1．①
2．②
3．③
4．④

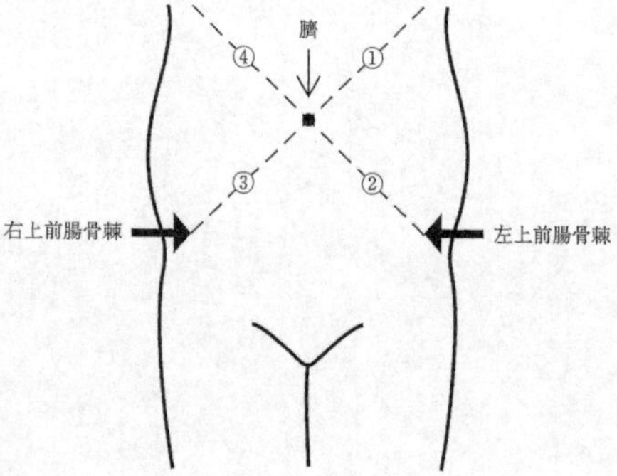

180 Aさんは「自分の子どもが生まれて、どんなふうにあやすかな、とか、オムツを替えるかなと自分が子育てをしている場面を思い浮かべます」と笑顔で話している。看護師はAさんの様子をルービン《Rubin, R.》，R. が示した母親役割獲得過程に当てはめてどの段階にあるかをアセスメントした。

Aさんのアセスメントで適切なのはどれか。

1．空想

2．模倣

3．取り込み

4．ロールプレイ

解説

178　**オープンセサミ④147**

最終月経第1日を0週0日として起算し、40週0日（280日目）を分娩予定日としている。40週0日にあたるのが2月28日であるため、逆算すると、2月5日は36週5日目にあたる。

正答　3

179　**オープンセサミ④157**

1．×　骨盤位第1胎向（第1骨盤位）の場合に聴取しやすい。

2．×　頭位第1胎向（第1頭位）の場合に聴取しやすい。

3．○　胎児は第2胎向であることから、胎児の大部分（背中）は母体の右側にある。また、子宮底付近にやや柔らかい球状の塊（殿部）、恥骨結合側に硬い球状のもの（頭部）が位置していることから、胎児は頭位第2胎向（第2頭位）であることがわかる。第2頭位の場合、右臍棘線中央（③の部位）で胎児心音を聴取しやすい。

4．×　骨盤位第2胎向（第2骨盤位）の場合に聴取しやすい。

胎位・胎向により胎児心音が最も明瞭に聞こえる部位（妊娠後期）

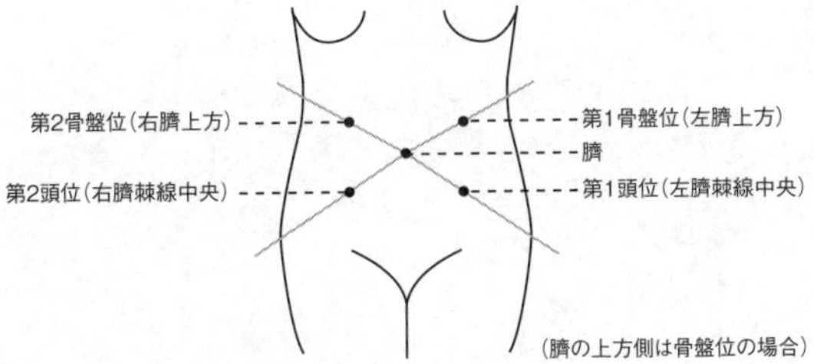

正答　3

180　オープンセサミ④190

ルービン,R.は、母親役割獲得の過程は、①模倣、②ロールプレイ、③空想、④取り込み、⑤悲嘆作業の5つの認識的役割を行いながら、児との心理的絆形成をして進むと提唱した。

1．○　空想とは、自分の子どもや自分自身の状況を想像することである。Aさんの発言から空想をアセスメントできる。

2．×　模倣とは、誰かを手本として模倣することである。

3．×　取り込み(投影・拒絶)とは、空想を母親像として自分に取り入れるか、拒否するかを決定することである。

4．×　ロールプレイとは、子どもや人形を対象にして母親役割を試行することである。

正答　1

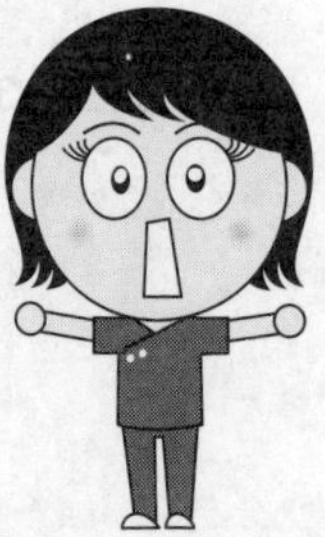

110回PM106、108

181：94.6％ □□□→□□□　182：82.8％ □□□→□□□

次の文を読み181、182の問いに答えよ。

Aさん（30歳、初産婦）は妊娠39週3日で陣痛発来し、4時に入院した。その後、陣痛が増強して順調な分娩進行と診断されて、11時45分の診察で子宮口が8cm開大となった。看護師が12時に昼食を配膳にいくとAさんは額に汗をかいて、側臥位で「陣痛がつらくて何も飲んだり食べたりしたくありません」と言っている。陣痛発作時は強い産痛と努責感を訴え、目を硬く閉じて呼吸を止めて全身に力を入れている。

181 Aさんへの看護で最も適切なのはどれか。

1．坐位になるよう勧める。
2．シャワー浴を勧める。
3．食事摂取を促す。
4．呼吸法を促す。

182 Aさんの分娩経過は以下のとおりであった。

2時00分　陣痛周期10分
4時00分　入院
15時00分　分娩室入室
15時30分　子宮口全開大
16時00分　自然破水
16時15分　児娩出
16時30分　胎盤娩出

Aさんの分娩所要時間はどれか。

1．12時間30分
2．14時間15分
3．14時間30分
4．16時間30分

解説

181　オープンセサミ④173～175

1．**×**　Aさんの楽な体位がよく、無理に坐位を勧める必要はない。

2．**×**　子宮口が8cm開大であり、努責感を訴えていることから分娩が近いことがわかるため、シャワー浴は勧めない。

3．**×**　食事摂取は禁止ではないが、促す必要はない。

4．**○**　努責感を訴えているが子宮口8cm開大であり全開大前なので、努責は禁止である。努責を逃がす呼吸法を促す。

正答　4

182　オープンセサミ④171

分娩所要時間は10分おきの規則的な陣痛開始（分娩開始）の2時00分から、胎盤娩出の16時30分までであり、14時間30分である。

正答　3

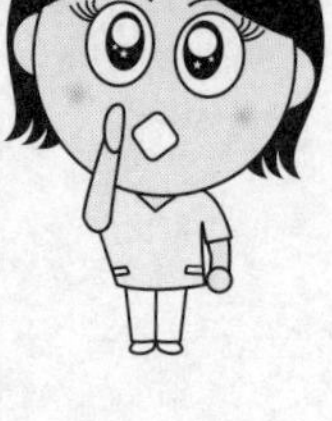

183：96.8% □□□→□□□　184：91.6% □□□→□□□　185：97.4% □□□→□□□

次の文を読み183～185の問いに答えよ。

Aさん（34歳、初産婦）は順調な妊娠経過であった。妊娠40週5日の午前8時、10分毎の規則的な子宮収縮を主訴に来院し、医師の診察の結果、入院となった。入院時の胎児心拍数基線は130bpm、胎児の推定体重は3,300gであった。

183 入院時のAさんと胎児の状態で正しいのはどれか。

1．過期産である。
2．高年妊婦である。
3．胎児心拍数基線は正常である。
4．低出生体重児となる可能性が高い。

184 午後0時、助産師が内診したところ、子宮口開大4cmであった。Aさんは陣痛発作時に腰痛を強く訴えている。Aさんの夫（37歳）は、夫婦で出産体験を共有したいと両親学級を受講しており、入院時からAさんに付き添っている。夫はAさんの陣痛発作時、心配そうにAさんの様子を見つめているが、陣痛間欠時にはうとうとしている。訪室した看護師に、夫から「妻が痛がっているのですが、どうすればよいでしょう」と質問があった。胎児心拍数基線は140bpmであった。

このときの看護師の夫への対応で最も適切なのはどれか。

1．別室での休憩を促す。
2．分娩経過について説明する。
3．Aさんと病棟内を歩行するように促す。
4．産痛を緩和するためのマッサージの実施を促す。

185 Aさんの分娩は順調に進行した。午後5時に破水し、午後6時には子宮口開大8cmとなった。「便が出そうです。もう、これ以上頑張れない」と陣痛発作時には全身に力が入っている。

このときの看護師の声かけで正しいのはどれか。

1．「リラックスするためにお風呂に入りましょう」
2．「赤ちゃんのために我慢しましょう」
3．「トイレに行って排便しましょう」
4．「息を吐いて力を抜きましょう」

解説

183　オープンセサミ④147, 153, 167, 227

1．×　過期産とは、妊娠42週0日以降の分娩のことである。Aさんは、妊娠40週5日であり、正期産に該当する。

2．×　高年妊婦とは、35歳以上で出産を迎える妊婦のことである。

3．○　胎児心拍数基線の正常範囲は110～160bpmである。Aさんの胎児心拍数基線は130bpmで正常である。

4．×　低出生体重児とは、出生体重が2,500g未満の新生児のことをいう。胎児の推定体重は3,300gであるため、低出生体重児で出生する可能性は低い。

正答　3

184　オープンセサミ④180～181

1．×　気分転換や休息を促すことも大切であるが、Aさんの夫は出産体験の共有を望んでいることから、別室で過ごしてもらうのは適切でない。

2．×　分娩経過や、産婦の状況などの情報提供を行うことも大切であるが、Aさんの夫の訴えから、Aさんの産痛への対応が優先される。

3．×　異常がなければ体位や行動に制限はないが、陣痛発作時に無理に歩行を勧める必要はない。

4．○　Aさんの夫は、妻の産痛に対する対応を聞いているため、マッサージの実施を促すことが優先される。家族が呼吸法のリズム調整や、リラクセーションを促すようなマッサージをすることにより、家族にも出産をともに体験する一体感が生まれる。

正答　4

185　オープンセサミ④174～175

1．×　破水後に入浴やシャワーなどを浴びると、胎児が細菌感染する危険性があるため、適切でない。

2．×　我慢させるのではなく、産婦が今の状況を乗り越えられるような声かけが望ましい。

3．×　便意は児頭下降による肛門圧迫で生じていると考えられる。トイレでの排便を誘導すると墜落分娩の危険性があるため、適切でない。

4．○　子宮口全開大前の努責は、体力の消耗や子宮口の浮腫を生じさせ、分娩停止を招く恐れがある。呼吸のリズムや深さを調整し、努責の回避を促す。

正答　4

次の文を読み186、187の問いに答えよ。

Aさん(30歳、初産婦)は、正常分娩で児を出産した。第2度会陰裂傷を認め、会陰縫合術を受けた。分娩3時間後に、分娩室から褥室へ帰室した。産褥1日のAさんのバイタルサインは、体温36.8℃、脈拍72/分、血圧118/70mmHgであった。子宮底は臍下1横指で、子宮は硬く触れ、血性悪露中等量、後陣痛がみられる。会陰縫合部の痛みはあるが発赤はない。乳房緊満(－)、乳管開口数は左右とも4、5本。

「昨夜は興奮してなかなか眠れなかった」と言う。

186 この時のAさんの状態のアセスメントで適切なのはどれか。

1．子宮収縮は良好である。
2．縫合部に感染徴候がみられる。
3．分娩の受け止めに問題がある。
4．産褥日数に比べて進行性変化が遅い。

187 産褥4日。母子ともに出産後の経過は順調である。看護師が、Aさんへ退院に向けて育児に関する話をしていたところ「赤ちゃんの顔や胸が赤くなっているのが気になっています」と相談してきた。看護師が新生児の皮膚を観察したところ、児の顔面と胸部に中毒性紅斑が数個散在していた。

この時のAさんへの看護師の対応で適切なのはどれか。

1．紅斑を乾燥させるよう説明する。
2．紅斑をガーゼでよく洗うよう説明する。
3．自然に消失するため心配はないと説明する。
4．抗菌薬の軟膏の処方について医師に相談すると伝える。

解説

186　オープンセサミ④183〜185

1．○　産褥1日目の子宮底が臍下1横指で、子宮は硬く触れることから子宮収縮は良好である。

2．×　会陰縫合部に発赤がないことから縫合部の感染徴候はみられない。

3．×　分娩の受け止めに問題がある発言はみられない。

4．×　産褥1日目での乳房緊満（－）は進行性変化として問題はない。乳房緊満は個人差があるが産褥2、3日頃からみられる。

正答　1

187

新生児中毒性紅斑は、出生後の新生児が、胎外の環境に順応する際の一過性反応であり、生後2日目頃から出現する。いろいろな大きさの小さい丘疹やあるいは小膿疱となるが、時には紅斑だけの場合もある。数日の経過で自然に消失する。

正答　3

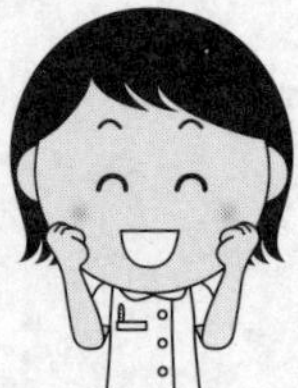

188：96.5％ □□□→□□□　189：90.8％ □□□→□□□　190：96.2％ □□□→□□□

次の文を読み188～190の問いに答えよ。

Aさん(28歳、初産婦)は妊娠38週1日、順調な経過で経腟分娩した。産後は夫が育児休業を取得し、自宅で夫と2人で子育てをする予定である。

産褥1日、バイタルサインは、体温36.7℃、脈拍70/分、整、血圧118/68mmHg、Hb12.0g/dL。子宮底は臍下2横指のところに硬く触れている。悪露は赤色で中等量、凝血の混入はない。Aさんは授乳時に後陣痛を訴えている。会陰縫合部に腫脹や発赤はなく、痛みは自制内である。尿意の自覚があり、残尿感や排尿困難感はない。

188 Aさんの産褥1日のアセスメントで正しいのはどれか。

1．貧血がある。
2．感染徴候がある。
3．正常な経過である。
4．子宮復古不全である。

189 産褥3日、Aさんの夫から「退院後は私が子どもの沐浴をします。子どもの身体の洗い方は動画で学んだのですが、沐浴のときに注意することはありますか。寒い時期なので心配です」と看護師に質問があった。

Aさんの夫への説明で適切なのはどれか。

1．「着替え用の衣類が冷たくないか、沐浴前に確認しておきましょう」
2．「10分程度お湯に浸けて赤ちゃんを温めましょう」
3．「ベビーバスには50℃のお湯を準備しましょう」
4．「沐浴する場所の室温は30℃に設定しましょう」

190 産褥5日、子宮収縮は臍恥中央、褐色悪露が少量、歩行時に会陰部痛がある。授乳は母乳のみで行っている。Aさんは「この子の世話が大変で、次の妊娠はしばらく考えられません。結婚前は経口避妊薬を服用していましたが、産後の避妊はどうしたらよいか教えてください」と看護師に話した。

Aさんへの説明で適切なのはどれか。

1．「基礎体温法が適しています」
2．「経口避妊薬は産後1か月から服用できます」
3．「性交再開時からコンドームを使用しましょう」
4．「母乳を与えている間は妊娠の心配はありません」

解説

188　オープンセサミ④183〜185

1．× 産褥期の貧血はHb11.0g/dL以下で診断されるため、Aさんは貧血ではない。

2．× 発熱や頻脈はなく、後陣痛の訴えはあるが自制内であり、子宮復古も順調であることから産褥熱はない。会陰縫合部も腫脹や発赤はなく、創部感染もない。

3．○ バイタルサインは正常であり、子宮復古も順調、感染徴候はなく、排尿トラブルもなく、正常な経過である。

4．× 産褥1日目のAさんの子宮底は臍下2横指で硬度は良好、悪露の色・量ともに正常であり子宮復古は順調である。

正答　3

189　オープンセサミ④199〜200

1．○ 冷たい衣類を着用すると不快感を与えたり、体温を下げたりする可能性がある。

2．× 沐浴時間は5分以内が望ましい。

3．× 湯の温度は38〜40℃が適切である。

4．× 室温は24〜26℃が適切である。

正答　1

190　オープンセサミ④142〜143, 188

1．× 基礎体温法は、低温相が高温相に移行する排卵日を確認し、避妊に活用する方法であるため、月経周期が整わないと活用できない。

2．× 経口避妊薬は、産後4週までは血栓症の発症リスクが高く、乳汁分泌が抑制される場合があるため、直接授乳を行っている可能性がある産後1か月の避妊方法としては推奨されない。

3．○ 男性用及び女性用コンドームは、産後いつからでも使用可能である。

4．× 産後の月経再開は、非授乳婦の場合6〜8週、授乳婦の場合早ければ2か月、遅ければ1年半と個人差がある。どちらの場合も排卵時期を正確に予測するのは困難であり、性器出血のないまますでに排卵していることもあるため、初回性交時から避妊は必要である。

正答　3

191：93.4% □□□→□□□　192：97.9% □□□→□□□　193：93.5% □□□→□□□

次の文を読み191～193の問いに答えよ。

Aさん（32歳、初産婦）は妊娠39週4日に3,200gの男児を経腟分娩で出産した。分娩時に会陰切開縫合術を受けた。児のApgar〈アプガー〉スコアは1分後9点、5分後10点であった。分娩時の出血量200mL、分娩所要時間12時間30分であった。分娩室から病室に帰室する前に尿意を自覚したためトイレまで歩行し、排尿があった。

191 帰室時に看護師がAさんに行う説明で適切なのはどれか。

1.「排泄後は会陰部を消毒しましょう」
2.「会陰縫合部が痛くなったら温めましょう」
3.「6時間おきにトイレに行って排尿しましょう」
4.「悪露に血の塊が混じったら看護師に知らせてください」

192 産褥2日、Aさんは、体温37.2℃、脈拍76/分、血圧112/80mmHg、子宮底を臍下2横指に硬く触れ、悪露は赤褐色で少量。会陰縫合部の発赤なし、腫脹なし。下肢の浮腫は認めない。乳房緊満があり、左右の乳頭に2本ずつ乳管が開通しており、初乳がにじむ程度に分泌している。Aさんは、看護師に会陰縫合部が痛くて歩きにくいと話している。

Aさんのアセスメントで適切なのはどれか。

1. 会陰縫合部の感染を起こしている。
2. 乳房の変化は産褥日数相当である。
3. 深部静脈血栓症《deep vein thrombosis》の疑いがある。
4. 子宮復古が遅れている。

193 産褥4日、看護師はAさんに退院指導をすることにした。Aさんの児の経過は順調である。

Aさんと児が受けられるサービスとして、看護師が退院指導時に説明するのはどれか。

1. 養育支援訪問
2. 育成医療の給付
3. 養育医療の給付
4. 乳児家庭全戸訪問事業（こんにちは赤ちゃん事業）

解説

191　オープンセサミ④183～185

1. × 細菌感染の防止のため、清潔保持に努めることは必要であるが、帰室以降は排泄ごとに消毒する必要はない。

2．× 会陰縫合部痛の増強は、腟や外陰部に血腫が形成されている可能性があり、温めると血腫の増大を招く恐れがある。

3．× Aさんは尿意を自覚し自然排尿がみられたが、分娩後は児頭による末梢神経の圧迫により、一時的に尿意を感じにくくなりやすい。尿の貯留は膀胱感染や、子宮収縮の妨げとなる恐れがあるため、約4時間毎に意識的に排尿するよう声をかける。

4．○ 通常、悪露に血塊がみられることはない。悪露に血塊がみられた場合は、胎盤遺残の可能性もあり、子宮復古不全へつながるため、子宮復古状況の確認が必要である。

正答 4

192 オープンセサミ④183～185

1．× 会陰縫合部に発赤や腫脹はみられないことから、感染を起こしているとは考えにくい。

2．○ 産褥2日頃から粘稠性の高い初乳の分泌が始まるため、Aさんの乳房変化は産褥日数相当である。

3．× 深部静脈血栓症は帝王切開術後に起こる危険性があるが、Aさんは経腟分娩による出産である。深部静脈血栓症の症状であるホーマンズ徴候はみとめられず、胸痛や呼吸困難の訴えもないため可能性は低い。深部静脈血栓症は自然分娩や帝王切開術後にはリスクが高くなる。また、自然分娩より帝王切開術後の方が約10倍リスクが高くなる。

4．× 子宮底の高さ、悪露の量、色ともに産褥日数相当であり、子宮復古は順調である。

正答 2

193 オープンセサミ⑤36

1．× 養育支援訪問とは、児童福祉法に基づき、育児ストレス、産後うつ病、育児ノイローゼなどの問題によって、子育てに対して不安や孤立感等を抱える家庭や、様々な原因で養育支援が必要となっている家庭を対象としている。子育て経験者等による援助又は保健師等による指導助言などを訪問により実施することで、個々の家庭の抱える養育上の諸問題の解決、軽減を図る制度である。養育支援が必要である情報はない。

2．× 育成医療（自立支援医療）とは、障害者総合支援法に基づき、18歳未満の身体障害児に対し、必要な医療について医療保険の自己負担分を給付する制度である。Aさんの児は、出生時の状態、その後の経過ともに順調であるため給付対象ではない。

3．× 養育医療（未熟児養育医療）とは、母子保健法に基づき、出生時の体重が2,000g以下の場合など、養育部医療が必要な未熟児に対して、医療機関に収容して医療給付を行う制度である。Aさんの児は未熟児ではないため給付対象ではない。

4．○ 乳児家庭全戸訪問事業（こんにちは赤ちゃん事業）は、児童福祉法に基づき、生後4か月までの乳児のいる全家庭を訪問することにより、子育てに関する情報の提供並びに乳児およびその保護者の心身の状況および養育環境の把握を行うほか、養育についての相談に応じ、助言その他の援助を行う。

正答 4

194：80.7％ □□□→□□□　195：96.6％ □□□→□□□　196：94.0％ □□□→□□□

次の文を読み194～196の問いに答えよ。

Ａさん（32歳、初産婦）は、夫と2人で暮らしている。骨盤位のために妊娠38週0日に予定帝王切開術で午前11時に男児を出産した。分娩時出血量は480mLであった。出生後、手術室で男児と面会をして「無事に生まれてきてくれてありがとう」と話した。帰室後、子宮底は臍高、硬度良好、悪露は赤色で20gであった。後陣痛と創部痛があり夜間に鎮痛薬を使用した。

194 帝王切開術後1日、午前9時、子宮底は臍下1横指、硬度良好、バイタルサインは体温36.9℃、呼吸数18/分、脈拍72/分、整、血圧110/70mmHgであった。夜間に排ガスを認めた。Ａさんは「痛み止めを使用した後は眠れましたが、また痛みが出てきました。こんな状態で動けるか心配です。この後の予定を知りたいです」と話した。

このときのＡさんへの説明で適切なのはどれか。

1．「入院中は毎日、タオルで身体を拭きます」
2．「膀胱に入れている管は明日抜きます」
3．「今日から歩行を開始します」
4．「食事は明日からです」

195 帝王切開術後3日、子宮底は臍下3横指、悪露は褐色であった。乳房に熱感があり、乳管は左右とも3本開通しており、移行乳の分泌を認める。看護師が訪室するとＡさんは「まだ、お腹の創が痛くて、動くのはつらいです」と話す。慣れない手付きで児に授乳をしながら「上手にできなくてごめんね」と児の顔を見て語りかけている。Ａさんと児の目と目が合う様子がみられる。

アセスメントで適切なのはどれか。

1．子宮復古が遅れている。
2．乳汁分泌が遅れている。
3．母子相互作用がみられる。
4．マタニティブルーズである。

196 帝王切開術後5日、診察の結果、明日退院することになった。Ａさんの乳房は緊満しており、乳管は左右とも5、6本開通している。母児同室を行い、児の哺乳の欲求に合わせて1日10回の授乳を行っている。「母乳で育てたいと思っています。でもおっぱいが張ってつらいです。この子も上手に吸ってくれません」と看護師に話した。

このときの看護師の説明で適切なのはどれか。

1.「授乳の回数を減らしましょう」

2.「授乳前に乳輪を柔らかくしましょう」

3.「授乳と授乳の間は乳房を温めましょう」

4.「乳房の緊満が強くなるのはこれからです」

解説

194 オープンセサミ④183～185, 223～224

1. × 術後数日は清拭を行うが、許可が出ればシャワー浴が可能である。

2. × 歩行が可能となれば、膀胱留置カテーテルは抜去する。

3. ○ 術後合併症予防、創部治癒促進のため早期離床を促す。

4. × 排ガスにより腸蠕動の動きが確認されたため、本日より食事は再開となる。

正答 3

195 オープンセサミ④183～186

1. × 産褥3日の正常な子宮底の高さは臍下3横指であり、悪露の色は褐色となることからAさんの子宮復古は順調である。

2. × 乳管は左右3本ずつ開通しており、乳汁の性状は初乳から移行乳に変化していることから乳汁分泌は遅れていない。

3. ○ 目と目が合う様子はお互いが応答し合っている状態であり、母子相互作用がみられている。

4. × 謝罪の言葉を発しているが、児への声かけとして発せられたものであり、不慣れながらも児に向き合っている。マタニティブルーズの症状である抑うつ気分や涙もろさなどの症状もみられていない。

正答 3

196 オープンセサミ④183～188

1. × 乳房緊満が強い場合は、児の欲求に合わせて頻回に授乳を行うことが望ましい。

2. ○ 児が上手に吸えないのは、乳房緊満により乳頭が扁平となり児が乳頭や乳輪を含むことが困難になっているためと考えられる。乳輪を柔らかくすることで吸いやすくなる可能性がある。

3. × 緊満による疼痛が強い場合は、授乳と授乳の間に冷たいタオルなどで冷湿布を行うと痛みや浮腫を軽減させやすい。また、授乳前には温湿布や温かいシャワーを浴びることで乳房組織が弛緩し、乳汁分泌が促進される。

4. × 乳房緊満は乳汁を作り出す作用が急激に起きているために生じる反応であり、通常産褥3～4日ごろに生じる。

正答 2

197：91.0％ □□□→□□□　198：89.9％ □□□→□□□　199：96.0％ □□□→□□□

次の文を読み197～199の問いに答えよ。

Aさん（29歳、初産婦）は、妊娠37週0日で2,780gの男児を正常分娩で出産した。出生後5分の児の状態は、心拍数150/分、四肢を屈曲させて啼泣している。顔面を清拭されると激しく啼泣し、全身はピンク色である。

197 このときの児のApgar〈アプガー〉スコアは何点か。

1．10点
2．8点
3．6点
4．4点

198 出生後1時間。児の状態は、直腸温37.0℃、呼吸数40/分、心拍数120/分、経皮的動脈血酸素飽和度〈SpO_2〉96％（room air）、四肢冷感やチアノーゼを認めない。哺乳は開始していない。Aさんの経過は順調である。

このときの児への看護で適切なのはどれか。

1．ビタミンK_2シロップを経口投与する。
2．風通しの良いところに児を寝かせる。
3．先天性代謝異常検査を行う。
4．早期母子接触を行う。

199 産褥4日。Aさんは、血圧112/80mmHg、脈拍76/分、Hb11.2g/dL、Ht37.0％。子宮底を臍下4横指に硬く触れる。悪露は赤褐色で少量。凝血の混入や悪臭はない。乳房は緊満しており移行乳が分泌している。Aさんは「夜中も3時間ごとくらいに授乳をするためほとんど眠れていません」と話している。表情は穏やかである。

Aさんのアセスメントとして適切なのはどれか。

1．貧血である。
2．産後うつ病《postpartum depression》である。
3．子宮復古は順調である。
4．乳汁分泌が遅れている。

解説

197　オープンセサミ④192

アプガースコアは出生後1分および5分で評価する。

心拍数150/分で（P）2点、四肢を屈曲させているので「筋緊張」（A）2点、啼泣しているので「呼吸」（R）2点、顔面を清拭されると激しく啼泣しているので「刺激への反応」

（G）2点、全身ピンク色なので「皮膚色」（A）2点となり、合計10点である。

アプガースコア

点　　数	0	1	2
A(appearance)皮膚色	全身チアノーゼ・蒼白	四肢チアノーゼ体幹ピンク色	全身ピンク色
P(pulse)心拍数	欠如	100/分未満	100/分以上
G(grimace)刺激への反応	なし	顔をわずかにしかめる	咳、くしゃみ、啼泣
A(activity)筋緊張	弛緩	四肢を軽度に屈曲	活発な運動
R(respiration)呼吸	欠如	弱い啼泣	強い啼泣

〈判定〉
8～10点（正常）
4～7点※（軽症仮死）
0～3点（重症仮死）

※4～6点を軽症仮死と定義する場合もあり、現時点では統一されていない。

正答　1

198　オープンセサミ④191，195，231～232

1．× 日本で推奨されている、合併症をもたない正期産新生児へのビタミンK_2シロップの投与は3回で、以下のとおりである。哺乳は開始していないため、適切ではない。

> ①第1回目：出生後、数回の哺乳により、その確立したことを確かめてから、ビタミンK_2シロップ1mL（2mg）を経口的に1回投与する。なお、ビタミンK_2シロップは高浸透圧のため、滅菌水で10倍に薄めて投与するのもひとつの方法である。
> ②第2回目：生後1週または産科退院時のいずれかの早い時期に、ビタミンK_2シロップを前回と同様に投与する。
> ③第3回目：1か月健診時に、ビタミンK_2シロップを前回と同様に投与する。

なお、2021年11月30日に「新生児と乳児のビタミンK欠乏性出血症発症予防に関する提言」が発表され、新生児に関わるすべての医療者が以下の点に留意するよう提言された。

・哺乳確立時、生後1週または産科退院時のいずれか早い時期、その後は生後3か月まで週1回、ビタミンK_2を投与すること。

2．× 風通しの良いところに児を寝かせると、対流により体温が下がるため望ましくない。

3．× 先天性代謝異常検査は、生後5日前後に行う。

4．○ 出生時や生後1時間の児の状態に異常がみられず、Aさんの経過も順調であることから、早期母子接触を行う。

正答　4

199　オープンセサミ④183～186，204

1．× Hb11.0g/dL未満、Ht33％未満を妊娠性貧血としており、Aさんは、Hb11.2g/dL、Ht37.0％であるため、貧血ではない。

2．× 産後うつ病とアセスメントする情報はない。

3．○ 産褥4日で、子宮底を臍下4横指に硬く触れ、悪露は赤褐色少量で、凝血の混入や悪臭がないことから、子宮復古は順調である。

4．× 乳房は緊満しており移行乳が分泌していることから、乳汁分泌は正常である。

正答　3

次の文を読み200～202の問いに答えよ。

在胎39週4日で、正常分娩で出生した児。出生体重3,000g、身長48.0cm。出生直後、児に付着していた羊水をふき取り、インファントラジアントウォーマーの下で観察を行った。体温37.5℃、呼吸数56/分、心拍数150/分、呼吸音は異常なし。

看護師は観察を終え、温めておいたベビー服を着衣させ、同様に温めておいた寝具を用いて準備をしたコットに児を寝かせた。コットは壁際や窓辺を避け、空調の排気口からの風が当たらない場所に配置した。

200 看護師が児の体温保持のために行ったことと、それにより予防される熱の喪失経路との組合せで正しいのはどれか。

1．羊水をふき取ったこと ―――――――――――――――――― 蒸散
2．観察をインファントラジアントウォーマーの下で行ったこと ―――― 対流
3．温めたベビー服と寝具を用いたこと ―――――――――――― 輻射
4．風が当たらない場所にコットを配置したこと ――――――――― 伝導

201 生後1日。児の状態は、体温37.0℃、呼吸数48/分、心拍数120/分、呼吸音は異常なし。体重2,850g。出生後から現在までの状態は安定していた。母親も分娩時の疲労から回復し、産後の状態も安定しているため、母児同室を開始することとなった。この施設では、自律授乳を行っている。

母親へのオリエンテーションの内容で適切なのはどれか。

1．「新生児室へ行く時は、赤ちゃんをコットに寝かせて移動してください」
2．「沐浴の時は、赤ちゃんのネームバンドを外しましょう」
3．「赤ちゃんの体温は1時間おきに測ってください」
4．「授乳は3時間ごとにしてください」

202 生後3日。看護師が朝の観察を行った時の児の状態は、体温37.0℃、呼吸数40/分、心拍数130/分。体重2,680g。顔面と胸部の皮膚に黄染が認められる。その他の部位は淡紅色である。手関節と足関節の皮膚に落屑がある。尿は6回/日、便は2回/日で移行便である。

児の状態で生理的特徴から逸脱しているのはどれか。

1．体温
2．呼吸数
3．皮膚色
4．体重減少率
5．皮膚の落屑

解説

200　オープンセサミ④228

1．○　羊水をふき取ることは、水分の蒸散による体温の低下を防ぐ。

2．×　インファントラジアントウォーマーの下での観察は、輻射による体温の低下を防ぐ。

3．×　温めたベビー服と寝具を用いることは、伝導による体温の低下を防ぐ。

4．×　風が当たらない場所にコットを配置することは、対流による体温の低下を防ぐ。

正答　1

201　オープンセサミ④34, 199～200

1．○　安全のためコットに寝かせたままの移動がよい。

2．×　ネームバンドは退院まで外さない。

3．×　新生児の体温の測定は、出生直後から出生後2時間までは1時間ごと、その後は8時間ごとに測定する。

4．×　自律授乳を行っているので、3時間ごとの授乳の必要はない。自律授乳とは、欲しがるときに欲しがるだけ飲ませる授乳法である。

正答　1

202　オープンセサミ④10, 193

1．×　体温の正常値は37.0℃前後であるため、生理的特徴から逸脱していない。

2．×　呼吸数の正常値は40～50/分であるため、生理的特徴から逸脱していない。

3．×　顔面と胸部の皮膚に黄染が認められるのは生理的黄疸であり皮膚色は正常である。身体を5つの区域に分け（下図参照）、黄染が図の④、⑤（膝から足関節、上腕から手関節、四肢末端、手掌・足底）までみられたら、採血の必要があるとされている。

4．○　体重減少率＝3,000－2,680/3,000×100≒10.7（％）である。体重減少率が10％を超えているため、生理的特徴から逸脱している。

5．×　皮膚の落屑は新生児の生理的特徴である。

生理的新生児黄疸の広がり方（クラマー法）

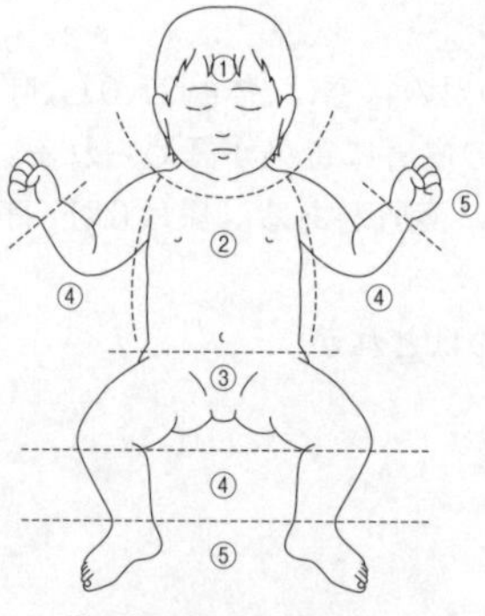

zone 1：顔面・頸部
zone 2：臍まで
zone 3：大腿部まで
zone 4：膝から足関節、上腕から手関節
zone 5：四肢末端、手掌・足蹠まで

※ ①～⑤の順に広がっていく。

正答　4

203：75.9％ □□□→□□□　204：78.2％ □□□→□□□　205：90.8％ □□□→□□□

次の文を読み203～205の問いに答えよ。

Aさん（34歳、初産婦）は妊娠39週6日に3,000gの女児を出産した。分娩後の母児の経過は順調である。

出生後12時間、看護師がAさんの児の観察を行った。児は活気がありバイタルサインは安定しており、排便が認められた。直接授乳を開始している。出生後の排尿回数は4回、排便回数は3回である。

203 便の写真を下に示す。

このときのAさんの児の便はどれか。

A. 塊りがあり茶色がかった黄色

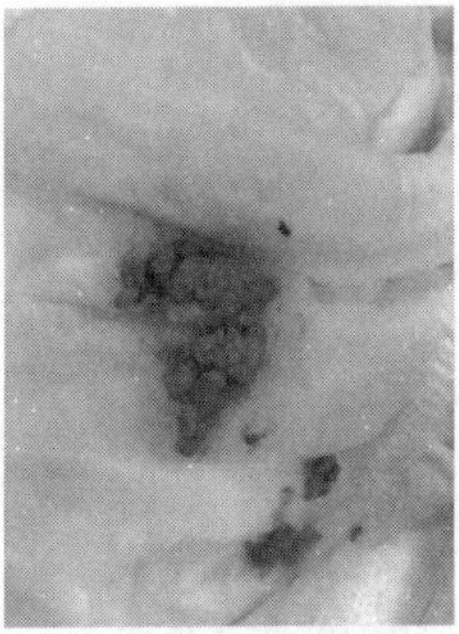

B. 粘稠性がある黒緑色

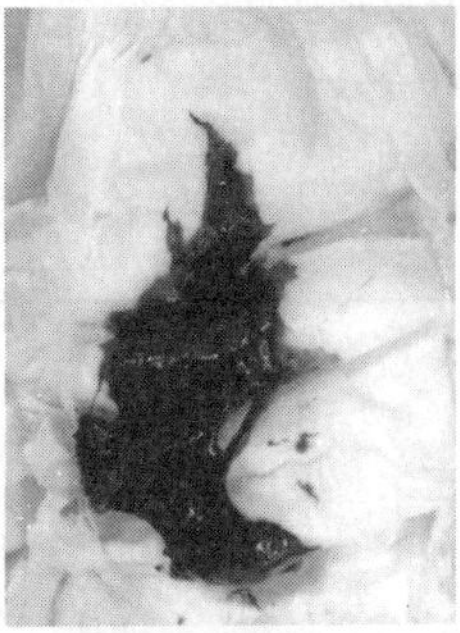

C. 泥状で濃い黄色

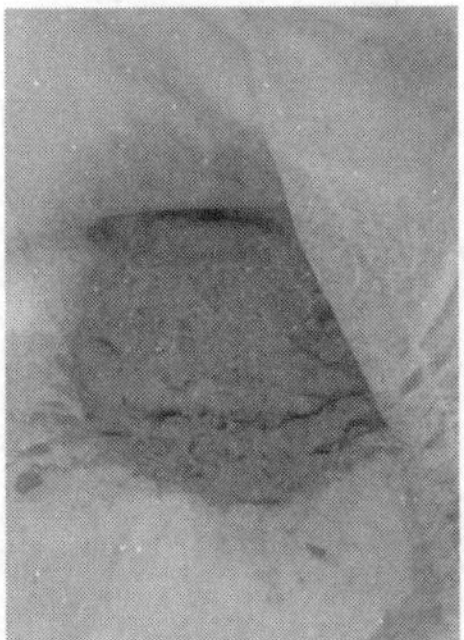

D. 泥状で緑色

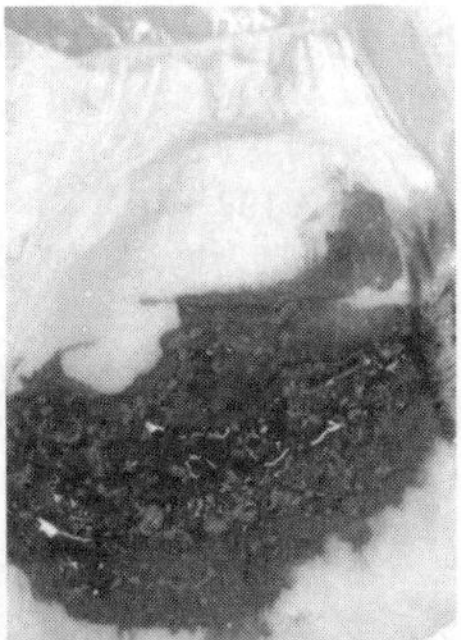

1．A
2．B
3．C
4．D

204 日齢2。Aさんの児の胎外生活への適応は順調に経過している。哺乳回数は1日8回。Aさんは母乳育児を希望しているが、児に乳頭を吸われると痛いと話しており、左右の乳頭に軽度の発赤が認められる。

このとき看護師が観察する項目で優先度が高いのはどれか。

1．児の体重減少率
2．乳汁の分泌状態
3．乳房の緊満状態
4．ラッチオンの状態

205 日齢4。看護師がAさんの児を観察したところ、バイタルサインは、体温(直腸温)37.3℃、呼吸数55/分、心拍数134/分。経皮ビリルビン20.0mg/dLであった。

Aさんの児の状態で医師に報告が必要なのはどれか。

1．経皮ビリルビン値
2．呼吸数
3．心拍数
4．体温

解説

203 オープンセサミ④17

1．× 人工栄養児にみられる便である。
2．○ 胎便である。胎便は、黒褐色または暗緑色の粘稠・無臭な便である。
3．× 普通便である。普通便は、生後4～5日にみられる黄色の軟便である。
4．× 移行便である。移行便は、哺乳が始まり生後2～3日ころにみられる黄緑色の便で、胎便と母乳を消化したものが混ざったものである。

正答 2

204 オープンセサミ④198～199

1．2．× 観察項目としては必要であるが、乳頭発赤とは直接関係ないため優先度は低い。
3．× 乳房が緊満していると、乳輪や乳頭も硬くなり、児がうまく吸啜できなかったり、吸啜が浅くなることがある。乳頭亀裂の原因にもなるため、授乳前のマッサージなど適切な介入が必要であるが、まずはラッチオンの状態を確認することが優先される。
4．○ ラッチオンとは、児が母親の乳首を吸おうとする動作に合わせて、母親が自分の乳首を児に吸啜させる動作のことをいう。乳頭の発赤は、不適切な授乳姿勢や浅飲みやゆがみ飲みの可能性があるため、乳輪ごと深く吸啜できているかラッチオンの状態を確認する。

正答 4

205　オープンセサミ④193，230～231

1．○　黄疸計により得られる経皮ビリルビン値は、皮下組織の黄染度を、光を使って数値化したものであり、血清ビリルビン値と相関しているため血清ビリルビン値の基準で評価する。

病的黄疸の場合、治療の第一選択は光線療法（光エネルギーにより脂溶性の間接ビリルビンを水溶性の異性体に変化させ、尿や胆汁中に排泄させる）である。光線療法治療開始の診断は出生体重と日齢により異なるため、光線療法開始基準などに照らし合わせて決定される。

光線療法開始基準

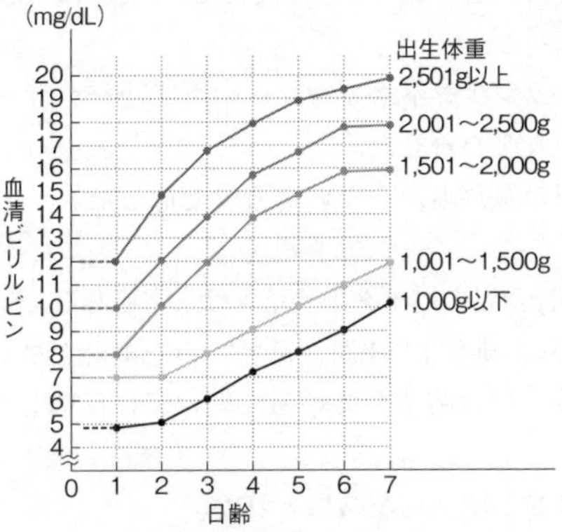

注）出生当日を日齢0とする。次の因子のいずれかが存在するときには、1段低い基準線をこえたときに光線療法を考慮する：新生児仮死、新生児溶血性疾患、アシドーシス(pH≦7.15）、呼吸窮迫、低体温（35.0℃以下）、低血糖、感染症、低タンパク血症（血漿タンパク質≦4.0g/dL）

Aさんの児は出生体重3,000g・日齢4・血清ビリルビン値20.0mg/dLであり、光線療法開始基準を超えているため、医師への報告が必要である。

2．×　新生児の呼吸数は30～60/分であるため、正常である。

3．×　新生児の心拍数は120～150/分であるため、正常である。

4．×　新生児の腋窩温は36.5～37.5℃であり、直腸温はこれより0.5～1.0℃高い。直腸温37.3℃は正常である。

正答　1

113回AM109、111

206：79.2％ □□□→□□□　207：84.7％ □□□→□□□

次の文を読み206、207の問いに答えよ。

Aさん（32歳、初産婦）は妊娠39週4日で男児を正常分娩した。出生体重3,000g、身長48.0cm。出生直後、児に付着していた羊水を拭き取り、インファントラジアントウォーマーの下で観察を行った。その後、温めておいた衣服を着せてコットに寝かせ、コットを空調の風が当たらない場所に配置した。

206 看護師の行為で対流による児の熱喪失を予防したのはどれか。

1．羊水を拭き取った。

2．インファントラジアントウォーマーの下で観察を行った。

3．温めておいた衣服を着せた。

4．コットを空調の風が当たらない場所に配置した。

207 日齢4。体重2,760g。児のバイタルサインは正常である。経皮ビリルビン10mg/dL。前日の排尿は1日4回、排便1日1回。母乳のみを哺乳している。1回の授乳に30分以上かかり、授乳後も児は啼泣している。児は音に反応して抱きつくような動きをする。

新生児のアセスメントで適切なのはどれか。

1．異常な反射を認める。

2．母乳不足が疑われる。

3．黄疸が生理的範囲を超えている。

4．体重減少が生理的範囲を超えている。

解説

206　オープンセサミ④228

1．×　蒸散による予防である。

2．×　輻射による予防である。

3．×　伝導による予防である。

4．〇　対流による予防である。

正答　4

207　オープンセサミ④10, 19, 231

1．×　音に反応して抱きつくような動きはモロー反射である。出生時からみられる反射であり異常ではない。

2．〇　個人差はあるが、哺乳量が足りている場合、1日に排尿は6回以上、排便は3～8回程度みられる。授乳に30分以上かかり授乳後も啼泣している状況から母乳だけでは哺乳量が不足している可能性がある。

3．×　出生体重3,000gの新生児の生後4日のビリルビン値の上限は18mg/dLであるため生理的範囲内である。問題205の解説の図参照。

4．×　体重減少率（%）＝体重減少量÷出生体重×100で求められる。計算すると（3000－2760）÷3000×100＝8%となり、減少率5～10%内のため生理的範囲内である。

正答　2

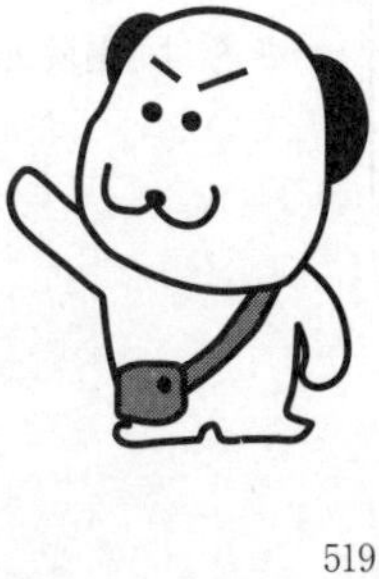

112回 AM119～120

208：82.7％ □□□→□□□　209：99.1％ □□□→□□□

次の文を読み208、209の問いに答えよ。

Ａさん（57歳、男性、無職）は妻（55歳、会社員）と2人で暮らしている。Ａさんは、飲酒が原因で仕事での遅刻や無断欠勤が続いたため1年前に職場を解雇された。その後も朝から自宅で飲酒する生活が続き、体調が悪化したため受診し、アルコール性肝硬変《alcoholic cirrhosis》とアルコール依存症《alcohol dependence》と診断された。医師から断酒を指導されていたが実行できず通院していなかった。

Ａさんは最近、倦怠感が強く食欲がなく、1週前から飲酒もできなくなった。妻に付き添われて受診した際、外来のトイレで吐血し倒れ食道静脈瘤破裂《rupture of esophageal varices》と診断され入院した。

身体所見：呼びかけに応じるが反応が遅い。腹水や浮腫はない。手指の振戦はない。体温37.0℃、呼吸数22/分、脈拍98/分、整、血圧92/50mmHg、経皮的動脈血酸素飽和度〈SpO_2〉98％（room air）。

208 入院当日、Ａさんは緊急に内視鏡的治療を受けた。入院7日、Ａさんは食道静脈瘤《esophageal varices》の治療のため、食道静脈瘤硬化療法を受けることになった。治療前のバイタルサインは、体温36.7℃、呼吸数16/分、脈拍72/分、整、血圧126/70mmHgである。検査所見は、血小板15万/μL、プロトロンビン時間〈PT〉10秒85％である。入院後は吐血していない。

Ａさんが食道静脈瘤硬化療法を受けた直後に注意すべき症状はどれか。

1．下血
2．胸部痛
3．皮下出血
4．手指の振戦

209 Ａさんは食道静脈瘤硬化療法を終えて、アルコール依存症《alcohol dependence》の治療を受けるために精神科病院に転院した。

転院して2か月、病棟ではＡさんの退院に向けた話し合いが進められている。Ａさんは「退院した後にお酒をやめられるか自信がない。体力が落ちており、何もしていないとお酒を飲んでしまいそうです」と悩みを打ち明けた。

Aさんへの看護師の声かけで適切なのはどれか。

1.「断酒をする意思を強く持ちましょう」

2.「肝硬変があるので、今は安静が必要です」

3.「入院中も飲酒をやめられているので大丈夫です」

4.「アルコールの問題で悩んでいる人たちとの話し合いに参加してみましょう」

解説

208　オープンセサミ②202〜203

内視鏡治療による合併症には食道痛（胸部痛）、発熱、嘔吐、出血、食道狭窄などがある。まれに食道潰瘍により食道穿孔が生じると出血を起こし、ショック（血圧低下）や敗血症等を引き起こす。

1．× 食道静脈瘤破裂時の出血が下血として排泄されるが、硬化療法での出血ではないため、注意すべき症状とはいえない。

2．○ 上記の解説参照。

3．× 食道静脈瘤硬化療法では皮下出血を生じることはない。

4．× アルコール性肝硬変とアルコール依存症による手指の振戦がみられる可能性はあるが、食道静脈瘤硬化療法後の症状ではない。

正答　2

209　オープンセサミ③167〜168

1．×「お酒をやめられるか自信がない」と訴えるAさんに対しての声かけとして適切でない。

2．× アルコール性肝硬変ではあるが、今は安静よりも退院後に飲酒してしまうかもしれないと不安を抱く患者に寄り添う必要がある。声かけとして適切ではない。

3．× 入院中の断酒と退院後の断酒では全く異なり、Aさんは自信がないと訴えているため、声かけとして適切ではない。

4．○ Aさんの訴えに対し不安を軽減できるような提案が必要であり、ピアサポートグループへの参加の声かけは適切である。

正答　4

次の文を読み210～212の問いに答えよ。

Aさん（44歳、男性）は、午前9時に発生した震度5強の地震で自宅の2階から慌てて逃げる際に階段から転落した。午前9時30分、Aさんは殿部に激しい痛みが出現し動けなくなったため、救急車で搬送され入院した。

身体所見：体温36.8℃、呼吸数22/分、脈拍100/分、血圧76/38mmHg、経皮的動脈血酸素飽和度〈SpO_2〉95％（room air）。

検査所見：赤血球300万/μL、Hb9.0g/dL、CRP0.3mg/dL、Na140mEq/L、K4.0mEq/L、濃縮尿、尿比重1.020、尿潜血（＋）。

210 Aさんの状態で考えられるのはどれか。

1．敗血症 sepsis
2．骨盤骨折 pelvic fracture
3．硬膜下血腫 subdural hematoma
4．腰部脊柱管狭窄症 lumbar spinal canal stenosis

211 午前11時、Aさんの母親Bさん（80歳）は、余震が続くため避難する途中で転倒し、歩行が困難となった。Bさんは、孫のCさん（14歳、女子）に付き添われて救急車で病院に搬送された。Bさんは、意識は清明で、腰痛を訴えている。バイタルサインは、呼吸数16/分、脈拍90/分、血圧135/80mmHgで、排尿によって着衣が濡れている。

外来で診察を待っている間に、Bさんの隣にいるCさんがうずくまっているのを看護師が発見した。Cさんのバイタルサインは、呼吸数36/分、脈拍110/分、血圧94/40mmHgで、手のしびれ、動悸を訴えている。

看護師の初期対応で優先度が高いのはどれか。

1．Bさんの着衣の交換
2．Bさんの既往歴の確認
3．Cさんの四肢の保温
4．Cさんの経皮的動脈血酸素飽和度〈SpO_2〉の測定

212 Bさんは、歩行が困難であったため入院したが、検査の結果、腰部の打撲のみで他に身体的な問題を認めなかった。日中は眠っていることが多く、夕方になると落ち着かなくなり、大声で家族を呼んだり、家に帰ろうとすることがあった。入院4日後、Bさんは少しずつ歩けるようになり、退院が決まった。自宅が半壊状況のため、福祉避難所に行くことになった。一緒に福祉避難所に行くAさんの妻（42歳）は看

護師に「義母は、入院前は大声を出すことはありませんでした。避難所で人に迷惑をかけるのではないかと心配です」と相談した。

看護師のBさんに関する助言内容で適切なのはどれか。

1．福祉避難所では昼間の覚醒を促す。
2．福祉避難所では人との交流を少なくする。
3．Bさんの退院を延期できるか医師に相談する。
4．福祉避難所に行ったらすぐに精神科を受診する。

解説

210　オープンセサミ②339, 385, 398

1．×　CRPは正常値であり、考えにくい。

2．○　2階から降りる際、階段で転落していること、殿部に激しい痛みを感じていることから骨盤骨折が最も考えられる。

3．×　頭部の症状がないことから考えにくい。

4．×　腰部脊柱管狭窄症は、階段からの転落で発生するものではないため考えにくい。

正答　2

211　オープンセサミ②83～84

1．2．×　対応は必要であるが、優先されない。

3．×　体温のデータはないが、しびれが温めて改善するものではないことが予測される。

4．○　Cさんは呼吸回数が多いこと、手のしびれを感じていることから、過呼吸を起こしていると予測される。経皮的動脈血酸素飽和度〈SpO_2〉や脈拍を確認し、トリアージする。

正答　4

212　オープンセサミ③135～137

1．○　入院中は昼夜逆転し、せん妄状態もみられたことから、日中の覚醒を促す必要がある。

2．×　できるだけ人との交流を促し、刺激を与えて廃用症候群を予防する。

3．×　入院の必要がなくなったのであれば、他の手段や方法を考えていく必要がある。

4．×　昼夜逆転や、リロケーションダメージ、せん妄などが相まっている状況のため、家族の近くにいる生活に戻っていくことが優先される。

正答　1

213：85.8％ □□□→□□□　214：76.3％ □□□→□□□　215：76.9％ □□□→□□□

次の文を読み213～215の問いに答えよ。

A市に住むBさん（40歳、経産婦）は、妊娠20週0日である。夫（42歳、会社員）、長女のCちゃん（5歳）の3人暮らし。朝食を終えた午前8時、大規模災害が発生し、夫は倒壊した家屋に両下肢が挟まれ身動きがとれなくなった。一緒にいたBさんとCちゃんは無事だったが、慌てるBさんのそばでCちゃんは泣きながら座りこんでいた。午前10時、夫は救助隊に救出されたが、下肢の感覚はなくなっていた。病院に搬送された夫は、その日のうちに入院となった。

213 搬送直後の夫の血液検査データで、高値が予想されるのはどれか。**2つ選べ。**

1．カリウム
2．カルシウム
3．ヘモグロビン〈Hb〉
4．総コレステロール
5．クレアチンキナーゼ〈CK〉

214 被災当日にBさんはCちゃんとともに避難所に入所した。被災後1日、Bさんは巡回してきた看護師に「今妊娠20週目ですが、おなかが張ることがあります」と話した。

看護師が確認する項目で優先度が高いのはどれか。

1．下肢の浮腫の程度
2．食事の摂取状況
3．性器出血の有無
4．排泄状況

215 Bさんに異常は認められなかったが、Cちゃんも不安な表情でBさんの傍にいる姿をみて、看護師はBさんとCちゃんは福祉避難所への移動が必要ではないかと考えた。

福祉避難所への移動のために看護師が連携する者で適切なのはどれか。

1．精神科医
2．民生委員
3．A市の保健師
4．ボランティアの保育士

解説

213　オープンセサミ①19

午前8時の時点から2時間経過し、倒壊した家屋に両下肢が挟まれたままの状態で下肢の感覚はなくなっていた状況から、挫滅症候群（クラッシュシンドローム）が考えられる。長時間圧迫されることにより筋肉などが破壊され、カリウム、クレアチンキナーゼ、ミオグロビン、乳酸などの中毒物質が血液中に放出される。

1．5．○　上記解説参照。

2．3．4．×　上記解説により、カルシウム、ヘモグロビン、総コレステロールの高値は考えにくい。

正答　1、5

214　オープンセサミ④205～206

避難所に入所し、被災後1日であるため心身へのストレスがかかっている状態である。妊娠20週目でおなかが張るとの訴えがあることから、流産の可能性を考えることが最優先となる。

1．2．4．×　確認項目ではあるが、現時点で最優先ではない。

3．○　流産の症状として、子宮収縮（おなかが張る）、性器出血、下腹部痛、子宮口開大、胎児・胎芽の排出がある。

正答　3

215　オープンセサミ①360～361

福祉避難所は災害対策基本法によるもので、主に高齢者、障害者、乳幼児、外国人、妊婦など要配慮者が利用対象者となる。福祉避難所には脆弱性の高い者が多くなるため、専門的人材が確保される。

1．×　Bさん自身もCちゃんも不安ではあるが、精神的症状が強く出現していないため、現段階では適切でない。

2．×　Bさんは妊娠20週目であり、医学的知識を持つ者との連携が必要なため、適切でない。

3．○　BさんとCちゃんの母子共に支援していく上で、専門的知識もあるA市地元の保健師との連携は重要である。

4．×　選択肢2の解説参照。

正答　3

111回PM115、117

216：91.6% □□□→□□□　217：99.1% □□□→□□□

次の文を読み216、217の問いに答えよ。

午前9時頃、震度5強の地震が発生した。二次救急医療機関の救命救急病棟に勤務する看護師は、自身の身の安全を確保し、揺れが収まると病院の災害発生時のマニュアルに沿って行動を開始した。病棟には人工呼吸器を使用中の患者が1人、輸液ポンプを使用中の患者が3人、酸素療法中の患者3人が入院している。

216 この時点の看護師の対応として適切なのはどれか。**2つ選べ。**

1．被災状況の報告
2．入院患者の避難誘導
3．傷病者の受け入れ準備
4．入院患者の状態の把握
5．使用中の医療機器の作動状況の確認

【※発災から3時間後、地震後に発生した火災現場付近から救出されたA君（6歳）と母親のBさん（32歳）の2人が搬送されてきた。A君は避難時に転倒し、左肘関節付近の腫脹と疼痛を訴えていた。バイタルサインに異常はない。Bさんは避難する際にA君が煙に巻き込まれそうになるところをかばい、髪の一部と鼻毛の一部が焦げていた。右頬部に2cm×2cm、右上肢に5cm×10cmの紅斑と水疱を認める熱傷《burn》を負っていた。バイタルサインに異常はないが、熱傷《burn》部位の疼痛を訴えていた。**】**

217 A君とBさんはともに入院して治療が始まった。発災から10日後、A君、Bさんの治療経過は良好で合併症もなくバイタルサインは安定していた。Bさんから看護師に「Aは好きなお菓子を食べず、私のそばからずっと離れず甘えてきます。昨夜はおねしょをしていたようで、びっくりしました。どうしたらよいのかわかりません」と相談があった。

看護師の対応として適切なのはどれか。

1．「お母さんがしっかりしましょう」
2．「A君が1人になる時間をつくりましょう」
3．「A君に水分を控えるよう声をかけましょう」
4．「A君が甘えてきたら抱きしめてあげましょう」

解説

216　オープンセサミ①359～360

地震の揺れがおさまった後は、全患者の状態を把握し、同時に人工呼吸器などの重要な医療機器が正常に作動しているかを確認することが優先される。被災状況の報告、入院患者の避難誘導、傷病者の受け入れ準備も大事であるが優先度は低い。

正答　4、5

217　オープンセサミ④84

1．× A君は、災害によるストレスを強く感じていると考えられる。そのため、A君の退行現象や不安による甘えなど対して、受容・傾聴し、A君を安心させることが大切であるとBさんに伝えることが適切である。

2．× 一人になる時間をつくるよりも、安心感を与えることが適切である。

3．× A君の夜尿は、災害によるストレスが原因である可能性が高い。A君の気持ちを受容し、安心させることが優先される。また、過度な水分節制は脱水を起こすため適切ではない。

4．○ A君の不安を和らげるためにも、抱きしめてあげるなどのスキンシップをとるようにする。

正答　4

112回PM118、120

218：80.3％ □□□→□□□　219：70.6％ □□□→□□□

次の文を読み218、219の問いに答えよ。

午前10時、A県内で大規模災害が発生した。A県内の救命救急センターに、家屋等の倒壊現場から救助された傷病者の受け入れ要請があり病院に搬送された。直ちにトリアージが行われた。搬送されてきたBさん（45歳、男性）には頻呼吸が認められ、胸部と背部の痛みを訴え、吸気時に胸郭が陥没し、呼気時には膨隆している。

218 Bさんに考えられる状態はどれか。

1．過換気症候群《hyperventilation syndrome》
2．虚血性心疾患《ischemic heart disease》
3．腰椎圧迫骨折《lumbar compression fracture》
4．フレイルチェスト《flail chest》〈胸壁動揺〉

【発災6時間、Cさん（60歳、男性）は、職場のがれきの下から救助され、搬送されてきた。Cさんの意識は清明、バイタルサインは、体温35.8℃、脈拍110/分、不整、血圧90/68mmHg、経皮的動脈血酸素飽和度〈SpO_2〉95％（room air）である。がれきに挟まれていた両下肢は、皮膚の創傷、腫脹および皮下出血が認められた。両下肢の感覚は鈍く、麻痺がみられる。足背動脈は触知できる。尿の色は赤褐色である。血液検査の結果、尿素窒素20mg/dL、クレアチンキナーゼ〈CK〉3万IU/L、血糖値110mg/dL、Na140mEq/L、K8.2mEq/Lであった。圧挫症候群《crush syndrome》〈クラッシュ症候群〉が疑われ、救出後から輸液療法が開始されている。】

219 Cさんは直ちに入院となり、緊急で血液透析が開始されることになった。集中治療室のベッドサイドで血液透析が開始され、Cさんのバイタルサインは安定した。下肢の腫脹、感覚障害は持続している。Cさんは「家族は無事なのか」「また地震がきて病院が停電になったら、透析の器械は止まらないのか」と不安な表情で担当看護師に訴えた。Cさんの家族は避難所にいると連絡があったことを伝えると、Cさんは少し落ち着いた表情となった。担当看護師は、次々と搬送される傷病者の受け入れ準備をするよう、リーダー看護師に声をかけられた。

この時点でのCさんへの対応で担当看護師が優先して連携するのはどれか。

1．管理栄養士
2．社会福祉士
3．理学療法士
4．臨床工学技士

解 説

218　オープンセサミ②83～84, 102～103, 384

1．✕　頻呼吸がみられるが、アルカローシスの記載はないため考えにくい。

2．✕　胸部と背部の痛みの訴えはあるが、虚血性心疾患を疑う記載はないため考えにくい。

3．✕　胸部と背部の痛みを訴えてはいるが、腰椎圧迫骨折を疑う記載はないため考えにくい。

4．○　大規模災害による倒壊現場から救出され、頻呼吸、胸背部の痛み、吸気時の胸郭陥没と呼気時の膨隆から、多発肋骨骨折に伴うフレイルチェスト〈胸壁の動揺〉の状態と考えられる。

正答　4

219　オープンセサミ⑤149～150

1．✕　管理栄養士は食や栄養の専門的な知識を持ち、人々に栄養指導を行って健康に生きていくためのサポートをする職業であり、この時点で優先して連携することはない。

2．✕　社会福祉士は福祉や医療の相談援助の場において重要な役割を担う職業であり、この時点で優先して連携することはない。

3．✕　理学療法士は病気や事故によって身体機能が低下した患者のリハビリテーションを行う職業であり、この時点で優先して連携することはない。

4．○　臨床工学技士は生命維持管理装置等の保守・点検、血液透析装置のプライミングを行う。Cさんは緊急で血液透析が開始されるため、看護師は臨床工学技士と連携し、速やかに血液透析が行われるよう援助する必要がある。

正答　4

109回PM118～120

220：85.4% □□□→□□□　221：91.5% □□□→□□□　222：82.0% □□□→□□□

次の文を読み220～222の問いに答えよ。

Aさん（20歳、女性、外国籍）は、6月に来日し、9月に大学に入学した。入学して1週後、Aさんは大学でめまいを起こして座り込み、同じ国から昨年留学生として来日した友人に付き添われ病院の内科外来を受診した。外来では多くの患者が受診を待っており、診察までに時間がかかっていた。Aさんは、日常会話程度の日本語が話せ「身体がだるくて立っていられません」と看護師に伝えた。

220 外来の看護師の対応で優先するのはどれか。

1．外国語が話せる医師を呼びに行く。
2．付き添ってきた友人に通訳を依頼する。
3．Aさんに外来の処置室で横になってもらう。
4．Aさんの母国語で書かれた問診表を取りに行く。

221 Aさんは、急性骨髄性白血病《acute myeloid leukemia》と診断され、血液内科病棟の2人部屋に緊急入院になった。病棟看護師が入院オリエンテーションをするため病室を訪れたところ、同室の患者から「Aさんの香水の香りが強いので、つらい」と訴えがあり、看護師もその香りが気になった。

看護師の対応で適切なのはどれか。

1．同室の患者に別室への移動を勧める。
2．Aさんに香水を洗い流すよう説明する。
3．Aさんに香水の使用は医師の許可が必要と説明する。
4．Aさんに香りが本人および同室の患者の治療に及ぼす影響を説明する。

222 Aさんが入院したという知らせを受けて、Aさんの家族が来日し、病棟に見舞いに来た。Aさんの家族は、Aさんの身の回りの世話を泊まり込みで行うために、大量の私物を持ち込んでいる。

看護師の対応で最も適切なのはどれか。

1．Aさんと家族が納得できる解決策を話し合う。
2．希望通りAさんの病室に泊まることを許可する。
3．日本では家族の泊まり込みはできないと説明する。
4．近隣のホテルに泊まって、日中のみ通うよう勧める。

解説

220　オープンセサミ①364, ②17～19

1．×　Aさんは「身体がだるくて立っていられない」と話していることから、まずは外来の処置室で横になってもらうことが優先される。

2．×　友人に通訳を依頼することもできるが、まずはAさんの苦痛を緩和することが優先される。

3．○　選択肢1の解説参照。

4．×　外国語で書かれた問診票を設置している医療機関が増えてきているが、この事例においては選択肢3の優先順位が高い。

正答　3

221　オープンセサミ①364

1．×　まずはAさん本人に対応を求めるのが先決である。

2．×　Aさんの習慣を一方的に否定するのは望ましくない。

3．×　今回の問題を解決する対応として適切ではない。

4．○　異国の文化や習慣を理解する対応が必要であり、病棟のルールや周囲の人への影響などについて、Aさんと話す必要がある。

正答　4

222　オープンセサミ①364, ②17～19

1．○　来日したAさんの家族が、Aさんの側にいたい気持ちをくむことが必要である。個室に移動するなど、家族が納得できる方法を話し合うことが最も適切である。

2．×　病棟のルールがあり、家族が病室に泊まることが許可できないのであれば、話し合う必要がある。

3．×　医療施設によって、家族の泊まり込みへの対応は異なる。

4．×　Aさんの家族の考えにもよるが、看護師が安易に勧めることではない。

正答　1

次の文を読み223の問いに答えよ。

Aちゃん（6か月、女児）は両親と3人暮らし。母親と小児科外来に来院した。母親は「Aは昨日高さ30cmのソファから転落して泣いていました。今朝になっても痛いのか右手を動かさないので受診しました」と看護師に話した。看護師が身体計測のためAちゃんの服を脱がせると、顔面、頭部と体幹に最近できた紫斑と、生じてから時間が経った紫斑が複数あった。さらに、両足に多数の円形の熱傷痕があった。Aちゃんは身長66.5cm（50パーセンタイル）、体重6.0kg（3パーセンタイル未満）であった。母親は看護師に「Aは毎晩夜泣きをするし、夫もAにはイライラさせられています」と話した。看護師は虐待の可能性があると考えて対応することとし、母子分離を図ることとなった。

223 このときの看護師の対応で適切なのはどれか。

1．虐待にあたることを伝える。
2．乳児期に起こりやすい事故について説明する。
3．児童相談所に通告することへの母親の同意を得る。
4．プライバシーを保護できる個室で話を聞くと伝える。
5．母親の代わりに父親がAちゃんに面会できると伝える。

解説

223 **オープンセサミ④52**

1．× 家族とはまず信頼関係を築くことを優先し、肯定も否定もせず、責めたりしない態度で接することが大切である。突然虐待にあたると告げると、母親が医療者を警戒し信頼関係が築けなくなる可能性がある。

2．× 「虐待の可能性を考えて対応することとし」と事例にあることから、この段階で乳児期に起こりやすい事故について説明することが適切とはいえない。

3．× 児童虐待防止法により、児童虐待を受けた児童だけでなく、受けたと思われる児童を発見した者は、速やかに市町村、児童相談所、または福祉事務所に通告しなければならないとあり、保護者の同意は必要ない。

4．○ 母親は「Aは毎晩夜泣きをするし、夫もAにはイライラさせられています」と言っていることから、Aちゃんは父親から、もしくは両親から虐待を受けている可能性がある。母親はAちゃんを病院へ連れてきているため、少なくともAちゃんの状態を心配している。母親が周りを気にせず話ができる環境を作ることで、事実を引き出しやすい。

5．× 選択肢4の解説参照。よって、Aちゃんは父親からも遠ざける必要がある。

正答 4

113回PM118、120

224：97.9％ □□□→□□□　225：94.8％ □□□→□□□

次の文を読み224、225の問いに答えよ。

Aさん（72歳、男性）は、妻と2人暮らしで子どもはいない。定年後は2人で旅行するのが趣味であった。Aさんは、1か月前から残尿感や夜間頻尿が気になり病院を受診した結果、前立腺癌《prostate cancer》と診断され根治的前立腺摘出手術を受けた。退院後は、手術後の補助療法として、外来で放射線の外照射療法を行うことになっている。

224 放射線外来の看護師が行うAさんへの説明で正しいのはどれか。

1．「入浴直後に照射部位の観察をしましょう」
2．「照射後は照射部位に冷湿布を貼りましょう」
3．「照射部位の皮膚は乾燥させておきましょう」
4．「照射部位は強くこすらないようにしましょう」

225 Aさんが放射線治療を終了して半年後、腰部と右大腿部の痛みが出現した。倦怠感と食欲不振が続いたため病院を受診し精密検査を受けた。骨転移していることが分かり、Aさんと妻に主治医から余命と治療方針の説明があった。Aさんはその場で「痛みを取り除いてほしい。つらい治療は受けたくない」と訴え、3日後に緩和ケア病棟に入院した。

入院翌日、受け持ちの看護師Bが、プリセプターである看護師に「今朝、奥さんの顔色が悪くふらついていたので声をかけると『夫の最期を受け入れられない気がして不安です』と打ち明けられました。昨夜も眠らずにAさんに付き添っていたようでした。奥さんにどう対応したらよいのでしょうか」と相談した。

プリセプターである看護師が看護師Bに助言する内容で適切なのはどれか。

1．妻がAさんの死を受け入れられるよう妻を励ますこと
2．妻がAさんへの思いを看護師Bに語る時間をつくること
3．Aさんの予後について再度主治医から妻へ説明するよう調整すること
4．妻がAさんの死を受け入れられるまで夜も付き添うよう妻に伝えること

解説

224 オープンセサミ②40～42, 246

1．× 入浴直後は体温も上昇し、皮膚色がわかりにくくなるため、入浴前の確認が効果的である。

2．× 照射部位は、極力触らないようにし、マーキングが消えないようにする。

3．× 乾燥させなければいけない理由はない。

4．○ 入浴などでも強くこすったりしないようにする。

正答 4

225 オープンセサミ②53

1．3．4．× 今、死を受け入れなければいけない理由はない。緩和ケア病棟に入院し、最期を少しでも一緒に過ごしたいと思っている妻に、休息を与える支援や、悲嘆の表現を助ける支援をしていく必要がある。

2．○ グリーフケアが必要な時期である。妻の話を聞き、思いや訴えを十分に表現できるよう支援する。

正答 2